Schlaf, Persönlichkeit und soziales Verhalten

Zlatan Križan
(Hrsg.)

Schlaf, Persönlichkeit und soziales Verhalten

Springer

Hrsg.
Zlatan Križan
Department of Psychology
Iowa State University
Ames, IA, USA

ISBN 978-3-031-49765-0 ISBN 978-3-031-49766-7 (eBook)
https://doi.org/10.1007/978-3-031-49766-7

Übersetzung der englischen Ausgabe: „Sleep, Personality, and Social Behavior" von Zlatan Križan, © Springer Nature Switzerland AG 2019. Veröffentlicht durch Springer International Publishing. Alle Rechte vorbehalten.

Die Deutsche Nationalbibliothek verzeichnet diese Publikation in der Deutschen Nationalbibliografie; detaillierte bibliografische Daten sind im Internet über http://dnb.d-nb.de abrufbar.

Planung/Lektorat: Heiko Sawczuk
Springer ist ein Imprint der eingetragenen Gesellschaft Springer Nature Switzerland AG und ist ein Teil von Springer Nature.
Die Anschrift der Gesellschaft ist: Gewerbestrasse 11, 6330 Cham, Switzerland

Das Papier dieses Produkts ist recycelbar.

Für Mama

Vorwort

Jedes Buch ist ein Produkt aus harter Arbeit und glücklichem Zufall, und dieses Buch ist da keine Ausnahme. Schlafen ist ein grundlegender organismischer Prozess, der uns eine Erholung von unseren Wachstunden ermöglicht, die den größten Teil unseres Lebens bestimmen. Tägliche Zyklen von Energie, Bewusstsein und Begeisterung prägen jeden Aspekt menschlicher Funktion, weshalb sie im Zentrum der Wissenschaft des menschlichen Verhaltens stehen sollten. Daher sind Kenntnisse über den Schlaf eine wesentliche Komponente des Verständnisses dessen, was es bedeutet, wach zu sein, so dass eine vollständige Darstellung der menschlichen Psychologie diesen urtümlichen Rhythmus von Schlaf-Wach-Zuständen berücksichtigen muss. Obwohl viele dieser Behauptung zustimmen mögen, ist in vielen Bereichen der Psychologie und Verhaltenswissenschaften noch relativ wenig bekannt über die Natur des Schlafes, seine Bedeutung für die Funktionsweise der Menschen im Wachzustand und die Herausforderungen, denen der Schlaf im modernen technologischen Zeitalter gegenübersteht. Dass Schlaf für das Lernen und die körperliche Gesundheit wichtig ist, wird allgemein akzeptiert, aber die Tatsache, dass Schlaf-Wach-Prozesse Auswirkungen auf nahezu jeden Aspekt des menschlichen Verhaltens haben, wird meist kaum bedacht. Tatsächlich könnte die Art und Weise, wie wir schlafen, ein zentraler Aspekt unserer persönlichen Verfassung sein.

Als Persönlichkeits- und Sozialpsychologe, der sich auf Schlaf-Wach-Prozesse konzentriert, war ich schockiert über den Mangel an wissenschaftlichen Arbeiten über die Verbindung von Schlaf, sozialen Prozessen und Persönlichkeit. Menschen sind soziale Wesen, die lieben, spielen, arbeiten und kämpfen – Aktivitäten, die sowohl das individuelle Leben als auch ganze kulturelle Epochen definieren. Ist Schlaf relevant für diese immerwährenden Aspekte menschlicher Interaktion? Wenn ja, wie? Was ist mit der täglichen zirkadianen Variation in Physiologie und Emotion? Dieses Buch ist geht diese Fragen erstmals direkt an, wobei es auf einen breiten interdisziplinären Forschungsbereich abzielt, um die soziale und persönliche Seite von Schlaf- und Zirkadianprozessen zu enthüllen. Die Beiträge in diesem Buch von Experten aus den Bereichen Psychologie, Psychiatrie, Neurowissenschaften, Organisationsverhalten und Verhaltensmedizin unterstreichen allesamt, dass soziale Prozesse integraler Bestandteil des Verständnisses von Schlaf sind und dass jede vollständige Darstellung menschlichen Verhaltens Schlaf-Wach- und Zirkadianprozesse berücksichtigen muss. Darüber hinaus ist Schlaf eine konstitutionelle Eigenschaft von Individuen, die auf die Natur ihres Lebens und Charakters hinweist. Die einzelnen Kapitel in diesem Buch betonen sowohl das Potenzial dieses aufkeimenden Feldes als auch die dringende Notwendigkeit, die Verhaltenswissenschaften im Dienste des Verständnisses zu nutzen, welche Rolle Schlaf in unserem gemeinsamen Leben spielt, spielen könnte und spielen sollte.

Vielen Menschen gebührt Dank dafür, dass sie dazu beigetragen haben, diese Bemühungen zum Abschluss zu bringen. Die Liebe und Unterstützung meiner Familie gaben mir den ständigen Antrieb, um dieses ehrgeizige Projekt zu Ende zu bringen, sowie die Geduld für meine Tiraden über seinen Fortschritt. Dieser Band existiert letztendlich aufgrund zahlreicher und engagierter Mitwirkender, die Zeit investiert haben, um dieses Buch zu gestalten. Viele andere Gelehrte haben ebenfalls Beiträge zu diesem Buch geleistet oder Worte der Ermutigung ausgesprochen, während es entstand, einschließlich Susan Cross, Carolyn Cutrona, Tica Hall, Heidi Kane, Richard Smith, Antonio Terracciano und vielen anderen. Schließlich wird dieses Buch nur aufgrund der Bemühungen des Redaktionsteams von Springer Nature die Leser erreichen. Ich möchte mich insbesondere auch bei Frau Morgan Ryan bedanken, die das Potenzial dieses Themas erkannte und mich auf einer Psychologie-Konferenz im Mai 2016 darauf ansprach, ein Buch darüber zu verfassen. Dank geht auch an Frau Sofia Geck, die die endgültige Einreichung supervisierte. Wie immer braucht es ein ganzes Dorf.

Ames, IA, USA Zlatan Križan

Inhaltsverzeichnis

Mitwirkende

Larissa K. Barber Department of Psychology, San Diego State University, San Diego, CA, USA

Christopher J. Budnick Department of Psychology, Southern Connecticut State University, New Haven, CT, USA

Katherine A. Duggan Department of Psychology, North Dakota State University, Fargo, ND, USA

Kenda R. Eberhardt The University of Alabama, Department of Psychology, Tuscaloosa, AL, USA

Mindy Engle-Friedman Department of Psychology, Ombuds, Baruch College Task Force on Sustainability, New York, NY, USA

Jennifer R. Goldschmied Department of Psychiatry & Center for Sleep & Circadian Neurobiology, University of Pennsylvania, Philadelphia, PA, USA

Amie M. Gordon University of California, San Francisco, CA, USAUniversity of Michigan, San Francisco, CA, USA

Heather E. Gunn The University of Alabama, Department of Psychology, Tuscaloosa, AL, USA

Brant P. Hasler Department of Psychiatry, University of Pittsburgh School of Medicine, Pittsburgh, PA, USA

Garrett Hisler Department of Psychiatry, University of Pittsburgh, Pittsburgh, PA, USA

Benjamin C. Holding Department of Clinical Neuroscience, Karolinska Institutet, Solna, Sweden

William D. S. Killgore Social, Cognitive, and Affective Neuroscience (SCAN) Laboratory, Department of Psychiatry, College of Medicine, University of Arizona, Tucson, AZ, USA

Zlatan Križan Department of Psychology, Iowa State University, Ames, IA, USA

Wendy Berry Mendes University of California, San Francisco, CA, USA

Joshua R. Oltmanns University of Kentucky Internship Consortium, Lexington, KY, USA

Aric A. Prather University of California, San Francisco, CA, USA

Adam C. Raikes Social, Cognitive, and Affective Neuroscience (SCAN) Laboratory, Department of Psychiatry, College of Medicine, University of Arizona, Tucson, AZ, USA

Christoph Randler Fachbereich Biologie, Eberhard-Karls Universität Tübingen, Tübingen, Germany

Arielle P. Rogers Human Resources Research Organization (HumRRO), Alexandria, VA, USA

Brieann C. Satterfield Sleep and Performance Research Center, Washington State University, Spokane, WA, USA

Tina Sundelin Department of Clinical Neuroscience, Karolinska Institutet, Solna, Sweden

Department of Psychology, Stockholm University, Stockholm, Sweden

Department of Psychology, New York University, New York, NY, USA

Joshua Tutek The University of Alabama, Department of Psychology, Tuscaloosa, AL, USA

Kate E. Williams School of Early Childhood and Inclusive Education, Queensland University of Technology, Brisbane, QLD, Australia

Steven G. Young Baruch College and The Graduate Center, University of New York, New York, NY, USA

Über den Autor

Zlatan Križan (translitiert Krizan) wurde am 29. Juni 1979 in der Hafenstadt Rijeka, Kroatien (damals Sozialistische Föderative Republik Jugoslawien), geboren. Sein Vater Božidar (geb. 1946) war Universitätsprofessor für Maschinenbau und Musiker, während seine Mutter Jadranka (1949–2018) Sprachlehrerin und Unternehmerin war. Er besuchte von 1993 bis 1996 die Höhere Schule für Chemietechnologie in Rijeka und zog als Austauschschüler in die Vereinigten Staaten, um die High School in Tulsa, Oklahoma, abzuschließen. Schließlich erwarb er einen Bachelor of Arts in Psychologie mit Auszeichnung und schloss *Magna Cum Laude* im Jahr 2001 ab, um dann 2007 an der University of Iowa einen Ph.D. in Persönlichkeits- und Sozialpsychologie zu erwerben.

Nachdem er seinen Doktortitel erworben hatte, wurde Zlatan Križan 2007 als Assistenzprofessor für Psychologie an der Iowa State University eingestellt. 2013 wurde er zum außerordentlichen Professor mit Tenure befördert und 2018 zum Professor. Er hat das erste Schlaf-Labor an der Iowa State University entwickelt und war 2015 auch Gastwissenschaftler an der University of Minnesota. Er hat mehr als 40 begutachtete Artikel verfasst, 2 Fachbände bearbeitet und mehr als 10 Kapitel verfasst. Er wurde auch eingeladen, an über 15 Universitäten zu lehren und hat an mehr als 50 Konferenzpräsentationen teilgenommen. Seine Forschung wurde von der *National Science Foundation* und dem *Federal Bureau of Investigation* unterstützt. Seine Veröffentlichungen sind in der *Psychological Bulletin, Psychological Science, Journal of Experimental Psychology, Journal of Personality and Social Psychology* und *Personality and Social Psychology Review* erschienen. Er ist gewähltes Mitglied der Association for Psychological Science und der Society for Personality and Social Psychology (seit 2018). Derzeit ist er stellvertretender Herausgeber für das *Personality and Social Psychology Bulletin* und das *Journal of Research in Personality.* Er hat auch für mehr als 30 wissenschaftliche Zeitschriften und staatliche Wissenschaftsstiftungen in Israel, Polen und Kanada begutachtet. Er lebt in Ames, Iowa, mit seiner Frau und zwei Kindern.

Teil I
Einführung

Schlaf und soziale Prozesse

Amie M. Gordon, Wendy Berry Mendes und Aric A. Prather

Schlafprobleme werden zunehmend als öffentliche Gesundheitsepidemie erkannt. Über 69 % der Erwachsenen in den USA schlafen weniger als sie benötigen (Sleep in America Poll, 2014), und schlechter Schlaf steht in Verbindung mit negativen Auswirkungen auf die physische und mentale Gesundheit (für aktuelle Übersichten, siehe Barnes & Drake, 2015; Buysse, 2014). Historisch gesehen, hat die Schlafforschung den Schlaf vom sozialen Kontext, in dem er stattfindet, getrennt, und er wurde in der sozialpsychologischen Forschung weitgehend vernachlässigt. Allerdings erkennen Forschende zunehmend die Bedeutung der Berücksichtigung von bidirektionalen Beziehungen zwischen Schlaf und sozialen Prozessen (Gordon et al., 2017). Diese Arbeit liefert wichtige Belege dafür, dass die Qualität unseres Schlafes beeinflusst, wie wir mit der sozialen Welt interagieren. Ebenso beeinflusst die Art und Weise unserer Interaktion mit den Menschen um uns herum die Qualität unseres Schlafes. In Abb. 1 präsentieren wir ein konzeptuelles Modell dieser bidirektionalen Verbindungen. Im folgenden Kapitel fassen wir diese Forschung zusammen, indem wir beispielhaft darstellen, wie der Schlaf mit einer Vielzahl von sozialen Prozessen verknüpft ist, von Beziehungskonflikten bis hin zu Diskriminierung. Wir beleuchten auch Bereiche für zukünftige Forschung, einschließlich der Notwendigkeit, Mechanismen und Moderatoren zu identifizieren.

A. M. Gordon (✉) · W. B. Mendes · A. A. Prather
University of California, San Francisco, CA, USA
E-Mail: amiemg@umich.edu

A. M. Gordon
University of Michigan, San Francisco, CA, USA

Z. Križan, *Schlaf, Persönlichkeit und soziales Verhalten*,
https://doi.org/10.1007/978-3-031-49766-7_1

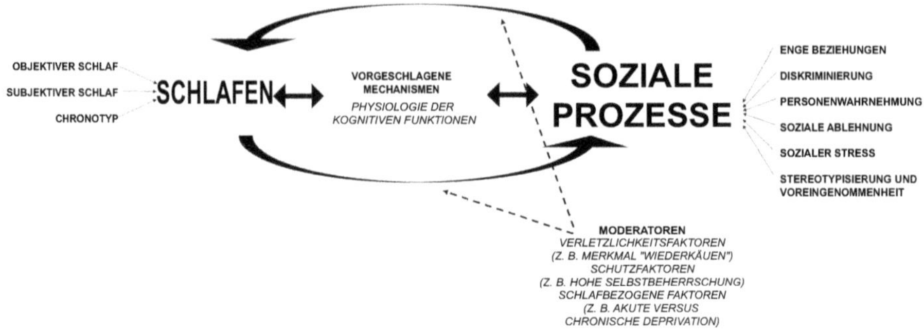

Abb. 1 Konzeptuelles Modell, das die bidirektionalen Beziehungen zwischen Schlaf und sozialen Prozessen sowie potenzielle Mechanismen und Moderatoren darstellt

Nachweise für bidirektionale Beziehungen zwischen Schlaf und sozialen Prozessen

Es mehren sich die Beweise, dass Schlaf (oder dessen Fehlen) eine Rolle in nahezu jedem sozialen Prozess spielt. Im Folgenden skizzieren wir die aktuelle Forschung in 3 Schlüsselbereichen: (1) enge Beziehungen, (2) Aggression, Wut und sozialer Stress und (3) Personenwahrnehmung und Diskriminierung.

Enge Beziehungen Romantische Partner teilen oft Betten, was den Schlaf zu einem integralen Bestandteil der Beziehungserfahrung macht. Ob das Teilen eines Bettes die Schlafqualität verbessert oder beeinträchtigt, ist eine offene Frage. Einige Arbeiten zeigen, dass Partner den Schlaf des anderen negativ beeinflussen, wobei Menschen mehr Bewegung während der Nacht zeigen, wenn sie ein Bett teilen, im Vergleich zu wenn sie alleine sind (Pankhurst & Horne, 1994). Allerdings berichten diese Paare auch von besserem subjektivem Schlaf. Andere Forschungen zeigen, dass zusammenlebende Paare mehr Schlafprobleme berichten, wenn ein Partner verreist ist (Diamond et al., 2008). In Übereinstimmung mit diesen subjektiven Erfahrungen fand eine Pilotstudie, in der junge, zufriedene Paare mehrere Nächte in einem Labor schliefen, dass das gemeinsame Schlafen zu einer größeren Schlafeffizienz, mehr Tiefschlaf und mehr REM-Schlaf führte, verglichen mit dem Schlafen alleine (Drews et al., 2017). Paare mit mehr übereinstimmendem Schlaf, sowohl in Bezug auf die allgemeinen Schlaf-Wach-Muster als auch auf die aufeinander abgestimmten Minuten des Wachseins während der Nacht, sind zufriedener mit ihren Beziehungen und erleben weniger Ehekonflikte (Gunn et al., 2015; Larson et al., 1991). Angesichts dieser potenziellen Auswirkungen des gemeinsamen Schlafens haben Forscher zunehmend erkannt, dass die dyadische Natur des Schlafes berücksichtigt werden muss (für Übersichten und ein umfassendes Modell, das den Schlaf mit der Beziehungsfunktion verbindet, siehe Troxel et al., 2007; Troxel, 2010; siehe auch Rogojanski et al., 2013).

Schlafqualität spielt auch eine Rolle in der Art und Weise, wie Partner außerhalb des Schlafzimmers interagieren. Menschen, die dazu neigen, besser zu schlafen, berichten im Allgemeinen, dass sie mit ihren Ehen zufriedener sind (Strawbridge et al., 2004). Im täglichen Leben berichten Menschen, dass sie besser schlafen, wenn sie sich ihren romantischen Partnern nahe und verbunden fühlen (Kane et al., 2014; Selcuk et al., 2017). Schlaf steht auch in Verbindung mit negativen zwischenmenschlichen Prozessen. Einzelpersonen berichten von schlechterem Schlaf nach dem Erleben von romantischen Konflikten (Hicks & Diamond, 2011). Blickt man in die andere Richtung, ist schlechter Schlaf mit mehr Konflikten am folgenden Tag verbunden (Gordon & Chen, 2014). Schlaf könnte auch eine Rolle in der Art und Lösung von romantischen Konflikten spielen – in einer Laborstudie war schlechter Schlaf in der vorherigen Nacht mit weniger empathischer Genauigkeit, einem niedrigeren Verhältnis von positivem zu negativem Affekt (selbst- und beobachterbewertet) und weniger Konfliktlösung verbunden (Gordon & Chen, 2014).

Das Fehlen enger Beziehungen kann sich auch auf den Schlaf auswirken. Schlaf wurde mit Einsamkeit in Verbindung gebracht, wobei einsamere Personen eine schlechtere Schlafqualität, Fragmentierung und Tagesmüdigkeit aufweisen (Cacioppo et al., 2002; Hawkley et al., 2010; Kurina et al., 2011). Umgekehrt haben Forscher festgestellt, dass Menschen, die schlechter schlafen, am folgenden Tag berichten, sich einsamer zu fühlen. In diesem Sinne führt der Entzug von Schlaf zu Verhaltensweisen, die mit sozialem Rückzug verbunden sind, wie zum Beispiel das Einhalten eines größeren physischen Abstands zu anderen (Ben Simon & Walker, 2018).

Menschen scheinen nicht nur von ihrem eigenen schlechten Schlaf betroffen zu sein, sondern auch vom Schlaf der Menschen um sie herum – Menschen erleben Defizite in der empathischen Genauigkeit, wenn sie *oder* ihr Partner schlecht ausgeruht sind (Gordon & Chen, 2014), und sie neigen dazu, weniger zufrieden mit ihren Beziehungen zu sein, wenn ihr Partner typischerweise schlecht schläft (Maranges & McNulty, 2016; Strawbridge, et al., 2004). Darüber hinaus berichten Menschen, die ein Video von einer Person mit Schlafentzug ansehen (im Vergleich zu einer gut ausgeruhten Person), nicht nur, dass sie diese Person als einsamer einschätzen, sie fühlen sich tatsächlich auch selbst einsamer (Ben Simon & Walker, 2018). In verwandten Forschungen, die ein ähnliches Paradigma verwenden, berichteten Menschen, dass sie weniger geneigt waren, mit Zielpersonen auf Fotos zu sozialisieren, wenn diese zu wenig Schlaf hatten (Sundelin et al., 2017). Diese Ansteckungseffekte unterstreichen die soziale Natur des Schlafes, insbesondere in engen Beziehungen (zur Überprüfung siehe Gunn und Eberhardt, Kap. 9 in diesem Buch).

Aggression, Wut und sozialer Stress Schlaf steht auch in Zusammenhang mit negativen sozialen Verhaltensweisen außerhalb enger Beziehungen. Križan und Hisler (2018) fanden einen kausalen Effekt des Schlafes auf Wut. Nach zwei Nächten partiellem Schlafentzug (im Vergleich zu zwei Nächten normalen Schlafes) zeigten die Teilnehmer verstärkt wütende Reaktionen im Labor. Obwohl diese

Untersuchung keine soziale Komponente hatte, ist Wut oft eine zwischenmenschliche Emotion mit sozialen Konsequenzen. Zum Beispiel legen Untersuchungen nahe, dass Schlafprobleme reaktive Aggression und Gewalt perpetuieren können (z. B. Kamphuis et al., 2012).

Schlaf steht auch in Zusammenhang mit anderen Arten von sozialen Stressoren, wie Ablehnung. In einer interpersonellen Feldstudie fanden wir heraus, dass Menschen nach einer sozialen Ablehnung kurz vor dem Schlafengehen deutlich länger brauchten, um ins Bett zu gehen, und weniger schliefen als in einer Kontrollnacht, in der sie einen neutralen Film sahen. Dies galt besonders für Menschen mit hoher Trait-Rumination (Gordon et al., 2019). Wir fanden auch einige Hinweise auf den umgekehrten Fall – was darauf hindeutet, dass Schlaf den Umgang mit sozialen Stressoren moduliert. In einer Studie hatten Menschen, die in der Nacht vor der Ablehnung schlechter geschlafen hatten, eine größere physiologische Reaktivität (d. h. einen größeren Anstieg der Herzfrequenz im Vergleich zum Ausgangswert) während und bis zu einer Stunde danach. In ähnlichen Studien wurde gezeigt, dass Schlafentzug und schlechtere globale Schlafqualität zu größeren physiologischen Reaktionen (d. h. Blutdruckreaktivität und systemische Entzündung) auf eine stressige soziale Bewertungsaufgabe führen (Prather et al., 2014). In anderen Arbeiten zeigten Teilnehmer mit Schlafentzug im Vergleich zu einer Kontrollgruppe eine größere Aktivierung der Amygdala sowie eine reduzierte Aktivität im präfrontalen Kortex beim Betrachten emotionaler Gesichter (Yoo et al., 2007). Schlechter Schlaf verstärkt auch die Verbindungen zwischen der Aktivierung der Amygdala in Reaktion auf emotionale Reize und allgemeineren Bewertungen über wahrgenommenen Stress (Prather et al., 2013). Insgesamt heben diese Studien die Möglichkeit hervor, dass Schlafstörungen und negative soziale Verhaltensweisen, wie Wut, Aggression und Ablehnung, sich gegenseitig verstärken.

Personenwahrnehmung und Diskriminierung Schlaf spielt eine Rolle bei der Wahrnehmung anderer. Personen, die Bilder von Fremden gezeigt bekommen, sind weniger genau bei der Identifizierung von Wut und Glück nach Schlafentzug im Vergleich zu Zeiten, in denen sie gut ausgeruht sind (Van der Helm et al., 2010). Andere Arbeiten zeigen, dass Menschen Führungskräfte als weniger charismatisch wahrnehmen, wenn sie schlecht geschlafen haben (Barnes et al., 2016). Schlaf beeinflusst auch heuristische Tendenzen und führt zu mehr Stereotypisierung und Voreingenommenheit. Zum Beispiel neigen Menschen, die morgens wacher sind, dazu, abends mehr soziale Stereotypen zu haben als morgens, während das Gegenteil für diejenigen gilt, die abends wacher sind (Bodenhausen, 1990). Müdere Menschen neigen eher dazu, rassistische Stereotypen zu verwenden, einschließlich der Bewertung eines Bewerbers als weniger qualifiziert, wenn er einen Namen hat, welcher auf eine dunkelhäutige Person hinweist, im Gegensatz zu einem Namen, der eher nach einer hellhäutigen Person klingt (Ghumman & Barnes, 2013). Dieser Effekt des Schlafes auf Stereotypisierung scheint besonders ausgeprägt zu sein bei Menschen mit starken impliziten rassistischen Vorurteilen.

Schlaf wurde auch mit Diskriminierung in Verbindung gebracht (für eine Übersicht siehe Slopen et al., 2016). Obwohl es sich hier hauptsächlich um Querschnittstudien handelt, gibt es deutliche Belege dafür, dass Menschen, die in ihrem täglichen Leben mehr Diskriminierung erleben, schlechteren selbstberichteten Schlaf haben, und einige Studien haben gezeigt, dass Diskriminierung mit gestörtem Schlaf assoziiert ist, gemessen an objektiven EEG-Aufzeichnungen (Beatty et al., 2011; Lewis et al., 2013). Einige Forschungen weisen darauf hin, dass Einsamkeit, Stress und Grübeln mögliche ausschlaggebende Faktoren dafür sein könnten, weshalb Diskriminierung den Schlaf stört (Hoggard & Hill, 2018; Majeno et al., 2018). Seit Jahrzehnten arbeiten Wissenschaftler daran, soziale Vorurteile und Voreingenommenheit zu verstehen, Prozesse im Zusammenhang mit differenzieller Empathie gegenüber Ingroup-Mitgliedern gegenüber Outgroup-Mitgliedern aufzudecken und herauszufinden, wie Diskriminierung „unter die Haut" geht. Diese Studien legen nahe, dass Schlafmangel ein vernachlässigter Faktor in der Literatur sein könnte.

Von Beziehungskonflikten bis hin zu Diskriminierung – die wachsende Forschung in diesem Bereich unterstreicht die Breite der Zusammenhänge zwischen Schlaf und sozialen Prozessen; wenn Menschen schlecht schlafen, sind sie anfälliger für soziale Stressoren wie Ablehnung und Beziehungskonflikte, haben mehr Schwierigkeiten, die Ausdrücke anderer Menschen zu beurteilen, und greifen schneller auf Stereotypen zurück. Darüber hinaus gibt es Hinweise darauf, dass diese negativen sozialen Erfahrungen schlechteren Schlaf vorhersagen, was die Möglichkeit einer negativen Abwärtsspirale nicht nur für schlechte Schläfer, sondern auch für diejenigen, die mit ihnen interagieren, schafft. Hierbei handelt es sich um eine aufkeimende Literatur, und es bleiben noch viele offene Fragen über die bidirektionalen Beziehungen zwischen Schlaf und sozialen Prozessen.

Zukünftige Forschungsrichtungen

Mechanismen und Moderatoren Obwohl die Forschung über Schlaf und soziale Prozesse blüht, lag der Schwerpunkt bislang hauptsächlich auf der Bestimmung von Haupteffekten. Um diese Literatur voranzubringen, ist intensive Forschung erforderlich, um die Mechanismen aufzudecken, die diesen Verbindungen wahrscheinlich zugrunde liegen. Einige Forscher haben „unter die Haut" geschaut, um mögliche Wege zu identifizieren, durch die Schlaf und soziale Prozesse sich gegenseitig beeinflussen könnten: Exekutivfunktionen – insbesondere Selbstregulierungsfähigkeit und Aufmerksamkeitsfokus – und physiologische Erregung.

Schlechter Schlaf ist eng mit beeinträchtigten Exekutivfunktionen verbunden (Durmer & Dinges, 2005). Eine Folge davon ist eine beeinträchtigte *Selbstregulation.* Schlechte Schläfer haben mehr Schwierigkeiten, initiale Impulse zu überwinden (Križan & Hisler, 2016; zur Übersicht siehe Hisler und Križan, Kap. 7, in diesem Buch) und verlassen sich mehr auf automatische Verarbeitungsprozesse, wie zum Beispiel das Verlassen auf implizite rassische Vorurteile (Ghumman & Barnes, 2013). Reduzierte Selbstregulation könnte auch ein Grund dafür sein, warum Menschen nach schlechtem Schlaf reaktiver auf soziale Stressoren, wie Ablehnung, reagieren. In der Arbeit von Mauss und Kollegen setzten schlechte Schläfer weniger kognitive Neubewertung ein, um ihre Emotionen nach einer stressigen Erfahrung zu regulieren (Mauss et al., 2013).

Reduzierte Selbstregulation könnte auch ein Grund dafür sein, warum soziale Prozesse den Schlaf beeinflussen. Selbstregulation ist erforderlich, um ausreichend Schlaf zu bekommen. Die Menschen müssen ihre Bildschirme ausschalten, die Bar verlassen oder ihre Arbeit beenden, um ins Bett zu gehen. Smartphones scheinen ein Grund dafür zu sein, dass Jugendliche weniger Schlaf bekommen als früher (Kroese et al., 2016; Twenge et al., 2017). Darüber hinaus könnten einige soziale Erfahrungen – wie Streit mit dem Ehepartner oder Opfer von Diskriminierung – in einer Erschöpfung resultieren, was es schwieriger macht, die zur Erlangung einer guten Nachtruhe notwendige Selbstregulation anzuwenden.

Aufmerksamkeit ist ein weiterer Aspekt der Exekutivfunktionen, der helfen könnte, die Verbindungen zwischen Schlaf und sozialen Prozessen zu erklären (Lim & Dinges, 2008, 2010). Um subtile soziale Hinweise, wie den emotionalen Ausdruck einer Person, aufzunehmen, müssen die Menschen in der Lage sein, die Aufmerksamkeit aufrechtzuerhalten und sie bei Bedarf umzulenken (Whitney et al., 2017). Reduzierte Aufmerksamkeit könnte auch erklären, warum schlechte Schläfer sich während sozialer Interaktionen stärker auf Heuristiken und Stereotypen verlassen, anstatt durch neue Informationen zu gesammelten, integrierten und aktualisierten Überzeugungen zu gelangen.

Das autonome Nervensystem, bestehend aus dem sympathischen (SNS) und parasympathischen Nervensystem (PNS), wird während sozialer und affektiver Erfahrungen aktiviert (Mendes, 2016) und kann die Fähigkeit, einzuschlafen und durchzuschlafen, direkt beeinflussen. Eine PNS-Aktivierung ist für den Schlafbeginn und ununterbrochenen Schlaf unerlässlich; daher könnte jede Erfahrung, die das PNS verändert, den Schlafbeginn beschleunigen oder verzögern. Zum Beispiel könnten soziale Erfahrungen wie zwischenmenschliche Konflikte oder soziale Ablehnung, insbesondere kurz vor dem Schlafengehen, die Aktivität des SNS erhöhen und/oder die des PNS reduzieren und dadurch möglicherweise den Schlafbeginn verzögern bzw. die Schlafqualität verringern.

Biologische Systeme, wie das autonome Nervensystem, könnten ebenfalls ein Weg sein, über den Schlaf soziale Prozesse beeinflusst. Schlechter Schlaf kann zu physiologischer Dysregulation führen. Tatsächlich haben Paare mit höherer Schlaf-Wach-Konkordanz sowohl während des Schlafes als auch im Wachzustand einen niedrigeren systolischen Blutdruck (Gunn et al., 2017). Zusammenfassend wissen wir aus anderen Forschungen, dass physiologische Reaktivität und Flexibilität mit Prozessen wie der genauen Identifizierung emotionaler Reize und der Reaktion auf soziale Signale verbunden sind (Muhtadie et al., 2015). Daher ist es wahrscheinlich, dass physiologische Erregung eine wichtige Rolle in der rekursiven Natur zwischen Schlaf und sozialen Prozessen spielt.

Hier schlagen wir Exekutivfunktionen und physiologische Erregung als zwei mögliche Wege vor, die Schlaf und soziale Prozesse verbinden. Allerdings wurde diese Verbindung bisher kaum gründlich untersucht, und es wird deutlich, dass mehr Arbeit erforderlich ist, um diese neurologischen und physiologischen Mechanismen zu klären sowie andere mögliche Mechanismen (z. B. Grübeln, Stress) belastbar zu testen. Darüber hinaus wird die Identifizierung von Moderatoren helfen zu bestimmen, wann und für wen Schlaf mit sozialen Prozessen verbunden ist. In unserer Arbeit über soziale Ablehnung fanden wir heraus, dass Personen mit ausgeprägter Neigung zum Grübeln am anfälligsten für die negativen Auswirkungen sozialer Ablehnung auf den Schlaf sind (Gordon et al., 2019). In einer Arbeit von Hisler und Kollegen (2018) stellten sie fest, dass Personen mit höherem chronischem Stress besonders anfällig für die Auswirkungen von Schlafmangel auf den täglichen Stress sind. Wir gehen davon aus, dass es andere individuelle Unterschiede gibt, die Menschen besonders anfällig für die negativen Auswirkungen von schlechtem Schlaf machen. Auf der anderen Seite könnten es individuelle Unterschiede geben, die Menschen vor solchen negativen Auswirkungen schützen. Diese könnten auf dem Schlaf basieren (z. B. geringer Schlafbedarf, akuter vs. partieller Schlafentzug), auf der Persönlichkeit (z. B. gute Fähigkeit zur Emotionsregulation, siehe Duggan und Križan, Kap. 12, in diesem Buch) oder auf dem Kontext (z. B. hohe Motivation, aufmerksam zu sein). Die Literatur weist auch auf einen weiteren Moderator hin, der beachtet werden muss – den Unterschied zwischen subjektiven und objektiven Schlafmessungen. Arbeiten zum Schlaf haben konsequent unterschiedliche Effekte gezeigt, je nachdem, ob der Schlaf subjektiv oder objektiv gemessen wird. Darüber hinaus zeigen Studien, in denen Menschen falsches Feedback über ihren Schlaf erhalten, dass in diesen Situationen subjektives Schlaffeedback die Wahrnehmung von Wachheit beeinflusst, aber nicht objektive Aufmerksamkeitsmessungen (Gavriloff et al., 2018). Daher sollte sorgfältig darauf geachtet werden, wann diese beiden Aspekte des Schlafes konsistente oder divergierende Ergebnisse liefern.

Technologie nutzen, um Big Data zu sammeln Wir stehen am Rande einer technologischen Revolution, in der tragbare Geräte eine kostengünstige, aber auch zuverlässige Schlafmessung ermöglichen könnten. Diese Technologie ebnet den Weg für „Big Data" über Schlaf, die in großem Maßstab und kulturübergreifend gesammelt werden können. Die Untersuchung der Zusammenhänge zwischen Schlaf und sozialen Prozessen in verschiedenen Kulturen wird wichtige Informationen über die inhärente Natur dieser Zusammenhänge sowie das Ausmaß, in dem sie kontextabhängig oder universell sind, offenbaren. Diese neue Technologie bietet auch die Möglichkeit für interessante Arbeiten zur Messung von Schlafansteckung über soziale Netzwerkanalysen (z. B. Mednick et al., 2010). Angesichts der Hinweise, dass Menschen vom Schlaf der Menschen um sie herum beeinflusst werden, wird sich mit globalen Daten über Schlafmuster, die mit sozialen Interaktionen über soziale Medien abgeglichen sind, die Möglichkeit eröffnen, die Ausbreitung von schlechtem Schlaf in sozialen Netzwerken zu verfolgen.

Schlafmanipulation: Schlafentzug und Schlafverlängerung Ein Grund, warum Sozialpsychologen den Schlaf bisher möglicherweise vernachlässigt haben, ist die Schwierigkeit, ihn erfolgreich zu manipulieren. Die Mehrheit der Studien, die die Verbindungen zwischen Schlaf und sozialen Prozessen untersucht, verwendet einen korrelativen Ansatz. Zukünftige Arbeiten sind erforderlich, die den Schlaf eingehend manipulieren, um seine kausalen Auswirkungen zu untersuchen. Schlafentzug ist ein wichtiger Weg, um diese Auswirkungen zu testen; angesichts der zunehmenden Anzahl von Menschen, die an chronischem Schlafmangel leiden (d. h. weniger als 7 Stunden pro Nacht), besteht ein anderer Ansatz zur Beurteilung der kausalen Auswirkungen von Schlaf darin, den Schlaf zu verlängern, also die Anzahl der Stunden, die Teilnehmer schlafen, entweder durch Nickerchen oder ein früheres Zubettgehen zu erhöhen. Im Idealfall werden diese beiden Ansätze direkt verglichen, um zu identifizieren, ob sie ähnliche Ergebnisse auch in umgekehrter Richtung zeigen oder ob Entzug und Verlängerung von Schlaf möglicherweise jeweils einzigartige Auswirkungen haben.

Komplexes soziales Verhalten erfassen Genauso, wie mehr Arbeit benötigt wird, um Schlaf sorgfältig zu messen und zu manipulieren, sind auch Untersuchungen notwendig, die von Selbstberichten sozialen Verhaltens abweichen und Methoden verwenden, die komplexe soziale Prozesse erfassen und wie sie sich entfalten, ohne dass eine bewusste Selbstbeurteilung erforderlich ist. Sozialpsychologen haben effektive Methoden entwickelt, um bedeutungsvolle soziale Situationen im Labor zu induzieren, von der Diskriminierung, über die Bildung neuer Freundschaften, bis hin zur Erfassung von Beziehungskonflikten. Da diese Forschung immer weiter voranschreitet, müssen wir uns darauf konzentrieren, die Goldstandard-Messungen von Schlaf und Schlafentzug aus der Schlafwissenschaft mit den am besten validierten Laboranwendungen, die von Sozialpsychologen verwendet werden, zusammenzubringen. Angesichts der potenziellen Auswirkungen von Schlafansteckung wird die Untersuchung bedeutungsvoller sozialer Interaktionen zwischen zwei oder mehr Personen (einige davon mit Schlafentzug) ermöglichen, interessante und wichtige Fragestellungen dahingehend zu untersuchen, wie Schlaf sich ausbreitet und diejenigen beeinflusst, die mit schlechten Schläfern interagieren.

Schlaf als Kontrollvariable Für die Forscher, die nicht primär am Schlaf interessiert sind, würden wir die Messung und Berücksichtigung von Schlafunterschieden in Studien empfehlen. Individuelle Unterschiede im Schlafverhalten könnten zu vermeidbaren Störfaktoren in sozialen Experimenten führen. Zum Beispiel unterscheiden sich Menschen unterschiedlicher Chronotypen in ihrer Reaktion auf soziale Reize – von Stereotypen bis hin zu Berichten über Vertrauenswürdigkeit und Altruismus – je nachdem, zu welcher Tageszeit die Studie durchgeführt wird (Bodenhausen et al., 1990; Dickinson & McElroy, 2017), und Schlaflosigkeit ist mit einer fehlerhaften Beantwortung von Umfragen assoziiert, was wiederum die Zuverlässigkeit reduziert (Barber et al., 2013). Wir argumentieren, dass Schlaf, wie andere grundlegende demografische Daten wie Geschlecht, Rasse und Alter zu einer Hintergrundvariable werden sollte, die bei Studien zu sozialen Prozessen erfasst und berücksichtigt wird.

Schlussfolgerung

Die Forschung über Schlaf und soziale Prozesse zeigt zunehmend, dass unsere Nächte unsere Tage beeinflussen und unsere Tage unsere Nächte. Wenn Menschen schlecht schlafen, sind sie weniger zufrieden mit ihren romantischen Beziehungen, sie sind aggressiver und neigen mehr zu Stereotypen, um nur einige soziale Konsequenzen zu nennen. Umgekehrt beeinflussen soziale Erfahrungen den Schlaf. Soziale Ablehnung stört den Schlaf, während soziale Verbindung die Schlafqualität verbessert. Dies ist ein kleines, aber wachsendes Forschungsgebiet, und während sich diese Literatur entwickelt, gibt es immer mehr Bereiche, die darauf warten, erforscht zu werden, von der Entdeckung von Mechanismen und Moderatoren bis hin zur Nutzung neuer Technologien zur Identifizierung globaler Schlafmuster.

Literatur

Barber, L. K., Barnes, C. M., & Carlson, K. D. (2013). Random and systematic error effects of insomnia on survey behavior. *Organizational Research Methods, 16*(4), 616–649.

Barnes, C. M., & Drake, C. L. (2015). Prioritizing sleep health public health policy recommendations. *Perspectives on Psychological Science, 10*(6), 733–737.

Barnes, C. M., Guarana, C. L., Nauman, S., & Kong, D. T. (2016). Too tired to inspire or be inspired: Sleep deprivation and charismatic leadership. *The Journal of Applied Psychology, 101*, 1191–1199.

Beatty, D. L., Hall, M. H., Kamarck, T. A., Buysse, D. J., Owens, J. F., Reis, S. E., … Matthews, K. A. (2011). Unfair treatment is associated with poor sleep in African American and Caucasian adults: Pittsburgh SleepSCORE project. *Health Psychology, 30*, 351–359.

Ben Simon, E., & Walker, M. P. (2018). Sleep loss causes social withdrawal and loneliness. *Nature Communications, 9*, 3146.

Bodenhausen, G. V. (1990). Stereotypes as judgmental heuristics: Evidence of circadian variations in discrimination. *Psychological Science, 1*, 319–322.

Buysse, D. J. (2014). Sleep health: Can we define it? Does it matter? *Sleep, 37*, 9–17.

Cacioppo, J. T., Hawkley, L. C., Berntson, G. G., Ernst, J. M., Gibbs, A. C., Stickgold, R., & Hobson, J. A. (2002). Do lonely days invade the nights? Potential social modulation of sleep efficiency. *Psychological Science, 13*, 384–387.

Diamond, L. M., Hicks, A. M., & Otter-Henderson, K. D. (2008). Every time you go away: Changes in affect, behavior, and physiology associated with travel-related separations from romantic partners. *Journal of Personality and Social Psychology, 95*, 385–403.

Dickinson, D. L., & McElroy, T. (2017). Sleep restriction and circadian effects on social decisions. *European Economic Review, 97*, 57–71.

Drews, H. J., Wallot, S., Weinhold, S. L., Mitkidis, P., Baier, P. C., Roepstorff, A., & Göder, R. (2017). "Are we in sync with each other?" exploring the effects of cosleeping on heterosexual couples' sleep using simultaneous Polysomnography: A pilot study. *Sleep Disorders, 2017*, 1–5.

Durmer, J. S., & Dinges, D. F. (M2005). Neurocognitive consequences of sleep deprivation. In *Seminars in neurology* (Bd. 25, No. 1, S. 117–129). Thieme Medical Publishers.

Gavriloff, D., Sheaves, B., Juss, A., Espie, C. A., Miller, C. B., & Kyle, S. D. (2018). Sham sleep feedback delivered via actigraphy biases daytime symptom reports in people with insomnia: Implications for insomnia disorder and wearable devices. *Journal of Sleep Research, 27*, e12726.

Ghumman, S., & Barnes, C. M. (2013). Sleep and prejudice: A resource recovery approach. *Journal of Applied Social Psychology, 43*, E166–E178.
Gordon, A. M., & Chen, S. (2014). The role of sleep in interpersonal conflict do sleepless nights mean worse fights? *Social Psychological and Personality Science, 5*, 168–175.
Gordon, A. M., Mendes, W. B., & Prather, A. A. (2017). The social side of sleep: Elucidating the links between sleep and social processes. *Current Directions in Psychological Science, 26(5)*, 470–475.
Gordon, A. M., Del Rosario, K., Flores, A. J., Mendes, W. B., & Prather, A. A. (2019). Bidirectional links between social rejection and sleep. *Advanced Online Publication.*
Gunn, H. E., Buysse, D. J., Hasler, B. P., Begley, A., & Troxel, W. M. (2015). Sleep concordance in couples is associated with relationship characteristics. *Sleep, 38*, 933–939.
Gunn, H. E., Buysse, D. J., Matthews, K. A., Kline, C. E., Cribbet, M. R., & Troxel, W. M. (2017). Sleep–wake concordance in couples is inversely associated with cardiovascular disease risk markers. *Sleep, 40*, 1–10.
Hawkley, L. C., Preacher, K. J., & Cacioppo, J. T. (2010). Loneliness impairs daytime functioning but not sleep duration. *Health Psychology, 29*, 124–129.
Hicks, A. M., & Diamond, L. M. (2011). Don't go to bed angry: Attachment, conflict, and affective and physiological reactivity. *Personal Relationships, 18*(2), 266–284.
Hisler, G., Krizan, Z., & DeHart, T. (2018). Does stress explain the effect of sleep on self-control difficulties? A month-long daily diary study. *Personality and Social Psychology Bulletin, 45(6), 864–877.*
Hoggard, L. S., & Hill, L. K. (2018). Examining how racial discrimination impacts sleep quality in African Americans: Is perseveration the answer? *Behavioral Sleep Medicine, 16*, 471–481.
Kane, H. S., Slatcher, R. B., Reynolds, B. M., Repetti, R. L., & Robles, T. F. (2014). Daily self-disclosure and sleep in couples. *Health Psychology, 33*, 813–822.
Krizan, Z., & Hisler, G. (2018). Sleepy anger: Restricted sleep amplifies angry feelings. *Journal of Experimental Psychology: General, 148(7)*, 1239–1250.
Krizan, Z., & Hisler, G. (2016). *The essential role of sleep in self-regulation.* In K. Vohs & R. Baumeister (Hrsg.), *The handbook of self-regulation* (Bd. 3; S. 182–202). Guilford.
Kroese, F. M., Evers, C., Adriaanse, M. A., & de Ridder, D. T. (2016). Bedtime procrastination: A self-regulation perspective on sleep insufficiency in the general population. *Journal of Health Psychology, 21*(5), 853–862.
Kurina, L. M., Knutson, K. L., Hawkley, L. C., Cacioppo, J. T., Lauderdale, D. S., & Ober, C. (2011). Loneliness is associated with sleep fragmentation in a communal society. *Sleep, 34*, 1519–1526.
Kamphuis, J., Meerlo, P., Koolhaas, J. M., & Lancel, M. (2012). Poor sleep as a potential causal factor in aggression and violence. *Sleep Medicine, 13(4)*, 327–334.
Larson, J. H., Russell Crane, D., & Smith, C. W. (1991). Morning and night couples: The effect of wake and sleep patterns on marital adjustment. *Journal of Marital and Family Therapy, 17*, 53–65.
Lewis, T. T., Troxel, W. M., Kravitz, H. M., Bromberger, J. T., Matthews, K. A., & Hall, M. H. (2013). Chronic exposure to everyday discrimination and sleep in a multiethnic sample of middle-aged women. *Health Psychology, 32*, 810–819.
Lim, J., & Dinges, D. F. (2008). Sleep deprivation and vigilant attention. *Annals of the New York Academy of Sciences, 1129*, 305–322.
Lim, J., & Dinges, D. F. (2010). A meta-analysis of the impact of short-term sleep deprivation on cognitive variables. *Psychological Bulletin, 136*, 375–389.
Majeno, A., Tsai, K. M., Huynh, V. W., McCreath, H., & Fuligni, A. J. (2018). Discrimination and sleep difficulties during adolescence: The mediating roles of loneliness and perceived stress. *Journal of Youth and Adolescence, 47*(1), 135–147.
Maranges, H. M., & McNulty, J. K. (2016). The rested relationship: Sleep benefits marital evaluations. *Journal of Family Psychology.* Advance online publication.

Mauss, I. B., Troy, A. S., & LeBourgeois, M. K. (2013). Poorer sleep quality is associated with lower emotion-regulation ability in a laboratory paradigm. *Cognition & Emotion, 27*, 567–576.

Mednick, S. C., Christakis, N. A., & Fowler, J. H. (2010). The spread of sleep loss influences drug use in adolescent social networks. *PLoS One, 5*, e9775.

Mendes, W. B. (2016). Emotion and the autonomic nervous system. In L. E. Barrett, M. Lewis, & J. Haviland-Jones (Hrsg.), *Handbook of emotions* (4. Aufl.). Guilford Press.

Muhtadie, L., Koslov, K., Akinola, M., & Mendes, W. B. (2015). Vagal flexibility: A physiological predictor of social sensitivity. *Journal of Personality and Social Psychology, 109*, 106–120.

National Sleep Foundation. (2014). Sleep in America poll: Sleep in the modern family. The National Sleep Foundation website http://www.sleepfoundation.org/sleep-polls-data/sleep-in-america-poll/2014-sleep-inthe-modern-family.

Pankhurst, F. P., & Horne, J. A. (1994). The influence of bed partners on movement during sleep. *Sleep, 17*, 308–315.

Prather, A. A., Bogdan, R., & Hariri, P. A. R. (2013). Impact of sleep quality on amygdala reactivity, negative affect, and perceived stress. *Psychosomatic Medicine, 75*, 350–358.

Prather, A. A., Puterman, E., Epel, E. S., & Dhabhar, F. S. (2014). Poor sleep quality potentiates stress-induced cytokine reactivity in postmenopausal women with high visceral abdominal adiposity. *Brain, Behavior, and Immunity, 35*, 155–162.

Rogojanski, J., Carney, C. E., & Monson, C. M. (2013). Interpersonal factors in insomnia: A model for integrating bed partners into cognitive behavioral therapy for insomnia. *Sleep Medicine Reviews, 17*, 55–64.

Selcuk, E., Stanton, S. C., Slatcher, R. B., & Ong, A. D. (2017). Perceived partner responsiveness predicts better sleep quality through lower anxiety. *Social Psychological and Personality Science, 8*, 83–92.

Slopen, N., Lewis, T. T., & Williams, D. R. (2016). Discrimination and sleep: A systematic review. *Sleep Medicine, 18*, 88–95.

Strawbridge, W. J., Shema, S. J., & Roberts, R. E. (2004). Impact of spouses' sleep problems on partners. *Sleep, 27*, 527–531.

Sundelin, T., Lekander, M., Sorjonen, K., & Axelsson, J. (2017). Negative effects of restricted sleep on facial appearance and social appeal. *Royal Society Open Science, 4*, 160918.

Troxel, W. M. (2010). It's more than sex: Exploring the dyadic nature of sleep and implications for health. *Psychosomatic Medicine, 72*, 578–586.

Troxel, W. M., Robles, T. F., Hall, M., & Buysse, D. J. (2007). Marital quality and the marital bed: Examining the covariation between relationship quality and sleep. *Sleep Medicine Reviews, 11*, 389–404.

Twenge, J. M., Krizan, Z., & Hisler, G. (2017). Decreases in self-reported sleep duration among US adolescents 2009–2015 and association with new media screen time. *Sleep Medicine, 39*, 47–53.

Van Der Helm, E., Gujar, N., & Walker, M. P. (2010). Sleep deprivation impairs the accurate recognition of human emotions. *Sleep, 33*, 335–342.

Whitney, P., Hinson, J. M., Satterfield, B. C., Grant, D. A., Honn, K. A., & Van Dongen, H. P. (2017). Sleep deprivation diminishes attentional control effectiveness and impairs flexible adaptation to changing conditions. *Scientific Reports, 7*(1), 1–9.

Yoo, S. S., Gujar, N., Hu, P., Jolesz, F. A., & Walker, M. P. (2007). The human emotional brain without sleep—A prefrontal amygdala disconnect. *Current Biology, 17*, R877–R8R8.

Teil II
Zirkadiane Rhythmen

Tägliche Rhythmik in sozialer Aktivität

Joshua Tutek, Heather E. Gunn und Brant P. Hasler

Das menschliche Leben ist strukturiert durch alltägliche soziale Erfahrungen, wie das Zusammenleben mit Familienmitgliedern, die Interaktion mit Freunden und berufliche Rollen. Diese Aktivitäten bestimmen und bieten einen Kontext von täglichen Beschäftigungen, die das Ausführen von Arbeit, den Konsum von Essen und Trinken, Freizeitaktivitäten, den Zugang zu Technologie und Medien, das Fühlen von positiven Emotionen und das Einleiten von Schlaf und Aufwachen beinhalten. *Tägliche soziale Rhythmik* („daily social rhythmicity", DSR) kann definiert werden als Periodizität im Timing von Verhaltensweisen, die mit sozialem Engagement verbunden sind und sich in einem 24-Stunden-Zeitplan wiederholen (Monk et al., 1990). Schon lange wird von Forschenden darauf hingewiesen, dass die DSR eng mit zirkadianen Rhythmen in der zugrunde liegenden physiologischen Aktivität verbunden ist, so dass Neigungen zum sozialen Engagement möglicherweise durch die biologische zirkadiane Uhr angetrieben werden (Watson, 2000), während soziale Routinen auch rekursiv auf die Uhr zurückwirken, um ihre Aktion zu regulieren (Aschoff et al., 1971). Angesichts dieser starken, zyklischen Verbindung mit der Körperfunktion gibt es Hinweise darauf, dass die DSR weitreichende Auswirkungen auf soziale und gesundheitliche Ergebnisse hat (Ehlers et al., 1988; Monk et al., 1990).

Dieses Kapitel gibt einen Überblick über die vorhandene Literatur, die Beweise für DSR liefert, sowie über ihre Verbindungen mit Schlaf und anderen Gesundheitsergebnissen. Wir beginnen mit einer kurzen Geschichte der theoretischen Konzeptualisierung von DSR und ihrem vermuteten Einfluss auf das biologische Timing. Dann beschreiben wir die Nachweise für Rhythmik in mehreren Phänomenen, die mit sozialer Aktivität verbunden sind: selbstberichtete und beobachtete

J. Tutek · H. E. Gunn
The University of Alabama, Department of Psychology, Tuscaloosa, AL, USA

B. P. Hasler (✉)
Department of Psychiatry, University of Pittsburgh School of Medicine, Pittsburgh, PA, USA
E-Mail: haslerbp@upmc.edu

Z. Križan, *Schlaf, Persönlichkeit und soziales Verhalten*,
https://doi.org/10.1007/978-3-031-49766-7_2

Verhaltensweisen des täglichen Lebens, Aktivierung von affektiven Systemen, die Engagement und Belohnungssuche antreiben, Tierreproduktion und Gruppenkoordination sowie enge familiäre Beziehungen. Anschließend weisen wir auf Gesundheitskorrelationen von gestörter DSR und psychotherapeutische Ansätze zur Regulierung dieser Störung hin. Schließlich gehen wir auf mehrere bestehende Wissenslücken in Bezug auf soziale Rhythmen und mögliche Richtungen für zukünftige Forschung ein.

Frühe Konzeptualisierung der sozialen Rhythmik

Vor den 1980er Jahren wurde tatsächlich angenommen, dass DSR der primäre Faktor ist, der die biologischen Rhythmen beim Menschen reguliert (Wever et al., 1983). In einer wegweisenden Studie überwachten Aschoff et al. (1971) kontinuierlich erwachsene männliche Dyaden in einer kontrollierten Kammer für 4 Tage bei einem künstlichen Licht-Dunkel-Zeitplan, gefolgt von weiteren 4 Tagen in ständiger Dunkelheit. Sie stellten fest, dass während des Dunkelheitstests die Teilnehmer ordnungsgemäß getimte Schwankungen in der Kerntemperatur des Körpers aufrechterhielten, ein zuverlässiger Marker des endogenen zirkadianen Schrittmachers (Kräuchi, 2002). Die Studie kam zu dem Schluss, dass soziale Hinweise wie die Kenntnis der Uhrzeit, der Lebensroutine und der zwischenmenschlichen Kommunikation ausreichende Bedingungen für das Eintrainieren von Körperprozessen sind, auch in Abwesenheit von periodischer Lichtexposition. Allerdings kamen spätere Untersuchungen zu dem Schluss, dass Licht das dominierende Umweltsignal für die Synchronisation des körpereigenen zirkadianen Timings ist, das durch eine „zentrale Uhr" im suprachiasmatischen Kern des Hypothalamus mit der Außenwelt reguliert wird (Czeisler et al., 1986; Lewy et al., 1980; Reppert & Weaver, 2001). Dementsprechend hat die Literatur ihren Schwerpunkt weitgehend auf Untersuchungen der physiologischen Synchronisation durch die natürlichen Kräfte von Licht und Dunkelheit verlagert.

Dennoch besteht weiterhin Interesse daran, wie soziale Zeitpläne als wichtige zusätzliche Hinweise dienen können, vielleicht indem sie die Exposition gegenüber Reizen formen, die direkt auf die zirkadiane Uhr wirken, wie Lichtexposition, körperliche Bewegung, Nahrungsaufnahme oder Schlaf-Wach-Zeiten (Carney et al., 2006; Haynes et al., 2005; Mistlberger & Skene, 2004; Moss et al., 2015). Diese Perspektive wurde erstmals von der „Theorie der sozialen Zeitgeber" zusammengefasst, die besagt, dass alltägliche soziale Routinen als „Zeitgeber" fungieren – Zeitpunkte, die den 24-Stunden-Zeitraum strukturieren und damit den Fluss der endogenen zirkadianen Rhythmen regulieren (Ehlers et al., 1988; Grandin et al., 2006). Die Theorie weist weiterhin darauf hin, dass die Aufrechterhaltung von Konsistenz in sozialen Routinen wesentlich ist, um das Timing wichtiger Verhaltens- und physiologischer Prozesse zu verankern. Große Lebensereignisse können Veränderungen im üblichen Auftreten von sozialen Zeitgebern auslösen, die den internen zirkadianen Schrittmacher destabilisieren und die Rhythmik stören. Eine Störung der Rhythmik führt zu somatischen Symptomen wie gestörten Schlafplänen, die wiederum affektive Symptome hervorrufen, die bei anfälligen Personen in depressive oder manische Episoden münden können (Ehlers et al., 1988).

Beweise für tägliche Rhythmen in sozial bedeutenden Aktivitäten

Selbstberichtete Routinen Basierend auf den Prinzipien der Theorie der sozialen Zeitgeber und auf Beobachtungen, dass Psychotherapie oft die Förderung einer Regelmäßigkeit in Beziehungen und Aktivitäten anstrebt, versuchten Monk et al. (1990) ein Werkzeug zu schaffen, um einen normativen Bereich der Rhythmik in sozial bedeutsamen Verhaltensroutinen bei Menschen zu etablieren. Das resultierende Social Rhythm Metric (SRM) ist ein Selbstberichtstagebuch, das Befragte dazu auffordert, die Uhrzeiten von 15 Ereignissen anzugeben, die oft täglich stattfinden: Aufstehen, erster Kontakt mit einer anderen Person, morgendliches Getränk, Frühstück, erster Gang nach draußen, Arbeitsbeginn, Mittagessen, Nickerchen, Abendessen, Sport, Snack, abendliche TV-Nachrichten, ein anderes TV-Programm, Heimkehr, Schlafengehen und zwei selbst identifizierte idiosynkratische Aktivitäten (Monk et al., 1991). Die Variabilität in der täglichen Zeitplanung dieser Aktivitäten über einen 7-Tage-Zeitraum ergibt eine einheitliche Gesamtbewertung der Regelmäßigkeit. Eine Fünf-Punkte-Version des SRM, die sich auf Schlaf- und Aufwachzeiten, ersten zwischenmenschlichen Kontakt, Arbeitsbeginn und Abendessen konzentriert, liefert vergleichbare Ergebnisse (Monk et al., 2002). Die Messung der Tag-zu-Tag-Konsistenz in Routinen mittels SRM ist in der Regel aussagekräftig und normal verteilt in der Bevölkerung (Monk et al., 1990). SRM-Werte zeigen auch eine gute Test-Retest-Reliabilität (Monk et al., 1991) und Stabilität im Laufe des Jahres (van Tienoven et al., 2014), was darauf hindeutet, dass die Verhaltensregelmäßigkeit bei den Probanden relativ konstant bleibt und möglicherweise ein stabiles Merkmal darstellt. Darüber hinaus zeigt das SRM eine angemessene Übereinstimmung mit objektiven Schätzungen von Aktivität und biologischer Rhythmik (Monk et al., 1994). Seit seiner Konzeption und ersten Validierung haben weitere Studien das SRM sowohl in jüngeren als auch in älteren Erwachsenenstichproben sowie in depressiven und ängstlichen klinischen Populationen angewendet (Brown et al., 1996; Carney et al., 2006; Monk et al., 1992, 1994, 1997, 2003; Moss et al., 2015; Shear et al., 1994; Szuba et al., 1992). Im Allgemeinen findet sich bei normativen Populationen eine höhere soziale Rhythmik als bei klinischen Populationen, wobei sie mit dem Alter im Laufe des Lebens zunimmt.

Offenes Verhalten Vergleichsweise wenige Studien haben Beobachtungsmethoden verwendet, um die DSR im tatsächlichen Verhalten zu untersuchen. Eine Untersuchung versuchte zu ermitteln, ob sich Periodizität in affektgeladenen Handlungen zeigt, die für soziale Begegnungen charakteristisch sind. Die Teilnehmer trugen ein tragbares Aufnahmegerät (elektronisch aktivierter Rekorder, EAR), das kontinuierlich 30-Sekunden-Audioaufnahmen zu festgelegten Intervallen im Laufe des Tages sammelte (Hasler et al., 2008). Die Untersucher kodierten die Häufigkeit von drei aufgezeichneten Verhaltensweisen, die mit positiver Stimmung verbunden sind: Geselligkeit, Lachen und Singen. Sie kodierten auch Fälle von Streiten oder Seufzen als Verhaltensindikatoren für negative Stimmung. Geselligkeit, Lachen und Singen zeigten ein 24-Stunden-Tagesmuster mit einem Höhepunkt in den frühen Abendstunden und einem Tiefpunkt nahe der üblichen Aufwachzeit, während Streiten und Seufzen keinen signifikanten 24-Stunden-Rhythmus zeigten. Eine andere Studie beobachtete die tägliche Rhythmik beim Initiieren von sozialem Austausch in einem massiven Multiplayer-Online-Spiel. Bei mehr als 100 Millionen Begegnungen zwischen den Avataren von Spielern in einer virtuellen Umgebung war die Wahrscheinlichkeit am höchsten, dass sich die Individuen am Abend um ca. 20:00 Uhr und 00:00 Uhr miteinander verbinden, und am niedrigsten gegen 8:00 Uhr morgens (Zhang et al., 2015).

Alkoholkonsum ist ein weiteres Verhalten, dessen gewohnheitsmäßiges Auftreten eng mit sozialer Aktivität und Stimmung verbunden ist. Untersuchungen zeigen, dass Trinken mit der Erwartung verbunden ist, soziale Interaktionen zu erleichtern, vielleicht indem es die Verarbeitung von selbstrelevanten Informationen reduziert, um Empathie und Identifikation mit anderen zu erhöhen (Brown et al., 1980; Hull, 1987; Smith et al., 1995). Dementsprechend wurde festgestellt, dass Alkoholkonsum sowohl individuelle als auch gruppenbezogene Gesichts- und Sprachverhaltensweisen, die mit positiver Stimmung verbunden sind, verbessert, solche, die mit negativer Stimmung verbunden sind, reduziert und die selbstberichtete soziale Bindung erhöht (Sayette et al., 2012).

Soziale Rhythmen könnten eine Rolle dabei spielen, wie das Trinken als ritualisiertes tägliches Ereignis verfolgt wird. Mindestens zwei Studien haben eine tägliche Rhythmik im Alkoholkonsum beobachtet. Eine Umfrage, die den Alkoholkonsum im Laufe des Tages und der gesamten Woche in der Bevölkerung der USA untersuchte, fand heraus, dass selbstberichteter Alkoholkonsum eine tägliche Periodizität aufweist, die zwischen 18:00 und 21:00 Uhr ihren Höhepunkt erreicht und zwischen 3:00 und 6:00 Uhr ihren Tiefpunkt (Arfken, 1988). Eine weitere Studie, in der die Drogenaktivität von Kokain- und Heroinkonsumenten im Laufe des Tages überwacht wurde, stellte fest, dass das Verlangen nach Drogen, Drogenkonsum und Trinken einen ähnlichen Rhythmus aufweisen, der am Nachmittag und Abend seinen Höhepunkt erreicht und in den späten Nacht- oder frühen Morgenstunden abfällt (Preston et al., 2016). Diese Ergebnisse deuten darauf hin, dass Arbeitszeiten und kulturelle Normen das Trinken tagsüber möglicherweise reduzieren, während populäre Bräuche wie die „Happy Hour" nach der Arbeit das Trinken am späten Nachmittag fördern. Im Gegensatz dazu könnten menschliche physiologische zirkadiane Neigungen zu positiven Gefühlen oder Belohnungssuche zur üblichen Planung von Arbeit und Happy Hour auf gesellschaftlicher Ebene beitragen. Wir wenden uns nun einer Diskussion solcher Neigungen aus einer DSR-Perspektive zu.

Positive Affektivität und Belohnungsaktivierung Rhythmen in sozialen Verhaltensweisen könnten durch die Periodizität von intrinsischen Systemen, die positive Gefühle und den Wunsch nach aktiver Mitwirkung erzeugen, bedingt sein und teilweise durch diese angetrieben werden. Stimmung ist ein kontinuierlicher, allgegenwärtiger Einflussfaktor auf das tägliche Leben, der in zwei verwandten, aber unabhängig voneinander wirkenden Dimensionen konzeptualisiert wird, die als positive und negative Affektivität bezeichnet werden. Positive Affektivität (PA) scheint einen biobehavioralen Mechanismus zu aktivieren, der die Interaktion mit der Umwelt zur Verfolgung von Belohnungen und Zielen motiviert. Sie reicht von Begeisterung, Freude, Wachsamkeit und Entschlossenheit an der Spitze bis hin zu Lethargie und Schläfrigkeit am unteren Ende der Skala (Watson, 1988). Da soziale Verbindung vielleicht eine der inhärent angenehmsten Aktivitäten ist, die Menschen verfolgen können, zeigt soziale Aktivität erwartungsgemäß eine starke Korrelation mit Selbsteinschätzungswerten von PA sowie der Aktivierung von neuronalen Schaltkreisen, die an Belohnung beteiligt sind (Brandstätter, 1983; Clark & Watson, 1988; Isen, 1987; Krach et al., 2010; Watson, 1988). Experimentelle Induktionen von positiver Stimmung lösen auch ein stärkeres Verlangen nach Geselligkeit aus als negative oder neutrale affektive Reize (Whelan & Zelenski, 2012).

Studien stimmen darin überein, dass PA ein 24-Stunden-Muster aufweist, das dem des Sozialverhaltens sehr nahe kommt. Im Durchschnitt erreicht sie irgendwann zwischen dem frühen Nachmittag und dem frühen Abend ihren Höhepunkt, dann beginnt sie am späten Abend abzunehmen, um in den Stunden kurz vor der typischen Aufstehzeit einen Tiefpunkt zu erreichen (Miller et al., 2015; Murray et al., 2002, 2009; Watson, 2000). Da angenommen wird, dass positive Stimmung ein zugrunde liegendes belohnungsorientiertes System widerspiegelt, dient ihr Aktivierungsmuster wahrscheinlich dazu, Individuen für die Auseinandersetzung mit der Außenwelt zu sensibilisieren, indem es im Laufe der Tagesstunden stetig zunimmt, wenn die Wahrscheinlichkeit der Befriedigung (z. B. soziale Begegnungen) am höchsten ist. Menschen sind eine tagaktive Spezies, deren Aussichten auf belohnende Aktivitäten historisch gesehen nach der Verfügbarkeit von Sonnenlicht variierten, was bedeutet, dass ein innerer Antrieb, Belohnungen tagsüber zu suchen, einer evolutionären Anpassung entsprach.

Bemerkenswert ist, dass Rhythmen in PA und belohnungsbezogenen Prozessen auch unter strengen experimentellen Bedingungen bestehen bleiben, die darauf abzielen, den Einfluss von soziokulturellen Faktoren und anderen potenziellen Störfaktoren zu blockieren. Zwei Studien (Murray et al., 2002, 2009) haben ein *konstantes Routineverfahren* angewendet, das die kontinuierliche Überwachung von Teilnehmern unter konstanten Bedingungen von Wachheit, Licht, Wärme, Luftfeuchtigkeit, Haltung, Aktivität und/oder Mahlzeiten beinhaltet, um Rhythmen aufzudecken, die von der biologischen Uhr gesteuert werden (Minors & Waterhouse, 1984). Unter solchen Bedingungen wurden Schwankungen in PA im Laufe der Zeit gefunden, die den Schwankungen im Rhythmus der Körperkerntemperatur entsprechen.

Diese Rhythmizität im Stimmungszustand wird sogar beobachtet, wenn Teilnehmer einem erzwungenen Desynchronisationsprotokoll unterzogen werden, das typischerweise einen 20- oder 28-Stunden-Schlaf-Wach-Zeitplan vorschreibt, um die endogen erzeugte 24-Stunden-Periodizität unabhängig von der Schlafzeit zu bewerten (Dijk & Czeisler, 1995). Erzwungene Desynchronisationsstudien haben einen anhaltenden 24-Stunden-Zyklus in PA (Murray et al., 2009) und verwandten Stimmungskonstrukten (Boivin et al., 1997) berichtet, der den Schwankungen der Körperkerntemperatur entspricht. Darüber hinaus entdeckten Murray et al. (2009) eine zirkadiane Rhythmizität in einer validierten physiologischen Messung der Belohnungsaktivierung: die Herzfrequenz während einer Glücksspielaufgabe, die Belohnungen für Leistungsgenauigkeit und Geschwindigkeit beinhaltet (Fowles, 1988). Über wiederholte Durchführungen der Aufgabe während des Desynchronisationsprotokolls zeigte die über die Herzfrequenz bewertete Belohnungsaktivierung einen 24-Stunden-Zeitraum, der erneut der Körperkerntemperatur entsprach (Murray et al., 2009). Diese Ergebnisse liefern überzeugende Beweise für ein intrinsisch gesteuertes Muster in der täglichen positiven Stimmung, Belohnungsaktivierung und Rezeptivität für Stimulationen aus der externen Umgebung. Dies gibt Hinweise darauf, dass sich die Auswirkungen des täglichen Rhythmus auf andere Verhaltenswerte (Byrne & Murray, 2017) und neuronale Werte der Belohnungsaktivierung erstrecken könnten (Hasler et al., 2014), obwohl diese letzteren Studien nicht unter den konstanten Bedingungen durchgeführt wurden, die erforderlich sind, um eine endogene zirkadiane Basis nachzuweisen. Dennoch sind die aktuellen Ergebnisse ausreichend, um die Vermutung anzustellen, dass Rhythmen in der sozialen Prädisposition physiologische Grundlagen haben, auch wenn sie gleichzeitig um kulturell vorgegebene Ereignisse strukturiert sind (Hasler et al., 2008; Murray et al., 2002).

Zwei Studien haben die tägliche Rhythmizität im affektiven Zustand und den psychologischen Zuständen bei Teilnahme an sozialen Medien untersucht. Golder und Macy (2011) analysierten den affektiven Inhalt und das Timing von Nachrichten, die auf Twitter gepostet wurden, einer Microblogging-Website, die öffentliche Kommentare von Nutzern weltweit aufzeichnet. Etwa 509 Mio. Nachrichten von 2,4 Mio. Menschen weltweit wurden gesammelt und auf emotionale Valenz codiert. PA in Beiträgen zeigte international ein konsistentes Muster, mit Spitzenwerten relativ früh am Morgen und dann wieder um Mitternacht. Die Ähnlichkeit dieses Rhythmus über Kalendertage und unterschiedliche Kulturen hinweg deutet darauf hin, dass eine regelmäßige tägliche Schwankung in der positiven Stimmung eine grundlegende menschliche Erfahrung ist, welche die biologische Uhr involviert. Die Natur von Twitter als Forum für Selbstdarstellung erfordert jedoch eine vorsichtige Interpretation dieser Ergebnisse, da soziales Wunschdenken einzelne Menschen dazu bewegen könnte, ihre emotionalen Zustände strategisch über- oder unterzurepräsentieren. Besorgnisse über soziale Bewertungen dürften daher die beobachteten Schwankungen in der offen gezeigten Stimmung stark beeinflussen. Die PA-Amplitude war auch an Wochenenden signifikant höher als an Wochentagen, was weiter darauf hindeutet, dass sozial relevante Faktoren wie vorgegebene Berufszeiten die Ergebnisse teilweise beeinflussen. Der tägliche Rhythmus in negativer Affektivität innerhalb von Twitter-Nachrichten zeigte ein anderes Muster, mit einem Tiefpunkt am Morgen und einem stetigen Anstieg im Laufe des Tages bis zu einem nächtlichen Höhepunkt. Der negative Affekt variierte jedoch weniger über den Tag als PA, was mit früheren Ergebnissen übereinstimmt, dass er eine schwächere Rhythmizität aufweist, die nicht immer nachweisbar ist (Clark & Watson, 1988; Miller et al., 2015; Murray et al., 2002, 2009; siehe Peeters et al., 2006 für eine Ausnahme). Eine weitere Studie (Dzogang et al., 2018) hat seitdem psychologische Zustände in Twitter-Nachrichten im Laufe des Tages codiert und beobachtete dabei diurnale Rhythmen für einen extrahierten Faktor, der analytisches Denken und persönlichen Antrieb sowie Leistung widerspiegelt (der zwischen 6 und 10 Uhr morgens seinen Höhepunkt erreicht), und für einen Faktor, der existenzielle Ängste widerspiegelt, die invers mit positiver Emotion korreliert sind (der zwischen 3 und 4 Uhr morgens seinen Höhepunkt erreicht). Diese Studien demonstrieren das Potenzial von technologischen Plattformen zur Erforschung der täglichen affektiven Expression in sozialer Kommunikation außerhalb der traditionellen Einschränkungen von kulturell homogenen Stichproben innerhalb eines einzigen Gebiets.

Sozialverhalten bei Tieren Obwohl eine gründliche Diskussion der Beweise für soziale Rhythmik in der Literatur über Tiere den Rahmen dieser Übersicht sprengen würde, möchten wir einige relevante Erkenntnisse darlegen, welche die den Menschen betreffende Literatur ergänzen. Die konkretesten Beweise für Rhythmen im Sozialverhalten in Tiermodellen stammen aus der Forschung zur Fortpflanzung. Tatsächlich scheint die zirkadiane Uhr Rhythmen im Paarungsverhalten in einer Reihe von Arten zu modulieren, von Fruchtfliegen (Rymer et al., 2007; Sakai & Ishida, 2001) und Kakerlaken (Rymer et al., 2007) bis hin zu Forellen (Duston & Bromage, 1986) und Hamstern (Eskes, 1984). Zirkadiane Modulation scheint sich auch auf Balzverhalten vor der Paarung zu erstrecken. Beispielsweise sind zirkadiane Rhythmen in Balzgesängen einer Art von Singfischen abhängig von Melatonin (Feng & Bass, 2016; Wilczynski & Lutterschmidt, 2016). Bemerkenswert ist, dass Melatoninrezeptoren, wie von Wilczynski und Lutterschmidt (2016) überprüft, auch in Gehirnregionen vorhanden sind, die mit der Gesangskontrolle bei bestimmten Singvögeln in Verbindung stehen (Fusani & Gahr, 2015).

Wie bei sozialen Zeitgebern beim Menschen scheinen soziale Hinweise die Synchronisation der zirkadianen Uhr in einer Reihe von Tiermodellen substanziell zu beeinflussen, einschließlich einiger (aber nicht aller) der untersuchten Säugetierarten (Davidson & Menaker, 2003; Favreau et al., 2009; Mistlberger & Skene, 2004). Die Omnipräsenz sozialer Einflüsse auf zirkadiane Rhythmen deutet auf eine adaptive Funktion hin und führt zu Spekulationen, dass „soziale Einflüsse auf die zirkadiane Zeitgebung dazu dienen könnten, die soziale Gruppe straff zu organisieren, wodurch die Chancen einer Prädation verringert und die Wahrscheinlichkeit einer Paarung erhöht werden" (Davidson & Menaker, 2003). Wie zu erwarten, gibt es einige Hinweise darauf, dass soziale Faktoren besonders relevant bei gemeinschaftlichen Tieren (Paul et al., 2015) sind. Honigbienen zeigen beispielsweise auf Bienenstockebene zirkadiane Aktivitätsrhythmen, die unter konstanten Lichtbedingungen bestehen bleiben, mit Hinweisen darauf, dass die zirkadianen Rhythmen junger Bienen durch die Bienenstockumgebung synchronisiert werden (Bloch et al., 2013). Neuere Arbeiten deuten darauf hin, dass die soziale Synchronisation, die bei Honigbienen beobachtet wird, tatsächlich den synchronisierenden Einfluss konkurrierender Lichtexposition aufheben kann (Fuchikawa et al., 2016), was bei einer Art, bei welcher der Zusammenhalt der Kolonie so entscheidend für das Überleben ist, wenig überrascht.

Wie von Favreau et al. (2009) überprüft, können soziale Hinweise vermeintlich adaptive Einflüsse zeigen, einschließlich die vollständige oder gegenseitige Synchronisation, sie können aber auch schädlich sein, zirkadiane Rhythmen stören und zu Desynchronisation führen. So führte beispielsweise soziale Isolation (im Vergleich zu Gruppenhaltung) zu weniger stabilen Körpertemperaturrhythmen geringerer Amplitude bei Ratten (Cambras et al., 2011). Es gibt jedoch deutliche Hinweise darauf, dass diese Effekte stromabwärts des suprachiasmatischen Kerns auftreten (Meerlo et al., 2002). Die Mechanismen, durch die soziale Hinweise die zirkadiane Funktion synchronisieren und/oder stören, bedürfen weiterer Forschung.

Familiäre Beziehungen Bei Menschen deutet alles darauf hin, dass enge Beziehungen mehrere Komponenten der DSR beeinflussen. Zusammenlebende Familienmitglieder, insbesondere Partner, neigen dazu, ähnliche oder übereinstimmende Gesundheitsverhaltensweisen (z. B. Nahrungsaufnahme, Rauchen) durch soziale Kontrolle (Umberson, 1992) und geteilte Ressourcen wie eine ähnliche Umgebung oder soziales Netzwerk (Meyler et al., 2007; Smith & Zick, 1994) zu haben. Mehrere Untersuchungen haben sich auch auf die Auswirkungen von familiären Beziehungen auf Schlaf-Wach-Muster konzentriert. Eine Studie an verheirateten Paaren ergab, dass die Schlafdauer der Ehefrauen die ihrer Ehemänner vorhersagte (aber nicht umgekehrt), was darauf hindeutet, dass Ehefrauen einen gewissen Einfluss auf das Schlafmuster ihrer Partner ausüben (Lee et al., 2018). Eltern können den zirkadianen Rhythmus ihrer Kinder beeinflussen, indem sie deren Schlafzeit strukturieren, da Jugendliche, deren Eltern ihre Schlafenszeit festlegen, frühere intrinsische Präferenzen für Schlaf und Aufwachen berichten (Randler & Bilger, 2009). Umgekehrt beeinflussen Kinder stark den Lebensstil und Schlafrhythmus ihrer Mütter, sogar mehr als ein männlicher Ehepartner (Leonhard & Randler, 2009). Obwohl die Schlafzeitpräferenzen der Familienmitglieder tendenziell miteinander korreliert sind, können diese Assoziationen während Übergangsperioden variieren. Während der Schwangerschaft haben Mütter und ihre Partner beispielsweise ähnliche Aufwach-, Bett- und Essenszeiten, aber diese Assoziation sinkt nach der Geburt, da Mütter stärker mit ihren neugeborenen Kindern synchronisiert sind (Leonhard & Randler, 2009; siehe Randler, Kapitel „Chronotyp und soziales Verhalten", in diesem Buch, for review). Es wurde auch festgestellt, dass die Aufwachzeiten von schulpflichtigen Kindern mit den Aufwachzeiten ihrer Mütter schwanken, während der Schlaf ihrer Väter nur mit dem Schlaf ihrer Mütter assoziiert war (Kouros & El-Sheikh, 2017). Dies deutet darauf hin, dass die Beziehungen zwischen den sozialen Rhythmen der Familienmitglieder dynamisch und bidirektional sind und als soziale Zeitgeber für die Synchronisation täglicher Verhaltens- und physiologischer Rhythmen dienen können.

Synchronisierte Verhaltens- und zirkadiane Rhythmen, die in Eltern-Kind- oder romantischen Beziehungen beobachtet werden, können eine Form der Koregulation darstellen, die reziprok aufrechterhaltene physiologische Funktion von Individuen in einer Beziehung (Sbarra & Hazan, 2008). Der Zweck der Koregulation in engen Beziehungen besteht darin, einen Zustand der Homöostase aufrechtzuerhalten. Bei gesunden Paaren stimmen Bettpartner in der aktigraphisch erfassten Schlafzeit während der Nacht stärker überein, als durch Zufall zu erwarten wäre (Gunn et al., 2015). Darüber hinaus ist das Ausmaß der Schlafübereinstimmung bei Paaren mit Beziehungseigenschaften und individueller Herz-Kreislauf-Gesundheit verbunden. Zum Beispiel ist eine geringe Übereinstimmung bei Schlafbeginn mit weniger positiven und mehr negativen Interaktionen am folgenden Tag assoziiert (Hasler & Troxel, 2010). Eine höhere Übereinstimmung im Vergleich zu einer geringeren Übereinstimmung ist auch mit einem niedrigeren nächtlichen Blutdruck bei Ehefrauen und geringerer systemischer Entzündung (ein früher Marker für Herz-Kreislauf-Erkrankungen) bei Ehemännern und Ehefrauen assoziiert (Gunn et al., 2017). Es gibt also Hinweise auf eine Synchronität in Komponenten der täglichen Rhythmik in Familien, und diese Synchronität wiederum prognostiziert physiologische und zwischenmenschliche Ergebnisse.

Auswirkungen der sozialen Rhythmik auf Gesundheit und Behandlung

Korrelate der Regelmäßigkeit des sozialen Rhythmus Wie zuvor beschrieben, postuliert die Theorie der sozialen Zeitgeber hypothetisch, dass das Wohlbefinden durch Störungen in sozialen Aktivitäten beeinträchtigt wird, die tägliche Verhaltens- und physiologische Rhythmen verankern (Grandin et al., 2006). In Übereinstimmung damit wurde die DSR (üblicherweise quantifiziert mit dem SRM) mit Schlaf und anderen Gesundheitsergebnissen in Verbindung gebracht. Untersuchungen in Stichproben, die von jungen College-Studenten bis zu älteren Erwachsenen in Altersheimen reichen, haben eine Korrelation zwischen höherer SRM-bewerteter Unregelmäßigkeit und schlechter Schlafqualität oder Insomnie-Status beobachtet (Carney et al., 2006; Monk et al., 1994, 2003; Moss et al., 2015; Zisberg et al., 2010). Eine niedrigere selbstbewertete soziale Rhythmizität sagt Depressionen und Trauersymptome voraus (Brown et al., 1996; Ehlers et al., 1988; Margraf et al., 2016; Monk et al., 1991; Moss et al., 2015; Prigerson et al., 1994; Szuba et al., 1992; Velten et al., 2014), Angst und Stress (Gorwood, 2012; Margraf et al., 2016; Monk et al., 2010; Shear et al., 1994; Velten et al., 2014) sowie schlechtere selbst-

berichtete allgemeine Gesundheit und Lebenszufriedenheit (Margraf et al., 2016; Velten et al., 2014).
Hinweise auf einen Zusammenhang zwischen sozialer Rhythmusunregelmäßigkeit und langfristigen physischen Gesundheitsfolgen gibt eine umfangreiche Literatur über Schichtarbeiter, die sich an nächtliche Arbeitszeiten an bestimmten Wochentagen halten, welche kaum mit herkömmlichen Licht- oder Sozialzeitplänen übereinstimmen. Über die Zeit hat eine solche chronische Desynchronisation zwischen endogener zirkadianer Phase und dem umweltbezogenen Tagesablauf Auswirkungen auf die Körperfunktionen. In einer Literaturübersicht, die Ergebnisse aus 38 Metaanalysen und 24 systematischen Übersichten zusammenfasst, kamen Keckl und Axelsson (2016) zu dem Schluss, dass Schichtarbeit mit einem höheren Risiko für unzureichenden Schlaf, Unfälle, Typ-2-Diabetes, Gewichtszunahme, koronare Herzkrankheit, Schlaganfall und Krebs verbunden ist.

Bipolare Störung und soziale Rhythmustherapie Vielleicht kommt der stärkste Beweis für den Zusammenhang zwischen sozialer Rhythmusunregelmäßigkeit und mentaler Gesundheit aus Studien zur bipolaren Störung, einer Diagnose, die durch erhebliche Störungen in der Stimmungslage und täglichen Routinen gekennzeichnet ist (Grandin et al., 2006). Personen, bei denen bipolare Spektrumstörungen diagnostiziert wurden, berichten über niedrigere SRM-Werte im Vergleich zu Kontrollpersonen (Shen et al., 2008), ebenso wie Universitätsstudenten, bei denen ein Risiko für bipolare Depression festgestellt wurde (Meyer & Maier, 2006). Darüber hinaus legen Längsschnittstudien nahe, dass eine erhöhte Destabilisierung der sozialen Rhythmen und das Auftreten von Lebensereignissen, die zu solchen Unregelmäßigkeiten führen, den Beginn von manischen und depressiven Episoden auslösen (Shen et al., 2008; Sylvia et al., 2009). Personen mit bipolarer Störung sind auch anfälliger für zirkadiane Störungen durch größere Ereignisse als Kontrollpersonen (Boland et al., 2012). Es wurde gezeigt, dass Störungen des sozialen Rhythmus aufgrund von Umweltfaktoren affektive Symptome auslösen, und es wurde eine Stabilisierung sozialer Aktivitäten als Behandlung zur Stimmungsregulierung empfohlen (Grandin et al., 2006).

Interpersonelle und soziale Rhythmustherapie (IPSRT) ist eine psychotherapeutische Intervention, die darauf abzielt, die Konsistenz im sozialen Verhalten zu überwachen und aufrechtzuerhalten, während sie Ereignisse anspricht, die dazu neigen, Unregelmäßigkeiten hervorzurufen. Patienten werden darüber aufgeklärt, wie ihre täglichen Routinen und ihre Stimmung miteinander verknüpft sind, und streben eine Konsistenz in ihrem Lebensstil an, während sie mit dem Therapeuten an klar definierten Problembereichen arbeiten, die Unregelmäßigkeiten und emotionale Extreme verschlimmern (Frank et al., 2005). IPSRT hat sich als wirksam bei der Behandlung von bipolarer Störung als ergänzende Verbesserung der traditionellen Pharmakotherapie erwiesen, indem sie eine schnellere Rhythmizität der Aktivitäten als eine konventionelle klinische Behandlungsgruppe ermöglicht und längere episodenfreie Perioden mit verminderter Störungsrezidiv im Vergleich zu Kontrollen erreicht (Frank et al., 2005; Miklowitz et al., 2007; Nusslock & Frank, 2012). In jüngster Zeit haben Forschende Interventionen angewendet, die darauf abzielen, interpersonelle Rhythmen bei nichtbipolaren Personen zu regulieren, die störende Lebensereignisse erlebt haben, einschließlich trauernder älterer Erwachsener (Pfoff et al., 2014) und Veteranen mit posttraumatischer Belastungsstörung, Depression und Schlafproblemen (Haynes et al., 2016).

Unbeantwortete Fragen und zukünftige Forschungsrichtungen

Methodologische Überlegungen Trotz mehrerer Jahrzehnte Forschung zur Rhythmizität im sozialen Verhalten, ihrer Beziehung zu Gesundheitsergebnissen und ihrer Nützlichkeit als Behandlungsziel in der Psychotherapie bestehen in der Literatur noch erhebliche Lücken. Eine Einschränkung ist die starke Abhängigkeit von wiederholten Selbstberichtsfragebögen zur Beurteilung der täglichen Rhythmizität. Obwohl Selbstbeurteilungsbögen wie die SRM- und Affekt-Skalen nützliche Daten über die wahrgenommene Zeit und Regelmäßigkeit verschiedener Aktivitäten geliefert haben, erfassen sie nicht objektiv den Ausdruck des Verhaltens oder die endogene zirkadiane Funktion. Es besteht ein Bedarf an direkter Beobachtung des Verhaltens in der psychologischen Forschung (Baumeister et al., 2007), und technologische Fortschritte bieten immer mehr Möglichkeiten dafür. Kontinuierliche Audioaufzeichnungen von tragbaren persönlichen Geräten (Hasler et al., 2008; Mehl & Holleran, 2007), die Überwachung der Herzfrequenz während einer Belohnungsaufgabe unter konstanten Routinebedingungen (Murray et al., 2009) sowie die Aggregation von Social-Media-Posts zur Erkennung globaler Trends in der öffentlichen Diskussion (Golder & Macy, 2011) stellen allesamt innovative Mittel zur Sammlung von Informationen dar, die sonst nicht durch introspektive Selbsteinschätzungen zugänglich sind. Darüber hinaus gibt es eine zunehmende Omnipräsenz von persönlichen mobilen Geräten, die kontinuierlich sozial relevante Daten von ihren Nutzern aufzeichnen (z. B. Telefonanrufe und Textnachrichten, physischer Standort, Grad der körperlichen Bewegung, Internet-Suchverlauf). Obwohl diese Geräte den internen Taktgeber nicht isolieren können, haben sie das Potenzial, die Rhythmizität in einer Vielzahl von realen sozialen Verhaltensweisen mit präziser zeitlicher Auflösung zu verfolgen. Die kontinuierliche Verfeinerung von neuartigen technologischen Ansätzen zur Untersuchung der DSR wird das Wissen über die Rhythmizität nicht nur so fördern, wie sie subjektiv erlebt wird, sondern auch, wie sie sich tatsächlich auf Verhaltensebene, physiologischer und sogar gesellschaftlicher Ebene manifestiert.

Darüber hinaus besteht die aktuelle Literatur über soziale Rhythmen größtenteils aus Querschnitts- und Korrelationsuntersuchungen, die mit unkontrollierten Gemeinschaftsstichproben durchgeführt wurden (z. B. 2 Wochen tägliche Messungen an Hochschulstudenten, Berechnung ihrer Regelmäßigkeit und Korrelation dieser Metrik mit selbstberichteten Gesundheitsfaktoren). Um Schlussfolgerungen über die kausale Richtung in Bezug auf soziale Rhythmen und Ergebnisse zu ziehen, besteht die Notwendigkeit, Forschungsdesigns zu implementieren, die longitudinale Daten über erweiterte Zeiträume sammeln oder experimentelle Komponenten wie eine Manipulation oder einen Vergleich mit einer Kontrollgruppe einbeziehen. Zum Beispiel hat eine innovative Studie eine tägliche Routine von strukturierter sozialer und körperlicher Aktivität für ältere Erwachsene in einer betreuten Wohnanlage eingeführt. Es stellte sich heraus, dass die Einführung von konsequenten täglichen Routinen den Slow-Wave-Schlaf und die Gedächtnisleistung in der Behandlungsgruppe im Vergleich zur Kontrollgruppe verbesserte, obwohl keine Unterschiede in der endogenen zirkadianen Phase oder subjektiven Vitalität und Stimmung beobachtet wurden (Naylor et al., 2000). Solche Interventionsprotokolle sind notwendig, um zu bestätigen, dass die Förderung der sozialen Rhythmizität zu gesundheitlichen Vorteilen in nichtklinischen Populationen führt.

Die Forschung zu sozialen Rhythmen würde auch von einer breiteren Anwendung von differenzierteren statistischen Rahmenwerken zur Analyse von Rhythmusdaten profitieren, da das einfache Scoringschema zur Berechnung der Gesamtaktivitätsregelmäßigkeit mit dem SRM (Monk et al., 1990) möglicherweise nicht sensitiv die Rhythmizität im sozialen Verhalten oder ihr Potenzial zur Vorhersage von Ergebnissen verfolgt. Andere Messmethoden wurden entwickelt und auf tägliche Schwankungen in der Aktigraphie oder endogene Biomarker angewendet, wobei die Daten auf eine Regressionsgleichung modelliert werden, die eine cosinusoidale oder sinusoidale Kurve mit einer Periode von 24 Stunden anzeigt. Das Ausmaß der zirkadianen Musterbildung einer Aktivität wird danach beurteilt, wie eng ihre Schwankungen im Laufe der Zeit dem 24-Stunden-Wellenmuster entsprechen (Cornelissen, 2014; Marler et al., 2006). Nichtparametrische (van Someren et al., 1996) und mehrschichtige Modellierungsverfahren (Raudenbush & Bryk, 2002) wurden effektiv verwendet, um die zirkadiane Rhythmizität zu untersuchen. Diese Strategien gehen über die Einfachheit des SRM hinaus und bieten eine umfassendere und statistisch fundierte Charakterisierung der Rhythmizität in Aktivitäten wie sozialem Engagement, Outdoor-Aktivität und Nahrungsmittel- oder Alkoholkonsum. Sie liefern auch zusätzliche Parameter der Aktivität (z. B. Amplitude, Timing-Phase), die möglicherweise unterschiedlich mit sozialem Verhalten und Gesundheitsergebnissen in Beziehung stehen.

Umweltbedingte vs. endogene Einflüsse auf soziale Rhythmen Eine weitere wichtige zukünftige Forschungsrichtung beinhaltet weitere Aufschlüsselung, welchen Beitrag intrinsisch erzeugte physiologische Mechanismen und extern vorgeschriebene soziokulturelle Zeitpläne zur DSR leisten. Es gibt Hinweise darauf, dass das tägliche Timing von Systemen, welche die Beschäftigung mit der Außenwelt und die Verfolgung von angenehmer Stimulation (d. h. PA und Belohnungsaktivierung) anregen, eine biologische Grundlage besitzen, da ihre Rhythmik selbst unter konstanten Umweltbedingungen und parallel zur Kerntemperatur des Körpers bestehen bleibt (Boivin et al., 1997; Murray et al., 2002, 2009). Intrinsische Systeme, die periodisch soziales Engagement fördern, könnten teilweise den Präzedenzfall für konventionelle Arbeits- und Freizeitpläne setzen, die von großen Gruppen von Menschen oder sogar ganzen Gesellschaften befolgt werden. Zum

Beispiel könnte die Struktur von Ereignissen in einem typischen, gesellschaftlich vorgeschriebenen Arbeitstag (Ankunft am Morgen, Erledigung der meisten arbeitsbezogenen Aufgaben am späten Vormittag und frühen Nachmittag, Feierabend zur Verfolgung sozialer Freizeitaktivitäten wie „Happy Hour" am frühen Abend) teilweise eine Folge des endogenen Timings von menschlicher Stimmung und Belohnungsneigungen sein. Ebenso könnte aus evolutionär-psychologischer Perspektive die Verzögerung des zirkadianen Timings, die während der Adoleszenz auftritt, eine adaptive Rolle spielen, indem sie Jugendliche dazu anregt, soziale Begegnungen und insbesondere sexuelle Partner zu einem späteren Zeitpunkt zu suchen, zu dem sie wahrscheinlich ihre älteren Rivalen übertreffen.

Zukünftige Studien könnten weiterhin Protokolle zur erzwungenen Desynchronisation verwenden, die eine Probenahme von Biomarkern (wie Körpertemperatur und Melatoninsekretion) beinhalten, um zu bestimmen, ob andere Konstrukte, die mit Arbeit und sozialen Aktivitäten zusammenhängen, eine inhärente 24-Stunden-Periodizität aufweisen. Prospektive Faktoren, die unter konstanten Bedingungen wiederholt gemessen werden sollen, sind kognitive Leistung und Produktivität, Einsamkeit oder Interesse an sozialen Kontakten mit anderen und die Intensität des Verlangens nach verschiedenen Substanzen. Obwohl methodisch herausfordernd, könnten Studien auch die Machbarkeit der Verwendung von Neuroimaging unter konstanten Routinebedingungen untersuchen, um zu bestimmen, ob die Gehirnaktivität, die mit sozialer Belohnung verbunden ist, einen endogenen zirkadianen Rhythmus aufweist. Solche Untersuchungen würden helfen zu bestimmen, ob das Funktionieren der modernen Welt durch interne biologische Prozesse gesteuert wird, welche durch die evolutionäre Geschichte des Menschen geprägt sind.

So wie biologische Timing-Mechanismen sich in gesellschaftsweiten Arbeits- und Freizeitkalendern manifestieren können, kann es umgekehrt auch zur Internalisierung kulturell vorgeschriebener Überzeugungen und Praktiken kommen, um die zirkadiane Funktion von Menschen zu steuern. Zum Beispiel hat das Engagement für ein religiöses oder spirituelles System stetig Unterstützung als Korrelat für positive Gesundheitsergebnisse, einschließlich Schlafqualität, gewonnen (Bonelli & Koenig, 2013; Koenig et al., 2012). Eine faszinierende Studie beobachtete, dass katholische Nonnen, die einen reglementierten, klösterlichen Lebensstil führen, einen besseren objektiven Schlaf als vergleichbare Kontrollgruppen erreichten (Hoch et al., 1987). Andere haben Veränderungen in den zirkadianen Rhythmen von Melatonin und Cortisol während des islamischen heiligen Monats *Ramadan* dokumentiert, der Änderungen in der nächtlichen Schlafphase, sozialen Gewohnheiten und Ernährung vorschreibt (Al-Hadramy et al., 1988; Bogdan et al., 2001). Dies deutet auf die Möglichkeit hin, dass religiöse Praktiken das Timing der täglichen Aktivität und der zugrunde liegenden physiologischen Rhythmik durch persönliche Rituale (z. B. morgendliches oder abendliches Gebet oder Meditation, periodisches Studium von inspirierenden Schriften, Fasten) oder durch Beteiligung an spirituellen Institutionen, die einen Kontext für soziale Interaktion bieten (z. B. Zusammenkunft mit Gleichgesinnten zur Anbetung zu vorher festgelegten Zeiten), synchronisieren. Während die Forschung begonnen hat zu untersuchen, wie enge

Beziehungen auf das zirkadiane Timing wirken, wurde die Rolle von allgegenwärtigen soziologischen Systemen wie Religion weitgehend ignoriert. Gläubige Muslime beispielsweise befolgen das Gebot des *Salah,* das fünf Gebete im Laufe des Tages vorsieht, die zu regelmäßig geplanten Zeitintervallen stattfinden, welche durch die Position der Sonne bestimmt werden. Solche Praktiken könnten einen starken Marker für zirkadiane Rhythmik darstellen. Zukünftige Forschungen könnten untersuchen, ob die Einhaltung verschiedener sozialer oder spiritueller Doktrinen die Regelmäßigkeit in den täglichen Routinen fördert, da solche Traditionen historisch gesehen adaptiv für die Erreichung sozialer Kohäsion und Synchronisation in der menschlichen Spezies gewesen sein könnten.

Schlussfolgerung

Zusammenfassend lässt sich sagen, dass eine 24-Stunden-Rhythmik in sozialen Prozessen existiert und bedeutende Auswirkungen auf die Funktionen zu haben scheint. Tägliche Periodizität wurde in der Forschung sowohl bei selbstbeschriebenen als auch bei objektiv beobachteten sozial relevanten Verhaltensweisen, Affekt und Belohnungsorientierung, Tieraktivität und familiären Beziehungen beobachtet. DSR könnte teilweise durch die biologische Uhr gesteuert werden, während sie gleichzeitig rekursive Effekte auf das zirkadiane Timing hat, um die Schlafqualität und andere Aspekte der geistigen und körperlichen Gesundheit zu verbessern. Interventionen, die eine Verhaltensrhythmik fördern, haben sich als nützlich für die Stabilisierung von bipolaren Symptomen erwiesen und sind vielversprechend für die Linderung anderer psychologischer Probleme. Allerdings gibt es in der aktuellen Literatur über DSR methodische Einschränkungen, und zukünftige Studien sollten stärker auf Beobachtungs- oder physiologische Datenerhebung, differenzierte statistische Ansätze und longitudinale oder experimentelle Forschungsmethoden setzen. Die Forschenden müssen auch weiterhin klären, wie gesellschaftsweite Vorgaben für Arbeit, Sozialisierung und Belohnungssuche eine zugrunde liegende physiologische Rhythmik in ihrem Timing aufweisen, und auch, wie die Einhaltung verschiedener breiter kultureller Systeme mit Unterschieden in der DSR zusammenhängt.

Literatur

Al-Hadramy, M., Zawawi, T., & Abdelwahab, S. (1988). Altered cortisol levels in relation to Ramadan. *European Journal of Clinical Nutrition, 42*, 359–362.

Arfken, C. L. (1988). Temporal pattern of alcohol consumption in the United States. *Alcoholism: Clinical and Experimental Research, 12*, 137–142.

Aschoff, J., Fatranska, M., Giedke, H., Doerr, P., Stamm, D., & Wisser, H. (1971). Human circadian rhythms in continuous darkness: Entrainment by social cues. *Science, 171*, 213–215.

Baumeister, R. F., Vohs, K. D., & Funder, D. C. (2007). Psychology as the science of self-reports and finger movements: Whatever happened to actual behavior? *Perspectives on Psychological Science, 2*, 396–403.
Bloch, G., Herzog, E. D., Levine, J. D., & Schwartz, W. J. (2013). Socially synchronized circadian oscillators. *Proceedings of the Royal Society of London B: Biological Sciences, 280*, 20130035.
Bogdan, A., Bouchareb, B., & Touitou, Y. (2001). Ramadan fasting alters endocrine and neuroendocrine circadian patterns. Meal–time as a synchronizer in humans? *Life Sciences, 68*, 1607–1615.
Boivin, D. B., Czeisler, C. A., Dijk, D.-J., Duffy, J. F., Folkard, S., Minors, D. S., ... Waterhouse, J. M. (1997). Complex interaction of the sleep-wake cycle and circadian phase modulates mood in healthy subjects. *Archives of General Psychiatry, 54*, 145–152.
Boland, E. M., Bender, R. E., Alloy, L. B., Conner, B. T., LaBelle, D. R., & Abramson, L. Y. (2012). Life events and social rhythms in bipolar spectrum disorders: An examination of social rhythm sensitivity. *Journal of Affective Disorders, 139*, 264–272.
Bonelli, R. M., & Koenig, H. G. (2013). Mental disorders, religion and spirituality 1990 to 2010: A systematic evidence-based review. *Journal of Religion and Health, 52*, 657–673.
Brandstätter, H. (1983). Emotional responses to other persons in everyday life situations. *Journal of Personality and Social Psychology, 45*, 871–883.
Brown, L. F., Reynolds, C. F., Monk, T. H., Prigerson, H. G., Dew, M. A., Houck, P. R., ... Kupfer, D. J. (1996). Social rhythm stability following late-life spousal bereavement: Associations with depression and sleep impairment. *Psychiatry Research, 62*, 161–169.
Brown, S. A., Goldman, M. S., Inn, A., & Anderson, L. R. (1980). Expectations of reinforcement from alcohol: Their domain and relation to drinking patterns. *Journal of Consulting and Clinical Psychology, 48*, 419–426.
Byrne, J. E., & Murray, G. (2017). Diurnal rhythms in psychological reward functioning in healthy young men: 'Wanting', liking, and learning. *Chronobiology International, 34*, 287–295.
Cambras, T., Castejón, L., & Díez-Noguera, A. (2011). Social interaction and sex differences influence rat temperature circadian rhythm under LD cycles and constant light. *Physiology & Behavior, 103*, 365–371.
Carney, C. E., Edinger, J. D., Meyer, B., Lindman, L., & Istre, T. (2006). Daily activities and sleep quality in college students. *Chronobiology International, 23*, 623–637.
Clark, L. A., & Watson, D. (1988). Mood and the mundane: Relations between daily life events and self-reported mood. *Journal of Personality and Social Psychology, 54*, 296–308.
Cornelissen, G. (2014). Cosinor-based rhythmometry. *Theoretical Biology and Medical Modelling, 11*, 16.
Czeisler, C. A., Allan, J. S., Strogatz, S. H., Ronda, J. M., Sanchez, R., Rios, C. D., ... Kronauer, R. E. (1986). Bright light resets the human circadian pacemaker independent of the timing of the sleep-wake cycle. *Science, 233*, 667–671.
Davidson, A. J., & Menaker, M. (2003). Birds of a feather clock together–sometimes: Social synchronization of circadian rhythms. *Current Opinion in Neurobiology, 13*, 765–769.
Dijk, D. J., & Czeisler, C. A. (1995). Contribution of the circadian pacemaker and the sleep homeostat to sleep propensity, sleep structure, electroencephalographic slow waves, and sleep spindle activity in humans. *Journal of Neuroscience, 15*, 3526–3538.
Duston, J., & Bromage, N. (1986). Photoperiodic mechanisms and rhythms of reproduction in the female rainbow trout. *Fish Physiology and Biochemistry, 2*, 35–51.
Dzogang, F., Lightman, S., & Cristianini, N. (2018). Diurnal variations of psychometric indicators in Twitter content. *PLoS One, 13*, e0197002.
Ehlers, C. L., Frank, E., & Kupfer, D. J. (1988). Social zeitgebers and biological rhythms: A unified approach to understanding the etiology of depression. *Archives of General Psychiatry, 45*, 948–952.
Eskes, G. A. (1984). Neural control of the daily rhythm of sexual behavior in the male golden hamster. *Brain Research, 293*, 127–141.

Favreau, A., Richard-Yris, M.-A., Bertin, A., Houdelier, C., & Lumineau, S. (2009). Social influences on circadian behavioural rhythms in vertebrates. *Animal Behaviour, 77*, 983–989.
Feng, N. Y., & Bass, A. H. (2016). "Singing" fish rely on circadian rhythm and melatonin for the timing of nocturnal courtship vocalization. *Current Biology, 26*, 2681–2689.
Fowles, D. C. (1988). Psychophysiology and psychopathology: A motivational approach. *Psychophysiology, 25*, 373–391.
Frank, E., Kupfer, D. J., Thase, M. E., Mallinger, A. G., Swartz, H. A., Fagiolini, A. M., ... Thompson, W. (2005). Two-year outcomes for interpersonal and social rhythm therapy in individuals with bipolar I disorder. *Archives of General Psychiatry, 62*, 996–1004.
Fuchikawa, T., Eban-Rothschild, A., Nagari, M., Shemesh, Y., & Bloch, G. (2016). Potent social synchronization can override photic entrainment of circadian rhythms. *Nature Communications, 7*, 11662.
Fusani, L., & Gahr, M. (2015). Differential expression of melatonin receptor subtypes MelIa, MelIb and MelIc in relation to melatonin binding in the male songbird brain. *Brain, Behavior and Evolution, 85*, 4–14.
Golder, S. A., & Macy, M. W. (2011). Diurnal and seasonal mood vary with work, sleep, and daylength across diverse cultures. *Science, 333*, 1878–1881.
Gorwood, P. (2012). Anxiety disorders and circadian rhythms. *Medicographica, 34*, 289–294.
Grandin, L. D., Alloy, L. B., & Abramson, L. Y. (2006). The social zeitgeber theory, circadian rhythms, and mood disorders: Review and evaluation. *Clinical Psychology Review, 26*, 679–694.
Gunn, H. E., Buysse, D. J., Hasler, B. P., Begley, A., & Troxel, W. M. (2015). Sleep concordance in couples is associated with relationship characteristics. *Sleep, 38*, 933–939.
Gunn, H. E., Buysse, D. J., Matthews, K. A., Kline, C. E., Cribbet, M. R., & Troxel, W. M. (2017). Sleep–wake concordance in couples is inversely associated with cardiovascular disease risk markers. *Sleep, 40*, zsw028.
Hasler, B. P., Forbes, E. E., & Franzen, P. L. (2014). Time-of-day differences and short-term stability of the neural response to monetary reward: A pilot study. *Psychiatry Research: Neuroimaging, 224*, 22–27.
Hasler, B. P., Mehl, M. R., Bootzin, R. R., & Vazire, S. (2008). Preliminary evidence of diurnal rhythms in everyday behaviors associated with positive affect. *Journal of Research in Personality, 42*, 1537–1546.
Hasler, B. P., & Troxel, W. M. (2010). Couples' nighttime sleep efficiency and concordance: Evidence for bidirectional associations with daytime relationship functioning. *Psychosomatic Medicine, 72*, 794–801.
Haynes, P. L., Ancoli-Israel, S., & McQuaid, J. (2005). Illuminating the impact of habitual behaviors in depression. *Chronobiology International, 22*, 279–297.
Haynes, P. L., Kelly, M., Warner, L., Quan, S. F., Krakow, B., & Bootzin, R. R. (2016). Cognitive behavioral social rhythm group therapy for veterans with posttraumatic stress disorder, depression, and sleep disturbance: Results from an open trial. *Journal of Affective Disorders, 192*, 234–243.
Hoch, C. C., Reynolds, C. F., III, Kupfer, D. J., Houck, P. R., Berman, S. R., & Stack, J. A. (1987). The superior sleep of healthy elderly nuns. *The International Journal of Aging and Human Development, 25*, 1–9.
Hull, J. (1987). Self-awareness model. In H. T. Blane & K. E. Leonard (Hrsg.), *Psychological theories of drinking and alcoholism* (S. 272–304). Guilford Press.
Isen, A. M. (1987). Positive affect, cognitive processes, and social behavior. In L. Berkowitz (Hrsg.), *Advances in experimental social psychology* (Bd. 20, S. 203–253). Academic.
Koenig, H. G., King, D., & Carson, V. B. (2012). *Handbook of religion and health* (2. Aufl.). Oxford University Press.
Kouros, C. D., & El-Sheikh, M. (2017). Within-family relations in objective sleep duration, quality, and schedule. *Child Development, 88*, 1983–2000.

Krach, S., Paulus, F. M., Bodden, M., & Kircher, T. (2010). The rewarding nature of social interactions. *Frontiers in Behavioral Neuroscience, 4*, 22.

Kräuchi, K. (2002). How is the circadian rhythm of core body temperature regulated? *Clinical Autonomic Research, 12*, 147–149.

Kecklund, G., & Axelsson, J. (2016). Health consequences of shift work and insufficient sleep. *The BMJ, 355*, i5210.

Lee, S., Martire, L. M., Damaske, S. A., Mogle, J. A., Zhaoyang, R., Almeida, D. M., & Buxton, O. M. (2018). Covariation in couples' nightly sleep and gender differences. *Sleep Health, 4*, 201–208.

Leonhard, C., & Randler, C. (2009). In sync with the family: Children and partners influence the sleep-wake circadian rhythm and social habits of women. *Chronobiology International, 26*, 510–525.

Lewy, A. J., Wehr, T. A., Goodwin, F. K., Newsome, D. A., & Markey, S. (1980). Light suppresses melatonin secretion in humans. *Science, 210*, 1267–1269.

Margraf, J., Lavallee, K., Zhang, X., & Schneider, S. (2016). Social rhythm and mental health: A cross-cultural comparison. *PLoS One, 11*, e0150312.

Marler, M. R., Gehrman, P., Martin, J. L., & Ancoli-Israel, S. (2006). The sigmoidally transformed cosine curve: A mathematical model for circadian rhythms with symmetric non-sinusoidal shapes. *Statistics in Medicine, 25*, 3893–3904.

Meerlo, P., Sgoifo, A., & Turek, F. (2002). The effects of social defeat and other stressors on the expression of circadian rhythms. *Stress, 5*, 15–22.

Mehl, M. R., & Holleran, S. E. (2007). An empirical analysis of the obtrusiveness of and participants' compliance with the electronically activated recorder (EAR). *European Journal of Psychological Assessment, 23*, 248–257.

Meyer, T. D., & Maier, S. (2006). Is there evidence for social rhythm instability in people at risk for affective disorders? *Psychiatry Research, 141*, 103–114.

Meyler, D., Stimpson, J. P., & Peek, M. K. (2007). Health oncordance within couples: A systematic review. *Social Science & Medicine, 64*, 2297–2310.

Miklowitz, D. J., Otto, M. W., Frank, E., Reilly-Harrington, N. A., Wisniewski, S. R., Kogan, J. N., … Gyulai, L. (2007). Psychosocial treatments for bipolar depression: A 1-year randomized trial from the Systematic Treatment Enhancement Program. *Archives of General Psychiatry, 64*, 419–426.

Miller, M. A., Rothenberger, S. D., Hasler, B. P., Donofry, S. D., Wong, P. M., Manuck, S. B., … Roecklein, K. A. (2015). Chronotype predicts positive affect rhythms measured by ecological momentary assessment. *Chronobiology International, 32*, 376–384.

Mistlberger, R. E., & Skene, D. J. (2004). Social influences on mammalian circadian rhythms: Animal and human studies. *Biological Reviews, 79*, 533–556.

Monk, T. H., Burk, L. R., Klein, M. H., Kupfer, D. J., Soehner, A. M., & Essex, M. J. (2010). Behavioral circadian regularity at age 1 month predicts anxiety levels during school-age years. *Psychiatry Research, 178*, 370–373.

Monk, T. H., Flaherty, J. F., Frank, E., Hoskinson, K., & Kupfer, D. J. (1990). The Social Rhythm Metric: An instrument to quantify the daily rhythms of life. *Journal of Nervous and Mental Disease, 178*, 120–126.

Monk, T. H., Frank, E., Potts, J. M., & Kupfer, D. J. (2002). A simple way to measure daily lifestyle regularity. *Journal of Sleep Research, 11*, 183–190.

Monk, T. H., Kupfer, D. J., Frank, E., & Ritenour, A. M. (1991). The Social Rhythm Metric (SRM): Measuring daily social rhythms over 12 weeks. *Psychiatry Research, 36*, 195–207.

Monk, T. H., Petrie, S. R., Hayes, A. J., & Kupfer, D. J. (1994). Regularity of daily life in relation to personality, age, gender, sleep quality and circadian rhythms. *Journal of Sleep Research, 3*, 196–205.

Monk, T. H., Reynolds, C. F., Buysse, D. J., DeGrazia, J. M., & Kupfer, D. J. (2003). The relationship between lifestyle regularity and subjective sleep quality. *Chronobiology International, 20*, 97–107.

Monk, T. H., Reynolds, C. F., Kupfer, D. J., Hoch, C. C., Carrier, J., & Houck, P. R. (1997). Differences over the life span in daily life-style regularity. *Chronobiology International, 14*, 295–306.
Monk, T. H., Reynolds, C. F., Machen, M. A., & Kupfer, D. J. (1992). Daily social rhythms in the elderly and their relation to objectively recorded sleep. *Sleep, 15*, 322–329.
Moss, T. G., Carney, C. E., Haynes, P., & Harris, A. L. (2015). Is daily routine important for sleep? An investigation of social rhythms in a clinical insomnia population. *Chronobiology International, 32*, 92–102.
Murray, G., Allen, N. B., & Trinder, J. (2002). Mood and the circadian system: Investigation of a circadian component in positive affect. *Chronobiology International, 19*, 1151–1169.
Murray, G., Nicholas, C. L., Kleiman, J., Dwyer, R., Carrington, M. J., Allen, N. B., & Trinder, J. (2009). Nature's clocks and human mood: The circadian system modulates reward motivation. *Emotion, 9*, 705–716.
Minors, D. S., & Waterhouse, J. M. (1984). The use of constant routines in unmasking the endogenous component of human circadian rhythms. *Chronobiology International, 1*, 205–216.
Naylor, E., Penev, P. D., Orbeta, L., Janssen, I., Ortiz, R., Colecchia, E. F., … Zee, P. C. (2000). Daily social and physical activity increases slow-wave sleep and daytime neuropsychological performance in the elderly. *Sleep, 23*, 1–9.
Nusslock, R., & Frank, E. (2012). Interpersonal social rhythm therapy (IPSRT) for bipolar disorder. In J. C. Markowitz & M. M. Weissman (Hrsg.), *Casebook of interpersonal psychotherapy* (S. 103–121). Oxford University Press.
Paul, M. J., Indic, P., & Schwartz, W. J. (2015). Social synchronization of circadian rhythmicity in female mice depends on the number of cohabiting animals. *Biology Letters, 11*, 20150204.
Peeters, F., Berkhof, J., Delespaul, P., Rottenberg, J., & Nicolson, N. A. (2006). Diurnal mood variation in major depressive disorder. *Emotion, 6*, 383–391.
Pfoff, M. K., Zarotney, J. R., & Monk, T. H. (2014). Can a function-based therapy for spousally bereaved seniors accrue benefits in both functional and emotional domains? *Death Studies, 38*, 381–386.
Preston, K. L., Jobes, M. L., Phillips, K. A., & Epstein, D. H. (2016). Real-time assessment of alcohol drinking and drug use in opioid-dependent polydrug users. *Behavioural Pharmacology, 27*, 579–584.
Prigerson, H. G., Reynolds, C. F., Frank, E., Kupfer, D. J., George, C. J., & Houck, P. R. (1994). Stressful life events, social rhytms, and depressive symptoms among the elderly: An examination of hypothesized causal linkages. *Psychiatry Research, 51*, 33–49.
Randler, C., & Bilger, S. (2009). Associations among sleep, chronotype, parental monitoring, and pubertal development among German adolescents. *Journal of Psychology, 143*, 509–520.
Raudenbush, S. W., & Bryk, A. S. (2002). *Hierarchical linear models: Applications and data analysis methods* (Bd. 1). Sage.
Reppert, S. M., & Weaver, D. R. (2001). Molecular analysis of mammalian circadian rhythms. *Annual Review of Physiology, 63*, 647–676.
Rymer, J., Bauernfeind, A. L., Brown, S., & Page, T. L. (2007). Circadian rhythms in the mating behavior of the cockroach, Leucophaea maderae. *Journal of Biological Rhythms, 22*, 43–57.
Sakai, T., & Ishida, N. (2001). Circadian rhythms of female mating activity governed by clock genes in Drosophila. *Proceedings of the National Academy of Sciences, 98*, 9221–9225.
Sayette, M. A., Creswell, K. G., Dimoff, J. D., Fairbairn, C. E., Cohn, J. F., Heckman, B. W., … Moreland, R. L. (2012). Alcohol and group formation: A multimodal investigation of the effects of alcohol on emotion and social bonding. *Psychological Science, 23*, 869–878.
Sbarra, D. A., & Hazan, C. (2008). Coregulation, dysregulation, self-regulation: An integrative analysis and empirical agenda for understanding adult attachment, separation, loss, and recovery. *Personality and Social Psychology Review, 12*, 141–167.
Shear, M. K., Randall, J., Monk, T. H., Ritenour, A., Frank, E., Tu, X., … Kupfer, D. J. (1994). Social rhythm in anxiety disorder patients. *Anxiety, 1*, 90–95.

Shen, G. H., Alloy, L. B., Abramson, L. Y., & Sylvia, L. G. (2008). Social rhythm regularity and the onset of affective episodes in bipolar spectrum individuals. *Bipolar Disorders, 10*, 520–529.

Smith, G. T., Goldman, M. S., Greenbaum, P. E., & Christiansen, B. A. (1995). Expectancy for social facilitation from drinking: The divergent paths of high-expectancy and low-expectancy adolescents. *Journal of Abnormal Psychology, 104*, 32–40.

Smith, K. R., & Zick, C. D. (1994). Linked lives, dependent demise? Survival analysis of husbands and wives. *Demography, 31*, 81–93.

Sylvia, L. G., Alloy, L. B., Hafner, J. A., Gauger, M. C., Verdon, K., & Abramson, L. Y. (2009). Life events and social rhythms in bipolar spectrum disorders: A prospective study. *Behavior Therapy, 40*, 131–141.

Szuba, M. P., Yager, A., Guze, B. H., Allen, E. M., & Baxter, L. R., Jr. (1992). Disruption of social circadian rhythms in major depression: A preliminary report. *Psychiatry Research, 42*, 221–230.

Umberson, D. (1992). Gender, marital status and the social control of health behavior. *Social Science & Medicine, 34*, 907–917.

van Someren, E. J., Hagebeuk, E. E., Lijzenga, C., Scheltens, P., de Rooij, S. E., Jonker, C., … Swaab, D. F. (1996). Circadian rest-activity rhythm disturbances in Alzheimer's disease. *Biological Psychiatry, 40*, 259–270.

van Tienoven, T. P., Minnen, J., Daniels, S., Weenas, D., Raaijmakers, A., & Glorieux, I. (2014). Calculating the social rhythm metric (SRM) and examining its use in interpersonal social rhythm therapy (IPSRT) in a healthy population study. *Behavioral Sciences, 4*, 265–277.

Velten, J., Lavallee, K. L., Scholten, S., Meyer, A. H., Zhang, X.-C., Schneider, S., & Margraf, J. (2014). Lifestyle choices and mental health: A representative population survey. *BMC Psychology, 2*, 58.

Watson, D. (1988). Intraindividual and interindividual analyses of positive and negative affect: Their relation to health complaints, perceived stress, and daily activities. *Journal of Personality and Social Psychology, 54*, 1020–1030.

Watson, D. (2000). *Mood and temperament*. Guilford Press.

Wever, R. A., Polášek, J., & Wildgruber, C. M. (1983). Bright light affects human circadian rhythms. *Pflügers Archiv, 396*, 85–87.

Whelan, D. C., & Zelenski, J. M. (2012). Experimental evidence that positive moods cause sociability. *Social Psychological and Personality Science, 3*, 430–437.

Wilczynski, W., & Lutterschmidt, D. I. (2016). Biological rhythms: Melatonin shapes the space-time continuum of social communication. *Current Biology, 26*, R892–R895.

Zhang, C., Phang, C. W., Zeng, X., Wang, X., Xu, Y., Huang, Y., & Contractor, N. (2015). Circadian rhythms in socializing propensity. *PLoS One, 10*, e0136325.

Zisberg, A., Gur-Yaish, N., & Shochat, T. (2010). Contribution of routine to sleep quality in community elderly. *Sleep, 33*, 509–514.

Chronotyp und soziales Verhalten

Christoph Randler

In dieser Übersicht wird der Begriff Chronotyp als Sammelbegriff für verschiedene Konzeptualisierungen verwendet, wie z. B. zirkadiane Phase, zirkadiane Präferenz und die Begriffe Morgentyp und Abendtyp sowie die umgangssprachlicheren Begriffe „Eulen“ und „Lerchen“. Ein später Chronotyp (oder umgangssprachlich eine „Eule“) ist jemand, der eher spät einschläft und daher später aufsteht. Im Gegensatz dazu stehen Morgentypen (oder umgangssprachlich „Lerchen“) früher auf, beginnen früher und gehen daher früher ins Bett. Diese Begriffe sollten ohne Diskriminierung verwendet werden, d. h. sie sollten eher als eine Art Diversitätsaspekt betrachtet werden, anstatt den einen über den anderen zu werten (normalerweise Morgen über Abend). Daher bezieht sich der Chronotyp eindeutig auf das „Timing“ des Schlafes (Randler, 2014); wissenschaftlich ist dies eine Variable, die sich von der Schlafdauer unterscheidet, welche die Menge an Schlaf, die jemand bekommt, widerspiegelt. Neben dem Schlaf-Timing sind auch andere Merkmale für den Chronotyp entscheidend. Eines davon ist die Zeit der Höchstleistung, also zu welcher Zeit eine Person am besten und auf optimalem Erregungsniveau Leistung erbringt (z. B. bei einem Test). Hier erreichen Morgenmenschen oft früh am Tag ihre Höchstleistung, während Abendmenschen ihre Höchstleistung relativ spät am Tag erreichen (am Nachmittag, am Abend, manchmal erst in der Nacht; für einen Überblick siehe Adan et al., 2012).

Der Chronotyp hat eine biologische Grundlage, er steht in Zusammenhang mit den zirkadianen Schwankungen der Körpertemperatur und korreliert mit dem „dim light melatonin onset“ (DLMO; Kantermann et al., 2015). Zum Beispiel fanden Kantermann et al. (2015) eine Korrelation zwischen DLMO und den Ergebnissen von Fragebögen, die zeigten, dass Eulen einen späteren DLMO hatten als Lerchen, was die Fragebogenbewertung des Chronotyps mit biologischen Daten untermau-

C. Randler (✉)
Fachbereich Biologie, Eberhard-Karls Universität Tübingen, Tübingen, Deutschland
E-Mail: christoph.randler@uni-tuebingen.de

Z. Križan, *Schlaf, Persönlichkeit und soziales Verhalten*,
https://doi.org/10.1007/978-3-031-49766-7_3

ert. Darüber hinaus sind die Cortisolspiegel am Morgen mit dem Chronotyp assoziiert (Randler & Schaal, 2010). Insbesondere hatten Morgenmenschen höhere Cortisolspiegel unmittelbar nach dem Aufwachen. Darüber hinaus wurden auch Kandidatengene identifiziert (Lane et al., 2016). Allgemeine Aspekte sind, dass Frauen im Durchschnitt mehr morgenorientiert sind als Männer (Randler, 2007), und es gibt auffällige Entwicklungsveränderungen im Laufe des Lebens (Randler, 2016; Randler et al., 2017). Kleine Kinder sind in der Regel mehr morgenorientiert und wenden sich schnell der Abendorientierung zu, während am Ende der Adoleszenz und während der Post-Adoleszenz die Menschen wieder mehr morgenorientiert werden, so dass im Alter von 60 bis 70 Jahren die Morgenorientierung auf einem ähnlichen Niveau wie bei kleinen Kindern ist (Randler et al., 2016; Roenneberg et al., 2004). Der Chronotyp kann mit einer Vielzahl von Fragebögen gemessen werden, basierend auf eindimensionalen und mehrdimensionalen Konzeptualisierungen (für eine Übersicht siehe Di Milia et al., 2013). In einigen Studien wurde der Chronotyp nahe an einer Persönlichkeitsvariable platziert oder zumindest als individuelle Differenzvariable betrachtet. Er steht eindeutig in Beziehung zu den Persönlichkeitsdimensionen, ist aber dennoch ein anderes Merkmal (Lipnevich et al., 2017). Daher stellt sich die Frage, inwieweit der Chronotyp einen Einfluss auf das soziale Verhalten und Beziehungen haben kann.

Persönlichkeit und Chronotyp

Verschiedene Aspekte des Chronotyps können mit sozialem Verhalten in Verbindung gebracht werden. Eine wichtige Methode zur Untersuchung von Unterschieden im sozialen Verhalten besteht darin, sich auf die Persönlichkeit zu konzentrieren. Die meisten Studien in jüngster Zeit basieren auf der Big-Five-Konzeptualisierung der Persönlichkeit (der psycholexikalische Ansatz), und zwei der fünf Dimensionen sind am relevantesten für soziale Verhaltensweisen: Extraversion und Verträglichkeit. Extravertierte Personen zeichnen sich dadurch aus, dass sie gesellig, gesprächig sind und Ermutigungen mögen (z. B. „Ich unterhalte mich wirklich gerne mit anderen Menschen"). Die meisten früheren Studien fanden eine klare Beziehung zwischen Extraversion und Abendtyp, so waren Abendmenschen extravertierter (siehe Übersicht in Adan et al., 2012). Tsaousis (2010) stellte jedoch einen leichten positiven Effekt zwischen Morgentyp und Extraversion in seiner Metaanalyse fest, während es in Einzelstudien keine Beziehung zwischen Morgentyp und Extraversion gab. Dies war eine interessante Erkenntnis. Zwei neuere Studien zeigten, dass Morgenmenschen extravertierter sind als Abendmenschen (Randler et al., 2017; Ruffing et al., 2015). Dies ist eine interessante und neue Facette, für die es noch keine Erklärung gibt. Es könnte mit den verwendeten Fragebögen zusammenhängen, und hier hauptsächlich mit jenen Fragebögen, die sich mit dem Chronotyp befassen. Frühere Arbeiten warfen immer die Frage auf, dass der Typ des Persönlichkeitsfragebogens für widersprüchliche Ergebnisse verantwortlich sein könnte, aber die meisten neueren Studien in den letzten 10

Jahren verwendeten das Big-Five-Konzept. Daher wäre eine offene Frage, die es zukünftig zu klären gilt, was genau diese Beziehung beeinflusst. Lipnevich et al. (2017) präsentierten eine neue Metaanalyse basierend auf 620 Korrelationen aus 44 unabhängigen Stichproben und bestätigten die bekannte Beziehung zwischen Gewissenhaftigkeit und Morgentyp. Extraversion und Offenheit zeigten moderate einzigartige Beziehungen zum Abendtyp, während Verträglichkeit meist nicht mit allen zirkadianen Präferenzvariablen zusammenhing. Als Schlussfolgerung kann konstatiert werden, dass es durchaus Hinweise auf eine klare Beziehung zwischen Morgentyp und Persönlichkeit gibt, wobei der Morgentyp mit mehr Gewissenhaftigkeit und der Abendtyp mit mehr Extraversion assoziiert ist.

In Bezug auf die Persönlichkeitsdimension der Verträglichkeit deuten hohe Werte auf der Verträglichkeitsskala darauf hin, dass die Testperson fürsorglich und nachgiebig ist und ein starkes Bedürfnis nach Harmonie hat (z. B. „Ich versuche, zu jedem, den ich treffe, freundlich zu sein"). Verträglichkeit wurde oft mit dem Morgentyp in Verbindung gebracht mit einer Effektgröße von: $r = 0,14$ (Tsaousis, 2010; Metaanalyse). In einer neueren Studie konnte diese Beziehung jedoch nicht mehr gefunden werden (Lipnevich et al., 2017).

Auch andere Persönlichkeitsdimensionen werden in solchen Assoziationsstudien getestet. Individuelle Unterschiede in Aggression und Feindseligkeit sind ebenfalls entscheidend für das soziale Verhalten. Aggression und Feindseligkeit stand jedoch in keinerlei Beziehung zum Chronotyp in einer spanischen und deutschen Stichprobe (Muro et al., 2009; Randler et al., 2015), basierend auf demselben Chronotyp-Fragebogen, dem reduzierten Morgentyp-Abendtyp-Fragebogen (reduced Morningness–Eveningness Questionnaire; Adan & Almirall, 1991).

Sozialisierung und Chronotyp

Eng verbunden mit dem Konzept der Extraversion ist der Sinn für Humor einer Person, und dieser kann ebenfalls eine soziale Komponente haben. Randler (2008) fand heraus, dass Abendmenschen einen höheren Sinn für Humor haben, was zeigt, dass der Chronotyp mit dieser individuellen Merkmalsvariablen zusammenhängt. Da Humor jedoch eine Komponente sein könnte, die aus der Extraversion resultiert, wurde die Analyse unter Kontrolle der Extraversion als Störfaktor neu berechnet. Personen, die als Abendtypen eingestuft wurden, berichteten von einem größeren Humorverständnis als Morgenmenschen (mit höheren Morgentyp-Scores). In einer schrittweisen linearen Regression erklärten Extraversion, Verträglichkeit, Offenheit und Chronotyp jeweils einen signifikanten Anteil der Varianz in den Humor-Scores. Das heißt, die Beziehung zwischen den Humor-Scores und der Abendorientierung war signifikant, nachdem auf Persönlichkeitsdimensionen kontrolliert wurde. Allerdings war der Abendtyp bei Frauen, aber nicht bei Männern, mit den Humor-Scores verbunden, und sozialer, aber nicht kognitiver Humor wurde durch den Abendtyp vorhergesagt (Randler, 2008), was erneut die unterschiedliche Ausdrucksweise sozialer Aspekte von Chronotypen unterstreicht.

Auch negative Aspekte des sozialen Verhaltens wurden mit dem Chronotyp in Verbindung gebracht. Zum Beispiel wurden negative Verhaltensweisen in der Schule von Lange und Randler (2011) gemessen. Hier korrelierten die Chronotyp-Scores positiv mit prosozialem Verhalten und negativ mit Verhaltensproblemen, was darauf hindeutet, dass Lerchen besser mit den sozialen Aspekten der Schulumgebung zurechtkommen (Lange & Randler, 2011). Cybermobbing ist ein neueres Konstrukt, das mit den sozialen Medien entstanden ist. Opfer von Cybermobbing haben laut Berichten viele psychologische und emotionale Probleme, die bis zum Selbstmord führen können (Kırcaburun & Tosuntaş, 2018). Diese Autoren berichteten, dass Chronotyp und Schlafqualität signifikante Prädiktoren für Cybermobbing waren (Kırcaburun & Tosuntaş, 2018), wobei Studierende des Abendtyps höhere Werte auf der Cybermobbing-Skala aufwiesen als Studierende, die keinem Typ oder dem Morgentyp zugeordnet waren. In Bezug auf Aggression zeigte eine aktuelle Übersicht von Schlarb et al. (2014), dass Kinder und Jugendliche vom Abendtyp mehr Verhaltens- und emotionale Probleme wie Aggression oder antisoziales Verhalten aufweisen.

In Bezug auf soziale Netzwerke sammelten Aledavood, Lehmann und Saramäki (2018) ihre Daten auf der Grundlage einer Smartphone-App mit mehr als 700 Freiwilligen. Diese Autoren berichteten, dass Eulen größere persönliche Netzwerke pflegen, wenn auch mit weniger Zeit pro Kontakt, und Abendmenschen standen in ihrem sozialen Netzwerk mehr im Mittelpunkt. Dies passt gut zu den oben diskutierten Persönlichkeitsdimensionen, nach denen Eulen extravertierter sind. Ein weiterer wichtiger Punkt war, dass Eulen eine Homophilie zeigten, indem sie soziale Kontakte mit anderen Eulen bevorzugten. Zusammenfassend lässt sich sagen, dass Abendtypen in einigen Aspekten des sozialen Verhaltens einen Nachteil haben, während sie in einigen Arten der Sozialisierung, d. h. beim Aufbau und Pflegen von Kontakten, einen Vorteil haben.

Obwohl einige in Forschungsarbeiten vorgestellte Regressionsmodelle darauf hindeuten, dass Schlafdauer und Chronotyp unabhängige Einflüsse auf das soziale Verhalten haben könnten (z. B. Owens et al., 2016), ist nicht klar, ob dies eine direkte Wirkung des Chronotyps ist oder ob es sich eher um ein Nebenprodukt von Schlaf und kürzerer Schlafdauer handelt, da Abendmenschen während der Wochentage unter Schlafmangel leiden. Dies ist besonders bei Schülern und Jugendlichen der Fall. Hier könnten nur experimentelle Schlafverlängerungsprogramme eine Antwort geben und dabei helfen, Verhaltensänderungen und Scores in Fragebögen zu untersuchen.

Partnerwahl und Paarbindung

Ein weiterer interessanter Aspekt des sozialen Verhaltens ist das Paarverhalten, das normalerweise in Dyaden stattfindet. Es gibt nur eine Handvoll Studien, die sich mit diesen Aspekten beschäftigt haben (z. B. Richter et al., 2016). Piffer (2010) war der Erste, der diese Hypothese auf der Grundlage von 134 italienischen Männern untersuchte. Er fand eine Korrelation von –0,26, was darauf hindeutet, dass Männer mit einer stärkeren Abendorientierung mehr Sexualpartner des anderen Geschlechts berichteten. Gunawardane, Custance und Piffer (2011) bestätigten diese Hypothese in einer Stichprobe aus Sri Lanka. Anschließend untersuchten wir diese Frage bei deutschen Männern mit einem etwas komplexeren Ansatz (Strukturgleichungsmodelle, Randler et al., 2012). Tatsächlich wurde auch hier festgestellt, dass Männer des Abendtyps einen höheren Fortpflanzungserfolg berichteten. Dieses Ergebnis blieb bestehen, auch wenn auf Alter, Extraversion und auch für die Neigung zum Ausgehen kontrolliert wurde. Neben dem Chronotyp waren ein höheres Alter, hohe Extraversion und mehr „Ausgehen" statistische Prädiktoren für einen höheren Fortpflanzungserfolg. Jankowski et al. (2014) untersuchten auch erstmals Frauen hinsichtlich des Konstrukts der Soziosexualität. Die soziosexuelle Orientierung ist ein Konstrukt, das die Neigung zu gelegentlichem Sex und sexueller Aktivität, insbesondere in ungebundenen Beziehungen, beschreibt (Penke & Asendorpf, 2008). Wichtige Elemente hierbei sind Verhaltensweisen, Wünsche und Einstellungen. Bei Männern gab es keine Korrelation zwischen Chronotyp und Soziosexualität, möglicherweise aufgrund der kleinen Stichprobengröße, aber bei Frauen zeigten abendorientierte Frauen eine weniger eingeschränkte globale Soziosexualität ($r = 0{,}27$) sowie weniger eingeschränktes soziosexuelles Verhalten ($r = 0{,}18$), innere Einstellung ($r = 0{,}28$) und Verlangen ($r = 0{,}15$). Die Abendorientierung kann auch als Faktor für die Instabilität romantischer Beziehungen und risikoreiches sexuelles Verhalten bei Frauen gesehen werden.

Anschließend untersuchten wir den Einfluss der Verhaltensweisen von Deutschen. Abendorientierung und kurze Schlafdauer korrelierten mit einem höheren Gesamtergebnis in der Soziosexualität sowie den 3 Unterskalen von Verhalten, innerer Einstellungen und Wunsch (Randler et al., 2016; Randler et al., 2016). Diaz-Morales et al. (2018) führten eine interkulturelle Studie durch und befragten 1483 Frauen aus Polen, Spanien, Deutschland und der Slowakei. Auch hier zeigte die statistische Korrektur für Alter, Beziehungsstatus und Land, dass Frauen mit spätem Schlafzeitpunkt weniger soziosexuell eingeschränkt sind. Abendmenschen sind also weniger begrenzt in ihren sexuellen Begegnungen. Ebenso wurde in dieser Studie der Einfluss der Persönlichkeitsvariablen der Dunklen Triade korrigiert. Die Dunkle Triade verfolgt subklinische Persönlichkeitspathologien, wie Narzissmus, Psychopathie und Machiavellismus (Jonason et al., 2009). Obwohl die Dunkle Triade sowohl mit der Abendtyp-Persönlichkeit (Jonason et al., 2013; Rahafar et al., 2017) als auch mit dem reproduktiven Erfolg (Jonason et al., 2009) assoziiert ist, konnten in der vorliegenden Studie keine Korrelationen festgestellt werden.

Im Allgemeinen passen die Ergebnisse zu Abendtypen und Reproduktion gut zur Studie von Maestripieri (2014). In seiner Studie waren sowohl weibliche als auch männliche Eulen eher Single als in langfristigen Beziehungen. Weibliche Eulen hatten durchschnittliche Cortisolprofile und Risikoneigungen, die eher denen der Männer als denen der Morgentyp-Frauen ähnelten. Diese Ergebnisse unterstützen somit die Hypothese, dass die Abendorientierung mit psychologischen und verhaltensbezogenen Merkmalen verbunden ist, die für kurzfristige Paarungsstrategien entscheidend sind (Maestripieri, 2014). Bisher hat jedoch niemand untersucht, inwieweit dies Auswirkungen auf die reproduktive Fitness (den tatsächlichen reproduktiven Erfolg, gemessen an der Anzahl der Kinder) hatte. Eine aktuelle Studie an der Universität Tübingen untersuchte mehr als 1800 Menschen beider Geschlechter hinsichtlich des reproduktiven Erfolgs (Anzahl der Kinder) und des Chronotyps und stellte fest, dass – im Widerspruch zur Hypothese – Morgentypen beider Geschlechter eine höhere Anzahl von Kindern hatten (Kasaeian et al., 2019).

Trotz der Beweise für einen chronobiologischen Aspekt in der sexuellen Selektion gibt es weitere Hinweise darauf, dass der Chronotyp tatsächlich ein assortatives Merkmal bei der Wahl eines längerfristigen Partners ist. Assortative Partnerwahl wurde in vielen Bereichen nachgewiesen, wie z. B. in der Bildung, Körpergröße und religiösen Einstellungen. Zwei Studien zeigen, dass es eine assortative Partnerwahl gibt, wenn es um den Chronotyp geht (Randler et al., 2014; Randler & Kretz, 2011). Dies zeigt im Gegensatz zur oben genannten Hypothese, dass für längerfristige Bindungen ähnliche Partner bevorzugt werden. Tatsächlich wäre dies ein interessanter Forschungsweg für agonistische Kraftprozesse, mit assortativer Paarung auf der einen Seite und einer Vorliebe für Abendmänner auf der anderen Seite. Interessanterweise zeigten die Ergebnisse von Jocz, Stolarski und Jankowski (2018) aus Polen keine assortative Paarung als Funktion des Chronotyps. Auch Hida et al. (2012) fanden keine Korrelation zwischen den Fragebogenergebnissen bei Paaren, aber signifikante Korrelationen zwischen den Schlaf- und Aufwachzeiten eines Paares, am stärksten ausgeprägt in der Schlafmitte – einem Marker des Chronotyps. Ähnliche Ergebnisse wurden von Gunn et al. (2015) bei US-Amerikanern gefunden. Auch wenn die Fragebogenwerte des Paares nicht korrelierten, gab es eine Korrelation bei den Einschlaf- und Aufstehzeiten. Zumindest für langfristige Beziehungen scheint also ein ähnlicher Schlafzeitpunkt vorteilhaft zu sein.

Das unterschiedliche Aktivitätsprofil der Chronotypen könnte auch der Grund dafür sein, warum Morgentypen häufiger auf Morgentypen treffen. So könnte die assortative Paarung einfach ein Nebenprodukt sein, weil sich Abendmenschen abends treffen und Morgentypen morgens. Aufgrund des zunehmenden Online-Datings könnte es jedoch zu einer Verschiebung hin zu geringeren Korrelationen zwischen den Chronotypen von Paarmitgliedern kommen, weil sich der Paarungsort nicht mehr draußen befindet, sondern eher beim Online-Dating beginnt, das zumindest etwas unabhängiger von der Uhrzeit ist. Obwohl es eine tägliche Diskrepanz zwischen verschiedenen Chronotypen gibt, fanden Randler und Kretz (2011) keine Hinweise darauf, dass die Beziehungszufriedenheit durch eine solche Diskrepanz beeinträchtigt wurde.

In einer speziellen Studie zur Partnerwahl wurden Frauen gefragt, welchen Chronotyp sie selbst haben, welchen ihr Partner besitzt, und welchen Partner sie bevorzugen würden (Randler et al., 2014). Es stellte sich heraus, dass Frauen eine noch höhere Synchronizität bevorzugten, d. h. der ideale Partner unterschied sich leicht vom aktuellen Partner. Man könnte jedoch annehmen, dass dies bei fast jeder in Partnerwahlfragen untersuchten Variablen der Fall sein wird. Interessanterweise fehlen jedoch bisher Studien, die zeigen, dass Frauen generell Abendtypen bevorzugen. Ein Grund dafür könnte sein, dass Frauen eher extravertierte Individuen bevorzugen würden, da Abendtypen in der Regel extravertierter waren als Morgentypen (z. B. Adan et al., 2012; siehe auch Randler et al., 2017), so könnte die Präferenz für Abendtypen nur ein Nebenprodukt der Kovarianz zwischen Abendtyp und Extraversion sein. Dies könnte möglicherweise getrennt nach kurzfristigen oder langfristigen Beziehungen durchgeführt werden. Eine zentrale Frage ist, ob dies durch Fragebögen oder eher durch Experimente, z. B. computerbasiertes Online-Dating-System oder reale Entscheidungen, adressiert werden sollte. Allerdings sind die entsprechenden experimentellen Studien nicht einfach durchzuführen, da viele Variablen kontrolliert werden müssen und nur der Chronotyp variiert werden sollte. Im Gegensatz zum Aussehen ist der Chronotyp eine Variable, die nicht so leicht sichtbar ist wie andere Facetten von sexuell selektierten Merkmalen. In einer großen Umfragestudie berichteten Kasaeian et al. (2019), dass Abendmenschen höhere Werte auf der Punkteskala für eine kurzfristige Paarungsstrategie hatten, während Morgentypen höhere Punktwerte für eine langfristige Paarungsstrategie erzielten. Um diese Limitationen zu beheben, sollte die zukünftige Forschung das reproduktive Ergebnis insgesamt messen, d. h. den lebenslangen reproduktiven Erfolg, wie dies bei anderen Säugetieren erfolgt. Allerdings steht die Reproduktion beim Menschen stark unter anthropogener Selektion aufgrund der Verwendung von Verhütungsmitteln, so dass zukünftige Studien die Beziehungen bei Männern und Frauen sowie die Elternschaft durch den Vergleich verschiedener Chronotypen betrachten könnten.

Literatur

Adan, A., & Almirall, H. (1991). Horne & Östberg morningness-eveningness questionnaire: A reduced scale. *Personality and Individual Differences, 12*, 241–253.

Adan, A., Archer, S. N., Hidalgo, M. P., Di Milia, L., Natale, V., & Randler, C. (2012). Circadian typology: A comprehensive review. *Chronobiology International, 29*, 1153–1175.

Aledavood, T., Lehmann, S., & Saramäki, J. (2018). Social network differences of chronotypes identified from mobile phone data. *EPJ Data Science, 7*(1), 46.

Di Milia, L., Adan, A., Natale, V., & Randler, C. (2013). Reviewing the psychometric properties of contemporary circadian typology measures. *Chronobiology International, 30*, 1261–1271.

Díaz-Morales, J. F., Jankowski, K. S., Prokop, P., Castellana, I., Linke, M., Randler, C., & Rahafar, A. (2018). Sleep timing is linked to sociosexuality: Evidence from German, Polish, Slovak, and Spanish females. *Time & Society*, 0961463X18757390.

Gunawardane, K. G., Custance, D. M., & Piffer, D. (2011). Evidence of sexual selection for evening orientation in human males: A cross cultural study in Italy and Sri Lanka. *Interdisciplinary Bio Central, 3*(4), 13–11.

Gunn, H. E., Buysse, D. J., Hasler, B. P., Begley, A., & Troxel, W. M. (2015). Sleep concordance in couples is associated with relationship characteristics. *Sleep, 38*(6), 933–939.

Hida, A., Kitamura, S., Enomoto, M., Nozaki, K., Moriguchi, Y., Echizenya, M., … Mishima, K. (2012). Individual traits and environmental factors influencing sleep timing: A study of 225 Japanese couples. *Chronobiology International, 29*(2), 220–226.

Jankowski, K. S., Díaz-Morales, J. F., & Randler, C. (2014). Chronotype, gender, and time for sex. *Chronobiology International, 31*(8), 911–916.

Jocz, P., Stolarski, M., & Jankowski, K. S. (2018). Similarity in chronotype and preferred time for sex and its role in relationship quality and sexual satisfaction. *Frontiers in Psychology, 9*, 443.

Jonason, P. K., Jones, A., & Lyons, M. (2013). Creatures of the night: Chronotypes and the Dark Triad traits. *Personality and Individual Differences, 55*(5), 538–541.

Jonason, P. K., Li, N. P., Webster, G. D., & Schmitt, D. P. (2009). The dark triad: Facilitating a short-term mating strategy in men. *European Journal of Personality, 23*(1), 5–18.

Kantermann, T., Sung, H., & Burgess, H. J. (2015). Comparing the morningness-eveningness questionnaire and Munich chronotype questionnaire to the dim light melatonin onset. *Journal of Biological Rhythms, 30*(5), 449–453.

Kasaeian, A., Weidenauer, C., Hautzinger, M., & Randler, C. (2019). Reproductive success, relationship orientation, and sexual behavior in heterosexuals: Relationship with chronotype, sleep, and sex. *Evolutionary Psychology, 17*(3), 1474704919859760.

Kırcaburun, K., & Tosuntaş, Ş. B. (2018). Cyberbullying perpetration among undergraduates: Evidence of the roles of chronotype and sleep quality. *Biological Rhythm Research, 49*(2), 247–265.

Lane, J. M., Vlasac, I., Anderson, S. G., Kyle, S. D., Dixon, W. G., Bechtold, D. A., … Emsley, R. (2016). Genome-wide association analysis identifies novel loci for chronotype in 100,420 individuals from the UK Biobank. *Nature Communications, 7*, 10889.

Lange, L., & Randler, C. (2011). Morningness-eveningness and behavioural problems in adolescents. *Sleep & Biological Rhythms, 9*, 12–18.

Lipnevich, A. A., Credè, M., Hahn, E., Spinath, F. M., Roberts, R. D., & Preckel, F. (2017). How distinctive are morningness and eveningness from the big five factors of personality? A meta-analytic investigation. *Journal of Personality and Social Psychology, 112*(3), 491.

Maestripieri, D. (2014). Night owl women are similar to men in their relationship orientation, risk-taking propensities, and cortisol levels: Implications for the adaptive significance and evolution of eveningness. *Evolutionary Psychology, 12*(1), 147470491401200111.

Muro, A., Gomà-i-Freixanet, M., & Adan, A. (2009). Morningness-eveningness, sex, and the alternative five factor model of personality. *Chronobiology International, 26*, 1235–1248.

Owens, J. A., Dearth-Wesley, T., Lewin, D., Gioia, G., & Whitaker, R. C. (2016). Self-regulation and sleep duration, sleepiness, and chronotype in adolescents. *Pediatrics, 138*(6), e20161406.

Penke, L., & Asendorpf, J. B. (2008). Beyond global sociosexual orientations: A more differentiated look at sociosexuality and its effects on courtship and romantic relationships. *Journal of Personality and Social Psychology, 95*, 1113–1135.

Piffer, D. (2010). Sleep patterns and sexual selection: An evolutionary approach. *Mankind Quarterly, 50*(4), 361.

Rahafar, A., Randler, C., Castellana, I., & Kausch, I. (2017). How does chronotype mediate gender effect on Dark Triad? *Personality and Individual Differences, 108*, 35–39.

Randler, C. (2007). Gender differences in morningness–eveningness assessed by self-report questionnaires: A meta-analysis. *Personality and Individual Differences, 43*(7), 1667–1675.

Randler, C. (2008). Evening types among German University students score higher on sense of humor after controlling for big five personality factors. *Psychological Reports, 103*, 361–370.

Randler, C. (2014). Sleep, sleep timing and chronotype in animal behaviour. *Animal Behaviour, 94*, 161–166.

Randler, C. (2016). Ontogeny of morningness-eveningness across the adult human lifespan. *Science of Nature, 103*(3), 1–4.

Randler, C., Barrenstein, S., Vollmer, C., Díaz-Morales, J. F., & Jankowski, K. S. (2014). Women would like their partners to be more synchronized with them in their sleep-wake rhythm. *The Spanish Journal of Psychology, 17*, E70.

Randler, C., Ebenhöh, N., Fischer, A., Höchel, S., Schroff, C., Stoll, J. C., … Piffer, D. (2012). Eveningness is related to men's mating success. *Personality and Individual Differences, 53*(3), 263–267.

Randler, C., Faßl, C., & Kalb, N. (2017). From Lark to Owl: Developmental changes in morningness-eveningness from new-borns to early adulthood. *Scientific Reports, 7*, 45874.

Randler, C., Freyth-Weber, K., Rahafar, A., Jurado, A. F., & Kriegs, J. O. (2016). Morningness-eveningness in a large sample of German adolescents and adults. *Heliyon, 2*(11), e00200.

Randler, C., Gomà-i-Freixanet, M., Muro, A., Knauber, C., & Adan, A. (2015). Do different circadian typology measures modulate their relationship with personality? A test using the Alternative Five Factor Model. *Chronobiology International, xx*, xxx–xxx.

Randler, C., Jankowski, K. S., Rahafar, A., & Díaz-Morales, J. F. (2016). Sociosexuality, morningness–eveningness, and sleep duration. *SAGE Open, 6*(1), 2158244015621958.

Randler, C., & Kretz, S. (2011). Assortative mating in morningness–eveningness. *International Journal of Psychology, 46*(2), 91–96.

Randler, C., & Schaal, S. (2010). Morningness-eveningness, habitual sleep-wake variables and cortisol levels. *Biological Psychology, 85*, 14–18.

Randler, C., Schredl, M., & Göritz, A. S. (2017). Chronotype, sleep behavior, and the big five personality factors. *SAGE Open, 7*(3), 2158244017728321.

Richter, K., Adam, S., Geiss, L., Peter, L., & Niklewski, G. (2016). Two in a bed: The influence of couple sleeping and chronotypes on relationship and sleep. An overview. *Chronobiology International, 33*(10), 1464–1472.

Roenneberg, T., Kuehnle, T., Pramstaller, P. P., Ricken, J., Havel, M., Guth, A., & Merrow, M. (2004). A marker for the end of adolescence. *Current Biology, 14*(24), R1038–R1039.

Ruffing, S., Hahn, E., Spinath, F. M., Brünken, R., & Karbach, J. (2015). Predicting students' learning strategies: The contribution of chronotype over personality. *Personality and Individual Differences, 85*, 199–204.

Schlarb, A. A., Sopp, R., Ambiel, D., & Grünwald, J. (2014). Chronotype-related differences in childhood and adolescent aggression and antisocial behavior–a review of the literature. *Chronobiology International, 31*(1), 1–16.

Tsaousis, I. (2010). Circadian preferences and personality traits: A meta-analysis. *European Journal of Personality, 24*, 356–373.

Teil III
Kognition, Motivation und Emotion

Schlaf in sozialer Kognition und Urteilsvermögen

Brieann C. Satterfield, Adam C. Raikes und William D. S. Killgore

Einführung

Menschen sind unglaublich soziale Wesen mit vielschichtigen sozialen Interaktionen, welche die Grundlage des täglichen Lebens bilden. Das soziale Gehirn ist komplex, da es uns ermöglicht, (1) die Handlungen anderer auf der Grundlage ihrer Überzeugungen und Wünsche vorherzusagen und (2) die Ziele und Intentionen anderer zu verstehen (U. Frith & Frith, 2010). Die meisten der komplexen kommunikativen und verhaltensbezogenen Interaktionen, die während sozialer Interaktionen stattfinden, geschehen außerhalb unserer bewussten Wahrnehmung auf der Grundlage automatischer Signale, die zwischen zwei oder mehr Individuen gesendet werden und Informationen über Vertrauenswürdigkeit, Freundlichkeit, Zugänglichkeit, emotionalen Zustand, geistigen Zustand usw. liefern (C. D. Frith & Frith, 2007). Die soziale Kognition wird noch viel komplexer, wenn man die absichtliche und bewusste Signalgebung zwischen zwei oder mehr Personen berücksichtigt, welche die menschliche Kommunikation und Interaktion antreibt. Mit der bewussten Wahrnehmung für das Senden und Empfangen sozialer Signale können wir von den Menschen, mit denen wir interagieren, lernen und mehr über sie erfahren (C. D. Frith & Frith, 2007). Zum Beispiel können direkte soziale Interaktionen uns dabei helfen zu bestimmen, ob wir dem anderen vertrauen sollten, während direkte Verhaltensbeobachtungen uns helfen können, die Wünsche und Intentionen einer anderen Person zu erkennen (C. D. Frith & Frith, 2007).

Soziale Kognition ist ein breites Konzept, das kognitive Prozesse und Strukturen umfasst, die dazu dienen, unser Verhalten in sozialen Situationen zu steuern, und uns helfen können, Gruppenverhalten und -dynamik sowie Vorurteile und Vor-

B. C. Satterfield · A. C. Raikes · W. D. S. Killgore (✉)
Social, Cognitive, and Affective Neuroscience (SCAN) Laboratory, Department of Psychiatry, College of Medicine, University of Arizona, Tucson, AZ, USA
E-Mail: killgore@psychiatry.arizona.edu

Z. Križan, *Schlaf, Persönlichkeit und soziales Verhalten*,
https://doi.org/10.1007/978-3-031-49766-7_4

eingenommenheit besser zu verstehen. Um uns in der sozialen Welt zurechtzufinden, müssen wir in der Lage sein, das Verhalten und die Dispositionen von uns selbst und den Menschen um uns herum wahrzunehmen und zu verstehen sowie mentale Repräsentationen jedes sozialen Charakters im Kontext etablierter zwischenmenschlicher Normen zu etablieren. Erst dann können wir beginnen, unsere sozialen Interaktionen und Verhaltensweisen zu formen (Frith & Blakemore, 2006; Van Overwalle, 2009). Aufgrund ihrer Komplexität kann die soziale Kognition von mehreren Faktoren beeinflusst werden. Ein bedeutender, aber derzeit wenig untersuchter Faktor, der einen dramatischen Einfluss auf zahlreiche Aspekte der sozialen Funktion haben kann, ist die Menge und Qualität des Schlafes. Leider ist Schlaf in dem Bemühen, mit den beruflichen und sozialen Anforderungen unserer modernen, Rund-um-die-Uhr-Gesellschaft Schritt zu halten, für viele Menschen weniger eine Priorität und mehr ein lästiges Ärgernis geworden. Tatsächlich hat sich unzureichender Schlaf zu einer öffentlichen Gesundheitsepidemie entwickelt (Center for Disease Control and Prevention, 2015). Die National Sleep Foundation empfiehlt, dass Erwachsene 7 Stunden oder mehr pro Nacht schlafen (Bayon et al., 2014), jedoch erreichen nur 65 % der Erwachsenen in den USA dieses Ziel (Hirshkowitz et al., 2015). Die allgemeine Wahrnehmung ist, dass eine Nacht verpassten Schlafes oder regelmäßiges Schlafen für lediglich ein paar Stunden pro Nacht nur eine geringe Belastung darstellt und gar etwas ist, mit dem man prahlen kann. Eine umfangreiche und rasch zunehmende Literatur zeigt deutlich, dass dies nicht der Fall ist. Schlafmangel, ob akut oder chronisch, beeinträchtigt die normale tägliche Funktion, einschließlich Aufmerksamkeit, Entscheidungsfindung, Selbstregulation und Emotionswahrnehmung – all dies kann direkte Auswirkungen darauf haben, wie wir soziale Informationen verarbeiten. Persönliche und berufliche Beziehungen können aufgrund veränderter sozialer kognitiver Prozesse negativ beeinflusst werden, einschließlich impliziter Vorurteile, reduzierter Vertrauenswürdigkeit, der Unfähigkeit, Entscheidungen zu treffen (moralische, ethische, finanzielle), beeinträchtigter Teamarbeit und beeinträchtigter affektiver Verarbeitung (emotionale Reaktion und emotionale Erkennung). Menschen erkennen oft nicht die kognitiven Konsequenzen von Schlafmangel und dessen direkten Einfluss auf die Fähigkeit, sozial relevante Situationen zu erkennen und angemessen darauf zu reagieren.

Neuronale und kognitive Folgen von Schlafverlust

Insbesondere beeinträchtigt Schlafverlust eine Vielzahl von Exekutivfunktionen, die auch der sozialen Kognition zugrunde liegen. Nach Schlafentzug zeigt der präfrontale Kortex (PFC), einschließlich des medialen Frontalkortex, einen reduzierten Glukosestoffwechsel, der nach einer einzigen Nacht Erholungsschlaf nicht vollständig ausgeglichen wird. Dieser Rückgang der präfrontalen metabolischen

Aktivität wird als Ursache für viele der höheren kognitiven Beeinträchtigungen im Zusammenhang mit Schlafverlust angesehen (Thomas et al., 2000). Bemerkenswert ist, dass der mediale Frontalkortex eine wichtige Rolle bei der Erleichterung der sozialen Kognition spielt (Amodio & Frith, 2006), daher kann eine Verbindung zwischen beeinträchtigter sozialer Kognition und Schlafverlust hergestellt werden. Neben einem reduzierten Glukosestoffwechsel führt Schlafverlust zu einer reduzierten Konnektivität zwischen dem PFC und emotional reaktiven Regionen, einschließlich der Amygdala. Die Amygdala ist ein Bestandteil eines Netzwerks von Strukturen, welche für die Verarbeitung emotional relevanter Reize wichtig sind, somit kann eine Trennung von der „top-down" hemmenden Kontrolle, die vom PFC ausgeübt wird, zu unangemessenen emotionalen Reaktionen in einer Vielzahl von sozialen Szenarien führen (Gujar et al., 2011; Yoo et al., 2007). Schlafverlust beeinträchtigt auch die Reaktionsinhibition und inhibitorische Kontrollmechanismen, die mit Veränderungen in der Aktivierung innerhalb des ventralen und anterioren PFC zusammenhängen (Chuah et al., 2006). Personen, die unter Schlafentzug leiden, haben eine reduzierte inhibitorische Kontrolle (Drummond et al., 2006) und eine erhöhte impulsive Handlung (Demos et al., 2016), was zu voreiligen Entscheidungen und Verhaltensweisen führen kann, die soziale Interaktionen beeinflussen können. Schlafverlust beeinträchtigt auch die Fähigkeit, Urteile und Entscheidungen zu treffen (Killgore et al., 2006; Killgore et al., 2012), teilweise aufgrund einer erhöhten Aktivierung innerhalb von Regionen des ventromedialen PFC (vmPFC), Striatum, anterioren zingulären Kortex und Amygdala (Venkatraman et al., 2007, 2011). Diese Regionen sind auch an sozialer kognitiver und emotionaler Verarbeitung beteiligt (Adolphs, 2001; Amodio & Frith, 2006). Neben Beeinträchtigungen der Exekutivfunktionen ist eine der charakteristischen Eigenschaften von Schlafverlust eine eingeschränkte wachsame Aufmerksamkeit (Lim & Dinges, 2008), die zu einer Unaufmerksamkeit gegenüber den subtilsten sozialen Hinweisen führen kann, die in der Folge die Qualität der sozialen Interaktionen beeinträchtigen kann.

Es liegen klare Beweise für die kognitiven Auswirkungen von Schlafverlust vor, und solche Auswirkungen haben vermutlich nachgelagerte Konsequenzen auf die soziale Kognition und das Urteilsvermögen, jedoch ist die Literatur, die Letzteres untersucht, spärlich und oft widersprüchlich. Das vorliegende Kapitel bietet einen prägnanten und selektiven Überblick über die Auswirkungen von Schlafverlust auf die soziale Kognition und das Urteilsvermögen. Wir überprüfen zuerst die Literatur zur sozialen Kognition und wie Schlafverlust Einfluss auf Vorurteile, Moral und ethisches Verhalten hat. Anschließend überprüfen wir die negativen Auswirkungen, die Schlafverlust auf die soziale Entscheidungsfindung hat, einschließlich prosozialer Verhaltensweisen wie Vertrauen, Verhandeln, Altruismus und Entscheidungsfindung im Team. Zuletzt beleuchten wir kurz, wie Schlafverlust die affektive Verarbeitung, die Emotionsregulation und die emotionale Reaktion beeinflusst und welche Auswirkungen beeinträchtigte emotionale Funktionen auf soziale Interaktionen haben. Das Kapitel schließt mit der Hervorhebung der wesentlichen Unsicherheiten, die in der verfügbaren Literatur bestehen, und untersucht die bidirektionale Beziehung zwischen Schlafverlust und sozialer Kognition.

Darüber hinaus diskutieren wir die Bedürfnisse und die Richtung zukünftiger Forschung im Bereich Schlafverlust, soziale Kognition und Urteilsvermögen.

Soziale Kognition

Während soziale Kognition ein breites Konzept ist, beinhaltet es den Prozess, in dem Menschen sich selbst und andere in sozialen Situationen verstehen und wahrnehmen, und wie diese Darstellungen verwendet werden, um menschliches Verhalten, wie soziale Wahrnehmung (Vorurteile und Voreingenommenheit), soziale Interaktionen, Vertrauen und Konflikte sowie die Erkennung von Emotionen bei anderen und individuelle emotionale Reaktionen, zu steuern. Wie oben beschrieben, hat Schlafmangel signifikante Auswirkungen auf die inhibitorische Kontrolle (Demos et al., 2016; Drummond et al., 2006), was zu erhöhten Fällen von diskriminierendem Verhalten, beeinträchtigtem moralischem Urteilsvermögen und unethischen Verhaltensweisen führen kann. Die mentalen Prozesse, die einem Großteil der sozialen Kognition und deren nachgelagerten Verhaltens unterliegen, wurden in zwei Systeme unterteilt. Dieses Konzept des Dual-System-Prozesses wurde auf der Vorstellung aufgebaut, dass kognitive Prozesse entweder automatisch innerhalb eines Individuums manifestiert (System 1) oder bewusst von dem Individuum gesteuert werden (System 2) – zwei Prozesse, die oft um die Kontrolle konkurrieren (Gawronksi & Creighton, 2013). System 1 betont kognitive Verarbeitung, die reflexiv und impulsiv ist und oft Heuristiken verwendet, während System 2 kognitive Verarbeitung nutzt, die systematisch und reflektierend ist (Evans, 2008). Die heuristische automatische Verarbeitung von System 1 ist schnell, implizit, unbewusst, kann nicht freiwillig gestoppt werden und erfordert sehr wenige kognitive Ressourcen. Im Gegensatz dazu ist die analytische systematische Verarbeitung von System 2 langsam, explizit, bewusst, kann freiwillig gestoppt werden und erfordert erhebliche kognitive Ressourcen (Evans, 2008; Gawronski & Creighton, 2013). Neuere Beweise deuten darauf hin, dass Individuen bei Schlafmangel stark auf heuristische Verarbeitung angewiesen sind, anstatt komplexe kognitive Strategien zur Entscheidungsfindung und Urteilsbildung zu verwenden (Engle-Friedman et al., 2018). Die Abhängigkeit von Heuristiken kann zum Teil auf die durch Schlafmangel verursachte reduzierte kognitive Kapazität zurückzuführen sein, einschließlich Beeinträchtigungen in mehreren Bereichen der exekutiven Funktion, die für eine effiziente kognitive Verarbeitung von System 2 notwendig sind. Solche Einschränkungen können Menschen mit Schlafentzug dann zu einer Kompensation durch Nutzung heuristischer, einfacher Strategien drängen. Solche Beeinträchtigungen und Kompensationsstrategien können die kognitiven Prozesse, die an der sozialen Kognition beteiligt sind, untergraben und letztendlich beeinflussen, wie ein Individuum in der sozialen Welt reagiert und sich verhält.

Bias und Vorurteile

Ein Schlüsselaspekt sozialer Interaktion ist, wie wir Personen unterschiedlicher Rassen[1], Ethnien, Religionen, Altersgruppen oder sogar Geschlechter wahrnehmen und mit ihnen interagieren. Diskriminierung in sozial relevanten Kontexten kann zu unangemessenen und unsensiblen Verhaltensweisen führen, die negative Auswirkungen auf die gesamte soziale Interaktion haben können. Diese Verhaltensweisen werden teilweise durch unsere Fähigkeit vermittelt, selbstregulatorische Prozesse einzusetzen. Selbstregulation und inhibitorische Prozesse werden jedoch durch den PFC reguliert, eine Region des Gehirns, die durch Schlafmangel erheblich beeinträchtigt wird (Thomas et al., 2000). Eine signifikante Reduzierung der inhibitorischen Kontrolle kann besonders problematisch in Berufen sein, die häufige oder mehrere soziale Interaktionen und Entscheidungsfindung in kritischen und stressigen Situationen erfordern (z. B. Notfallhelfer, Militärpersonal, Polizeibeamte, Flugzeugpiloten, medizinisches Personal). Beeinträchtigte selbstregulatorische und inhibitorische Prozesse aufgrund von Schlafmangel können dazu führen, dass Individuen auf verschiedene soziale und berufliche Situationen in einer Art und Weise reagieren, die atypisch oder uncharakteristisch sein kann, wie z. B. das Zeigen von Bias (Voreingenommenheit) und Vorurteilen, die nicht zum Ausdruck gebracht werden würden, wenn die Person ausreichend geschlafen hätte.

In den meisten modernen zivilisierten Kulturen ist es im Allgemeinen inakzeptabel, einen negativen Bias oder Vorurteile gegenüber anderen Menschen offen auszusprechen. Während offene Voreingenommenheit und Vorurteile zwar vorkommen, werden sie in der Regel nicht sanktioniert, und die überwiegende Mehrheit der Menschen würde sich nicht als bigott oder anfällig für voreingenommene Einstellungen und Verhalten beschreiben. Dennoch hat die Forschung gezeigt, dass die meisten Individuen tatsächlich zugrunde liegende implizite Vorurteile haben, die das Verhalten auf unbewusste Weise beeinflussen, selbst wenn diese Einstellungen im Widerspruch zu bewussten Überzeugungen und offenkundigen gegenteiligen Aussagen stehen können (Greenwald & Krieger, 2006). Zahlreiche Belege deuten darauf hin, dass, wenn sie mit ausgefeilten Methoden aufgedeckt werden, ein großer Anteil der Menschen unbewusste negative Einstellungen gegenüber bestimmten Gruppen von Menschen hegt, und dass sie sich dieser voreingenommenen Einstellungen oft gar nicht bewusst sind. In früheren Arbeiten verwendete Bodenhausen (1990) Stereotypen als urteilsbildende Heuristiken, um zu untersuchen, wie zirkadiane Schwankungen eine Rolle bei der Verwendung von voreingenommenen Überzeugungen bei der Urteilsfindung in sozialen Situationen spielen. Die Theorie hinter diesem Ansatz stammt aus dem Gedanken, dass Schlaf-

[1] Die in diesem Buch zu findende Bezeichnung der „Rasse“ gibt das im Amerikanischen vorherrschende Konzept von „race“ wieder: Gemeint ist die Einteilung der US-amerikanischen Bevölkerung nach geografischer Herkunft seiner Vorfahren wie Schwarze/Afroamerikaner, Weiße/Amerikaner europäischer Abstammung, Lateinamerikaner, Asiaten. In diesem Buch ist der Begriff „Rasse“ ausschließlich in dieser Bedeutung zu verstehen.

mangel und zirkadiane Variationen Ressourcen erschöpfen können, die notwendig sind, um Motivation und Informationsverarbeitungsfähigkeiten aufrechtzuerhalten, einschließlich der inhibitorischen Kontrolle. Anstatt sich mit ressourcen- und motivationsintensiven systematischen Gedanken zu beschäftigen (System 2), können Individuen auf inhärente Vorurteile zurückgreifen, um soziale Urteile zu fällen, wenn sie mit Schlafmangel konfrontiert sind (System 1). Mit einer subjektiven Messung der zirkadianen Präferenz (Morningness-Eveningness Questionnaire) und zwei Urteilsaufgaben, die am frühen Morgen oder späten Abend durchgeführt wurden, stellte Bodenhausen (1990) fest, dass Stereotypen und urteilsbildende Heuristiken häufiger verwendet wurden, wenn die Akrophase (d. h. der zirkadiane Höhepunkt) des Probanden und die Zeit der Aufgabenverwaltung in Konflikt standen. Morgentypen neigten dazu, abends mehr stereotypische Urteile zu fällen, während für Abendtypen das Gegenteil der Fall war (Bodenhausen, 1990). Diese Studie war eine der ersten, die die Notwendigkeit aufzeigte, zirkadianes Timing und Erschöpfung in der Untersuchung der sozialen Kognition zu berücksichtigen. Das Fällen sozialer Urteile, wenn kognitive Prozesse, einschließlich Exekutivfunktionen, in einem suboptimalen Zustand sind (zirkadiane Fehlausrichtung oder übermäßige Schläfrigkeit), kann ein Individuum dazu veranlassen, auf kognitive *Abkürzungen* wie Heuristiken zurückzugreifen, um soziale Urteile zu fällen. Die Verwendung solcher *Abkürzungen* führt zu einer erhöhten Tendenz, implizite Vorurteile zu vermitteln (Ghumman & Barnes, 2013).

Unser Labor hat kürzlich die Arab-Muslim Names Implicit Associations Task (IAT) verwendet. Hierbei handelt es sich um eine Arbeit, die darauf abzielt, individuelle implizite Vorurteile gegenüber arabisch-muslimischen Namen im Vergleich zu Namen von „anderen Menschen" zu messen (Alkozei et al., 2017; Greenwald et al., 1998). In dieser Untersuchung sollte festgestellt werden, wie Schlafmangel diese impliziten Vorurteile beeinflusst. Der IAT wurde am Ende einer dreiwöchigen Schlafrestriktionsperiode (4 Stunden Schlaf pro Nacht) und nach einer dreiwöchigen Periode normalen Schlafes (8 Stunden Schlaf pro Nacht) durchgeführt. Chronische Schlafrestriktion zeigte implizite anti-arabisch-muslimische Vorurteile, welche unter den Kontrollbedingungen mit ausreichend Schlaf nicht erkennbar waren (Alkozei et al., 2017). Darüber hinaus ist subjektive Schläfrigkeit stark korreliert mit der Neigung, sich an voreingenommenem Verhalten zu beteiligen, das teilweise durch zugrunde liegende implizite Vorurteile vermittelt wird, die im Falle von Schlafmangel zutage treten (Ghumman & Barnes, 2013). Diese Ergebnisse stimmen mit der reduzierten inhibitorischen Kontrolle überein, die oft mit Schlafmangel einhergeht (Chuah et al., 2006; Drummond et al., 2006), und haben wichtige reale Auswirkungen, wie eine erhöhte Wahrscheinlichkeit negativer und sogar feindseliger Interaktionen mit Personen unterschiedlicher Rassen, Ethnien oder Geschlechter, wenn der Schlaf fehlt.

Während der oben genannten Studie (Alkozei et al., 2017) zeigten Probanden mit Schlafentzug auch eine Tendenz zur Diskriminierung von Personen mit negativen Gesichtszügen (z. B. aggressiv, bedrohlich), wenn sie gefragt wurden, ob ein Passagier an Bord eines Flugzeugs gelassen werden sollte oder ob er aufgrund der Beurteilung nur seiner Gesichtszüge daran gehindert werden sollte. Darüber hinaus hielten Probanden mit höheren IAT-Vorurteilswerten mehr Personen mit höher bewerteten negativen Eigenschaften (d. h. bedrohlich) fest (Alkozei et al., 2018). Insgesamt legen diese Ergebnisse nahe, dass Schlafmangel (1) die Fähigkeit, implizite Vorurteile zu hemmen, beeinträchtigt, (2) Reaktionen auf potenzielle Bedrohungen in Gesichtszügen erhöht und (3) auch tatsächliche Entscheidungen in Reaktion auf diese Vorurteile und Wahrnehmungen beeinflussen kann. Während die Fähigkeit zur Identifizierung bedrohlicher Personen aufgrund negativer Merkmale in den meisten Fällen, insbesondere bei Schlafmangel, vorteilhaft sein kann, kann sie auch die Fähigkeit beeinträchtigen, angemessen in einer Vielzahl von komplexen sozialen Situationen zu handeln, was wiederum zu diskriminierendem Verhalten führt.

Moral und Ethik

Wir alle stehen fast täglich vor moralischen und ethischen Entscheidungen. Einige Forschungsergebnisse deuten darauf hin, dass unsere Fähigkeit, diese Entscheidungen zu treffen, während Zeiten von Schlafmangel negativ beeinflusst werden kann. Moralische Dilemmata entstehen, wenn es einen direkten Konflikt zwischen persönlichen Prinzipien gibt, so dass die Befolgung eines Prinzips zur Missachtung eines anderen führt. Dies trifft auf das klassische Szenario der entgleisten Straßenbahn zu: Eine entgleiste Straßenbahn würde fünf Menschen treffen und töten, wenn sie nicht gestoppt wird. Die einzige Möglichkeit, die Straßenbahn zu stoppen, bestünde darin, einen Fremden von einer nahegelegenen Fußgängerbrücke über den Straßenbahnschienen zu stoßen, also den Fremden zu töten, um die anderen fünf Menschen zu retten. Damit entsteht folgendes Dilemma: Stößt man den Fremden hinab, um fünf Leben auf Kosten eines einzigen zu retten (Greene, 2001)? In schwierigen Situationen verlassen wir uns oft auf unsere festen moralischen Prinzipien und Überzeugungen, um unser Handeln und unsere Entscheidungen zu leiten, jedoch scheint die Fähigkeit, solche Entscheidungen zu treffen, mit Schlafmangel zunehmend schwieriger zu werden. Tatsächlich sind emotional erregende moralische persönliche Dilemmata, wie das Straßenbahnszenario, für einen Menschen am schwierigsten zu lösen.

Moralisches Urteil

Ein moralisches Urteil umfasst die Fähigkeit eines Individuums, richtig und falsch zu bewerten und eine angemessene Entscheidung zu treffen, wenn es mit einem moralischen Dilemma konfrontiert wird (Blais & Thompson, 2013). Der erste Schritt jedes moralischen Urteils ist das moralische Bewusstsein (d. h. die angemessene Identifizierung des moralischen Problems), welches das Erkennen eines moralischen Dilemmas und die darauffolgende Handlung bei einem Menschen auslöst (Blais & Thompson, 2013; Jones, 1991). Eine reduzierte Schlafdauer führt jedoch zu einem beeinträchtigten moralischen Bewusstsein (Barnes et al., 2015), was wiederum zu einer beeinträchtigten Fähigkeit führt, moralische und ethische Entscheidungen zu treffen. Darüber hinaus führen moralische Urteile, die sowohl emotional erregend als auch persönlich relevant sind, zu einer erhöhten Aktivierung innerhalb des medialen PFC, einer Region, die für emotional gesteuerte Entscheidungsfindung wesentlich ist und durch Schlafverlust erheblich beeinträchtigt wird (Greene, 2001; Thomas et al., 2000).

Die erste Studie, die moralische Urteile im Kontext von Schlafverlust untersuchte, präsentierte den Probanden eine Reihe von moralischen und nichtmoralischen Dilemmata, ähnlich dem zuvor beschriebenen Straßenbahnszenario, sowohl im ausgeruhten Zustand als auch nach einer 53-stündigen totalen Schlafentzugsperiode (Killgore et al., 2007). Während drei Nächte Schlafentzug den Entscheidungsprozess nicht beeinflussten, verlangsamten sie jedoch signifikant die Reaktionen auf moralische Entscheidungen, die einen hohen emotionalen Konflikt aufwiesen. Darüber hinaus neigten Personen mit Schlafentzug dazu, Entscheidungen zu bevorzugen, die eher utilitaristischer Natur waren und oft ihren eigenen Überzeugungen im Vergleich zu den Entscheidungen, die im ausgeruhten Zustand getroffen wurden, entgegenstanden (Killgore et al., 2007). Nicht nur akuter Schlafentzug führt zu beeinträchtigtem moralischem Urteil und Denken, es gibt auch Hinweise darauf, dass chronische Schlafbeschränkung einen negativen Einfluss auf das moralische Denken haben kann. Fehlte andererseits nur eine Nacht Schlaf, wurde die Reaktionszeit auf *unpersönliche* moralische Urteile kürzer, aber es gab keinen signifikanten Einfluss auf persönliche moralische Dilemmata nach Schlafentzug (Tempesta et al., 2012). Wird der Schlaf reduziert, wird auch das prinzipienorientierte moralische Denken beeinträchtigt, und der Mensch neigt dazu, sich mehr auf regelorientierte und selbstorientierte moralische Entscheidungen zu verlagern, während das höherstufige prinzipienorientierte Denken schwieriger wird (Olsen et al., 2010). Daher scheint es, dass Schlafmangel eine reduzierende Wirkung auf die Fähigkeit hat, über moralische Situationen nachzudenken.

Ethisches Verhalten

Ethische Entscheidungen sind solche, die von der allgemeinen Bevölkerung moralisch akzeptiert werden und gesetzlich zulässig sind (Jones, 1991). Die meisten Untersuchungen zum Zusammenhang zwischen ethischem Verhalten und Schlafverlust basieren auf Theorien der Selbstregulationsressourcen und dem Ego-Depletion-Modell (Barnes et al., 2011; Christian & Ellis, 2011). Diese Theorien legen nahe, dass Selbstregulation oder Selbstkontrolle durch endliche Ressourcen aufrechterhalten werden, die im Laufe der Zeit und bei der Ausübung von Selbstkontrolle erschöpft werden (Barnes et al., 2011), und die vermutlich durch Schlaf aufgefüllt werden (Baumeister et al., 2000). Unethisches Verhalten entsteht dann, wenn diese Ressourcen erschöpft sind, da ein Individuum nicht mehr in der Lage ist, Selbstkontrolle auszuüben und Versuchungen oder anderem risikoreichem Verhalten zu widerstehen. Wie oben beschrieben, wird der Glukosestoffwechsel im PFC nach einer einzigen Nacht Schlafentzug reduziert (Thomas et al., 2000). Obwohl dies nicht empirisch getestet wurde, könnte dieses Konzept der Ego-Depletion auf eine veränderte präfrontale Funktion zurückzuführen sein. Es wird angenommen, dass dem einige der kognitiven Beeinträchtigungen, einschließlich Selbstkontrolle und Selbstregulation, die dem Schlafverlust zugeschrieben werden, zugrunde liegen, und dies zur Manifestation von unethischem Verhalten beitragen kann.

Barnes et al. (2011) führten eine Reihe von Studien durch, um die Beziehung zwischen Schlafverlust, beeinträchtigter Selbstkontrolle und unethischem Verhalten zu untersuchen. Die selbstberichtete Schlafdauer korrelierte positiv mit der Zeit, die für eine kognitiv anspruchsvolle Aufgabe aufgewendet wurde, was darauf hindeutet, dass Schlafmangel mit erhöhter Ressourcenerschöpfung verbunden ist. Darüber hinaus zeigten Personen mit kürzerer Schlafdauer ein erhöhtes betrügerisches Verhalten, indem sie ihre Leistung überbewerteten, und Personen mit schlechter Schlafqualität wiesen ein niedriger bewertetes ethisches Verhalten am Arbeitsplatz auf (Barnes et al., 2011). Während die selbstberichtete Schlafmenge nicht direkt mit unethischem Verhalten verbunden war, scheint das Ausmaß der kognitiven Ermüdung als Vermittler zwischen Schlaf und ethischem Verhalten zu wirken (Barnes et al., 2011). Darüber hinaus könnte ethisches Verhalten teilweise durch den Chronotyp (z. B. Lerche vs. Eule) bestimmt werden. In einer Studie neigten Morgentypen dazu, morgens ethisch korrektere Entscheidungen zu treffen, während Abendtypen dies tendenziell abends tun, beide im Einklang mit ihrem jeweiligen Chronotyp (Gunia et al., 2014). Insgesamt legen diese Ergebnisse nahe, dass eine Reduzierung in der selbstberichteten Schlafdauer und Schlafqualität die ethische Entscheidungsfindung negativ beeinflussen kann.

Soziale Entscheidungsfindung

Soziale Kognition ist, wie oben erwähnt, ein weit gefasster Begriff, der beschreibt, wie Individuen in sozial relevanten Kontexten denken. Hier wenden wir uns einem spezifischeren Aspekt der sozialen Kognition zu – der sozialen Entscheidungsfindung. Die Art des menschlichen Verhaltens bringt Individuen häufig in komplexe soziale Umgebungen, in denen wichtige Entscheidungen individuell oder in Gruppen getroffen werden müssen. Entscheidungsfindung erfordert, dass der Mensch die verfügbaren Optionen identifiziert und verarbeitet und den besten Handlungsweg wählt, während er gleichzeitig berücksichtigt, wie die Entscheidung andere und sich selbst beeinflussen wird (Rilling & Sanfey, 2011).

Prosoziales Verhalten

Prosoziale Verhaltensweisen (d. h. Verhaltensweisen, die anderen zugutekommen) fördern positive Interaktionen und sind wichtig für die Entscheidungsfindung in einer sozialen Umgebung. Die Untersuchung von Verhaltens- und neuronalen Korrelaten sozialer Interaktionen wie Vertrauen, Altruismus, Fairness und Verhandlung (d. h. prosoziale Verhaltensweisen) (Rilling & Sanfey, 2011) stammt aus Aufgaben, die in der Spieltheorie begründet sind. Die Spieltheorie nutzt komplexe Modelle, um Situationen zu bewerten, in denen der Mensch komplexe Überlegungen anstellen muss, um Entscheidungen zu treffen und die Motivationen anderer zu verstehen (Sanfey, 2007). Diese Aufgaben aktivieren bestimmte Bereiche, die mit Entscheidungsfindung (z. B. Nucleus caudatus) in Reaktion auf Fehler, die reziproke Handlungen steuern, assoziiert sind, sowie Bereiche, die mit Emotionen (z. B. vordere Insula) in Reaktion auf negative Interaktionen (Rilling et al., 2008) verbunden sind, und den dorsolateralen PFC (dlPFC) in Reaktion auf die Annahme unfairer Angebote (Sanfey, 2003). Der PFC ist besonders anfällig für die Auswirkungen von Schlafverlust (Thomas et al., 2000), was zu Schwierigkeiten bei abstraktem Denken, mentaler Umstellung, Perspektivenübernahme, inhibitorischer Kontrolle und Emotionsregulation führt, die alle zu Defiziten in sozialen Interaktionen und Entscheidungsfindung beitragen können.

Obwohl umfangreiche Untersuchungen die Auswirkungen von Schlafverlust auf die individuelle Entscheidungsfindung untersucht haben (Harrison & Horne, 2000; Killgore et al., 2006, 2012; Satterfield & Killgore, 2019), lag der Fokus hierbei meist nicht auf der Entscheidungsfindung in sozialen Kontexten. Drei Spiele wurden verwendet, um prosoziales Verhalten im Kontext von Schlafverlust zu bewerten: (1) das Ultimatumspiel, (2) das Diktatorspiel und (3) das Vertrauensspiel. Im Ultimatumspiel wird einer Person die Rolle des Vorschlagenden und der anderen die des Antwortenden zugewiesen. Der Vorschlagende muss entscheiden, wie er einen gegebenen Geldbetrag mit dem anderen Spieler teilt. Der Antwortende muss dann das Angebot annehmen oder ablehnen. Wird das Angebot angenommen, so wird das Geld wie vorgeschlagen geteilt, wird es abgelehnt, erhalten beide Spieler nichts (Güth et al., 1983). Im Diktatorspiel wird die Rolle des Antwortenden entfernt, und die Entscheidung, das Geld zu teilen, liegt allein beim Vorschlagenden (Forsythe et al., 1994). Im Vertrauensspiel entscheidet der Vorschlagende, wie viel Geld er zunächst mit dem Antwortenden teilen möchte (Messwert für Vertrauen/Altruismus). Der entschiedene Betrag wird dann verdreifacht, und der Antwortende muss dann entscheiden, wie viel er dem Vorschlagenden zurückgeben möchte (Vertrauenswürdigkeit). Eine Studie untersuchte die Auswirkungen von 36 Stunden Schlafverlust auf diese drei Aufgaben (Anderson & Dickinson, 2010). Die Ergebnisse zeigten, dass Schlafentzug dazu führte, dass die Probanden höhere Geldangebote ablehnten und dem anderen Spieler weniger vertrauten, selbst wenn dies zu geringeren Auszahlungen für sie selbst führte. Dies deutet darauf hin, dass im Vergleich zu ihrem ausgeruhten Verhalten, Probanden mit Schlafentzug sich eher mit aggressivem Verhandeln abfanden und weniger bereit waren, unfaire Angebote anzunehmen, selbst auf Kosten ihres eigenen monetären Nutzens. Darüber hinaus kann Schlafverlust paranoide Denkprozesse erhöhen (Kahn-Greene et al., 2007) sowie die Angst, ausgenutzt zu werden. Daher führt er dazu, dass Menschen anderen weniger vertrauen (Anderson & Dickinson, 2010).

Die gleichen prosozialen Entscheidungsaufgaben wurden auch unter sowohl ausgeruhten als auch teilweise schlafbeschränkten Bedingungen bewertet (Dickinson & McElroy, 2017). Dickinson und McElroy (2017) fanden heraus, dass Schlafbeschränkung zu einer Verringerung des Gebens des Vorschlagenden im Diktatorspiel führte, was darauf hindeutet, dass Schlafmangel zu reduzierten altruistischen Handlungen führt. Ähnlich wie bei Befunden während des Schlafentzugs, zeigten die Probanden während des Vertrauensspiels verringerte Vertrauensniveaus (reduzierte Menge, die mit dem Antwortenden geteilt wurde) und eine reduzierte Vertrauenswürdigkeit (reduzierte Menge, die dem Vorschlagenden zurückgegeben wurde) (Dickinson & McElroy, 2017). Insgesamt deuten die Ergebnisse aus Studien sowohl zum Schlafentzug als auch zur Schlafbeschränkung darauf hin, dass prosoziale Verhaltensweisen, einschließlich Verhandlung, Vertrauen und Altruismus, erheblich reduziert sind. Dies könnte dann entsprechende Folgen haben, die zu möglichen Beeinträchtigungen sozialer Interaktionen und Entscheidungsfindung in realen Szenarien führen.

Entscheidungsfindung im Team

Neben den negativen Auswirkungen auf Einzelinteraktionen und damit verbundene prosoziale Verhaltensweisen kann Schlafmangel direkte Konsequenzen für die Teamdynamik und Entscheidungsfindung haben. Teamarbeit ist in mehreren Berufen wichtig, die erfordern, dass Einzelpersonen in einer kollaborativen Umgebung zu verschiedenen Tageszeiten in Rund-um-die-Uhr-Betrieben arbeiten, einschließlich Militärpersonal, Notfallhelfer, medizinisches Personal, Polizeibeamte und Feuerwehrleute. Darüber hinaus erfordern diese Berufe Konzentration und kritische Entscheidungsfindungsfähigkeiten in schnellen und oft stressigen Situationen. Beeinträchtigung in der Teamkommunikation und Entscheidungsfindung kann katastrophale und weitreichende Folgen haben. Die einzigartige Eigenschaft eines Teams bedeutet auch, dass die Verteilung von Aufgaben zwischen den Gruppenmitgliedern je nach Situation und Umgebung variiert (Barnes & Hollenbeck, 2009), somit spielt auch die individuelle Leistung eine Schlüsselrolle bei der Teamentscheidungsfindung. Sozialpsychologie erklärt die individuelle Leistung, die der Teamentscheidungsfindung zugrunde liegt, mit zwei Phänomenen – Motivationsverlusten und Motivationsgewinnen in der Gruppe, die im Collective-Effort-Modell (Baranski et al., 2007) kombiniert sind. Motivationsverluste in der Gruppe werden typischerweise in Bezug auf die soziale Trägheit beschrieben, oder die Tendenz eines Individuums, in einer Gruppe weniger zu arbeiten als alleine (Latané et al., 1979). Im Gegensatz dazu treten motivationale Gewinne auf, wenn ein Individuum im Gruppensetting vergleichsweise mehr Anstrengung aufwendet als alleine. Das Collective-Effort-Modell erfasst somit die Wechselwirkung zwischen Gruppenleistung, individueller Leistung und den damit verbundenen Ergebnissen (Baranski et al., 2007).

Baranski et al. (2007) führten eine Schlafentzugsstudie über Nacht durch, um die Auswirkungen von Schlafverlust auf die Entscheidungsfindung im Team zu untersuchen. Sie verwendeten eine computersimulierte Navy-Überwachungs- und Bedrohungsbeurteilungsaufgabe, die regelmäßig über die Wachzeit hinweg durchgeführt wurde. Für jeden Aufgabenblock absolvierten die Probanden 4 Bedingungen: (1) in Gruppen von 4 Personen arbeiten mit einem Anführer und 3 Untergebenen, um individuelle Bedrohungsbeurteilungen zu treffen, die letztendlich vom Anführer entschieden wurden; (2) erneut in Gruppen von 4 Personen arbeiten, wobei jeder Untergebene unterschiedliche Verantwortlichkeiten von den anderen hatte; (3) die Aufgabe mit Feedback über die Genauigkeit der Bedrohungsbeurteilung wiederholen; (4) die Aufgabe individuell durchführen. Insgesamt nahm die Anzahl der begangenen Fehler zu, und die Verarbeitungszeiten verlangsamten sich mit zunehmender Wachzeit. Darüber hinaus war die Einzelleistung schlechter als die Gesamtleistung des Teams, was darauf hindeutet, dass Schlafverlust motivationale Gewinne begünstigt, zumindest in Situationen, in denen Teammitglieder indirekt interagieren müssen. Schlafverlust hatte auch insofern eine positive Auswirkung auf die Teamdynamik, als die Teams mit Fortschreiten der Schlafentzugsperiode eine erhöhte Kameradschaft und Solidarität zeigten (Baranski et al., 2007). Eine Studie, die jedoch über vier aufeinanderfolgende Tage Navy-Wachpläne simulierte (zirkadiane Fehlausrichtung) fand heraus, dass, obwohl die Teamkohäsion über wiederholte Durchführungen einer Kommunikationsaufgabe zunahm, es eine Verschiebung hin zur sozialen Trägheit (Motivationsverluste) über die Studientage und zunehmenden Schlafmangel gab (Sparrow et al., 2015). Insgesamt zeigen diese Ergebnisse, dass, obwohl die Teamkohäsion mit der gemeinsam verbrachten Arbeitszeit zu steigen scheint, es auch wichtig ist, die Teamumgebung – ob es sich um direkte oder indirekte Kommunikation handelt – und die Gesamtzusammensetzung des Teams zu berücksichtigen.

Affektive Verarbeitung

Ein weiterer Schlüsselaspekt der sozialen Kognition ist die Fähigkeit, die Emotionen anderer und die eigenen zu erkennen. Prosoziale Verhaltensweisen und Interaktionen in dynamischen Gruppenumgebungen erfordern oft die Identifizierung komplexer und manchmal mehrdeutiger emotionaler Reaktionen anderer und die angemessene Kalibrierung persönlicher emotionaler Reaktionen. Die Unfähigkeit, die Emotionen anderer angemessen zu erkennen und darauf zu reagieren, kann zu einem Zusammenbruch der Teamdynamik führen, prosoziale Verhaltensweisen hemmen und zwischenmenschliche Konflikte schaffen. Wie bei prosozialen Verhaltensweisen und teambasierten Entscheidungsfindungen zeigt die Literatur in diesem Bereich, dass Schlafentzug die Fähigkeit, einige Emotionen zu erkennen, emotionale soziale Hinweise zu identifizieren (z. B. Sarkasmus) und individuelle Reaktionen in negativ valenten Szenarien zu kalibrieren, verringert. Eine vollständige Überprüfung der Beziehung zwischen Schlafverlust und emotionaler Verarbeitung würde den Rahmen dieses Kapitels sprengen, wir möchten jedoch einen kurzen Überblick über einige Schlüsselergebnisse geben, die sich auf soziale Interaktionen beziehen (siehe Goldschmied, Kap. „Einfluss von Schlaf auf die Emotionsregulation", in diesem Buch, zur Überprüfung von Schlaf und Emotionsregulation).

Schlafbeschränkung und -entzug haben weitreichende Auswirkungen auf das emotionale Bewusstsein und die Reaktionsfähigkeit des Einzelnen. Schlafverlust führt zu Beeinträchtigungen im Verständnis und in der Wahrnehmung der eigenen Emotionen (Killgore et al., 2008), schlechterer allgemeiner Stimmung (Dinges et al., 1997; Lingenfelser et al., 1994; Talbot et al., 2010; Tempesta et al., 2010), einer Neigung, neutrale Reize als negativ zu betrachten (Tempesta et al., 2010, 2015), erhöhter Wahrnehmung von und emotionaler Reaktion auf sowohl neutrale als auch negative Ereignisse (Simon et al., 2015; Talbot et al., 2010; Zohar et al., 2005); zudem erhöht er die Wahrscheinlichkeit, schlecht (z. B. Aggression, Schuldzuweisung, Verantwortungsverweigerung) auf frustrierende Situationen zu reagieren (Kahn-Greene, et al., 2006; Križan & Hisler, 2018). Diese Auswirkungen auf den Einzelnen beeinträchtigen insgesamt die sozialen Interaktionen, wobei sich der Einzelne seiner Emotionen weniger bewusst ist, er eine schlechtere allgemeine Stimmungslage aufweist sowie eine erhöhte Wahrscheinlichkeit zeigt, negativ auf Interaktionen zu reagieren. Darüber hinaus führt Schlafverlust zu geringerer emotionaler Ausdrucksfähigkeit gegenüber positiven Reizen (Minkel et al., 2011), was möglicherweise soziale Interaktionen behindert, indem dadurch die Reaktionsfähigkeit auf positive Interaktionen eingeschränkt wird (siehe Sundelin und Holding, Kap. „Schlaf und soziale Eindrücke", in diesem Buch).

In Bezug auf die Erkennung der Emotionen anderer sind die Ergebnisse inkonsistent. Studien zur Emotionserkennung basieren in der Regel auf Aufgaben, bei denen die Probanden Fotografien oder computergenerierte Bilder von Gesichtsausdrücken betrachten, die entweder „rein" (eine einzige Emotion) sind oder so verändert wurden, dass sie mehrdeutiger sind und Mischungen aus zwei oder mehr Emotionen aufweisen. In der Literatur beeinträchtigt Schlafentzug die Geschwindigkeit und Genauigkeit der Erkennung von Gesichtsemotionen, insbesondere wenn der Gesichtsausdruck mehrdeutig ist, obwohl die spezifisch beeinträchtigten Emotionen von Studie zu Studie variieren (Cote et al., 2014; Crönlein et al., 2016; Huck et al., 2008; Killgore et al., 2017; Maccari et al., 2014; van der Helm et al., 2010). Darüber hinaus neigen Personen mit Schlafentzug dazu, Gesichtsausdrücke als bedrohlich zu betrachten, unabhängig von der vermittelten Emotion (Goldstein-Piekarski et al., 2015); auch beeinträchtigt der Schlafentzug die Fähigkeit, sich mit emotionalen Zuständen anderer Personen zu identifizieren (Guadagni et al., 2014), und er verlangsamt die Fähigkeit, Sarkasmus von anderen zu erkennen (Deliens et al., 2015).

Insgesamt zeigen diese Ergebnisse, dass Schlafverlust die Fähigkeit beeinträchtigt, Hinweise aus dem Umfeld sowie intra- und interpersonale affektive Zeichen schnell und genau zu erkennen und darauf zu reagieren. Für diese Auswirkungen gibt es zwei ergänzende Erklärungen: Erstens führt Schlafentzug zu einer erhöhten Aktivierung des emotionalen Salienzsystems, einschließlich der Amygdala, bei Präsentation von negativen Reizen (Yoo et al., 2007). Zweitens scheint Schlafverlust die präfrontale Aktivierung zu beeinträchtigen (Thomas et al., 2000) und führt so zu einer verminderten (prä)frontalen Konnektivität sowohl zu negativen als auch zu neutralen Reizen (Simon et al., 2015; Yoo et al., 2007). Die Reduzierung der frontalen Konnektivität könnte wiederum die emotionale Aktivierungsschwelle senken, was zu einer erhöhten Neigung führt, auf neutrale und negative Reize mit einer emotional fehlkalibrierten Reaktion zu reagieren. Allerdings sind weitere Arbeiten in diesem Bereich erforderlich, um die widersprüchliche Reaktionsfähigkeit auf spezifische Emotionen und mehrdeutige Situationen besser zu erklären.

Exemplarisches Beispiel: Ehebeziehungen

Ehe und Zusammenleben können als hervorragendes Beispiel für soziale und affektive Prozesse dienen, die von Schlafmangel beeinflusst werden. In diesen Beziehungen sind das Bedürfnis nach prosozialem Verhalten, Entscheidungsfindung im Team, Emotionserkennung und individuelle emotionale Regulation inhärent. Alle diese Prozesse werden, wie bereits erwähnt, durch Schlafmangel nachteilig beeinflusst (Killgore et al., 2008; Simon et al., 2015; Tempesta et al., 2010, 2015; Yoo et al., 2007; Zohar et al., 2005). Aus Forschungssicht sind verheiratete Paare auch eine gut geeignete Stichprobe aufgrund ihrer täglichen Interaktionen (für eine Überprüfung von Schlaf und engen Beziehungen, siehe Gunn und Eberhardt, Kap. „Schlaf im Kontext von engen Beziehungen").

Frühere Arbeiten zeigen, dass innerhalb dieser Beziehungen schlechter Schlaf und Schlafmangel mit mehr Meinungsverschiedenheiten (McFadyen et al., 2001), größerer Feindseligkeit (Gordon & Chen, 2014; Hasler & Troxel, 2010), erhöhten Vorfällen von zwischenmenschlichen Konflikten, mehr negativen Partnerinteraktionen (Hasler & Troxel, 2010), verminderter empathischer Genauigkeit (Gordon & Chen, 2014), weniger erfolgreicher Konfliktlösung (Gordon und Chen, 2014) und geringerer Beziehungszufriedenheit (Strawbridge et al., 2004) assoziiert sind. Diese Effekte treten auf, wenn beide Ehepartner Schlafmangel erleben (Wilson et al., 2017). Gordon und Chen (2014) zeigten jedoch, dass Schlafmangel bei einem Partner nicht nur seine/ihre eigenen Fähigkeiten beeinflussen kann, sondern auch die des anderen Partners. Darüber hinaus besteht möglicherweise eine bidirektionale Beziehung, die eine Vorwärts-Rückkopplungsschleife erzeugt, in der schlechte Partnerinteraktionen während des Tages zu schlechterem nächtlichem Schlaf führen (Hasler & Troxel, 2010; Prigerson et al., 1999), was letztendlich wiederum zu schlechten Interaktionen am nächsten Tag beiträgt (Gordon & Chen,

2014; Wilson et al., 2017). Insgesamt unterstreichen diese Ergebnisse die Notwendigkeit von ausreichendem, hochwertigem Schlaf für die Aufrechterhaltung enger zwischenmenschlicher und sozialer Beziehungen.

Bedeutende Unsicherheiten und zukünftige Entwicklung

Obgleich die hier vorgestellten neuen Erkenntnisse deutlich aufzeigen, dass unzureichender Schlaf zahlreiche Aspekte der sozialen Kognition, Interaktion und Urteilsfähigkeit beeinträchtigt, bleiben dennoch Unsicherheiten, die adressiert werden müssen. Zum einen werden die meisten Studien, die Schlafverlust mit sozialer Kognition in Verbindung bringen – einschließlich prosozialem Verhalten, Entscheidungsfindung und affektiver Verarbeitung – mit akuten Episoden von totalem Schlafentzug unterschiedlicher Länge (z. B. 26,5 Stunden bei Killgore et al., 2017, bis 55 Stunden bei Cote et al., 2014) in einem Laborsetting durchgeführt. Obwohl die experimentelle Kontrolle unter diesen Bedingungen hoch ist, spiegeln sie wahrscheinlich nicht die typischen realen Schlafmuster oder Erfahrungen wider, die die meisten Menschen regelhaft haben. Es ist unwahrscheinlich, dass Einzelpersonen regelmäßig einen kontinuierlichen Schlafentzug von mehr als 24 Stunden haben, es sei denn, dies wird durch extreme Arbeitsbedingungen vorgeschrieben (z. B. Ärzte, Militärdienst).

In der Realität ist es meistens so, dass viele Menschen einfach nicht in der Lage sind, regelmäßig ausreichenden, hochwertigen Schlaf zu bekommen (Bayon et al., 2014; Hirshkowitz et al., 2015), was eine Vielzahl an Gründen haben kann, einschließlich neurologische Zustände, Arbeits- und Familienstress und schlechte Schlafhygiene. Diese Problematik wird durch zirkadiane Störungen – wie Schichtarbeit, militärische Wachzyklen, die sich nicht an traditionelle 24-Stunden-Tage halten, traumainduzierte zirkadiane Verschiebungen – noch verschärft. Aktuelle Studien erfassen nicht die Auswirkungen auf soziale Interaktionen bei Personen mit atypischen Schlafmustern oder chronischer partieller Schlafrestriktion. Jedoch müssen wir in der Lage sein, die Forschungsergebnisse auf diese Bedingungen, welche die ökologische Landschaft widerspiegeln, generalisiert zu übertragen. Daher besteht die Notwendigkeit, gezielte Forschung zu betreiben, um die Beziehungen zwischen sozialer Kognition, Interaktion und Urteilsvermögen mit Schlafverlustbedingungen zu identifizieren, welche die außerhalb des Labors erlebten Schlafverlustmuster besser reflektieren. Dies muss notwendigerweise nicht nur Überlegungen für die Art des erlebten Verlusts (wie bereits beschrieben, ist ein expansiver totaler Schlafentzug im Vergleich zu wiederholtem partiellem Schlafverlust eher ungewöhnlich), sondern auch dessen Ausmaß (einzelne Sitzungen, die länger als 24 Stunden dauern vs. wiederholte Verluste von mehreren Stunden) einschließen.

Ein weiteres Problem, das die Generalisierbarkeit von Forschungsstudien beeinflusst, ist die Tatsache, dass die meisten prosozialen, entscheidungsorientierten und Emotionserkennungsaufgaben bisher in der Regel individuell an einem

Computer (z. B. Gesichter an einem Computer betrachten; ein prosoziales Spiel an einem Computer spielen) oder mittels Selbsteinschätzung durchgeführt wurden (Anderson & Dickinson, 2010). Daher sind die Auswirkungen von Schlafverlust auf diese wesentlichen sozialen Fähigkeiten nur grob auf die Ausführung von Aufgaben an einem Computer oder auf Bedingungen, die eine Wahrnehmungsmodalität betreffen, generalisierbar. Es gibt nur wenige Forschungsarbeiten, die Auswirkungen von Face-to-Face-Interaktionen untersucht haben. Darüber hinaus haben bislang keine Studien die Teamdynamik (3+ Personen) untersucht, wenn eine oder mehrere Personen eine Art von Schlafverlust erleben. Daher mangelt es in diesem Forschungsbereich derzeit noch an ökologischer Validität. Diese Lücke in der ökologisch validen Forschung hat praxisrelevante Auswirkungen auf militärische Einheiten und Notfallteams, die notgedrungen einen Schlafverlust oder Schlafentzug erleiden und dabei harmonisch als Einheit funktionieren müssen, um eine Mission zu erfüllen. Das Fehlen von Literatur über Teamdynamik und Schlafverlust ist ein wichtiger Aspekt. Wie in diesem Kapitel diskutiert, gibt es starke und belastbare Beweise dafür, dass unzureichender Schlaf viele der Kernmerkmale sozialer Kognition beeinflusst. Zukünftige Arbeiten müssen beginnen, diese Erkenntnisse über die sterilen Grenzen des Labors hinaus zu erweitern und realistischere, ökologisch valide und breit anwendbare Situationen einzubeziehen.

Angesichts der oben genannten Lücken in der Literatur sind noch weitere Studien erforderlich, um die Beziehung und wechselseitigen Auswirkungen von Schlaf und sozialer Kognition zu klären (siehe Gordon, Mendes und Prather, Kap. „Schlaf und soziale Prozesse“). Insbesondere muss die Laborforschung in diesem Bereich über traditionelle Paradigmen (laborbasierter Schlafentzug) hinaus zu natürlicheren Settings und Schlafbedingungen weiterentwickelt werden. Während Schlafentzug ein notwendiger Aspekt bestimmter Arbeitsumgebungen oder Lebenssituationen sein kann (z. B. Eltern mit kleinen Kindern), erleben viele mehr Menschen chronischen partiellen Schlafverlust als regelmäßigen Teil des Lebens. Viele gehen einer Tätigkeit mit Schichtarbeit nach, die zu zirkadianen Störungen führt. Studien, die diese verschiedenen Schlafgewohnheiten und täglichen Rhythmen untersuchen, werden Erkenntnisse liefern, die insbesondere auf aktuelle soziale Kontexte generalisierbar sind.

Darüber hinaus würde die zukünftige Forschung von Studien profitieren, die Testmethoden einsetzen, welche nicht auf computerbasierten, individualistischen Antworten basieren. Prosoziale Verhaltensweisen sind eine notwendige Komponente für das harmonische Funktionieren innerhalb kleiner Gruppen und Teams, aber diese Verhaltensweisen können nicht ausreichend quantifiziert werden, wenn Einzelpersonen prosoziale Verhaltensaufgaben an einem Computer in sozialer Isolation abschließen. Face-to-Face-Interaktionen und Teamdynamiken müssen auf gründlichere und systematischere Weise quantifiziert werden. Darüber hinaus hat die Teamdynamik, wenn eine oder mehrere Personen Schlafverlust erleben, und insbesondere wenn es eine Hierarchie innerhalb der Gruppe gibt (z. B. Schlafverlust in der Führung vs. Schlafverlust in der Nichtführung), Auswirkungen auf verschiedene Arbeitsbereiche, einschließlich des Militärdienstes (zur Überprüfung von Schlaf und organisatorischem Verhalten, siehe Rogers, Budnick und Barber,

Kap. „Schlaf und soziales Verhalten in Organisationen: Auswirkungen auf die Aufgabenerfüllung“).

Indem wir die aktuellen Forschungsbemühungen auf diese Weise erweitern, können wir ein umfassenderes Bild davon gewinnen, wie der Schlaf die zwischenmenschlichen Beziehungen und Interaktionen im täglichen Leben beeinflussen kann. Durch die Quantifizierung dieser Effekte könnte es möglich sein, Einzelpersonen über die Auswirkungen und Indikatoren für unbeabsichtigt verändertes soziales Verhalten als Folge von unzureichendem und schlechtem Schlaf aufzuklären. Darüber hinaus könnten solche Aufklärungsbemühungen und gezielte Interventionen weitreichend eingesetzt werden, um soziale und eheliche Beziehungen, Arbeitsumgebungen und Teamdynamiken sowie die allgemeine Arbeitsproduktivität zu verbessern.

Literatur

Adolphs, R. (2001). The neurobiology social cognition. *Current Opinion in Neurobiology, 11*, 231–239. https://doi.org/10.1016/S0959-4388(00)00202-6

Alkozei, A., Haack, M., Skalamera, J., Smith, R., Satterfield, B. C., Raikes, A. C., & Killgore, W. D. S. (2018). Chronic sleep restriction affects the association between implicit bias and explicit social decision-making. *Sleep Health, 4*, 456–462. https://doi.org/10.1016/j.sleh.2018.07.003

Alkozei, A., Killgore, W. D. S., Smith, R., Dailey, N., Bajaj, S., & Haack, M. (2017). Chronic sleep restriction increases negative implicit attitudes towards Arab Muslims. *Scientific Reports, 7*(1), 4285. https://doi.org/10.1038/s41598-017-04585-w

Amodio, D. M., & Frith, C. D. (2006). Meeting of minds: The medial frontal cortex and social cognition. *Nature Reviews Neuroscience, 7*(4), 268–277. https://doi.org/10.1038/nrn1884

Anderson, C., & Dickinson, D. L. (2010). Bargaining and trust: The effects of 36-h total sleep deprivation on socially interactive decisions. *Journal of Sleep Research, 19*, 54–63. https://doi.org/10.1111/j.1365-2869.2009.00767.x

Baranski, J. V., Thompson, M. M., Lichacz, F. M. J., McCann, C., Gil, V., Pastò, L., & Pigeau, R. A. (2007). Effects of sleep loss on team decision making: Motivational loss or motivational gain? *Human Factors: The Journal of the Human Factors and Ergonomics Society, 49*(4), 646–660. https://doi.org/10.1518/001872007X215728

Barnes, C. M., Gunia, B. C., & Wagner, D. T. (2015). Sleep and moral awareness. *Journal of Sleep Research, 24*(2), 181–188. https://doi.org/10.1111/jsr.12231

Barnes, C. M., & Hollenbeck, J. R. (2009). Sleep deprivation and decision-making teams: Burning the midnight oil or playing with fire? *Academy of Management Review, 34*(1), 56–66. https://doi.org/10.5465/AMR.2009.35713280

Barnes, C. M., Schaubroeck, J., Huth, M., & Ghumman, S. (2011). Lack of sleep and unethical conduct. *Organizational Behavior and Human Decision Processes, 115*(2), 169–180. https://doi.org/10.1016/j.obhdp.2011.01.009

Baumeister, R. F., Muraven, M., & Tice, D. M. (2000). Ego depletion: A resource model of volition, self-regulation, and controlled processing. *Social Cognition, 18*(2), 130–150. https://doi.org/10.1521/soco.2000.18.2.130

Bayon, V., Leger, D., Gomez-Merino, D., Vecchierini, M.-F., & Chennaoui, M. (2014). Sleep debt and obesity. *Annals of Medicine, 46*(5), 264–272. https://doi.org/10.3109/07853890.2014.931103

Blais, A.-R., & Thompson, M. M. (2013). What would I do? Civilians' ethical decision making in response to military dilemmas. *Ethics & Behavior, 23*(3), 237–249. https://doi.org/10.1080/10508422.2012.748634

Bodenhausen, G. V. (1990). Stereotypes as judgmental heuristics: Evidence of circadian variations in discrimination. *Psychological Science, 1*(5), 319–322. https://doi.org/10.1111/j.1467-9280.1990.tb00226.x.

Center for Disease Control and Prevention. (2015). Insufficent sleep is a public health epidemic. http://www.cdc.gov/features/dssleep/.

Christian, M. S., & Ellis, A. P. J. (2011). Examining the effects of sleep deprivation on workplace deviance: A self-regulatory perspective. *Academy of Management Journal, 54*(5), 913–934. https://doi.org/10.5465/amj.2010.0179.

Chuah, Y. M. L., Venkatraman, V., Dinges, D. F., & Chee, M. W. L. (2006). The neural basis of interindividual variability in inhibitory efficiency after sleep deprivation. *Journal of Neuroscience, 26*(27), 7156–7162. https://doi.org/10.1523/jneurosci.0906-06.2006.

Cote, K. A., Mondloch, C. J., Sergeeva, V., Taylor, M., & Semplonius, T. (2014). Impact of total sleep deprivation on behavioural neural processing of emotionally expressive faces. *Experimental Brain Research, 232*(5), 1429–1442. https://doi.org/10.1007/s00221-013-3780-1.

Crönlein, T., Langguth, B., Eichhammer, P., & Busch, V. (2016). Impaired recognition of facially expressed emotions in different groups of patients with sleep disorders. *PLoS One, 11*(4), e0152754. https://doi.org/10.1371/journal.pone.0152754.

Deliens, G., Stercq, F., Mary, A., Slama, H., Cleeremans, A., Peigneux, P., & Kissine, M. (2015). Impact of acute sleep deprivation on sarcasm detection. *PLoS One, 10*(11), 1–19. https://doi.org/10.1371/journal.pone.0140527.

Demos, K. E., Hart, C. N., Sweet, L. H., Mailloux, K. A., Trautvetter, J., Williams, S. E., … McCaffery, J. M. (2016). Partial sleep deprivation impacts impulsive action but not impulsive decision-making. *Physiology and Behavior, 164*, 214–219. https://doi.org/10.1016/j.physbeh.2016.06.003.

Dickinson, D. L., & McElroy, T. (2017). Sleep restriction and circadian effects on social decisions. *European Economic Review, 97*, 57–71. https://doi.org/10.1016/j.euroecorev.2017.05.002.

Dinges, D. F., Pack, F., Williams, K., Gillen, K. A., Powell, J. W., Ott, G. E., … Pack, A. I. (1997). Cumulative sleepiness, mood disturbance, and psychomotor vigilance performance decrements during a week of sleep restricted to 4-5 hours per night. *Sleep, 20*(4), 267–277. https://doi.org/10.1093/sleep/20.4.267.

Drummond, S. P., Paulus, M. P., & Tapert, S. F. (2006). Effects of two nights sleep deprivation and two nights recovery sleep on response inhibition. *Journal of Sleep Research, 15*(3), 261–265. https://doi.org/10.1111/j.1365-2869.2006.00535.x.

Engle-Friedman, M., Mathew, G. M., Martinova, A., Armstrong, F., & Konstantinov, V. (2018). The role of sleep deprivation and fatigue in the perception of task difficulty and use of heuristics. *Sleep Science, 11*(2), 74–84. https://doi.org/10.5935/1984-0063.20180016.

Evans, J. S. B. T. (2008). Dual-processing accounts of reasoning, judgment, and social cognition. *Annual Review of Psychology, 59*, 255–278. https://doi.org/10.1146/annurev.psych.59.103006.093629.

Forsythe, R., Horowitz, J. L., Savin, N. E., & Sefton, M. (1994). Fairness in simple bargaining experiments. *Games and Economic Behavior, 6*, 347–369. https://doi.org/10.1006/game.1994.1021.

Frith, C. D., & Frith, U. (2007). Social cognition in humans. *Current Biology, 17*(16), 724–732. https://doi.org/10.1016/j.cub.2007.05.068.

Frith, U., & Blakemore, S.-J. (2006). Social cognition. In R. Morris, L. Tarassenko, & M. Kenward (Hrsg.), *Cognitive systems – information processing meets brain science* (pp. 138–162). Academic, San Diego, CA. https://doi.org/10.1037/e514672004-001.

Frith, U., & Frith, C. (2010). The social brain: Allowing humans to boldly go where no other species has been. *Philosophical Transactions of the Royal Society B: Biological Sciences, 365*(1537), 165–175. https://doi.org/10.1098/rstb.2009.0160.

Gawronski, B., & Creighton, L. A. (2013). Dual-process theories. In D. E. Carlston (Hrsg.), *The Oxford handbook of social cogntiion* (S. 282–312). Oxford University Press. https://doi.org/10.1017/S0140525X03340130.

Ghumman, S., & Barnes, C. M. (2013). Sleep and prejudice: A resource recovery approach. *Journal of Applied Social Psychology, 43*, E166–E178. https://doi.org/10.1111/jasp.12045.

Goldstein-Piekarski, A. N., Greer, S. M., Saletin, J. M., & Walker, M. P. (2015). Sleep deprivation impairs the human central and peripheral nervous system discrimination of social threat. *Journal of Neuroscience, 35*(28), 10135–10145. https://doi.org/10.1523/jneurosci.5254-14.2015.

Gordon, A. M., & Chen, S. (2014). The role of sleep in interpersonal conflict: Do sleepless nights mean worse fights? *Social Psychological and Personality Science, 5*(2), 168–175. https://doi.org/10.1177/1948550613488952.

Greene, J. D. (2001). An fMRI investigation of emotional engagement in moral judgment. *Science, 293*(5537), 2105–2108. https://doi.org/10.1126/science.1062872.

Greenwald, A. G., & Krieger, L. H. (2006). Implicit bias: Scientific foundations implicit bias. *California Law Review, 94*(4), 945–967. https://doi.org/10.15779/Z38GH7F.

Greenwald, A. G., McGhee, D. E., & Schwartz, J. L. K. (1998). Measuring individual differences in implicit cognition: The implicit association test. *Journal of Personality and Social Psychology, 74*(6), 1464–1480. https://doi.org/10.1037/0022-3514.74.6.1464.

Guadagni, V., Burles, F., Ferrara, M., & Iaria, G. (2014). The effects of sleep deprivation on emotional empathy. *Journal of Sleep Research, 23*(6), 657–663. https://doi.org/10.1111/jsr.12192.

Gujar, N., Yoo, S.-S., Hu, P., & Walker, M. P. (2011). Sleep deprivation amplifies reactivity of brain reward networks, biasing the appraisal of positive emotional experiences. *Journal of Neuroscience, 31*(12), 4466–4474. https://doi.org/10.1523/jneurosciI.3220-10.2011.Sleep.

Gunia, B. C., Barnes, C. M., & Sah, S. (2014). The morality of larks and owls: Unethical behavior depends on chronotype as well as time of day. *Psychological Science, 25*(12), 2272–2274. https://doi.org/10.1177/0956797614541989.

Güth, W., Schmittberger, R., & Schwarze, B. (1983). An experimental analysis of ultimatum bargaining. *Journal of Economic Behavior & Organization, 3*(4), 367–388.

Harrison, Y., & Horne, J. A. (2000). The impact of sleep deprivation on decision making: A review. *Journal of Experimental Psychology: Applied, 6*(3), 236–249. https://doi.org/10.1037/1076-8o8X.6.3.236.

Hasler, B. P., & Troxel, W. M. (2010). Couples' nighttime sleep efficiency and concordance: Evidence for bidirectional associations with daytime relationship functioning. *Psychosomatic Medicine, 72*(8), 794–801. https://doi.org/10.1097/psy.0b013e3181ecd08a.

Hirshkowitz, M., Whiton, K., Albert, S. M., Alessi, C., Bruni, O., DonCarlos, L., … Adams Hillard, P. J. (2015). National Sleep Foundation's sleep time duration recommendations: Methodology and results summary. *Sleep Health, 1*, 40–43. https://doi.org/10.1016/j.sleh.2014.12.010.

Huck, N. O., Mcbride, S. A., Kendall, A. P., Grugle, N. L., & Killgore, W. D. S. (2008). The effects of modafinil, caffeine, and dextroamphetamine on judgments of simple versus complex emotional expressions following sleep deprivation. *International Journal of Neuroscience, 118*(4), 487–502. https://doi.org/10.1080/00207450601125907.

Jones, T. M. (1991). Ethical decision making by individuals in organizations: An issue-contingent model. *Academy of Management Review, 16*(2), 366–395. https://doi.org/10.5465/amr.1991.4278958.

Kahn-Greene, E. T., Killgore, D. B., Kamimori, G. H., Balkin, T. J., & Killgore, W. D. S. (2007). The effects of sleep deprivation on symptoms of psychopathology in healthy adults. *Sleep Medicine, 8*(3), 215–221. https://doi.org/10.1016/j.sleep.2006.08.007.

Kahn-Greene, E. T., Lipizzi, E. L., Conrad, A. K., Kamimori, G. H., & Killgore, W. D. S. (2006). Sleep deprivation adversely affects interpersonal responses to frustration. *Personality and Individual Differences, 41*(8), 1433–1443. https://doi.org/10.1016/j.paid.2006.06.002.
Killgore, W. D. S., Balkin, T. J., & Wesensten, N. J. (2006). Impaired decision making following 49 hours of sleep deprivation. *Journal of Sleep Research, 15*(1), 7–13. https://doi.org/10.1111/j.1365-2869.2006.00487.x.
Killgore, W. D. S., Balkin, T. J., Yarnell, A. M., & Capaldi, V. F., II. (2017). Sleep deprivation impairs recognition of specific emotions. *Neurobiology of Sleep Circadian Rhythms, 3*, 10–16. https://doi.org/10.1016/j.nbscr.2017.01.001.
Killgore, W. D. S., Grugle, N. L., & Balkin, T. J. (2012). Gambling when sleep deprived: Don't bet on stimulants. *Chronobiology International, 29*(1), 43–54. https://doi.org/10.3109/07420528.2011.635230.
Killgore, W. D. S., Grugle, N. L., Killgore, D. B., Leavitt, B. P., Watlington, G. I., McNair, S., & Balkin, T. J. (2008). Restoration of risk-propensity during sleep deprivation: Caffeine, Dextroamphetamine, and Modafinil. *Aviation, Space, and Environmental Medicine, 79*(9), 867–874. https://doi.org/10.3357/asem.2259.2008.
Killgore, W. D. S., Kahn-Greene, E. T., Lipizzi, E. L., Newman, R. A., Kamimori, G. H., & Balkin, T. J. (2008). Sleep deprivation reduces perceived emotional intelligence and constructive thinking skills. *Sleep Medicine, 9*(5), 517–526. https://doi.org/10.1016/j.sleep.2007.07.003.
Killgore, W. D. S., Killgore, D. B., Day, L. M., Li, C., Kamimori, G. H., & Balkin, T. J. (2007). The effects of 53 hours of sleep deprivation on moral judgement. *Sleep, 30*(3), 345–352. https://doi.org/10.1093/sleep/30.3.345.
Krizan, Z., & Hisler, G. (2018). Sleepy anger: Restricted sleep amplifies angry feelings. Journal of Experimental Psychology: General. Advance online publication. https://doi.org/10.1037/xge0000522.
Latané, B., Williams, K., & Harkins, S. (1979). Many hands make light the work: The causes and consequences of social loafing. *Journal of Personality and Social Psychology, 37*(6), 822–832. https://doi.org/10.1037/0022-3514.37.6.822.
Lim, J., & Dinges, D. F. (2008). Sleep deprivation and vigilant attention. *Annals of the New York Academy of Sciences, 1129*, 305–322. https://doi.org/10.1196/annals.1417.002.
Lingenfelser, T., Kaschel, R., Weber, A., Zaiser-Kaschel, H., Jakober, B., & Küper, J. (1994). Young hospital doctors after night duty: Their task-specific cognitive status and emotional condition. *Medical Education, 28*(6), 566–572. https://doi.org/10.1111/j.1365-2923.1994.tb02737.x.
Maccari, L., Martella, D., Marotta, A., Sebastiani, M., Banaj, N., Fuentes, L. J., & Casagrande, M. (2014). Effects of sleep loss on emotion recognition: A dissociation between face and word stimuli. *Experimental Brain Research, 232*, 3147–3157. https://doi.org/10.1007/s00221-014-3995-9.
McFadyen, T. A., Espie, C. A., McArdle, N., Douglas, N. J., & Engleman, H. M. (2001). Controlled, prospective trial of psychosocial function before and after continuous positive airway pressure therapy. *The European Respiratory Journal, 18*(6), 996–1002. https://doi.org/10.1183/09031936.01.00209301.
Minkel, J., Htaik, O., Banks, S., & Dinges, D. (2011). Emotional expressiveness in sleep-deprived healthy adults. *Behavioral Sleep Medicine, 9*(1), 5–14. https://doi.org/10.1080/15402002.2011.533987.
Olsen, O. K., Pallesen, S., & Eid, J. (2010). The impact of partial sleep deprivation on moral reasoning in military officers. *Sleep, 33*(8), 1086–1090. https://doi.org/10.1093/sleep/33.8.1086.
Prigerson, H. G., Maciejewski, P. K., & Rosenheck, R. A. (1999). The effects of marital dissolution and marital quality on health and health service use among women. *Medical Care, 37*(9), 858–873. https://doi.org/10.1097/00005650-199909000-00003.
Rilling, J. K., King-Casas, B., & Sanfey, A. G. (2008). The neurobiology of social decision-making. *Current Opinion in Neurobiology, 18*, 159–165. https://doi.org/10.1016/j.conb.2008.06.003.

Rilling, J. K., & Sanfey, A. G. (2011). The neuroscience of social decision-making. *Annual Review of Psychology, 62*, 23–48. https://doi.org/10.1146/annurev.psych.121208.131647.

Sanfey, A. G. (2003). The neural basis of economic decision-making in the ultimatum game. *Science, 300*(5626), 1755–1758. https://doi.org/10.1126/science.1082976.

Sanfey, A. G. (2007). Social decision-making: Insights from game theory and neuroscience. *Science, 318*, 598–602. https://doi.org/10.1126/science.1142996.

Satterfield, B. C., & Killgore, W. D. S. (2019). Sleep loss, executive function, and decision-making. In M. A. Grandner (Hrsg.), *Sleep and health* (S. 339–358). Elsevier.

Simon, E. B., Oren, N., Sharon, H., Kirschner, A., Goldway, N., Okon-Singer, H., … Hendler, T. (2015). Losing neutrality: The neural basis of impaired emotional control without sleep. *Journal of Neuroscience, 35*(38), 13194–13205. https://doi.org/10.1523/jneurosci.1314-15.2015.

Sparrow, A. R., Smith, K., Skornyakov, E., Shattuck, N. L., Matsangas, P., & Van Dongen, H. P. A. (2015). A pilot study of team communication in simulated navy watch schedules. *Sleep-Wake Research in the Netherlands, 26*, 48–51.

Strawbridge, W. J., Shema, S. J., & Roberts, R. E. (2004). Impact of spouses' sleep problems on partners. *Sleep, 27*(3), 527–531. https://doi.org/10.1093/sleep/27.3.527.

Talbot, L. S., McGlinchey, E. L., Kaplan, K. A., Dahl, R. E., & Harvey, A. G. (2010). Sleep deprivation in adolescents and adults: Changes in affect. *Emotion, 10*(6), 831–841. https://doi.org/10.1037/a0020138.

Tempesta, D., Couyoumdjian, A., Curcio, G., Moroni, F., Marzano, C., De Gennaro, L., & Ferrara, M. (2010). Lack of sleep affects the evaluation of emotional stimuli. *Brain Research Bulletin, 82*(1), 104–108. https://doi.org/10.1016/j.brainresbull.2010.01.014.

Tempesta, D., Couyoumdjian, A., Moroni, F., Marzano, C., De Gennaro, L., & Ferrara, M. (2012). The impact of one night of sleep deprivation on moral judgments. *Social Neuroscience, 7*(3), 292–300. https://doi.org/10.1080/17470919.2011.614002.

Tempesta, D., De Gennaro, L., Natale, V., & Ferrara, M. (2015). Emotional memory processing is influenced by sleep quality. *Sleep Medicine, 16*(7), 862–870. https://doi.org/10.1016/j.sleep.2015.01.024.

Thomas, M. L., Sing, H. C., Belenky, G., Holcomb, H. H., Mayberg, H. S., Dannals, R. F., … Redmond, D. P. (2000). Neural basis of alertness and cognitive performance impairments during sleepiness I. Effects of 48 and 72 h of sleep deprivation on waking human regional brain activity. *Journal of Sleep Research, 9*, 335–352. https://doi.org/10.1016/S1472-9288(03)00020-7.

van der Helm, E., Gujar, N., & Walker, M. P. (2010). Sleep deprivation impairs the accurate recognition of human emotions. *Sleep, 33*(3), 335–342. https://doi.org/10.1093/sleep/33.3.335.

Van Overwalle, F. (2009). Social cognition and the brain: A meta-analysis. *Human Brain Mapping, 30*, 829–858. https://doi.org/10.1002/hbm.20547.

Venkatraman, V., Chuah, Y. M. L., Huettel, S. A., & Chee, M. W. L. (2007). Sleep deprivation elevates expectation of gains and attenuates response to losses following risky decisions. *Sleep, 30*(5), 603–609. https://doi.org/10.1093/sleep/30.5.603.

Venkatraman, V., Huettel, S. A., Chuah, L. Y. M., Payne, J. W., & Chee, M. W. L. (2011). Sleep deprivation biases the neural mechanisms underlying economic preferences. *The Journal of Neuroscience, 31*(10), 3712–3718. https://doi.org/10.1523/jneurosci.4407-10.2011.

Wilson, S. J., Jaremka, L. M., Fagundes, C. P., Andridge, R., Peng, J., Malarkey, W. B., … Kiecolt-Glaser, J. K. (2017). Shortened sleep fuels inflammatory responses to marital conflict: Emotion regulation matters. *Psychoneuroendocrinology, 79*, 74–83. https://doi.org/10.1016/j.psyneuen.2017.02.015.

Yoo, S.-S., Gujar, N., Hu, P., Jolesz, F. A., & Walker, M. P. (2007). The human emotional brain without sleep — A prefrontal amygdala disconnect. *Current Biology, 17*(20), R877–R878. https://doi.org/10.1016/j.cub.2007.08.007.

Zohar, D., Tzischinsky, O., Epstein, R., & Lavie, P. (2005). The effects of sleep loss on medical residents' emotional reactions to work events: A cognitive-energy model. *Sleep, 28*(1), 47–54.

Die Rolle des Schlafes für anstrengende Leistung und Soziabilität

Mindy Engle-Friedman und Steven G. Young

Wie wir zu Hause, bei der Arbeit, mit unseren Familien und mit anderen agieren, wird von vielen Faktoren bestimmt. Oft wird die Rolle des Schlafes bei diesen Aktivitäten übersehen. Obwohl Menschen in einzelnen Situationen durchaus erkennen können, dass schlechter Schlaf sie reizbar oder leicht ablenkbar macht, wird das volle Ausmaß der Beeinträchtigung, die mit Schlafmangel verbunden ist, selten erfasst. Doch wie eine wachsende Zahl von Veröffentlichungen zeigt, wirken sich Schlafqualität und -dauer auf die Fähigkeit aus, anstrengende kognitive und verhaltensbezogene Aufgaben zu bewältigen, einschließlich der Steuerung und des Verständnisses sozialer Interaktionen. Zudem beeinflussen individuelle Unterschiede aufgrund des variierenden Schlafbedarfes auch jene Auswirkungen, die Schlaf oder Schlafmangel auf unsere Entscheidung hat, wie viel Energie wir für welche Aktivitäten aufbringen und für welche Ressourcen wir diese einsetzen. Im vorliegenden Kapitel geben wir einen Überblick über die Forschung zur Rolle des Schlafes in der Verfügbarkeit und Nutzung psychologischer Ressourcen und Energie sowohl in Leistungsbereichen (z. B. Studium und Arbeitsplatz) als auch im sozialen Verhalten. Darüber hinaus diskutieren wir offene Fragen und zukünftige Forschungsrichtungen mit Schwerpunkt auf Wissenslücken hinsichtlich des Einflusses von Schlaf auf die menschliche Leistung und Soziabilität.

M. Engle-Friedman (✉)
Department of Psychology, Ombuds, Baruch College Task Force on Sustainability, Baruch College, New York, NY, USA
E-Mail: mindy.engle-friedman@baruch.cuny.edu

S. G. Young
Baruch College and The Graduate Center, University of New York, New York, NY, USA

Z. Križan, *Schlaf, Persönlichkeit und soziales Verhalten*,
https://doi.org/10.1007/978-3-031-49766-7_5

Schlaf, Ressourcen und Anstrengung

Die Fähigkeit, in vielen Bereichen des täglichen Lebens volle Leistung zu erbringen, scheint zumindest teilweise davon abzuhängen, wie viel Schlaf wir im Laufe der Nacht hatten, ob der Schlaf ungestört und ununterbrochen war und wie viel Schlafmangel sich mit der Zeit akkumuliert hat. Dieses Kapitel überprüft die Rolle des Schlafes für die Leistungsfähigkeit sowie für das Bestreben des Menschen, die durch Schlafmangel verursachten Anforderungen an seine Leistungsfähigkeit zu kompensieren. Des Weiteren wird untersucht, wie viel Energie er für soziales Verhalten aufbringen muss, auf welche Weise Schlafmangel dieses Verhalten beeinflusst und welche potenziellen physischen Voraussetzungen, auch als Ressourcenkapazität bezeichnet, bestehen.

Wenn ein Organismus Anstrengungen aufwendet, die über die Grundfunktionen hinausgehen, oder alternative Strategien wählt, um ein akzeptables Leistungsniveau aufrechtzuerhalten, wird diese Bemühung als Kapazität bezeichnet. Dieses Kapitel gibt einen Überblick über die Forschung in verschiedenen Disziplinen, die versucht zu identifizieren, wie Schlaf die Leistungsfähigkeit, den Zugang zu notwendigen Ressourcen und verhaltensbezogene und subjektive Anstrengungsreaktionen auf den Schlafmangel beeinflusst. Ein Bereich von großer verhaltensbezogener Bedeutung ist das soziale Verhalten. Dieses Kapitel wird die Rolle des Schlafes für beobachtbares soziales Verhalten hervorheben, mit Schwerpunkt auf sozialen Handlungen, die in der Regel Leistungsbereitschaft und explizite Kognition erfordern. Schließlich werden die kortikalen, physiologischen und neurologischen Reaktionen auf Schlafmangel berücksichtigt, welche die Verhaltensfolge beeinflussen.

Anstrengung

Bevor wir verstehen, wie Schlafmenge und -qualität Anstrengung und Leistung beeinflussen, sollten wir zuerst *Anstrengung* definieren, ein Begriff, der eine lange Geschichte in der Psychologie hat. Zum Beispiel drehten sich frühe Diskussionen darum, ob Anstrengung (konzeptualisiert als Aufmerksamkeit und Nachdenken über einen Reiz) eine rein „intellektuelle“ Aktivität losgelöst von physischen Einschränkungen ist, oder mehr ein verkörperter Prozess, welcher der Erschöpfung und der Verfügbarkeit von Ressourcen unterliegt. Mit den Jahren wurde diese spezielle Debatte geklärt, und zeitgenössische Untersuchungen von Anstrengung definieren den Begriff als die Herausforderung, die ein Organismus bei der Zuweisung von Aufmerksamkeit zu einer Aufgabe und Engagement in Aktivität erlebt, die durch physiologisch basierte Verarbeitungskapazität begrenzt ist (Kahneman, 1973). Jede Aktivität oder Aufgabe, an der wir uns beteiligen, hat einzigartige Anforderungen an Aufmerksamkeit und Informationsverarbeitung. Jeder Organismus hat eine begrenzte Verarbeitungskapazität, die je nach dem Zustand, in dem er sich befindet, variiert (Hockey, 1997; z. B. Todd et al., 2015). Der Organismus oder das System arbeitet unter automatischer Kontrolle, wenn seine grundlegenden Informationsverarbeitungsbedürfnisse erfüllt sind, die Anforderungen an das System gering sind und keine Belastung festgestellt wird. In diesen harmlosen Situationen wird Anstrengung aufgewendet, aber die benötigten Ressourcen entsprechen denen, die verfügbar sind. Allerdings werden, genauso wie situative Variablen wie Zeitdruck, Aufgabendauer und Nichtablenkung von Aufgaben Anforderungen an den Organismus stellen, zusätzliche Ressourcen für die grundlegende Informationsverarbeitung und zur Aufrechterhaltung der Leistung benötigt (siehe Forster & Lavie, 2009; Lavie, 2005). Mit anderen Worten, das Aufrechterhalten der Geschwindigkeit bei einer Aufgabe, das lange Ausharren bei einer Aufgabe oder das Kämpfen um die Aufmerksamkeit angesichts konkurrierender Anforderungen erhöhen allesamt die für die Ausführung einer Aufgabe benötigte Anstrengung. Wenn Ressourcen nicht verfügbar sind oder wenn sie erschöpft werden, wird die Person ermüden oder erschöpft sein, das Engagement und die Leistungsqualität werden reduziert, und schließlich wird die aufgabenbezogene Aktion aufgegeben (Ackerman, 2011). Interessante, hochstimulierende und wettbewerbsfähige Aufgaben, die Feedback bieten, können das Engagement für zumindest eine kurze Zeit aufrechterhalten (siehe Horne & Pettitt, 1985; Wallerstein, 1954; Wilkinson, 1961).

Das Ausmaß, in dem Anstrengung auf Aufgabenanforderungen verteilt wird, existiert sowohl als subjektiver Zustand als auch als physisch verankerte und beobachtbare Variable. Subjektive Anstrengung ist das Gefühl, sich über die grundlegenden Anforderungen der Aufgabe hinaus angestrengt zu haben und kann während oder nach der Aufgabenleistung (Knicker et al., 2011) bewusst berichtet werden. Andererseits wird objektive verhaltensbezogene Anstrengung anhand beobachtbarer und messbarer Ergebnisse bestimmt, einschließlich Leistungsgeschwindigkeit, Arbeitsraten, Anzahl der angegangenen Probleme und Auswahl von Aufgaben verschiedener Schwierigkeitsgrade.

Schlafverlust führt zu einer Zunahme der subjektiven Anstrengung

Schlafverlust löst sowohl eine Veränderung in der Kapazität aus, um auf optimalen Ebenen zu arbeiten, als auch die Wahrnehmung einer erhöhten Aufgabenschwierigkeit. Das Gehirn scheint die für die Aufgabenbewältigung benötigten Ressourcen zu bestimmen, zu beurteilen, ob diese Ressourcen zugänglich sind, die Aufgabe in Bezug auf die verfügbaren Ressourcen zu beurteilen und zu entscheiden, ob die Ressourcen genutzt oder für höher priorisierte Aufgaben konserviert werden sollten. Während der Vergleich von Aufgabenanforderungen und der Verfügbarkeit von Ressourcen wahrscheinlich auf kortikaler Ebene erfolgt, sind einige Elemente des Prozesses subjektiv wahrnehmbar, einschließlich des Ausmaßes, in dem die Aufgabe herausfordernd erscheint, und des Interesses der Person, sich daran zu beteiligen. In einer Studie führte bereits 1 Tag Schlafverlust dazu, dass Studierende eine Lesetätigkeit als deutlich schwieriger und zeitaufwendiger (d. h. anstrengender) einschätzten als Studierende, die ihren typischen Schlaf hatten (Engle-Friedman et al., 2018). Nach 2 Tagen totalen Schlafverlusts und der Anforderung, kontinuierlich zu arbeiten, nahmen die Teilnehmer wahr, dass die Arbeitsbelastung zugenommen hatte, sie reduzierten ihr Gehtempo (Rodgers et al., 1995), und körperlich fitte Athleten, die Ermüdung erlebten, beurteilten die Aufgabe als schwieriger (Proffitt, 2006). Jugendliche Athleten, die berichteten, dass sie in der vorherigen Nacht weniger Schlaf hatten als sie benötigten, um sich ausgeruht zu fühlen, berichteten von schlechterer Stimmung und gaben an, dass ihre Sportübungen schwieriger waren. Athleten mit den häufigsten Aufwachphasen bevorzugten die einfachsten Übungen (Engle-Friedman et al., 2010). Insgesamt illustrieren diese Beispiele, dass Schlafdefizite Veränderungen in der subjektiven Anstrengung hervorrufen, einschließlich der Schätzung, wie lange eine Aufgabe dauert, wie viel Leistung die Aufgabe erfordert und wie schwierig sie ist. Darüber hinaus haben diese erhöhten Schätzungen der Schwierigkeit einer Aufgabe motivationale und affektive Konsequenzen.

Schlafverlust führt zu einer Reduzierung der objektiv gemessenen Anstrengung

Laborbasierte objektive Anzeichen für eine verminderte Anstrengung nach Schlafverlust beinhalten eine Reduzierung des Leistungsniveaus (z. B. Chmiel et al., 1995) sowie der Anzahl der Lösungsversuche der Teilnehmer in Reaktion auf die im Rahmen der experimentellen Untersuchung generierten Probleme (z. B. Blagrove et al., 1995). Die von Menschen getroffenen Entscheidungen zu Alternativen, welche unterschiedliche Anstrengungsgrade erfordern, ändern sich ebenfalls nach Schlafverlust. Wenn Teilnehmer Aufgaben auswählen können, die unterschiedliche Schwierigkeitsgrade aufweisen, wählen sie einfachere mathematische Additionsaufgaben (Engle-Friedman et al., 2003), nichtakademische Aufgaben, die weniger Anstrengung erfordern (Engle-Friedman & Riela, 2004), und nur die hochpriorisierten Aufgaben, wenn ihnen niedrig- und hochpriorisierte Auswahlmöglichkeiten angeboten werden (Hockey et al., 1998). Die Zeit, die für das Lernen für Schule und Studium, das ordentliche Anziehen und das modische Anziehen aufgewendet wird, ist nach einer Nacht ohne Schlaf reduziert (Engle-Friedman et al., 2003; Engle-Friedman & Riela, 2004), und die Teilnehmer sind eher dazu geneigt, die Aufgabenregeln nicht zu befolgen, möglicherweise indem sie eine schnelle Aufgabenbewältigungsstrategie wählen, wodurch ihr Energieaufwand begrenzt wird (Nilsson et al., 2005).

Die Verwendung von Heuristiken oder mentalen Abkürzungen nimmt ebenfalls mit dem Schlafverlust zu. Im Vergleich zu Studierenden, die ihren typischen Schlaf hatten, waren diejenigen ohne Schlaf eher geneigt, Anweisungen zu überspringen. Sie waren auch eher geneigt, die Heuristik „was schön ist, ist gut" zu verwenden, indem sie ein Verbraucherprodukt, welches physisch weniger attraktiv war, aber eine gute schriftliche Bewertung hatte, als negativ bewerteten. Diejenigen mit der größten berichteten Ermüdung waren am ehesten geneigt, das physisch attraktive Verbraucherprodukt positiv zu bewerten und das unattraktive negativ, ungeachtet der guten Verbraucherbewertung (Engle-Friedman et al., 2018).

Nach Schlafverlust wird die Anstrengung für kürzere Zeit aufrechterhalten

Die Anstrengung kann während des Schlafverlusts aufrechterhalten werden, wenn die Umstände stimmen. Elemente, die dazu beitragen können, die Anstrengung aufrechtzuerhalten, sind Anreize und Feedback (z. B. Horne & Pettitt, 1985; Steyvers & Gaillard, 1993), das Interesse des Teilnehmers an der Aufgabe und die Beurteilung der Aufgabenrelevanz. Spiele, die sensorische Stimulation, Wettbewerb oder motorische Anstrengung beinhalten, bieten weitere Beispiele für Kontexte, die zur Ausdauer, selbst nach Schlafentzug, führen. Wenn die schlafentzogene Person weiß, dass die letzte Beurteilung bevorsteht, oft nach dem längsten Schlafentzugszeitraum der Studie, wird häufig eine Steigerung der Aufgabenleistung und der Anstrengung beobachtet (Angus & Heslegrave, 1985).

Die Leistungssteigerung durch diese Faktoren ist jedoch begrenzt. Feedback verkürzte beispielsweise die Reaktionszeit in einer Studie, verbesserte jedoch nicht die Genauigkeit (Steyvers, 1987). In einer anderen Studie konnten Anreize die Basisleistung nicht über 36 Stunden Schlafentzug hinaus aufrechterhalten (Horne & Pettitt, 1985). Diese Effekte verdeutlichen, dass letztendlich der energetische Aufwand nach Schlafentzug situative Faktoren, welche die Ausdauer fördern, überwiegt.

Theoretischer und angewandter Wert der Studie zu Schlafverlust, Anstrengung und Leistung

Untersuchungen zu Schlaf und Anstrengung bieten sowohl theoretische als auch angewandte Vorteile. Das Verständnis der Kernmerkmale der Kapazität für Leistung und wie Schlaf diese beeinflusst, kann uns helfen, Ressourcen zu schützen, die für unsere optimale Funktion entscheidend sind. Es bietet auch Mikro- und Makrobewertungen, wie Anstrengung beeinflusst und Leistung beeinträchtigt wird, wenn Schlaf verlorengeht. Experimentelle Arbeiten in diesem Bereich helfen, die kompensatorischen Reaktionen und die Wechselwirkung zwischen verschiedenen Verhaltensreaktionen sowie die Wechselwirkungen von genetischen, kortikalen, neurologischen, physiologischen und perzeptiven Systemen unter Bedingungen von Schlafverlust zu identifizieren.

Schlafverlust ist ein allgegenwärtiges Problem

Fast 70 % der Erwachsenen in den USA glauben, dass sie weniger Stunden schlafen als sie benötigen, im wöchentlichen Durchschnitt 6,5 Stunden pro Nacht, sie denken aber, dass sie 7 Stunden benötigen würden, um optimal zu funktionieren (National Sleep Foundation, 2014). Über 50 % der Jugendlichen im Alter von 15–17 Jahren, fast ein Drittel der 12- bis 14-Jährigen und 8 % der 6- bis 11-Jährigen schlafen 7 oder weniger Stunden pro Nacht (National Sleep Foundation, 2013), obwohl bei Jugendlichen (10–17 Jahre) festgestellt wurde, dass sie mindestens 9 Stunden Schlaf für die beste Leistung benötigen würden (Carskadon & Acebo, 2002). Kinder und Erwachsene beschäftigen sich nachts mit Computer- und Internetaktivitäten, erledigen Hausaufgaben und beenden Projekte am Arbeitsplatz, was die Gesamtschlafzeit verkürzt (National Sleep Foundation, 2013, 2014). Schlafapnoe und medizinische Erkrankungen verhindern und unterbrechen den Schlaf, was zu unzureichender Schlafenszeit führt, welche die Leistung am nächsten Tag beeinträchtigt. Alles in allem ist unzureichender Schlaf ein alltägliches Problem über die gesamte Lebensspanne hinweg. Dies hat Auswirkungen auf das tägliche Funktionieren und das Wohlbefinden, einschließlich der Beeinflussung des täglichen Urteilsvermögens und der Entscheidungsfindung, der sozialen Interaktionen und der Selbstregulation.

Tägliche Entscheidungen

Umfassende Umfragen zeigen, dass Kinder und Erwachsene weniger schlafen, als es optimalerweise nötig wäre. Es scheint auch, dass Schlafmangel ihre Entscheidungsfindung beeinflusst. Nach reduziertem Schlaf berichteten beispielsweise jugendliche Athleten über schlechtere Stimmung und empfanden ihre Sportübungen als herausfordernder, und bei häufigerem Aufwachen vermieden sie die schwierigsten Übungen (Engle-Friedman et al., 2010). Die Entscheidungen, die Schüler und Studierende im Unterricht, bei den Hausaufgaben und in sozialen Situationen treffen, wenn sie weniger Schlaf hatten als sie brauchen, wurden noch nicht gründlich untersucht. Wenn Schlafmangel die Entscheidungsfindung und das Wahlverhalten in Situationen beeinflusst, in denen wichtige Lern- und Wachstumsmöglichkeiten vorhanden sind, kann dies einen negativen Einfluss auf die Bildungsentwicklung haben. Beispielsweise wurde in der Laborforschung festgestellt, dass Schlafentzug das verbale Lernen bei jungen Teilnehmern verringert (z. B. Drummond et al., 2000). In ähnlicher Weise ist die Übertragung von gelernten Informationen auf das Langzeitgedächtnis nach Schlafverlust beeinträchtigt (Gais et al., 2006). Metaanalytische Beweise zeigen ähnliche Ergebnisse in akademischen Bereichen und in naturalistischen Kontexten (Dewald et al., 2010).

Die Schlafqualität der vorherigen Nacht beeinflusst auch die gesundheitsbezogenen Entscheidungen des nächsten Tages. Erwachsene, die Probleme bezüglich Einschlafen, häufigem Aufwachen und Gesamtschlafzeit berichteten, waren eher geneigt, Fast-Food zu konsumieren oder in Restaurants zu essen, anstatt Mahlzeiten zu Hause zuzubereiten (Engle-Friedman et al., 2010). Der Kauf von zubereiteten Mahlzeiten außer Haus erfordert möglicherweise weniger Anstrengung, diese können jedoch auch weniger nahrhaft sein als zu Hause zubereitete Mahlzeiten. Der Schlafverlust, den Personen mit Schlafproblemen erleben, kann sich auf den Aufwand auswirken, der in die Zubereitung von Mahlzeiten investiert wird. Der Verzehr von Fast-Food, einschließlich Lebensmitteln mit hohem Fett- und Kohlenhydratgehalt nach Schlafverlust, ist wahrscheinlich das Ergebnis einer Wechselwirkung zwischen den Systemen, die für Anstrengung, Temperaturregelung und Energiestoffwechsel verantwortlich sind.

Selbst ein paar Stunden Schlafverlust führen dazu, dass die Körpertemperatur bei Menschen sinkt (Shaw, 2005), und wir versuchen, das Kältegefühl zu reduzieren, indem wir die Umgebungswärme durch Hinzufügen von Kleidung erhöhen (Horne, 1998). In Abwesenheit von Schlaf verbrauchen Menschen ein Drittel mehr Energie, als sie es tun würden, wenn sie schlafen und diese Energie konservieren (Jung et al., 2011). Die Unfähigkeit, Körperwärme zu speichern, wurde ursprünglich bei Ratten beobachtet, die mehr Energie als normal verbrauchen und ihre Nahrungsaufnahme erhöhen, wenn sie weniger Schlaf hatten (Rechtschaffen & Bergmann, 2002).

Schlaf beeinflusst die Fähigkeit, Energie zu speichern und verfügbar zu machen. Die Energieregulierung durch Nahrungsaufnahme wird durch das Hormon Ghrelin, das den Appetit anregt, und durch das Hormon Leptin, das das Verlangen zu essen hemmt, beeinflusst (Spiegel et al., 2005). Nach zwei Nächten mit Schlaf, der auf 4 Stunden im Bett begrenzt ist, steigt Ghrelin um 28 % und Leptin sinkt um 18 %, wobei der Appetit auf kalorienreiche Lebensmittel gerichtet ist (Spiegel et al., 2004). Mit Schlafverlust wird mehr Energie verfügbar gemacht und weniger gespeichert. Wenn der Schlaf für 5 Tage eingeschränkt wird, wird Insulin, das Hormon, das für die Energiespeicherung verantwortlich ist, 40 % langsamer freigesetzt, und die akute Insulinreaktion auf Glukose wird um 30 % reduziert (Spiegel et al., 1999). Schlafverlust scheint eine physiologische Kaskade in Reaktion auf die Erkennung von Energieerschöpfung zu erzeugen. Anstatt Energie zu speichern, wird Energie leicht zugänglich, und Hormone signalisieren, dass die Energiereserven sofort ersetzt werden müssen. Daher ist das Verlangen nach einer weniger anstrengenden Lebensmittelzubereitung gepaart mit reduzierten Energiereserven, dem Verlangen, kalorienreiche Lebensmittel zu essen, und einem Fast-Food-Markt, der einen einfachen Zugang zu solchen Angeboten bietet.

Schlafverlust spielt eine entscheidende Rolle bei der Fahrleistung und der Wahrscheinlichkeit von Unfällen. Das Risiko von Verkehrsunfällen, die Verletzungen zur Folge haben, wurde mit Schlafverlust in Verbindung gebracht (Connor et al., 2002). Im Vergleich zu Personen, die 8 oder mehr Stunden schlafen, ist die Wahrscheinlichkeit, einen Verkehrsunfall zu erleiden, bei denjenigen, die durchschnittlich 6–7 Stunden schlafen, doppelt so hoch, und bei denjenigen, die weniger als 5 Stunden schlafen, 4- bis 5-mal so hoch (Stutts et al., 1999). Obwohl Fahrer oft berichten, dass sie sich müde fühlen, wenn sie lange Strecken fahren, fahren sie trotzdem weiter. Über einer von 10 gibt an, im letzten Jahr beim Autofahren eingenickt oder eingeschlafen zu sein. Darüber hinaus waren die Strategien, die zur Überwindung der durch Schlafverlust verursachten Müdigkeit eingesetzt wurden, nicht ausreichend, um eine maximale sichere und effektive Fahrleistung aufrechtzuerhalten. Darüber hinaus wenden Fahrer nicht die benötigte Anstrengung auf, um den Kurs zu ändern, einen Schlafplatz zu finden und die Ankunft an ihrem Ziel zu verzögern (Tefft, 2010).

Gesellschaftliche Auswirkungen

Obwohl die Forschung zum Schlafverlust sich meist auf Einzelpersonen in der kontrollierten Laborumgebung konzentriert hat, können die Auswirkungen von Schlafmangel weitreichende gesellschaftliche Folgen haben. Die akkumulierte Leistungsabnahme durch viele Menschen, die in einem Zustand von Schläfrigkeit und Erschöpfung funktionieren, wird wahrscheinlich unterschätzt. Im Gesundheitswesen hat die Forschung untersucht, wie Schlafdefizite die Entscheidungsfindung beeinflussen können. Eine Überprüfung der Verschreibung von Antibiotika durch 204 Allgemeinmediziner, die die Kriterien „manchmal angezeigt“ und „nie angezeigt“ erfüllten, stieg im Laufe ihrer 3-stündigen Arbeitssitzungen progressiv an (Linder et al., 2014). In einer Untersuchung von 4000 Gesundheitsfachkräften, die im Laufe der Arbeitsschicht untersucht wurden, wurde ein Rückgang der Häufigkeit des Händewaschens um 8 % berichtet (Dai et al., 2015). In einer Studie zu Bewährungsentscheidungen von Richtern wurden die anstrengenderen günstigen Urteile zu Beginn der Gerichtssitzung zu 65 % und am Ende zu 0 % gefällt (Danziger et al., 2011). Und am tiefgreifendsten war die Feststellung, dass müde Personen in einer Schießsimulation von Darstellungen bewaffneter dunkelhäutiger Verdächtiger kürzere Reaktionszeiten zeigten, was Anlass zur Sorge gibt, dass Müdigkeit rassistische Vorurteilen und Stereotypen hervorrufen kann (Ma et al., 2013).

Soziale Kognition und Verhalten nach Schlafstörungen

Die Folgen unzureichenden Schlafes erstrecken sich auf zwischenmenschliche Bereiche, einschließlich der Verarbeitung sozialer Informationen und des Verhaltens in sozialen Kontexten. Ein Beispiel dafür ist, dass Schlafentzug mit einer verringerten Sensibilität für Gesichtsausdrücke von Emotionen verbunden ist. Eine Fülle neuerer Forschungen hat ergeben, dass Schlafverlust die Erkennungsgenauigkeit nur für relativ subtile Emotionsdarstellungen verringert, die durch Überlagerung neutraler Gesichter mit einer expressiven Version desselben Ziels erstellt wurden (z. B. Cote et al., 2014; Huck et al., 2008). Eine kürzliche Neuanalyse dieser Daten ergab, dass der Einfluss von Schlafentzug am prägnantesten für affektive Gesichtsausdrücke wie Glück und Traurigkeit war, wobei die Identifizierung dieser Ausdrücke nach Schlaflosigkeit weniger genau wurde, während die Erkennung bedrohlicher Ausdrücke wie Wut nach einer Nacht ohne Schlaf unbeeinflusst blieb (Killgore et al., 2017). Darüber hinaus legen verwandte Arbeiten nahe, dass die Wahrnehmung bedrohlicher Ausdrücke wie Wut bei Teilnehmern, die ihres Schlafes beraubt wurden, sogar erhöht sein kann (Goldstein-Peikarskli et al., 2015, aber siehe Cote et al., 2014).

Diese Erkenntnisse haben erhebliche Auswirkungen auf die soziale Funktion. Emotionale Ausdrücke vermitteln wichtige soziale Informationen über den aktuellen inneren Zustand und das wahrscheinliche Verhalten (z. B. signalisiert ein Lächeln Glück und wohlwollende Annäherungsabsichten, während ein Knurren Wut und schädliche Annäherungsabsichten signalisiert, z. B. Parkinson, 2005). Die Fehlinterpretation dieser Signale hat offensichtliche soziale Konsequenzen; im Falle von Schlaflosigkeit werden Möglichkeiten zur Bildung positiver zwischenmenschlicher Bindungen oder zur Hilfeleistung für Bedürftige verpasst, wenn Ausdrücke von Glück und Traurigkeit nicht genau entschlüsselt werden. Darüber hinaus wird eine Tendenz, die Bedrohung durch Gesichter zu überschätzen, dazu führen, dass harmlose Menschen gemieden werden. Allgemeiner gesagt, trägt eine schlechte Emotionserkennung zu ungeschickten und stockenden sozialen Interaktionen bei (z. B. Gray et al., 2008), was auf eine Zunahme unbefriedigender und unangenehmer sozialer Interaktionen nach Schlafverlust hindeutet (siehe auch Sundelin und Holding, Kap. „Schlaf und soziale Eindrücke“, in diesem Buch).

In Übereinstimmung mit dieser Vorstellung zeigen Teilnehmer, denen der Schlaf verweigert wurde, im Vergleich zu ausgeruhten Kontrollpersonen eine verringerte empathische Fürsorge für andere. Dieser Effekt zeigt sich sowohl in selbstberichteten emotionalen Belastungen als auch in erlebter Erregung als Reaktion auf das Betrachten von Bildern von Fremden in emotional provokativen Situationen (z. B. Trauer bei einer Beerdigung; Guadangi et al., 2014). Somit erstreckt sich die verringerte emotionale Reaktionsfähigkeit, die mit schlechtem Schlaf einhergeht, über das schlechte Erkennen von emotionalen Ausdrücken hinaus und betrifft zwischenmenschliche Prozesse wie Hilfsabsichten und empathische Gefühle (siehe Goldschmied, Kap. „Einfluss von Schlaf auf die Emotionsregulation“, in diesem Buch, für eine weitere Diskussion über die Rolle des Schlafes bei Emotionen).

Auch wurden Veränderungen in der Geselligkeit nach Perioden von Schlafentzug beobachtet. Die Fähigkeit, sich nach Schlafverlust anderen mitzuteilen, ist beeinträchtigt. Nach Schlafentzug ist die Fähigkeit der Wortfindung, der richtigen Stimmintonation und die Flexibilität, zwischen semantischen Kategorien zu wechseln, reduziert, wobei die Stimme monoton oder dumpf wird (Harrison & Horne, 1997). Diese Beeinträchtigung der Kommunikation könnte die effektive Aufrechterhaltung und Bildung von Beziehungen behindern. Ein frühes kontrolliertes Experiment von Laties (1961) entzog zufällig ausgewählten männlichen Teilnehmern den Schlaf für einen Zeitraum von 37 Stunden, die sowohl an Gruppen- als auch an Einzelaufgaben arbeiteten. Obwohl die Aufgabenleistung bei ausgeruhten im Vergleich zu schlafentzogenen Teilnehmern unbeeinflusst blieb, berichteten diejenigen unter Entzugsbedingungen von allgemein negativen sozialen Interaktionen, erhöhter verbaler Aggression und schlechterer Stimmung. Eine kürzliche Übersicht bestätigt diesen Zusammenhang zwischen Schlafentzug und zwischenmenschlicher Aggression in zahlreichen Kontexten und in Studien, die verschiedene Forschungsmethoden verwenden (Kamphuis et al., 2012; Križan & Herlache, 2016).

Auch andere intragruppale Prozesse werden durch Schlafverlust beeinflusst. So führt das sogenannte „social loafing" zu einer schlechteren Leistung, wenn man in einer Gruppe arbeitet, verglichen mit individuell ausgeführten Aufgaben (Latane et al., 1979). Teilnehmer mit Schlafentzug, die wussten, dass die Gruppenleistung und nicht ihre eigene individuelle Leistung bewertet werden würde, absolvierten weniger Versuche und hatten mehr falsche Antworten im Vergleich zu denen, die individuell arbeiteten (Hoeksema-van Orden, Gaillard, & Buunk, 1998). Diese Ergebnisse legen nahe, dass eine Reduzierung der Anstrengung eintritt, wenn eine schlafentzogene Person glaubt, dass andere Gruppenmitglieder gleichwertige oder größere Beiträge zum Ergebnis leisten werden, so dass sie frei sind, einen geringeren Anstrengungsgrad auszuüben – einen, der für sie zu diesem Zeitpunkt am einfachsten ist.

Diese negativen sozialen Verhaltensergebnisse erstrecken sich auch auf enge Beziehungen. So wurde beispielsweise in einer groß angelegten naturalistischen Studie, die tägliche Stichprobenmethoden zur Untersuchung der Auswirkungen von Schlaf auf Paare in romantischer Beziehung verwendete, festgestellt, dass schlechter Schlaf die negative Stimmung sowohl beim Schläfer als auch bei seinem Partner/seiner Partnerin am nächsten Tag vorhersagt (Moturu et al., 2011) und zu Beziehungsstreitigkeiten beiträgt (z. B. verringerte Fähigkeit, Konflikte zu lösen und dem anderen gegenüber Empathie zu zeigen, z. B. Gordon & Chen, 2014), was sowohl direkte als auch indirekte Auswirkungen von Schlafverlust in sozialen Beziehungen zeigt.

Schlaf und Selbstregulation

In einem anderen sozialen Bereich ist Schlafentzug mit einer verminderten Regulierungsfähigkeit und Beeinträchtigung bei anstrengenden sozial-kognitiven Aufgaben verbunden (Barnes et al., 2012, siehe Hisler und Križan, Kap. „Dynamik zwischen Schlaf und Selbstkontrolle", in diesem Buch zur Überprüfung). Zum Beispiel neigen schläfrige Teilnehmer mehr zur Stereotypisierung als gut ausgeruhte Kontrollpersonen (Ghumman & Barnes, 2013). Bemerkenswert ist, dass die Aktivierung von Stereotypen bekanntermaßen automatisch erfolgt, während individuellere und unvoreingenommene Beurteilungen erhebliche kognitive Anstrengungen und Ressourcenverfügbarkeit erfordern (z. B. Bargh & Chartrand, 1999; Devine, 1989; Moskowitz, 2010). Daher legen Beweise nahe, dass Schlaflosigkeit die Fähigkeit beeinträchtigt, aktivierte Stereotypen bewusst zu kontrollieren. Andere Formen der Selbstregulation und Kontrolle werden als Folge von Schlafentzug gestört, einschließlich der Regulierung der eigenen Emotionen und der Hemmung impulsiven Verhaltens (zur Überprüfung siehe Palmer & Alfano, 2017). Dies ergibt sich aus den Auswirkungen von Schlafmangel auf die anstrengende Verarbeitung und kognitive Kontrolle im Allgemeinen. Genau wie Schlaf die Leistung bei Aufgaben beeinträchtigt, die Ressourcen und Energie erfordern, gilt dies auch für die Kontrolle und Regulierung der eigenen emotionalen Erfahrungen. Auf einer neurokognitiven Ebene sind diese regulatorischen Ausfälle konsistent mit einer durch Schlafentzug verminderten Aktivierung im präfrontalen Kortex (d. h. der Gehirnregion, die für kontrollierte Kognition und Selbstregulation verantwortlich ist; z. B. Durmer & Dinges, 2005).

Zusammengefasst zeigt diese Arbeit die sozial-kognitiven und zwischenmenschlichen Folgen von Schlafentzug. Unzureichender Schlaf kann emotionale Prozesse beeinflussen, einschließlich Identifikation von Ausdrücken, Empathie, zwischenmenschliches Verhalten und Kontrolle der eigenen Emotionen. Darüber hinaus kann er auch intergruppale Beziehungen beeinflussen, indem er zu erhöhter Stereotypisierung führt. Diese indirekten Effekte betreffen viele Bereiche der sozialen Psychologie und legen nahe, dass Müdigkeit und Schlafentzug eine möglicherweise unterschätzte Rolle in der sozialen Kognition und im Verhalten spielen.

Herausfordernde methodologische Barrieren

Die größte methodologische Barriere, um die Auswirkungen von Schlafverlust auf die Anstrengung zu erkennen, besteht darin, dass Anstrengung meist durch Selbstberichte erfasst wird. Schlafende und Nichtschlafende werden gebeten, die Intensität der Anstrengung, die sie bei einer vorherigen Aufgabe ausgeübt haben, auf einer Likert-Skala zu identifizieren. In einigen Studien werden computerisierte visuelle Analogskalen für Anstrengung auf einer 100-mm-Linie präsentiert, während die Teilnehmer in anderen Studien Zahlen von 1 bis 10 auf symmetrischen Zustimmungs-Ablehnungs-Skalen angeben. Wie sich Anstrengung anfühlt und wie man seine eigene Anstrengung bewertet, wird dadurch verkompliziert, dass die Maßnahmen für subjektive Anstrengung zwischen den Studien nicht konsistent sind. Je nach Labor und Studie innerhalb eines einzelnen Labors wurden die Teilnehmer aufgefordert, die subjektive Erfahrung ihrer Anstrengung während der Aufgabe anzugeben (z. B. Nilsson et al., 2005; Odle-Dusseau et al., 2010), die von der Aufgabe geforderte Anstrengung (Drummond et al., 2005), die anspruchsvolle Natur der Aufgabe (Hockey et al., 1998), ihre Anstrengung, die primären Arbeitsziele oder Leistungen aufrechtzuerhalten (Hockey & Sauer, 1996; Hockey et al., 1998), ihre Konzentration auf die Aufgabe (Drummond et al., 2005; Hockey et al., 1998), Aufgabenschwierigkeit (Drummond et al., 2000, 2005), ihre Motivation, die Aufgabe gut zu erfüllen (Drummond et al., 2005; Odle-Dusseau et al., 2010), und die Schwierigkeit der bevorstehenden Aufgabe und ihren erwarteten Erfolg bei der Aufgabe (Pilcher & Walters, 1997).

Verfeinerung der Messung subjektiver Anstrengung

Die subjektive Erfahrung von Anstrengung bleibt ein Mysterium aufgrund der Variabilität in den Messmethoden, den verschiedenen physischen Dimensionen, die durch diese Bewertungsmethoden erfasst werden, und der individuellen Unterschiede in der Interpretation und Reaktion auf die gestellten Fragen. Den Befragten werden keine Referenzpunkte oder physischen Richtlinien gegeben, die sie bei diesen Bestimmungen verwenden könnten, und Berichte über die aufgewendete Anstrengung (ob im vollständig ausgeruhten oder im schlafentzogenen Zustand) könnten einen Persönlichkeitsstil widerspiegeln, der Beharrlichkeit und Entschlossenheit beinhaltet. Wie bestimmt eine Person ihre verfügbaren Ressourcen? Wie bestimmt sie, ob ihre Reserven aufgebraucht sind oder ob sie noch mehr abrufen kann? Dies sind subjektive Erfahrungen, die bis heute noch nicht gut verstanden sind. Darüber hinaus könnten individuelle Unterschiede in den Antworten weniger mit physischen Ressourcenbeschränkungen zu tun haben und mehr mit dem natürlichen Antwortstil einer Person, einschließlich Beharrlichkeit, Wettbewerbsfähigkeit oder dem Bedürfnis nach Beendigung.

Teilnehmer unter Schlafmangelbedingungen wurden gebeten zu berichten, in welchem Ausmaß sie Anstrengung aufgewendet haben, als sie auf Reaktionszeit, Wachsamkeit, Mathematikaddition, Kurzzeitgedächtnis und komplexe kognitive Aufgaben reagierten. Diese breite Palette von Bereichen, in denen subjektive Anstrengung gemessen wird, deutet darauf hin, dass die Messung dieses Konstrukts üblich ist. Dennoch sind Berichte über erhöhte Motivation und Anstrengung nicht immer mit verbesserten Leistungen verbunden (z. B. Odle-Dusseau et al., 2010). Darüber hinaus berichten Teilnehmer, die unter Schlafmangel leiden, nicht zuverlässig von erhöhter Anstrengung im Vergleich zu denen, die vollständig ausgeruht sind, obwohl Schlafmangel vermutlich die für die Anstrengung notwendigen Ressourcen beeinträchtigt. Die berichtete Anstrengung hat sich unter Schlaf- und Schlafmangelbedingungen nicht unterschieden, wenn sie nach Additionsaufgaben (Engle-Friedman et al., 2003), Gedächtnisaufgaben (Drummond et al., 2000; Nilsson et al., 2005) und Reaktionszeitaufgaben (Nilsson et al., 2005) sowie Objektbenennung, Grundrechenarten und Geschichtenerzählen (Nilsson et al., 2005) bewertet wurde.

Subjektive Anstrengung: Was bedeutet das?

Was bedeutet es, wenn eine Person, die weniger geschlafen hat als ihr gefühlt notwendiges Schlafpensum, von erhöhter Anstrengung bei einer Aufgabe berichtet? Diese Frage stellt eine Herausforderung dar. Die schlafentzogene Person kann von erhöhter Anstrengung bei Erbringung einer Leistung berichten, wenn sie sich eines Rückgangs der Ressourcenverfügbarkeit bewusst ist und Aufgaben, die zuvor als einfach wahrgenommen wurden, nun schwieriger erscheinen. Berichte über größere Anstrengung nach Schlafentzug könnten auch die Aktivierung von nichtautomatischen, fokussierten und freiwilligen alternativen Strategien zur Mobilisierung physiologischer, neurologischer, kortikaler und energetischer Ressourcenreserven widerspiegeln. Es könnte auch eine Kombination dieser beiden oder anderer nicht berücksichtigter Erfahrungen vorliegen, die dann auftreten, wenn eine Person aufgefordert wird, bei eingeschränkter Ressourcenverfügbarkeit zu handeln.

Bemerkenswerterweise erscheinen Aufgaben nicht nur anstrengender nach Schlafverlust, sondern die Teilnehmer berichten auch, dass sie selbst weniger Anstrengung aufwenden. Mit anderen Worten, nach unzureichendem Schlaf erscheinen zahlreiche Aufgaben schwieriger, und die Menschen reduzieren ihre Bemühungen, sie auszuführen. Diese Berichte könnten die Wahrnehmung widerspiegeln, dass die Anforderungen der Aufgabe für die Person angesichts ihrer durch Schlafverlust bedingten Reduzierung der Ressourcen zu belastend sind und sie daher beschlossen hat, diese aufzugeben und die verbleibenden Ressourcen zu schonen. Der Verlauf der Anstrengungsleistung kann mit akkumuliertem Schlafverlust und während der fortschreitenden Bewertung vom Anfang des Aufgabenzeitraums bis zu dessen Ende ansteigen. Studien, die den zeitlichen Verlauf des Wahlverhaltens untersuchen, werden unser Verständnis davon erweitern, wie Schlaf die Ressourcenkapazität beeinflusst, wie und wann Anforderungen an diese Kapazität gestellt werden können, wann Verhaltensstrategien verwendet werden, um den Verlust dieser Kapazität zu reduzieren, und wann die Kapazität so stark aufgebraucht ist, dass die Anstrengung nicht mehr kompensiert werden kann.

Methodisch gesehen benötigt die Untersuchung subjektiver Anstrengung mehr Rigorosität in Bezug auf die Verbindung zwischen der gefühlten Anforderung der Aufgabe, den wahrgenommenen internen Einschränkungen, Situationen, in denen zusätzliche oder alternative Strategien aufgerufen werden, Situationen, in denen die Aufgabe abgebrochen wird, und der Sprache, um diese Empfindungen und Erfahrungen zu beschreiben. Die Forschung zur subjektiven Anstrengung im Allgemeinen und zur subjektiven Anstrengung unter Schlafentzugsbedingungen erfordert daher ein gewisses Maß an einheitlichen Fragen, die mit spezifischen Anweisungen geklärt und in verschiedenen Labors unter unterschiedlichen Bedingungen auf Zuverlässigkeit getestet werden. Eine solche Konsistenz in der Messung könnte zu einer konsistenten Metrik führen, mit der die Teilnehmer ihre Erfahrung von Anstrengung teilen und die Forschenden diese Erfahrung verstehen können.

Zeitpunkt der Bewertung subjektiver Anstrengung

Die Inkonsistenz in der selbstberichteten Anstrengung nach Schlafverlust in verschiedenen Labors könnte eine Funktion der Variabilität in der verstrichenen Zeit zwischen der Anstrengungsleistung bei der Ausführung einer Aufgabe und dem Zeitpunkt sein, an dem der Teilnehmer seine Gefühle der Anstrengungsleistung beschreibt. Wenn Selbstberichte über Müdigkeit und Stimmungslage innerhalb des Aufgabenzeitraums gesammelt werden, anstatt in der Ruhepause oder nach Vollendung der Aufgabe erfasst zu werden, wird erwartungsgemäß mehr Müdigkeit berichtet (Heslegrave & Angus, 1985). Keine Veränderungen in den Berichten könnten auch auf eine Anfälligkeit für Gedächtnisstörungen bei der Ausübung einer Anstrengung hindeuten (z. B. Drummond et al., 2000). In einer Studie, in der subjektive Berichte über Aufgabenschwierigkeiten und subjektive Anstrengung bei der Lernaufgabe 10 min nach der Leistung gesammelt wurden, gab es keine Unterschiede zwischen vollständig ausgeruhten Teilnehmern und denjenigen, die 35 Stunden Schlafentzug hatten. In einer anderen Studie war unklar, ob Teilnehmer, die über 30 Stunden keinen Schlaf hatten, in der Lage waren, sich an ihre leistungsbezogene Anstrengung zu erinnern, während die ausgeruhten und schlafentzogenen Gruppen keinen Unterschied in subjektiven Berichten über Anstrengung zeigten (Nilsson et al., 2005). Das Fehlen von Unterschieden in den Anstrengungsberichten nach ausreichendem Schlaf und einer Nacht ohne Schlaf könnte das Ergebnis einer Störung und des Verlusts des Gedächtnisses bezüglich der aufgewendeten Anstrengung sein. Anstrengungsbewertungen, die zu lange nach dem festgelegten Leistungszeitraum erfolgen, verhindern die zuverlässige Bewertung der subjektiven Erfahrung in dem Moment, in dem sie wahrgenommen wurde.

Individuelle Unterschiede

Angesichts des geringen Wissens über die Anstrengungsentwicklung während des Schlafentzugs ist es nicht überraschend, dass Hockey et al. (1998) feststellten, dass im Vergleich zu erholsamem Schlaf die meisten Teilnehmer berichteten, mehr Anstrengung aufwenden zu müssen, wenn sie unter Schlafentzug litten, während einige berichteten, dabei weniger Anstrengung aufwenden zu müssen. Fallstudien geben nur einen Einblick in die Variabilität des Anstrengungsprozesses. So wurden beispielsweise 2 Medizinstudierende über einen Zeitraum von 3 Monaten hinsichtlich ihrer Anstrengung und physiologischen Indizes überwacht. Ein Studierender berichtete von geringer Arbeitsbelastung, hohen Unterstützungs- und Kontrollniveaus, geringen Erschöpfungs- und Angstzuständen und hohen positiven affektiven Zuständen. Es gab keine Beziehung zwischen subjektiver Anstrengung und Cortisol und Adrenalin. Die Daten des zweiten Studierenden zeigten ein anderes Bild. Es gab eine Beziehung zwischen subjektiver Anstrengung und Cortisol, zwischen subjektiver Anstrengung und Noradrenalin und zwischen wahrgenommenen

Arbeitsanforderungen, Erschöpfung, subjektiver Anstrengung und Adrenalin (Hockey & Sauer, 1996). Angesichts dieser Inkonsistenzen in der Messung subjektiver Anstrengung und ihrer Beziehung zur Leistung (d. h. Korrelationen zwischen subjektiver und objektiver Anstrengung) ist es von größter Bedeutung, nicht nur methodische, sondern auch theoretische Gründe für abweichende Ergebnisse in Betracht zu ziehen. Insbesondere sollten mehr Forschungsarbeiten systematisch untersuchen, wie Persönlichkeit und individuelle Unterschiede die Auswirkungen von Schlaf auf die subjektive und objektive Anstrengung sowie auf die Übereinstimmung dieser Variablen beeinflussen. Einfach ausgedrückt, könnten Korrelationen zwischen subjektiver und objektiver Anstrengung stark durch individuelle Unterschiede beeinflusst werden. Ebenso könnte eine direkte Beziehung zwischen subjektiver Anstrengung und tatsächlicher Leistung auch durch moderierende Faktoren, einschließlich der Persönlichkeit, verschleiert werden.

Physiologische Prädisposition für Schlafentzug

Die physiologischen Determinanten der Anstrengungsreduktion nach Schlafverlust können sich in Mustern der adenosinergen Aktivität im Nucleus accumbens (NAcc) widerspiegeln. Die Aktivität des zentralen Nervensystems während des Wachseins geht mit erhöhtem Stoffwechsel und erhöhten Konzentrationen von extrazellulärem Adenosin einher (Basheer et al., 2004). Während des Wachseins korrelieren Anstiege von Adenosin mit subjektiven Erschöpfungserfahrungen (Davis et al., 2003). Während des Schlafes ermöglichen dramatische Anstiege im kortikalen interstitiellen Raum die Entfernung von Toxinen, einschließlich Adenosin (Xie et al., 2013).

Rezeptoren, die für die Inhibition der Erregung und die Förderung des Schlafes verantwortlich sind, kontrollieren auch die Verhaltensanstrengung durch eine selektive Interaktion zwischen Adenosin-A2A-Rezeptoren und Antagonisten von Dopamin-D2-Rezeptoren (Mingote et al., 2008). A2A-Antagonisten können die Verhaltenseffekte von Dopamin-Antagonisten auf das anstrengungsbezogene Wahlverhalten umkehren (Salamone et al., 2013), was darauf hindeutet, dass Stress in diesem System für Erschöpfung und psychomotorische Verlangsamung verantwortlich sein könnte. Adenosinerge Aktivität an den A2A-Rezeptoren fördert den Schlaf, und anstrengendes Verhalten wird an denselben Synapsen gehemmt. Zukünftige Studien, welche die Kaskade untersuchen, die für die reduzierte Verhaltensanstrengung aufgrund von Schlafverlust verantwortlich ist, könnten den Einfluss von während des Wachseins erzeugtem Adenosin, der Hochregulation von Adenosinrezeptoren am NAcc nach Schlafentzug und den erregungshemmenden adenosinergen Projektionen, welche die Anstrengung beeinflussen, besser klären.

Zukünftige Forschungsrichtungen

Der vorherige Abschnitt hebt unbeantwortete Fragen hervor, die sich auf die physiologischen Prozesse im Zusammenhang mit Schlaf und Schlafverlust beziehen. Es bleiben jedoch zahlreiche zukünftige Forschungsrichtungen in breiteren Bereichen der Psychologie unerforscht. Zum Beispiel, da die Fähigkeit und Bereitschaft, sich auf anstrengende kognitive Tätigkeiten einzulassen, durch Schlafverlust beeinträchtigt wird. Während automatisierte Prozesse (z. B. Verhaltens- und emotionale Impulsivität, Stereotypisierung) unbeeinflusst bleiben, ist eine breitere Integration mit Dual-Prozess-Theorien in der kognitiven und sozialen Psychologie wahrscheinlich fruchtbar (siehe Satterfield, Raikes und Killgore, Kap. „Schlaf in sozialer Kognition und Urteilsvermögen", in diesem Buch). Zum Beispiel hat eine Fülle von Forschungen untersucht, wie Entscheidungsfindung, Argumentation, Überzeugung und andere Aufgaben durch entweder schnelle, mühelose implizite Prozesse oder durch kognitiv anstrengendes Denken beeinflusst werden können (z. B. Smith & DeCoster, 2000). Daher könnte man weitgefasst vorhersagen, dass Heuristiken und implizite Prozesse zu stärkeren Prädiktoren für Kognition und Verhalten werden, wenn Schlafmenge und -qualität abnehmen. Dies dürfte der Fall sein, da Schlafverlust die Fähigkeit und Bereitschaft, sich auf anstrengende Prozesse einzulassen, beeinträchtigt. Als spezifisches Beispiel wäre das Gebiet der Einstellungsänderung und Überzeugung zu nennen. Hier postuliert das Elaboration Likelihood Model (Petty &Cacioppo, 1986), dass die Einstellungen der Menschen durch entweder periphere oder zentrale Hinweise geändert werden können. Bei ersteren handelt es sich um implizite Hinweise (z. B. Attraktivität des Sprechers, Framing der Mitteilung), die zu einer Einstellungsänderung führen, wenn eine Person nicht sorgfältig über die überzeugende Botschaft nachdenkt, während die letzteren (z. B. Beweise, logische Argumentation) am einflussreichsten sind, wenn eine Person gründlich nachdenkt. Es scheint logisch, dass schlafentzogene Individuen leichter durch periphere als durch zentrale Hinweise beeinflusst werden können. Solche Ergebnisse hätten sowohl theoretische als auch angewandte Implikationen.

Eine weiterer vielversprechender zukünftiger Forschungsbereich ist die Untersuchung, wie Schlafverlust das Verlangen nach zwischenmenschlicher Nähe und Zugehörigkeit beeinflusst. Das Aufbauen und Aufrechterhalten sozialer Bindungen ist ein wesentliches menschliches Bedürfnis (z. B. Baumeister & Leary, 1995). Es gibt jedoch Hinweise darauf, dass dieses normalerweise allgegenwärtige Verlangen nach einem Schlafverlust gedämpft sein könnte (z. B. erhöhte Reizbarkeit und zwischenmenschliche Aggression). Daher wäre es interessant, das Interesse der Teilnehmer an Sozialisierung im Vergleich zur Isolation sowohl während als auch unmittelbar nach dem Schlafentzug genauer zu untersuchen. Solche Untersuchungen würden wahrscheinlich das Verständnis dafür erweitern, wie Schlafverlust das Verhalten in akademischen, organisatorischen und Beziehungskontexten über das derzeit Bekannte hinaus beeinflusst (zusammengefasst z. B. Kamphuis, et al., 2012; Moturu et al., 2011). Beispielsweise könnte die Leistung von Mitarbeitern bei gemeinsamen Aufgaben nach schlechtem Schlaf besonders beeinträchtigt sein, nicht nur wegen der allgemeinen kognitiven Auswirkungen von Schlafverlust, sondern auch wegen einer verringerten Bereitschaft, sich auf soziale Aufgaben einzulassen. Ebenso könnte schlechter Schlaf die Abwesenheit eines Schülers/Studierenden in Klassen, die häufige Gruppenarbeit erfordern, verstärken, wenn Sozialisierung nach Schlafentzug als besonders abschreckend oder unerwünscht angesehen wird. Zukünftige Forschungen werden auch von einer Untersuchung der breiten gesellschaftlichen Auswirkungen von Schlafverlust auf Verhaltensweisen profitieren, die Anstrengung erfordern. Diejenigen, die wichtige Arbeit in Gesundheits- und Sicherheitsbranchen leisten, könnten Entscheidungen im müden und schlafentzogenen Zustand treffen, die in der Folge ernsthafte Auswirkungen haben könnten; in vollständig ausgeruhtem Zustand hätten diese Personen vielleicht anders entschieden.

Schlussfolgerung

Schlaf ist eine bedeutende menschliche Funktion, und unsere Fähigkeit zu funktionieren und Aufgaben bei der Arbeit, in der Schule, im Studium und während sozialer Interaktionen auszuführen, wird teilweise davon bestimmt, wie viel und wie gut wir geschlafen haben. Dennoch ist Schlafentzug alltäglich und führt zu Einbußen bei Aufgaben, die geringe kognitive Leistungen benötigen, bis hin zu solchen, die komplexe zwischenmenschliche Fähigkeiten erfordern. Gemeinsam ist diesen Bereichen die Notwendigkeit, eine Form der Anstrengung auszuüben (z. B. Aufmerksamkeitszuweisung, anhaltendes Engagement, genaues Antworten, Überlegung), welche die Leistung maximiert. Hier stört schlechter oder unzureichender Schlaf die Leistungsfähigkeit: Durch die Beeinträchtigung der Ressourcen und Energie, die einem Organismus zur Verfügung stehen, verhindert Schlafverlust das Erbringen anhaltender und effektiver Anstrengung. Dies kann in subjektiven Berichten über Anstrengung und in objektiven Verhaltensbeobachtungen (z. B. Zeit, die für eine Aufgabe aufgewendet wird) gesehen werden. Daher ist es wichtig zu verstehen, wie Schlaf die Leistung bei der Ausführung von Aufgaben beeinflusst, was wiederum in verschiedenen psychologischen Bereichen von Bedeutung ist, von der Untersuchung grundlegender kognitiver Prozesse (z. B. Speicherung und Abruf von Erinnerungen) bis hin zu angewandten Fragen zur Organisationsdynamik. Die Ziele dieses Kapitels beinhalten nicht nur die Zusammenfassung, wie Schlaf sich auf anstrengende Leistung in diesen verschiedenen Bereichen auswirkt, sondern auch die Darstellung methodischer Probleme und erkenntnisbringender weiterer Schritte für die Schlafforschung.

Literatur

Ackerman, P. L. (2011). 100 years without resting. In P. L. Ackerman (Hrsg.), *Cognitive fatigue* (S. 47–66). American Psychological Association.

Angus, R. G., & Heslegrave, R. J. (1985). Effects of sleep loss on sustained cognitive performance during a command and control simulation. *Behavior Research Methods, Instruments, & Computers, 17*, 55–67.

Balkin, T. J., & Badia, P. (1988). Relationship between sleep inertia and sleepiness: Cumulative effects of four nights of sleep disruption/restriction on performance following abrupt nocturnal awakenings. *Biological Psychology, 27*, 245–258.

Bargh, J. A., & Chartrand, T. L. (1999). The unbearable automaticity of being. *American Psychologist, 54*(7), 462–479. https://doi.org/10.1037/0003-066X.54.7.462.

Barnes, C. M. (2012). Working in our sleep: Sleep and self-regulation in organizations. *Organizational PsychologyReview, 2(3)*, 234–257. https://doi.org/10.1177/2041386612450181

Bartoshuk, A. K. (1956). EMG gradients and EEG amplitude during motivated listening. *Canadian Journal of Psychology, 10*, 156–164.

Baumeister, R. F., & Leary, M. R. (1995). The need to belong: Desire for interpersonal attachments as afundamental human motivation. *Psychological Bulletin, 117*(3), 497–529. https://doi.org/10.1037/0033-2909.117.3.497

Basheer, R., Strecker, R. E., Thakkar, M. M., & McCarley, R. W. (2004). Adenosine and sleep-wake regulation. *Progress in Neurobiology, 73*(6), 379–396. [PubMed].

Beck, R. C. (1990). *Motivation: Theories and principles*. Prentice Hall.

Blagrove, M., Alexander, C., & Horne, J. A. (1995). The effects of chronic sleep reduction on the performance of cognitive tasks sensitive to sleep deprivation. *Applied Cognitive Psychology, 9*, 21–40.

Carskadon, M. A., & Acebo, C. (2002). Regulation of sleepiness in adolescents: Update, insights, and speculation. *Sleep, 25*, 606–614.

Chelette, T. L., Albery, W. B., Esken, R. L., & Tripp, L. D. (1998). Female exposure to high G: Performance of simulated flight after 24 hours of sleep deprivation. *Aviation, Space, and Environmental Medicine, 69*, 862–868.

Chmiel, N., Totterdell, P., & Folkard, S. (1995). On adaptive control, sleep loss and fatigue. *Applied Cognitive Psychology, 9*, S39–S53.

Connor, J., Norton, R., Ameratunga, S., Robinson, E., Civil, I., Dunn, R., Bailey, J., Jackson, R. (2002). Driver sleepiness and risk of serious injury to car occupants: A population based case control study. *British Medical Journal, 324*, 1125–1128.

Cote, K. A., Mondloch, C. J., Sergeeva, V., Taylor, M., & Semplonius, T. (2014). Impact of total sleep deprivation on behavioural neural processing of emotionally expressive faces. *Experimental Brain Research, 232*(5), 1429–1442. https://doi.org/10.1007/s00221-013-3780-1. Epub 2013 Dec 8.

Dai, H., Milkman, K. L., Hofman, D. A., & Staats, B. R. (2015). The impact of time at work and time off from work on rule compliance: The case of hand hygiene in health care. *The Journal ofApplied Psychology, 100*(3), 846–862. [PubMed].

Danziger, S., Levav, J., & Avnaim-Pesso, L. (2011). Extraneous factors in judicial decisions. *Proceedings of the National Academy of Sciences of the United States of America, 108*, 6889–6892. [PMC free article] [PubMed].

Davis, J. M., Zhao, Z., Stock, H. S., Mehl, K. A., Buggy, J., & Hand, G. A. (2003). Central nervous system effects of caffeine and adenosine on fatigue. *American Journal of Physiology. Regulatory, Integrative and Comparative Physiology, 284*(2), R399–R404. [PubMed].

Devine, P. G. (1989). Stereotypes and prejudice: Their automatic and controlled components. *Journal of Personality and Social Psychology, 56*(1), 5–18. https://doi.org/10.1037/0022-3514.56.1.5

Dewald, J. F., Meijer, A. M., Oort, F. J., Kerkhof, G. A., & Bögels, S. M. (2010, June). The influence of sleep quality, sleep duration and sleepiness on school performance in children and adolescents: A meta-analytic review. *Sleep Medicine Reviews, 14*(3), 179–189.
Dinges, D. F., Douglas, S. D., Zaugg, L., Campbell, D. E., McMann, J. M., Whitehouse, W. G., Orne,E. C., Kapoor, S.C., Icaza, E., Orne, M. T. (1994). Leukocytosis and natural killer cell function parallel neurobehavioral fatigue induced by 64 hours of sleep deprivation. *The Journal of Clinical Investigation, 93*, 1930–1939.
Donnell, J. (1969). Performance decrement as a function of total sleep loss and task duration. *Perceptual & Motor Skills, 29*, 711–714.
Drummond, S. P. A., Brown, G. G., Gillin, J. C., Stricker, J. L., Wong, E. C., & Buxton, R. B. (2000). Altered brain response to verbal learning following sleep deprivation. *Nature, 403*, 655–657.
Drummond, S. P. A., Meloy, M. J., Yanagi, M. A., Orff, H. J., & Brown, G. G. (2005). Compensatory recruitment after sleep deprivation and the relationship with performance. *Psychiatry Research: Neuroimaging, 140*, 211–223.
Durmer, J. S., & Dinges, D. F. (2005). Neurocognitive consequences of sleep deprivation. *Seminars in Neurology, 25*(1), 117–129.
Elsmore, T. F., Hegge, F. W., Naitoh, P., Kelly, T., Schlangen, K., & Gomez, S. (1995). A comparison of the effects of sleep deprivation on synthetic work performance and a conventional performance assessment battery. In *NHRC Rep. No. 95–96*. Naval Health Research Center.
Engle-Friedman, M. Hayrapetyan, L., Orodel, O., Loshak, M. (2018). *Do sleep problems affect what we eat?* Poster presented at the 21th annual meeting of the Associated Professional Sleep Societies, Minneapolis, Minnesota.
Engle-Friedman, M., Palencar, V., & Riela, S. (2010). Sleep and effort in adolescent athletes. *Journal of Child Health Care, 14*, 131–141.
Engle-Friedman, M., & Riela, S. (2004). Self-imposed sleep loss, sleepiness, effort and performance. *Sleep and Hypnosis, 6*, 155–162.
Engle-Friedman, M., Riela, S., Golan, R., Ventuneac, A. M., Davis, C. M., Jefferson, A. D., et al. (2003). The effect of sleep loss on next day effort. *Journal of Sleep Research, 12*, 113–124.
Fogt, D. L., Cooke, W. H., Kalns, J. E., & Michael, D. J. (2011). Linear mixed-effects modeling of the relationship between heart rate variability and fatigue arising from sleep deprivation. *Aviation, Space, and Environmental Medicine, 82*, 1104–1109.
Forster, S., & Lavie, N. (2009). Harnessing the wandering mind: the role of perceptual load. *Cognition, 111*(3), 345–355. https://doi.org/10.1016/j.cognition.2009.02.006
Gais, S., Lucas, B., & Born, J. (2006). Sleep after learning aids memory recall. *Learning & Memory, 13*(3), 259–262.
Goldstein-Piekarski, A. N., Greer, S. M., Saletin, J. M., & Walker, M. P. (2015). Sleep deprivation impairs the human central and peripheral nervous system discrimination of social threat. *Journal of Neuroscience, 35*(28), 10135–10145.
Gordon, A. M., & Chen, S. (2014). The role of sleep in interpersonal conflict: Do sleepless nights mean worse fights? *Social Psychological and Personality Science, 5*(2), 168–175.
Gray, H. M., Mendes, W. B., & Denny-Brown, C. (2008). An in-group advantage in detecting intergroup anxiety. *Psychological Science, 19*(12), 1233–1237. https://doi.org/10.1111/j.1467-9280.2008.02230.x.
Guadagni, V., Burles, F., Ferrara, M., Iaria, G. (2014). The effects of sleep deprivation on emotional empathy. *Journal of Sleep Research, 23*(6), 657–663. https://doi.org/10.1111/jsr.12192. Epub 2014 Aug 13.
Ghumman, S., & Barnes, C. M. (2013). Sleep and prejudice: a resource recovery approach. *Journal of Applied Social Psychology banner*, https://doi.org/10.1111/jasp.12045. First published: 09 May 2013.
Harrison, Y., & Horne, J. A. (1997). Sleep deprivation affects speech. *Sleep, 20*, 871–877. https://doi.org/10.1093/sleep/20.10.871.

Heslegrave, R. G., & Angus, R. J. (1985). The effects of task duration and work-session location on performance degradation induced by sleep loss and sustained cognitive work. *Behavior Research Methods, Instruments, & Computers, 17*, 592–603.

Hockey, G. R. J. (1997). Compensatory control in the regulation of human performance under stress and high workload. *Biological Psychology, 45*, 73–93.

Hockey, G. R., & Sauer, J. (1996). Cognitive fatigue and complex decision making under prolonged isolation and confinement. *Advances in Space Biology and Medicine, 5*, 309–330.

Hockey, G. R. J., Wastell, D. G., & Sauer, J. (1998). Effects of sleep deprivation and user interface on complex performance: A multilevel analysis of compensatory control. *Human Factors, 40*, 233–253.

Hoeksema-van Orden, C. Y., Gaillard, A. W., & Buunk, B. P. (1998). Social loafing under fatigue. *Journal of Personality and Social Psychology, 75*, 1179–1190.

Horne, J. A. (1998). *Why we sleep: The functions of sleep in humans and other mammals*. Oxford University Press.

Horne, J. A., & Pettitt, A. N. (1985). High incentive effects on vigilance performance during 72 hours of total sleep deprivation. *Acta Psychologica, 58*, 123–139.

Huck, N. O., Mcbride, S. A., Kendall, A. P., Grugle, N. L., & Killgore, W. D. S. (2008). The Effects of Modafinil, Caffeine, and Dextroamphetamine on Judgments of Simple Versus Complex Emotional Expressions Following Sleep Deprivation. *International Journal of Neuroscience, 118*(4), 487–502. Received 24 Aug 2006, Published online: 24 Aug 2009.

Jung, C. M., Melanson, E. L., Frydendall, E. J., Perreault, L., Eckel, R. H., & Wright, K. P. (2011). Energy expenditure during sleep, sleep deprivation and sleep following sleep deprivation in adult humans. *The Journal of Physiology, 589*, 235–244.

Kahneman, D. (1973). *Attention and effort* (S. 28–42). Prentice Hall.

Kamphuis, J., Meerlo, P., Koolhaas, J. M., & Lancel, M. (2012). Poor sleep as a potential causal factor in aggression and violence. *Sleep Medicine, 13*(4), 327–334. https://doi.org/10.1016/j.sleep.2011.12.006. Epub 2012 Feb 1.

Kilgore, D. S., Balkin, T. J., & Wesensten, N. J. (2006). Impaired decision-making following 44 h of sleep deprivation. *Journal of Sleep Research, 15*, 7–13.

Killgore, W. D., Balkin, T. J., Yarnell, A. M., & Capaldi, V. F. (2017). Sleep deprivation impairs recognition of specific emotions. *Neurobiology of Sleep and Circadian Rhythms, 3*, 10–16.

Kjellberg, A. (1975). Effects of sleep deprivation on performance of a problem-solving task. *Psychological Reports, 37*(2), 479–485.

Knicker, A. J., Renshaw, I., Oldham, A. R., Simeon, P., & Cairns, S. P. (2011). Interactive processes link the multiple symptoms of fatigue in sport competition. *Sports Medicine, 41*, 307–328.

Krizan, Z., & Herlache, A. D. (2016). Sleep disruption and aggression: Implications for violence and its prevention. *Psychology of Violence, 6*(4), 542–552. https://doi.org/10.1037/vio0000018

Latane, B., Williams, K., & Harkins, S. (1979). Many hands make light work: The causes and consequences of social loafing. *Journal of Personality and Social Psychology, 37*, 822–832.

Laties, V. G. (1961). Modification of affect, social behavior and performance by sleep deprivation and drugs. *Journal of Psychiatric Research, 1*, 12–25.

Lavie, N. (2005). Distracted and confused?: selective attention under load. *Trends in cognitive sciences, 9*(2), 75–82. https://doi.org/10.1016/j.tics.2004.12.004

Linder, J. A., Doctor, J. N., Friedberg, M. W., Reyes Nieva, H., Birks, C., Meeker, D., et al. (2014). Time of day and the decision to prescribe antibiotics. *JAMA Internal Medicine, 174*(12), 2029–2031. [PMC free article] [PubMed].

Ma, D. S., Correll, J., Wittenbrink, B., Bar-Anan, Y., Sriram, N., & Nosel, B. A. (2013). When fatigue turns deadly: The association between fatigue and racial bias in the decision to shoot. *Basic and Applied Social Psychology, 35*(6), 515–524.

Mingote, S., Font, L., Farrar, A. M., Vontell, R., Worden, L. T., Stopper, C. M., Port, R. G., Sink, K. S., Bunce, J. G., Chrobak, J. J., Salamone, J. D. (2008). Nucleus accumbens adenosine

A2A receptors regulate exertion of effort by acting on the ventral striatopallidal pathway. *Journal of Neuroscience, 28*(36), 9037–9046. [PMC free article] [PubMed].
Moskowitz, G. B. (2010). On the control over stereotype activation and stereotype inhibition. *Social and Personality Psychology Compass, 4*(2), 140–158.
Moturu, S. T., Khayal, I., Aharony, N., Pan, W., & Pentland, A. (2011, August). Sleep, mood and sociability in a healthy population. In *Engineering in Medicine and Biology Society, EMBC, 2011 Annual International Conference of the IEEE* (S. 5267–5270). IEEE.
National Sleep Foundation. (2005). Sleep in America TM poll: summary of findings cited 2016 Dec 1]. http://sleepfoundation.org/sites/default/files/2005_summary_of_findings.pdf/.
National Sleep Foundation, Summary findings of the 2013 Sleep in America Poll. (2013). Arlington, VA.
National Sleep Foundation, Summary findings of the 2014 Sleep in America Poll. (2014). Arlington, VA.
Nilsson, J. P., Soderstrom, M., Karlsson, A. U., Lekander, M., Akerstedt, T., Lindroth, N. E., & Axelsson, J. (2005). Less effective executive functioning after one night's sleep deprivation. *Journal of Sleep Research, 14*, 1–6.
Odle-Dusseau, H. N., Bradley, J. L., & Pilcher, J. J. (2010). Subjective perceptions of the effects of sustained performance under sleep-deprivation conditions. *Chronobiology International, 27*, 318–333.
Palmer, C. A., & Alfano, C. A. (2017). Sleep and emotion regulation: An organizing, integrative review. *Sleep Medicine Reviews, 31*, 6–16. https://doi.org/10.1016/j.smrv.2015.12.006. Epub 2016 Jan 14.
Parkinson, B. (2005). Do facial movements express emotions or communicate motives?. *Personality and Social Psychology Review, 9*(4), 278–311.
Petty, R. E., & Cacioppo, J. T. (1986). The elaboration likelihood model of persuasion. In *Communication and persuasion* (S. 1–24). Springer.
Pilcher, J. J., & Walters, A. S. (1997). How sleep deprivation affects psychological variables related to college students' cognitive performance. *Journal of American College Health, 46*, 121–126.
Proffitt, D. R. (2006). Embodied perception and the economy of action. *Perspectives on Psychological Science, 1*, 110–122.
Rechtschaffen, A., & Bergmann, B. M. (2002). Sleep deprivation in the rat: An update of the 1989 paper. *Sleep, 25*, 18–24.
Richards, P. M., & Ruff, R. M. (1989). Motivational effects on neuropsychological functioning: Comparison of depressed versus non-depressed individuals. *Journal of Consulting and Clinical Psychology, 57*, 396–402.
Rodgers, C. D., Paterson, D. H., Cunningham, D. A., Noble, E. G., Pettigrew, F. P., Myles, W. S., & Taylor, A. W. (1995). Sleep deprivation: Effects on work capacity, self-paced walking, contractile properties and perceived exertion. *Sleep, 18*, 30–38.
Russo, J. E., & Dosher, B. A. (1983). Strategies for multi-attribute binary choice. *Journal of Experimental Psychology. Learning, Memory, and Cognition, 9*, 676–696. PMID 6227682. https://doi.org/10.1037/0278-7393.9.4.676.
Salamone, J. D., Correa, M., Randall, P. A., Nunes, E. J., Pardon, M., & Lopez-Cruz, L. (2013). The role of adenosine in the ventral striatal circuits regulating behavioral activation and effort-related decision-making: Importance for normal and pathological aspects of motivation. In S. Masino & D. Boison (Hrsg.), *Adenosine – a key link between metabolism and brain activity* (S. 493–512). New York, NY: Springer.
Selvi, Y., Kiliç, S., Aydin, A., & Güzel Özdemir, P. (2015). The effects of sleep deprivation on dissociation and profiles of mood, and its association with biochemical changes. *Archives of Neuropsychiatry, 52*(1), 83–88.
Shaw, P. J. (2005). Thermoregulatory changes. In C. A. Kushida (Hrsg.), *Sleep deprivation: basic science, physiology and behavior*. Marcel Dekker.

Smith, E. R., & DeCoster, J. (2000). Dual-process models in social and cognitive psychology: Conceptual integration and links to underlying memory systems. *Personality and Social Psychology Review, 4*(2), 108–131.

Spiegel, K., Leproult, R., & Van Cauter, E. (1999). Impact of sleep debt on metabolic and endocrine function. *Lancet, 354*, 1435–1439.

Spiegel, K., Leproult, R., & Van Cauter, E. (2005). Metabolic and endocrine changes. In C. A. Kushida (Hrsg.), *Sleep deprivation: basic science, physiology and behavior*. Marcel Dekker.

Spiegel, K., Tasali, E., Penev, P., & Van Cauter, E. (2004). Brief communication: Sleep curtailment in healthy young men is associated with decreased leptin levels, elevated ghrelin levels, and increased hunger and appetite. *Annals of Internal Medicine, 141*, 846–850.

Steyvers, F. J. (1987). The influence of sleep deprivation and knowledge of results on perceptual encoding. *Acta psychologica, 66*(2), 173–187.

Steyvers, F. J., & Gaillard, A. W. (1993). The effects of sleep deprivation and incentives on human performance. *Psychological Research Psychologische Forschung, 55*, 64–70.

Stutts, J. C., Wilkins, J. W., & Vaughn, B. V. (1999). *Why so people have drowsy driving crashes? Input from drivers who just did*. AAA Foundation for Traffic Safety.

Tefft, B. C. (2010). *Asleep at the wheel: The prevalence and impact of drowsy driving*. AAA Foundation for Traffic Safety.

Tieleman, A. A., Knoop, H., van de Logt, A. E., Bleijenberg, G., van Engelen, B. G., & Overeem, S. (2010). Poor sleep quality and fatigue but no excessive daytime sleepiness in myotonic dystrophy type 2. *Journal of Neurology, Neurosurgery, and Psychiatry, 81*, 963–967.

Todd, P. M., Hertwig, R., & Hoffrage, U. (2015). Evolutionary cognitive psychology. In *The handbook of evolutionary psychology* (S. 1–19).

Wallerstein, H. (1954). An electromyographic study of attentive listening. *Canadian Journal of Psychology, 8*, 228–238.

Wilkinson, R. (1961). Interaction of lack of sleep with knowledge of results, repeated testing and individual differences. *Journal of Experimental Psychology, 62*, 263–271.

Xie, L., Kang, H., Xu, Q., Chen, Thiyagarajan, M., O'Donnell, J., Christensen, D. J., Nicholson, C., Iliff, J. J., Takano, T., Deane, R., Nedergaard, M. (2013). Sleep drives metabolite clearance from the adult brain. *Science, 342*, 373–377.

Einfluss von Schlaf auf die Emotionsregulation

Jennifer R. Goldschmied

Einführung

Die Beziehung zwischen Schlaf und Emotion ist eine, die fast intuitiv verstanden wird. Eltern erkennen, dass ein Wutanfall eines Kindes das Ergebnis eines verpassten Nickerchens oder einer schlaflosen Nacht aufgrund einer Erkältung sein kann, Arbeiter registrieren, ob ihr Chef eine lange Nacht hatte oder die erste Tasse Kaffee verpasst hat, und sogar Fremde können mutmaßlich annehmen, dass die Person, die ihnen gerade im Straßenverkehr die Vorfahrt genommen hat, vielleicht „mit dem falschen Fuß zuerst aufgestanden ist". Die emotionalen Folgen von Schlafmangel wurden anekdotisch festgestellt und beinhalten emotionale Labilität, erhöhte Reizbarkeit und verringerte Toleranz für Belastung oder Frustration. Bei psychiatrischen Störungen, wie der schweren depressiven Störung und der posttraumatischen Belastungsstörung, kann der Zusammenhang zwischen beeinträchtigter Emotion und Schlafstörungen noch auffälliger sein. Empirische Forschung über die emotionalen Auswirkungen von Schlafmangel steckt jedoch noch in den Kinderschuhen. In diesem Kapitel werden wir die neuesten Forschungsergebnisse über die Beziehung zwischen Schlaf und Stimmung vorstellen und zwei Wege diskutieren, wie Schlafmangel zu Stimmungsstörungen führen kann, mit einem speziellen Fokus auf die Auswirkungen von Schlaf auf die Emotionsregulation. Nach einer kurzen Diskussion über Schlafmangel und Emotionen bei psychiatrischen Störungen und möglichen neurobiologischen Mechanismen werden wir mit einem Ausblick auf zukünftige Forschungsbereiche abschließen.

J. R. Goldschmied (✉)
Department of Psychiatry & Center for Sleep & Circadian Neurobiology,
University of Pennsylvania, Philadelphia, PA, USA
E-Mail: jrgolds2@pennmedicine.upenn.edu

Z. Križan, *Schlaf, Persönlichkeit und soziales Verhalten*,
https://doi.org/10.1007/978-3-031-49766-7_6

Beeinflusst Schlaf die Stimmung?

Vieles, was wir über den Einfluss von Schlaf auf die Stimmung wissen, stammt aus Studien, die Schlafmangel untersuchen. Die Methodik weist eine hohe Variabilität auf, aber mehrere Paradigmen haben Einblicke in die Bedeutung des Schlafs für eine adäquate Stimmungsfunktion gegeben. Schlafmangel kann als (1) Schlafentzug, eine vollständige Abwesenheit von Schlaf über einen 24-Stunden-Zeitraum, oder (2) teilweiser Schlafentzug, der allgemein als Gesamtschlaf von weniger als 6 Stunden definiert ist, oder (3) Schlafunterbrechung eingestuft werden, die aufgrund einer medizinischen Störung oder einer Schlafstörung auftreten kann, bei welcher der Schlaf im Laufe der Nacht gestört ist, die Schlafdauer oder das Timing jedoch nur minimal beeinflusst wird. Während die kognitiven Auswirkungen von totalem Schlafentzug wie verminderte Reaktionszeit und Beeinträchtigungen im Kurzzeitgedächtnis gut bekannt sind (Lim & Dinges, 2010), hat man nun damit begonnen, die Auswirkungen von Schlafentzug auf die Stimmung zu untersuchen. Zum Beispiel zeigte eine wegweisende Metaanalyse der Auswirkungen von Schlafentzug bei gesunden Probanden, dass die Stimmung im Vergleich zu den Leistungswerten erheblich stärker gestört war (Pilcher & Huffcutt, 1996). Insbesondere zeigten Kahn-Greene und Kollegen (2007), dass nach 56 Stunden kontinuierlicher Wachheit, selbstberichtete depressive Stimmung, Wut und Frustration alle nach dem Schlafverlust zunahmen, während Franzen und Kollegen (2008) und Tempesta et al. (2010) zeigten, dass Schlafentzug zu einer Zunahme der negativen Stimmung im Selbstbericht führte. Es gibt auch Hinweise darauf, dass Schlafentzug insbesondere Frauen stärker beeinflussen kann als Männer. Goldstein-Piekarski et al. (2018) berichteten, dass Schlafmangel bei Frauen zu deutlich mehr Angstzuständen führte als bei Männern, während Short und Louca (2015) zeigten, dass gesunde weibliche Jugendliche nach Schlafentzug eine stärkere depressive Verstimmung und Angst zeigten als männliche Jugendliche, was darauf hindeutet, dass Frauen eine erhöhte Anfälligkeit für Schlafmangel haben.

Obwohl die Charakterisierung der Auswirkungen von totalem Schlafentzug auf die Stimmung ein wichtiges Forschungsziel ist, gab es in der Literatur einen größeren Fokus auf partiellen Schlafentzug oder Schlafrestriktionsparadigmen, da sie eine ökologisch validere Darstellung von realen Bedingungen bieten. Während die meisten Erwachsenen keine regelmäßigen Episoden von totalem Schlafentzug erleben, liegt die Inzidenz von verkürztem Schlaf, definiert durch die Centers for Disease Control als weniger als 7 Stunden pro Nacht, bei etwa 35 % in den USA, und diese Zahl ist in den letzten zwei Jahrzehnten erheblich angestiegen (Luckhaupt et al., 2010). Neben der größeren Verbreitung hat chronischer partieller Schlafentzug im Vergleich zum totalen Schlafentzug auch gezeigt, dass er erheblich schädlichere Auswirkungen hat. In derselben Metaanalyse, die zeigte, dass Schlafentzug die Stimmung erheblich beeinflusste, stellten Pilcher und Huffcutt (1996) auch fest, dass chronischer partieller Schlafentzug einen größeren negativen Effekt auf sowohl kognitive Leistung als auch Stimmung hatte als totaler Schlafentzug. Darüber hinaus zeigten Dinges et al. (1997), dass eine Schlafrestriktion auf 4 Stunden pro Nacht über einen Zeitraum von 7 Tagen zu einer kontinuierlichen Stimmungsverschlechterung führte, während die negativen Auswirkungen auf die Wachsamkeit einen kurzen Plateaueffekt zeigten.

Bezüglich der Auswirkungen auf die Stimmung haben Studien gezeigt, dass Schlafmangel zu einem Verlust der positiven Stimmung führt, mehr als zu einer Zunahme der negativen Stimmung, gemessen mit der Skala für positive und negative Affekte (PANAS; Talbot et al. 2010; Reddy et al., 2017). Dies ist eine wichtige Differenzierung, da einige Forschungen Affekt oder Stimmung auf einem Kontinuum bewertet haben, mit positiver Stimmung als Fixpunkt an einem Ende und negativer Stimmung als Fixpunkt am anderen Ende. Emotionsforscher haben jedoch festgestellt, dass positive und negative Affekte unabhängige Konstrukte sind, die gleichzeitig koexistieren können (Watson et al., 1988). Daher sollten sie getrennt bewertet werden, wie hier mit der PANAS. Diese Studien könnten darauf hindeuten, dass Schlafmangel das positive Valenzsystem stärker beeinflusst als das negative Valenzsystem. In einer hochaktuellen Studie zeigten Shen und Kollegen (2018) jedoch, dass eine kurze Schlafdauer mit geringerem positivem Affekt assoziiert war, während schlechte Schlafqualität mit höherem negativem Affekt verbunden war. Darüber hinaus zeigten Křižan und Hisler (2019), dass Schlafmangel mit höherem negativem Affekt verbunden war als die Kontrolle. Diese Studien deuten darauf hin, dass die Charakterisierung der Beziehung zwischen Schlaf und Affekt nicht einfach ist.

Im Kontext der Untersuchung ökologisch valider Modelle von Schlafverlust und dessen Auswirkung auf die Stimmung ist ein wichtiges Paradigma zu berücksichtigen: der fragmentierte Schlaf. Mehrere medizinische Erkrankungen und Schlafstörungen können, zusätzlich zu Medikamenten mit Nebenwirkungen auf den Schlaf, zu gestörtem Schlaf führen, der durch wiederholte kurze Unterbrechungen des Schlafs aufgrund von kurzen Arousals definiert ist. Zwar ist auf diese Weise die Gesamtschlafzeit nicht unbedingt betroffen, die Schlafqualität wird jedoch erheblich durch die Störung der normalen Schlafphasen und -architektur beeinträchtigt. Obstruktive Schlafapnoe (OSA), eine Schlafstörung, die durch wiederholte Episoden von Atemstillständen gekennzeichnet ist, welche durch eine Blockade der oberen Atemwege verursacht werden, verursacht erhebliche Schlafunterbrechungen und ist mit Veränderungen der Gemütslage verbunden. Zum Beispiel berichten Schröder und O'Hara (2005) in ihrer Übersicht, dass ein erheblicher Anteil der Personen mit OSA Anzeichen von klinischer Depression zeigt. Akashiba et al. (2002) haben auch gezeigt, dass Patienten mit schwerer OSA signifikant höhere Depressionswerte aufwiesen als gesunde Schläfer. Untersuchungen zur OSA haben auch gezeigt, dass experimentelle Schlafstörungen zu einer Abnahme des positiven Affekts führen, jedoch nicht des negativen Affekts (Finan et al., 2017), was einige Studien zum partiellen Schlafentzug widerspiegeln.

Im Gegensatz zu den Studien, die das Verhältnis zwischen Schlaf und Stimmung durch die Erforschung von Schlafverlust untersuchten, wurden auch sog. Napping-Paradigmen verwendet, um den Beitrag kurzer Schlafphasen (*engl.* „nap“ = Kurzschlaf, Nickerchen) zur Stimmungsregulation zu klären. Napping hat sich als eine der effektivsten Gegenmaßnahmen gegen Müdigkeit und Schläfrigkeit erwiesen (Horne & Reyner, 1996), und obwohl nur eine begrenzte Anzahl von Studien die direkte Wirkung von Naps auf die Stimmung untersucht hat, waren die Ergebnisse meist konsistent und zeigten, dass Naps die Stimmung verbessern und dabei spezifisch eher die positive Stimmung verstärken als die negative Stimmung abschwächen. Zum Beispiel zeigten Taub und Kollegen (1976), dass Napping die subjektive Energie erhöhte, während Hayashi und Kollegen (1999) sowie Luo und Inoue (2000) herausfanden, dass Napping die Motivation und Freude erhöhte. Genauer gesagt, fanden Kaida und Kollegen (2007) heraus, dass ein kurzes Nickerchen die positive Stimmungslage verbesserte, gemessen mit der Mood Checklist 3. Ähnlich wie bei Schlafmangel gibt es auch einige Hinweise darauf, dass Napping insbesondere Frauen zusätzlichen Nutzen bringen kann. Bei Frauen in der späten Lutealphase ihres Menstruationszyklus zeigten Lamarche und Kollegen (2010), dass Napping die Stimmung hob und die Wachsamkeit verbesserte. Obwohl die Literatur über Napping und Stimmung noch in den Kinderschuhen steckt, geben diese Studien vorläufige Hinweise darauf, dass zusätzlicher Schlaf die Stimmung durch verbesserten positiven Affekt heben kann.

Wie beeinflusst Schlaf die Stimmung?

Wie oben besprochen, gibt es einige Hinweise darauf, dass ausreichender Schlaf für eine gute emotionale Funktion notwendig ist und dass Schlafverlust die Stimmung negativ beeinflusst. Eine wichtige und entscheidende Frage bleibt jedoch: Wie? Auf welche Weise beeinflusst Schlaf die Stimmung? Zwei Untersuchungsmethoden hierzu sind in der Literatur beschrieben worden und sollen im Folgenden ausführlicher erläutert werden. Eine der beiden Methode geht davon aus, dass Schlaf die Art der Verarbeitung emotionaler Informationen beeinflusst, wodurch bestimmte Emotionen mehr oder weniger Einfluss nehmen und sich so auf die nachfolgende Stimmungsregulierung auswirken. Die andere Methode postuliert, dass Schlaf beeinflusst, wie ein Individuum seine Emotionen regulieren kann, wodurch Menschen mit Schlafverlust anfälliger für emotionale Dysregulation und schlechtere Stimmungsregulation werden. Beide Methoden werden im Folgenden genauer beleuchtet.

Viele Studien zum Thema Schlaf und Emotionen haben sich darauf konzentriert, wie Schlafverlust die Verarbeitung emotionaler Informationen beeinflusst, d. h. wie eine Person emotionale Reize wahrnimmt und darauf reagiert und wie sie sich an emotionale Reize erinnert. Bei der Untersuchung zur Wahrnehmung emotionaler Reize wurde eine Methode verwendet, um zu bewerten, wie Individuen emotionale und neutrale Bilder vor und nach einer Wachperiode oder einer Schlafperiode bewerten. Zum Beispiel zeigten Pilcher und Huffcutt (1996) mit dieser Methodik sowohl bei partiellem als auch bei totalem Schlafentzug, dass Individuen emotionale Bilder im Laufe der Testperiode niedriger in Valenz und Erregung bewerteten. Obwohl dieser Effekt sowohl für positive als auch für negative Bilder beobachtet wurde, stellten die Autoren größere Effekte der niedrigeren Be-

dass Schlaf eine wichtige Rolle bei der Erkennung menschlicher Emotionen spielen könnte. Ein möglicher Faktor, der diese Inkonsistenzen zu erklären vermag, könnte die unterschiedliche Methodik sein. Ein Studie, die die Wichtigkeit methodischer Unterschiede hervorhebt, zeigte mit einer multimodalen Emotionserkennungsaufgabe, dass Schlafentzug keinen Einfluss auf die Erkennungsgenauigkeit hatte (Holding et al., 2017). Auch Sack und Kollegen (2019) berichteten kürzlich, dass Teilnehmer mit Schlafentzug bei der Präsentation längerer Videoclips von emotionalen Gesichtern eine bessere Erkennungsgenauigkeit zeigten als die Kontrollgruppe; bei der Verwendung kurzer Videoclips wurden keine Unterschiede festgestellt. Die Autoren konstatieren, dass diese Ergebnisse die Bedeutung der Reizdauer aufzeigen. Dies ist ein wichtiges Konzept, da viele der Studien, welche die Auswirkungen des Schlafs auf die Emotionserkennung untersuchen, die Teilnehmer auffordern, auf Bilder von Gesichtern zu reagieren, die in kurzen Intervallen präsentiert werden, was die relative Salienz von emotionalen im Vergleich zu konfiguralen Informationen beeinflussen könnte.

Es gibt auch Hinweise darauf, dass Individuen, die schläfrig erscheinen, nicht nur Gefahr laufen, die Emotionen anderer falsch einzuschätzen, sondern auch anfällig für negative Beurteilungen durch andere sind. In einer innovativen Studie wurden Personen mit zwei Bildersets von Gesichtern präsentiert: solche, die gut ausgeruht waren, und solche mit Schlafentzug. Unparteiische Bewerter berichteten, dass sie lieber nicht mit den Individuen sozialen Kontakt aufnehmen würden, die schläfrig erschienen, was darauf hindeutet, dass Menschen, die unter Schlafverlust leiden, möglicherweise nicht nur die Gesichtsausdrücke anderer falsch beurteilen, sondern auch selbst Vorurteilen ausgesetzt sein könnten (Sundelin t al., 2017).

Verarbeitung negativer Emotionen

Neben der Beeinflussung der Erkennung von Emotionen in Gesichtsausdrücken kann Schlafverlust auch die Emotionsregulation auf andere Weise beeinträchtigen. Zum Beispiel zeigten Individuen, die Schlafentzug erlebten, eine geringere Frustrationstoleranz, eine höhere Wahrscheinlichkeit, anderen die Schuld für Probleme zu geben, und eine verringerte Bereitschaft, die Schuld zu akzeptieren, um Konflikte zu reduzieren (Kahn-Greene et al., 2006). Diese Erkenntnis wird durch andere Studien gestützt, die zeigen, dass sowohl Schlafrestriktion (Križan & Hisler, 2019) als auch schlechte Schlafqualität (Denis et al., 2017) mit einer erhöhten Tendenz zu externalisierendem Verhalten verbunden sind, was darauf hindeutet, dass Schlafverlust und schlechte Schlafqualität eine Desinhibition von aggressiven Verhaltensweisen vorhersagen können. Alternativ ist eine bessere Schlafqualität mit einer erhöhten Aktivierung in empathiebezogenen Gehirnregionen verbunden (Guadagni et al., 2018), was darauf hinweist, dass Schlaf für die Perspektivenübernahme und die Fähigkeit zur Zusammenarbeit zur Problemlösung unerlässlich ist; auch wurde gezeigt, dass Nickerchen die Frustrationstoleranz erhöhen

(Goldschmied et al., 2015). Eine erhöhte Impulsivität wurde ebenfalls mit Schlafverlust in Verbindung gebracht. Killgore et al. (2008) zeigten, dass die Fähigkeit zur Verzögerung der Befriedigung oder des Annäherns an eine belohnende Erfahrung nach Schlafentzug signifikant abnahm, was zeigt, dass diejenigen, die Schlafverlust erlebten, eher dazu neigten, Belohnungen zu verfolgen als diejenigen, die ausreichend geschlafen hatten. Insgesamt legen diese Ergebnisse nahe, dass Schlafverlust die Emotionsregulation beeinträchtigen kann, indem er die Fähigkeit zur Empathie mit anderen und zur Vermeidung von Konflikten verringert, während er die Wahrscheinlichkeit erhöht, impulsiv und aggressiv zu handeln.

Strategien zur Emotionsregulation

Da es zahlreiche Hinweise darauf gibt, dass die Komponentenprozesse der Emotionsregulation durch Schlafmangel beeinträchtigt werden, haben Forschende auch versucht, die Auswirkungen von Schlafmangel auf die Nutzung von Strategien zur Emotionsregulation zu charakterisieren. Mehrere dieser Strategien wurden in der Literatur definiert und umfassen *Ablenkung*, d. h. die Ausrichtung der Aufmerksamkeit weg von einem emotionalen Reiz, *Unterdrückung*, d. h. der Versuch, den Fokus auf einen spezifischen, emotionsgeladenen Gedanken zu verringern, und *kognitive Neubewertung*, d. h. die Fähigkeit, einen emotionalen Gedanken oder eine Erfahrung neu zu betrachten, um die emotionale Wirkung zu verringern (Gross, 1998). Es gibt Hinweise darauf, dass Schlafentzug tatsächlich die Nützlichkeit dieser Strategien verringert. In einer Studie, die einen elektrophysiologischen Marker für autonome Erregung bei emotionalen Bildern untersuchte, beeinträchtigte Schlafentzug die Wirkung von Ablenkung und kognitiver Neubewertung (Zhang et al., 2019), was darauf hindeutet, dass trotz des bewussten Wunsches eines Individuums mit Schlafentzug, diese Strategien zu nutzen, der Schlafmangel deren Wirksamkeit verhindern kann.

Wie bereits erwähnt, ist Schlafentzug möglicherweise nicht immer ein ökologisch valides Modell für reale Schlafstörungen. In einer Untersuchung, wie die subjektive Schlafqualität die Nutzung von Strategien zur Emotionsregulation beeinflussen kann, zeigten O'Leary und Kollegen (2017), dass die Anwendung von maladaptiven Strategien zur Emotionsregulation die Beziehung zwischen schlechter Schlafqualität und depressiven Symptomen in einer 6-monatigen Längsschnittstudie bei aktuell depressiven, gesunden Personen und solchen mit remittierter Depression vermittelte. Dies deutet darauf hin, dass Individuen, die keinen hochwertigen Schlaf erreichen, nicht in der Lage sind, eine geeignete Strategie zur Emotionsregulation zu wählen, was wiederum zu einer Zunahme der Symptome von Depression führt. Ebenso zeigten Mauss et al. (2013), dass schlechte Schlafqualität mit schlechterer Leistung bei einer Aufgabe zur kognitiven Neubewertung verbunden war. Ähnlich berichten Vandekerckhove und Wang (2017) in ihrer Übersicht über Schlaf und Emotionsregulation, dass Menschen mit Schlafmangel, die oft von fragmentiertem oder schlechtem Schlaf berichten, eher verdrängende Strategien anwenden als gesunde Schläfer, die andere, effektivere Strategien zur Emotionsregulation nutzen. Insgesamt zeigt diese Arbeit die Bedeutung der Schlafqualität für die erfolgreiche Umsetzung von Strategien zur Emotionsregulation, um Stimmung und Funktion zu verbessern. Dies schließt jedoch nicht aus, dass die Beziehung zwischen Schlaf und emotionaler Funktion komplizierter sein kann und dass auch das Gegenteil der Fall sein kann: dass die Unfähigkeit, Emotionen richtig zu regulieren, auch die Schlafqualität erheblich beeinträchtigen kann.

Interessanterweise hat sich gezeigt, dass die Nutzung emotionsfokussierter Bewältigungsstrategien, die bei Individuen mit Schlaflosigkeit häufig vorkommen (Morin, Rodrigue, & Ivers, 2003), die Zeit, die zum Einschlafen benötigt wird, erhöht, aber auch die Zeit, in der die Betroffenen nachts wach sind, verringert und die Schlafeffizienz sowie die Gesamtschlafzeit erhöht. Dies deutet darauf hin, dass es zwar einen unmittelbaren Nachteil bei der Nutzung dieser Strategien gibt, aber auch deutliche Vorteile in Bezug auf die Schlafarchitektur (Vandekerckhove & Wang, 2017). Die Autoren unterstreichen die Bedeutung der Auswahl einer Bewältigungsstrategie basierend auf der Situation, da die Forschung rund um emotionsfokussierte Bewältigungsstrategien festgestellt hat, dass sie besonders vorteilhaft sein kann, wenn Stressoren oder Probleme unkontrollierbar sind. Problemfokussierte Bewältigungsstrategien werden hingegen in Situationen bevorzugt, in denen der Stressor eine potenzielle Lösung hat. Die Art und das Ausmaß des Stresses können auch besonders signifikant in der Beziehung zwischen Schlaf und der Fähigkeit zur Regulierung der eigenen Emotionen sein. Minkel et al. (2012) zeigten, dass Individuen nach Schlafentzug unter geringer Stressbelastung mehr Stress empfanden als diejenigen, die gut ausgeruht waren. Bei hohem Stressniveau jedoch berichteten Personen mit Schlafentzug ähnliche Level wie die Kontrollgruppe. Diese Ergebnisse deuten darauf hin, dass Schlafentzug die Schwelle der Stresswahrnehmung senken kann. Dies ähnelt der Theorie, die zuvor im Kontext der erhöhten Reaktivität auf neutrale Reize erwähnt wurde, die aussagt, dass Schlafentzug kognitive Ressourcen beansprucht, was zum Verlust der Fähigkeit führt, relevante und nichtrelevante Informationen zu differenzieren, oder in diesem Fall, die Unterscheidungsfähigkeit zwischen geringem und hohem Stress in einer Situation mit niedriger Stressbelastung beeinträchtigt.

Schlussfolgerung und Ausblick

Schlaf ist entscheidend für die Aufrechterhaltung einer angemessenen emotionalen Regulation. Es wurde gezeigt, dass Schlafmangel und Schlafstörungen mit einer verminderten positiven Affektivität und manchmal einer erhöhten negativen Affektivität verbunden sind. Diese Beziehung könnte durch eine erhöhte Reaktivität auf negative Reize oder die Unfähigkeit, negative Emotionen wie Aggression oder Impulsivität mit geeigneten Strategien zu regulieren, vermittelt werden. Dass Schlaf und Emotionsregulation eng miteinander verknüpft sind, wurde jedoch häufig im Kontext von psychiatrischen Störungen festgestellt. Schlafstörungen sind als mögliches Symptom jeder bekannten psychiatrischen Erkrankung aufgeführt. Daher kann angenommen werden, dass Schlaf speziell bei diesen Störungen mit Emotionsdysregulation assoziiert ist. Tatsächlich gibt es Hinweise darauf, dass sowohl Major Depressive Disorder (MDD) als auch die posttraumatische Belastungsstörung (PTBS) aufgrund von Schlafanomalien entwickelt oder aufrechterhalten werden können. MDD wurde beispielsweise mit einer beeinträchtigten Schlafhomöostase in Verbindung gebracht (Goldstein et al., 2012; Plante et al., 2013), und es wird vermutet, dass die Unfähigkeit, ein Schlafbedürfnis zu entwickeln, mit der Beeinträchtigung der Stimmung zusammenhängen könnte (Borbely & Wirz-Justice, 1982), wobei der genaue neurobiologische Mechanismus, der dieser Verbindung zugrunde liegt, noch identifiziert werden muss.

Ein möglicher Mechanismus, der Schlaf und Emotionsregulation bei psychiatrischen Störungen verbindet, könnten Veränderungen im REM-Schlaf sein. REM-Schlaf wurde mit der Aufrechterhaltung des noradrenergen Gleichgewichts im Gehirn in Verbindung gebracht (Goldstein & Walker, 2014). Es wurde postuliert, dass eine erhöhte REM-Aktivität während des Schlafs, die in der Vergangenheit bei MDD festgestellt wurde, zu einer Erschöpfung der noradrenergen Aktivität während der folgenden Wachperiode führen könnte, was zu einer Beeinträchtigung der „emotionalen Salienzerkennung" und einer erhöhten Reaktivität auf sowohl neutrale als auch emotionale Reize führt (Goldstein & Walker, 2014). Ähnlich postulieren Goldstein und Walker, dass REM-Schlaf auch bei PTBS eine Rolle spielen könnte. Sie vermuten, dass Personen mit PTBS häufig Schlafverlust und einen Mangel an REM-Schlaf erleben, was das noradrenerge Gleichgewicht beeinträchtigen und so eine Beeinträchtigung der emotionalen Diskriminierung und eine damit verbundene Hypervigilanz hervorrufen könnte. Obwohl sie recht überzeugend klingen, bleiben diese Theorien spekulativ, da es derzeit nicht möglich ist, die Neurotransmitterkonzentrationen beim Menschen zu messen.

Leider sind viele der Forschungsergebnisse im Bereich Schlaf und Emotion inkonsistent; einige Ergebnisse zeigen, dass Schlafverlust große Auswirkungen auf bestimmte Valenzsysteme und Reize hat, während andere feststellen, dass Schlafverlust keine Auswirkungen auf bestimmte emotionale Konstrukte hat. Daher ist es schwierig, definitive Schlussfolgerungen darüber zu ziehen, wie und warum Schlaf die Emotionsregulation beeinflusst. In diesem Sinne sind groß angelegte Studien erforderlich, um diese enge Beziehung zu klären. Wie bereits erwähnt, wird es entscheidend sein, dass zukünftige Studien (a) die Auswirkungen sowohl der Schlafdauer als auch der Schlafqualität auf die Verarbeitung neutraler Reize untersuchen, (b) sowohl positive als auch negative Affekte bewerten, (c) multimodale, dynamische Reize (z. B. Bilder und Videoclips) verwenden, (d) unterschiedliche Zeiträume, (e) sowohl niedrige als auch hohe Anforderungsbedingungen, (f) gleich große Stichproben von Männern und Frauen und (g) sowohl subjektive als auch objektive Maßnahmen verwenden, da all diese Faktoren sich auf die Studienergebnisse auswirken können.

Mehrere Forschende haben auch festgestellt, dass ein Tag totaler Schlafentzug möglicherweise keine ausreichende Herausforderung darstellt, um signifikante Veränderungen in der Stimmung zu hervorzurufen (Palmer & Alfano, 2017; Vandekerckhove & Wang, 2017; Killgore et al., 2011). Beispielsweise haben Killgore und Kollegen (2011) einen Unterschied in der Leistung bei 51 Stunden Schlafentzug gegenüber 75 Stunden gezeigt, was darauf hindeutet, dass selbst kleine Erhöhungen der Schlafentzugsdauer möglicherweise signifikante Veränderungen in der Gemütslage bewirken können. Daher sollten zukünftige Studien in Betracht ziehen, partielle Schlafentzugsparadigmen oder längere Schlafentzugsprotokolle zu verwenden. Es wird auch von entscheidender Bedeutung sein, potenzielle Mechanismen zu untersuchen. Zweifellos ist es ein wichtiger erster Schritt, die Auswirkungen, die Schlafverlust auf die Emotionsregulation und die Stimmung hat, zu charakterisieren. Noch wichtiger ist es allerdings, dass Forschende identifizieren, *wie* Schlafverlust diese beeinflusst, um Behandlungen für psychiatrische Störungen wie Major Depression und posttraumatischen Stress oder Strategien zur Verbesserung der Emotionsregulation bei Personen zu entwickeln, die möglicherweise unter Schlafverlust oder Schlafstörungen leiden.

Literatur

Akashiba, T., Kawahara, S., Akahoshi, T., Omori, C., Saito, O., Majima, T., & Horie, T. (2002). Relationship between quality of life and mood or depression in patients with severe obstructive sleep apnea syndrome. *Chest, 122*(3), 861–865.

Alfarra, R., Fins, A. I., Chayo, I., & Tartar, J. L. (2015). Changes in attention to an emotional task after sleep deprivation: Neurophysiological and behavioral findings. *Biological Psychology, 104*, 1–7.

Baran, B., Pace-Schott, E., Ericson, C., & Spencer, R. M. C. (2012). Processing of emotional reactivity and emotional memory over sleep. *The Journal of Neuroscience, 32*(3), 1035–1042.

Berger, R. H., Miller, A. L., Seifer, R., Cares, S. R., & Lebourgeois, M. K. (2012). Acute sleep restriction effects on emotion responses in 30-to 36-month-old children. *Journal of Sleep Research, 21*(3), 235–246.

Borbely, A. A., & Wirz-Justice, A. (1982). Sleep, sleep deprivation and depression. A hypothesis derived from a model of sleep regulation. *Human Neurobiology, 1*(3), 205–210.

Chuah, Y. L., Venkatraman, V., Dinges, D. F., & Chee, M. W. (2006). The neural basis of interindividual variability in inhibitory efficiency after sleep deprivation. *Journal of Neuroscience, 26*(27), 7156–7162.

Denis, D., Akhtar, R., Holding, B. C., Murray, C., Panatti, J., Claridge, G., … Maughan, B. (2017). Externalizing behaviors and callous-unemotional traits: Different associations with sleep quality. *Sleep, 40*(8), 1–8.

Diekelmann, S., Wilhelm, I., & Born, J. (2009). The whats and whens of sleep-dependent memory consolidation. *Sleep Medicine Reviews, 13*(5), 309–321.

Dinges, D. F., Pack, F., Williams, K., Gillen, K. A., Powell, J. W., Ott, G. E., … Pack, A. I. (1997). Cumulative sleepiness, mood disturbance, and psychomotor vigilance performance decrements during a week of sleep restricted to 4-5 hours per night. Sleep, 20(4), 267–277.

Feng, P., Becker, B., Feng, T., & Zheng, Y. (2018). Alter spontaneous activity in amygdala and vmPFC during fear consolidation following 24 h sleep deprivation. *NeuroImage, 172*, 461–469.

Finan, P. H., Quartana, P. J., Remeniuk, B., Garland, E. L., Rhudy, J. L., Hand, M., … Smith, M. T. (2017). Partial sleep deprivation attenuates the positive affective system: Effects across multiple measurement modalities. Sleep, 40(1).

Franzen, P. L., Siegle, G. J., & Buysse, D. J. (2008). Relationships between affect, vigilance, and sleepiness following sleep deprivation. *Journal of Sleep Research, 17*(1), 34–41.

Franzen, P. L., Buysse, D. J., Dahl, R. E., Thompson, W., & Siegle, G. J. (2009). Sleep deprivation alters pupillary reactivity to emotional stimuli in healthy young adults. *Biological Psychology, 80*(3), 300–305.

Goldschmied, J. R., Cheng, P., Kemp, K., Caccamo, L., Roberts, J., & Deldin, P. J. (2015). Napping to modulate frustration and impulsivity: A pilot study. *Personality and Individual Differences, 86*, 164–167.

Goldstein, A. N., & Walker, M. P. (2014). The role of sleep in emotional brain function. *Annual Review of Clinical Psychology, 10*, 679–708.

Goldstein, M. R., Plante, D. T., Hulse, B. K., Sarasso, S., Landsness, E. C., Tononi, G., & Benca, R. M. (2012). Overnight changes in waking auditory evoked potential amplitude reflect altered sleep homeostasis in major depression. *Acta Psychiatrica Scandinavica, 125*(6), 468–477.

Goldstein-Piekarski, A. N., Greer, S. M., Saletin, J. M., Harvey, A. G., Williams, L. M., & Walker, M. P. (2018). Sex, sleep deprivation, and the anxious brain. *Journal of Cognitive Neuroscience, 30*(4), 565–578.

Gross, J. J. (1998). The emerging field of emotion regulation: An integrative review. *Review of General Psychology, 2*(3), 271–299.

Gross, J. J. (2014). Emotion regulation: Conceptual and empirical foundations. In J. J. Gross (Ed.), *Handbook of emotion regulation* (pp. 3–20). New York: Guilford Press.

Gruber, R., & Cassoff, J. (2014). The interplay between sleep and emotion regulation: Conceptual framework empirical evidence and future directions. *Current Psychiatry Reports, 16*(11), 500.

Guadagni, V., Burles, F., Ferrara, M., & Iaria, G. (2018). Sleep quality and its association with the insular cortex in emotional empathy. *European Journal of Neuroscience, 48*(6), 2288–2300.

Gujar, N., Yoo, S., Hu, P., & Walker, M. P. (2011). Sleep deprivation amplifies reactivity of brain reward networks, biasing the appraisal of positive emotional experiences. *The Journal of Neuroscience, 31*(12), 4466–4474.

Hayashi, M., Watanabe, M., & Hori, T. (1999). The effects of a 20 min nap in the mid-afternoon on mood, performance and EEG activity. *Clinical Neurophysiology, 110*(2), 272–279.

Holding, B. C., Laukka, P., Fischer, H., Bänziger, T., Axelsson, J., & Sundelin, T. (2017). Multimodal emotion recognition is resilient to insufficient sleep: Results from cross-sectional and experimental studies. *Sleep, 40*(11), 1–10.

Horne, J. A., & Reyner, L. A. (1996). Counteracting driver sleepiness: Effects of napping, caffeine, and placebo. *Psychophysiology, 33*(3), 306–309.

Kahn-Greene, E., Killgore, D. B., Kamimori, G. H., Balkin, T. J., & Killgore, W. D. S. (2007). The effects of sleep deprivation on symptoms of psychopathology in healthy adults. *Sleep Medicine, 8*(3), 215–221.

Kahn-Greene, E., Lipizzi, E. L., Conrad, A. K., Kamimori, G. H., & Killgore, W. D. S. (2006). Sleep deprivation adversely affects interpersonal responses to frustration. *Personality and Individual Differences, 41*(8), 1433–1443.

Kaida, K., Takahashi, M., & Otsuka, Y. (2007). A short nap and natural bright light exposure improve positive mood status. *Industrial Health, 45*(2), 301–308.

Killgore, W. D., Kahn-Greene, E., Lipizzi, E. L., Newman, R. A., Kamimori, G. H., & Balkin, T. J. (2008). Sleep deprivation reduces perceived emotional intelligence and constructive thinking skills. *Sleep Medicine, 9*(5), 517–526.

Killgore, W. D., Kamimori, G. H., & Balkin, T. J. (2011). Caffeine protects against increased risk-taking propensity during severe sleep deprivation. *Journal of Sleep Research, 20*(3), 395–403.

Krizan, Z., & Hisler, G. (2019). Sleepy anger: Restricted sleep amplifies angry feelings. *Journal of Experimental Psychology: General, 148*(7), 1239–1250.

Lamarche, L. J., Driver, H. S., Forest, G., & De Koninck, J. (2010). Napping during the late-luteal phase improves sleepiness, alertness, mood and cognitive performance in women with and without premenstrual symptoms. *Sleep and Biological Rhythms, 8*(2), 151–159.

Levenson, J. C., Shensa, A., Sidani, J. E., Colditz, J. B., & Primack, B. A. (2017). Social media use before bed and sleep disturbance among young adults in the United States: A nationally representative study. *Sleep, 40*(9), 1–7.

Lim, J., & Dinges, D. F. (2010). A meta-analysis of the impact of short-term sleep deprivation on cognitive variables. *Psychological Bulletin, 136*(3), 375–389.

Luckhaupt, S. E., Tak, S., & Calvert, G. M. (2010). The prevalence of short sleep duration by industry and occupation in the national health interview survey. *Sleep, 33*(2), 149–159.

Luo, Z., & Inoue, S. (2000). A short daytime nap modulates levels of emotions objectively evaluated by the emotion spectrum analysis method. *Psychiatry and Clinical Neurosciences, 54*(2), 207–212.

Mauss, I. B., Troy, A. S., & LeBourgeois, M. K. (2013). Poorer sleep quality is associated with lower emotion-regulation ability in a laboratory paradigm. *Cognition & Emotion, 27*(3), 567–576.

Minkel, J. D., Banks, S., Htaik, O., Moreta, M. C., Jones, C. W., McGlinchey, E. L., … Dinges, D. F. (2012). Sleep deprivation and stressors: Evidence for elevated negative affect in response to mild stressors when sleep deprived. Emotion, 12(5), 1015, 1020.

Morin, C. M., Rodrigue, S., & Ivers, H. (2003). Role of stress, arousal, and coping skills in primary insomnia. *Psychosomatic Medicine, 65*(2), 259–267.

Mullin, B. C., Phillips, M. L., Siegle, G. J., Buysse, D. J., Forbes, E. E., & Franzen, P. L. (2013). Sleep deprivation amplifies striatal activation to monetary reward. *Psychological Medicine, 43*(10), 2215–2225.

O'Leary, K., Bylsma, L. M., & Rottenberg, J. (2017). Why might poor sleep quality lead to depression? A role for emotion regulation. *Cognition and Emotion, 31*(8), 1698–1706.

Pallesen, S., Johnsen, B. H., Hansen, A., Eid, J., Thayer, J. F., Olsen, T., & Hugdahl, K. (2004). Sleep deprivation and hemispheric asymmetry for facial recognition reaction time and accuracy. *Perceptual and Motor Skills, 98*(3), 1305–1314.

Palmer, C. A., & Alfano, C. A. (2017). Sleep and emotion regulation: An organizing, integrative review. *Sleep Medicine Reviews, 31*, 6–16.

Payne, J., Chambers, A. M., & Kensinger, E. A. (2012). Sleep promotes lasting changes in selective memory for emotional scenes. *Frontiers in Integrative Neuroscience, 6*, 108.

Payne, J. D., & Kensinger, E. A. (2011). Sleep leads to changes in the emotional memory trace: Evidence from FMRI. *Journal of Cognitive Neuroscience, 23*(6), 1285–1297.

Payne, J. D., Stickgold, R., Swanberg, K., & Kensinger, E. A. (2008). Sleep preferentially enhances memory for emotional components of scenes. *Psychological Science, 19*(8), 781–788.

Phelps, E. A. (2004). Human emotion and memory: Interactions of the amygdala and hippocampal complex. *Current Opinion in Neurobiology, 14*(2), 198–202.

Pilcher, J. J., & Huffcutt, A. I. (1996). Effects of sleep deprivation on performance: A meta-analysis. *Sleep, 19*(4), 318–326.

Plante, D. T., Goldstein, M. R., Landsness, E. C., Riedner, B. A., Guokas, J. J., Wanger, T., … Benca, R. M. (2013). Altered overnight modulation of spontaneous waking EEG reflects altered sleep homeostasis in major depressive disorder: A high-density EEG investigation. Journal of Affective Disorders, 150(3), 1167–1173.

Rasch, B., & Born, J. (2013). About sleep's role in memory. *Physiological Reviews, 93*(2), 681–766.

Reddy, R., Palmer, C. A., Jackson, C., Farris, S. G., & Alfano, C. A. (2017). Impact of sleep restriction versus idealized sleep on emotional experience, reactivity and regulation in healthy adolescents. *Journal of Sleep Research, 26*(4), 516–525.

Sack, B., Broer, K., & Anders, S. (2019). Sleep deprivation selectively enhances interpersonal emotion recognition from dynamic facial expressions at long viewing times: An observational study. *Neuroscience Letters, 694*, 225–230.

Schröder, C. M., & O'Hara, R. (2005). Depression and obstructive sleep apnea (OSA). *Annals of General Psychiatry, 4*(1), 13.
Shen, L., van Schie, J., Ditchburn, G., Brook, L., & Bei, B. (2018). Positive and negative emotions: Differential associations with sleep duration and quality in adolescents. *Journal of Youth and Adolescence, 47*(12), 2584–2595.
Short, M. A., & Louca, M. (2015). Sleep deprivation leads to mood deficits in healthy adolescents. *Sleep Medicine, 16*(8), 987–993.
Simon, E. B., Oren, N., Sharon, H., Kirschner, A., Goldway, N., Okon-Singer, H., ... Hendler, T. (2015). Losing neutrality: The neural basis of impaired emotional control without sleep. Journal of Neuroscience, 35(38), 13194–13205.
Sundelin, T., Lekander, M., Sorjonen, K., & Axelsson, J. (2017). Negative effects of restricted sleep on facial appearance and social appeal. *Royal Society Open Science, 4*(5), 160918.
Talbot, L. S., McGlinchey, E. L., Kaplan, K. A., Dahl, R. E., & Harvey, A. G. (2010). Sleep deprivation in adolescents and adults: Changes in affect. *Emotion, 10*(6), 831–841.
Taub, J. M., Tanguay, P. E., & Clarkson, D. (1976). Effects of daytime naps on performance and mood in a college student population. *Journal of Abnormal Psychology, 85*(2), 210–217.
Tempesta, D., Couyoumdjian, A., Curcio, G., Moroni, F., Marzano, C., De Gennaro, L., & Ferrara, M. (2010). Lack of sleep affects the evaluation of emotional stimuli. *Brain Research Bulletin, 82*(1–2), 104–108.
Tempesta, D., De Gennaro, L., Natale, V., & Ferrara, M. (2015). Emotional memory processing is influenced by sleep quality. *Sleep Medicine, 16*(7), 862–870.
Tempesta, D., Socci, V., Ioio, G. D., De Gennaro, L., & Ferrara, M. (2017). The effect of sleep deprivation on retrieval of emotional memory: a behavioural study using film stimuli. *Experimental Brain Research, 235*(10), 3059–3067.
Tempesta, D., Socci, V., De Gennaro, L., & Ferrara, M. (2018). Sleep and emotional processing. *Sleep Medicine Reviews, 40*, 183–195.
Twenge, J. M., Krizan, Z., & Hisler, G. (2017). Decreases in self-reported sleep duration among US adolescents 2009–2015 and association with new media screen time. *Sleep Medicine, 39*, 47–53.
van der Helm, E., Gujar, N., & Walker, M. P. (2010). Sleep deprivation impairs the accurate recognition of human emotions. *Sleep, 33*(3), 335–342.
Vandekerckhove, M., & Wang, Y. (2017). Emotion, emotion regulation and sleep: An intimate relationship. *Aims Neuroscience, 5*(1), 1–17.
Venkatraman, V., Chuah, L., Huettel, S., & Chee, M. (2007). Sleep deprivation elevates expectation of gains and attenuates response to losses following risky decisions. *Sleep, 30*(5), 603–609.
Walker, M. P., & Stickgold, R. (2006). Sleep, memory, and plasticity. *Annual Review of Clinical Psychology, 57*, 139–166.
Watson, D., Clark, L. A., & Tellegen, A. (1988). Development and validation of brief measures of positive and negative affect: The PANAS scales. *Journal of Personality and Social Psychology, 54*(6), 1063–1070.
Yoo, S., Gujar, N., Hu, P., Jolesz, F. A., & Walker, M. P. (2007). The human emotional brain without sleep – a prefrontal amygdala disconnect. *Current Biology, 17*(20), R878.
Zhang, J., Lau, E. Y. Y., & Hsiao, J. H. (2019). Using emotion regulation strategies after sleep deprivation: ERP and behavioral findings. *Cognitive, Affective, & Behavioral Neuroscience, 19*(2), 1–13.
Zohar, D., Tzischinsky, O., Epstein, R., & Lavie, P. (2005). The effects of sleep loss on medical residents' emotional reactions to work events: A cognitive-energy model. *Sleep, 28*(1), 47–54.

Dynamik zwischen Schlaf und Selbstkontrolle

Garrett Hisler und Zlatan Križan

Versuchungen und Wünsche sind fester Bestandteil des menschlichen Lebens. Sportler wollen zuckerhaltige Lebensmittel essen, wenn sie auf Diät sind, Studenten wollen am Wochenende auf eine Party gehen, anstatt den Freitagabend mit Lernen für eine Prüfung zu verbringen, und müde Mitarbeiter würden während eines langsamen Arbeitstages gerne ein Nickerchen machen. Trotz dieser Wünsche brechen Menschen nicht ständig ihre Diäten, verzichten auf die Prüfungsvorbereitung oder schlafen bei der Arbeit. Dies ist nur möglich, weil Menschen mit der Fähigkeit zur Selbstregulation ausgestattet sind, die es erlaubt, Kontrolle über Verhaltensweisen, Emotionen und Kognitionen auszuüben, um Ziele in der ferneren Zukunft zu erreichen. Viele Untersuchungen haben sich darauf konzentriert, wie Menschen sich selbst regulieren, wann sie scheitern, und was sie tun, um erfolgreich zu sein. In diesem Kapitel betrachten wir die wesentliche Rolle, die Schlafprozesse bei der Selbstkontrolle spielen und wie die Selbstregulation zum Schlafverhalten beiträgt, wobei die bidirektionale Beziehung zwischen Schlaf und Selbstkontrollprozessen hervorgehoben werden soll.

Selbstregulation und Selbstkontrolle

Obwohl die Definition recht simpel erscheint, kann die Art und Weise, wie Selbstregulation abläuft, recht vielseitig und komplex sein. Selbstregulation bezieht sich im Allgemeinen auf die konsequente Verfolgung von Zielen, die meist die Res-

G. Hisler
Department of Psychiatry, University of Pittsburgh, Pittsburgh, PA, USA

Z. Križan (✉)
Department of Psychology, Iowa State University, Ames, IA, USA
E-Mail: zkrizan@iastate.edu

Z. Križan, *Schlaf, Persönlichkeit und soziales Verhalten*,
https://doi.org/10.1007/978-3-031-49766-7_7

triktion unerwünschter Gedanken, Wünsche oder Impulse erfordert, welche das Erreichen der Ziele behindern (Hofmann et al., 2012b). Solche Restriktionen sind jedoch Teil eines viel spezifischeren Prozesses, der als Selbstkontrolle bezeichnet wird (Hofmann et al., 2012b; Inzlicht et al., 2014; Kotabe & Hofmann, 2015). Im Allgemeinen beginnt der Prozess der Selbstregulation, schon bevor ein Gedanke oder Wunsch tatsächlich kontrolliert werden muss. Zum Beispiel kann ein Alkoholiker in Rehabilitation sich dafür entscheiden, einen Film zu sehen, anstatt einen Freund in einer Bar zu treffen, um so das Verlangen, ein Bier zu trinken, gänzlich zu vermeiden. Solche „situativen" Strategien zur Selbstkontrolle stellen einen wichtigen Teil der Selbstregulation dar (Duckworth et al., 2016). Eine Versuchung von vornherein zu vermeiden, ist einfacher, als dieser gegenüberzutreten und dann gegen sie anzukämpfen. Leider gibt es nur wenige Untersuchungen, die darauf eingehen, wie der Schlaf die Selbstregulierungsprozesse außerhalb der Zeiten beeinflusst, in denen eine Person bewusst Kontrolle über Impulse und Wünsche ausüben muss (d. h. Selbstkontrolle). Daher konzentrieren wir uns hauptsächlich darauf, wie der Schlaf die Selbstkontrolle beeinflusst, spekulieren aber auch gelegentlich darüber, wie er sich auf die breiteren situativen Dynamiken der Selbstregulation auswirkt.

Schlaf und Scheitern der Selbstkontrolle

Es gibt zunehmende Beweise dafür, dass Menschen eher zu mangelnder Selbstkontrolle neigen, wenn der Schlaf zu kurz oder gestört ist. In einer Studie waren Mitarbeiter, die ihres Schlafes beraubt waren, eher geneigt, Geld zu stehlen, Arbeitsplatzregeln zu brechen und andere zu beleidigen (Christian & Ellis, 2011). Gleichermaßen verhielten sich Vorgesetzte nach einer Nacht mit schlechter Schlafqualität oder -quantität gegenüber ihren Mitarbeitern häufiger beleidigend, und Prüflinge waren eher geneigt, bei einem Test zu betrügen, indem sie eine bessere Punktzahl angaben, als sie tatsächlich erreicht hatten (Barnes et al., 2011, 2015). Zusätzlich zu einem Nachgeben ihrer Bedürfnisse und Wünsche zeigen unausgeruhte Menschen auch eine reduzierte Fähigkeit, bei anstrengenden Aufgaben durchzuhalten. Wenn ihre Schlafdauer verkürzt wurde, verbrachten die Teilnehmer einer Studie weniger Zeit damit, bei einer anspruchsvollen visuellen Suchaufgabe durchzuhalten und hörten früher auf zu trainieren als gewöhnlich (Barnes et al., 2011; Baron et al., 2013; siehe Engle-Friedman, Kap. „Die Rolle des Schlafes für anstrengende Leistung und Soziabilität", in diesem Buch, for review). Ebenso waren Mitarbeiter mit Schlafmangel weniger engagiert bei der Arbeit und verbrachten mehr Zeit damit, ihre Verantwortlichkeiten aufzuschieben (Kühnel et al., 2018; Lanaj et al., 2014). Insgesamt zeigt sich anhand dieser täglichen und experimentellen Beobachtungen, dass Schlafverlust die Selbstkontrolle sowohl im Labor als auch in der realen Welt beeinträchtigt. Darüber hinaus deuten vorläufige Beweise darauf hin, dass Interventionen zur Verbesserung des Schlafes auch die Selbstkontrolle erfolgreich verbessern können. Als die Schlafqualität und negative

Affekte durch eine randomisierte Schlafintervention verbessert wurden, berichteten die Teilnehmer von geringeren Schwierigkeiten bei der Selbstkontrolle, halfen mehr Kollegen und zeigten weniger verbale Aggression (Barnes et al., 2017).

Bevor erläutert wird, warum ausreichender Schlaf einen wichtigen Teil der Selbstkontrolle darstellt, ist es zunächst notwendig zu beschreiben, wann es zu Selbstkontrolle kommt und wie sie sich entfaltet.

Wie kommt Selbstkontrolle zustande?

Damit Selbstkontrolle stattfinden kann, muss eine Person ein akutes Verlangen haben, das in Konflikt mit einem Ziel steht (Kotabe & Hofmann, 2015). Verlangen ist eine viszerale anregende Kraft, die zu einer unmittelbar belohnenden Reaktion drängt, wie z. B. der Wunsch nach zuckerhaltigen Lebensmitteln, die Begierde nach einem attraktiven Kollegen und das Verlangen nach einer Zigarette. Im Gegensatz dazu handelt es sich bei Zielen um abstrakte kognitive Konzepte erwünschter Endzustände, die aufgrund ihrer langfristigen Vorteile mit einer Absicht verfolgt werden. Typische Beispiele hierfür sind eine gesunde Ernährung, die Treue zu seinem Ehepartner und die Verwaltung seiner Finanzen. Damit Selbstkontrolle stattfinden kann, muss ein Verlangen gemeinsam mit einem Ziel aktiviert werden, das im Widerspruch dazu steht. Zum Beispiel muss der Wunsch, einen nachlässigen Chef zu beschimpfen, zusammen mit dem entgegengesetzten Ziel aktiviert werden, seinen Job zu behalten, um die Familie ernähren zu können. Es ist zu beachten, dass die gleichzeitige Aktivierung des Verlangens und des Ziels einer gewissen *Aufmerksamkeit* bedarf; wenn weder das Verlangen noch das relevante Ziel beachtet wird, dann tritt kein Selbstkontrollkonflikt auf und das ausgeführte Verhalten wird wahrscheinlich im Einklang mit dem einzeln aktivierten Verlangen oder Ziel sein. Darüber hinaus reicht es nicht aus, dass ein Ziel und ein unvereinbares Verlangen gleichzeitig aktiviert werden, es bedarf auch eines Gespürs und einer Erkennung von Konflikten. Dieser Konflikt wird normalerweise bewusst als Stress oder Angst wahrgenommen, während er neural durch Aktivität im vorderen zingulären Kortex gekennzeichnet ist (Inzlicht & Legault, 2014; Yeung et al., 2004). Es ist ebendieses Gefühl von Konflikt, welches signalisiert, dass ein Ziel bedroht ist, und das die Aktivierung von Selbstkontrolle aktiviert, um den Konflikt und das Stressempfinden zu lösen. Kurzum, notwendige Vorläufer der Selbstkontrolle sind Verlangen, Ziele und die Erkennung von Verlangen-Ziel-Konflikten.

Sobald ein Konflikt auftritt und die Selbstkontrolle eingeleitet wird, hängt die endgültige Entscheidung, ob einem Verlangen nachgegeben wird, davon ab, ob der *Aufwand*, der in die Einhaltung des Ziels gesteckt wird, größer ist als die Stärke des Verlangens (Kotabe & Hofmann, 2015). Allerdings hängt die Menge des Aufwands bzw. der Anstrengung, die in die Kontrolle des Verlangens gesteckt werden kann, von den aktuellen *kognitiven Fähigkeiten* ab, die zur Ausübung von Selbstkontrolle eingesetzt werden (d. h. Hemmung, Aufgabenwechsel, Arbeitsgedächtnisfähigkeit) sowie der *Motivation*, dieses Verlangen zu kontrollieren (z.

B. Stärke des höheren Ziels, Affekt im Moment). Die Bedeutung von exekutiven Funktionen für die Selbstkontrolle wird von Hofmann et al., (2012b) zusammengefasst. Kurz gesagt, das Arbeitsgedächtnis ist wichtig für die Aktivierung und genaue Darstellung von Zielen im Kopf sowie für den Schutz vor Störungen durch Verlangen und Bedürfnisse. Ein Aufgabenwechsel ist entscheidend für das Wechseln zwischen Zielen, wenn sie relevant für sich ändernde Bedürfnisse werden und für den Wechsel zwischen verschiedenen Methoden zur Erreichung des gleichen Ziels. Inhibition ist notwendig für die Unterdrückung bewusster Bedürfnisse und dem Ziel widersprechendes, gewohnheitsmäßiges Verhalten. Im Gegensatz dazu bezieht sich die Motivation für Selbstkontrolle typischerweise darauf, wie sehr eine Person ein Ziel erreichen möchte, und beeinflusst das Ausmaß, in dem kognitive Kapazitäten eingesetzt werden (Brewer et al., 2017; Inzlicht et al., 2014). Somit sind Motivation, kognitive Fähigkeiten (d. h. Aufmerksamkeit und exekutive Funktionen) und die Anstrengung bzw. der Aufwand die Hauptmechanismen der Selbstkontrolle.

Während andere Faktoren wie konkurrierende Ziele (z. B. die Abwägung von zeitlicher Verpflichtung, um für das Studium oder die Schule zu lernen und das Arbeiten an einem Projekt) und Selbstwirksamkeit (z. B. das Vertrauen, dass die Selbstkontrolle erfolgreich sein wird) ebenfalls die Selbstkontrolle beeinflussen, ist der Einfluss dieser Faktoren weniger integral, und es fehlt an Untersuchungen dazu, wie Schlaf sie beeinflusst. Gegenwärtig weist der Großteil der Erkenntnisse darauf hin, dass Schlaf eine wichtige Determinante für die Vorläufer und Mechanismen der Selbstkontrolle ist.

Was ist Schlaf und warum ist er wichtig für die Selbstkontrolle?

Schlaf wird oft als ein Zustand der reversiblen Abkopplung von der Umwelt gesehen. Während des Schlafes finden Prozesse statt, die für biologisches und psychologisches Wachstum und Regeneration unerlässlich sind. Beispielsweise werden während des Schlafes Toxine aus dem Gehirn entfernt, Erinnerungen konsolidiert und der Stoffwechsel reguliert (Diekelmann & Born, 2010; Sharma & Kavuru, 2010; Xie et al., 2013). Die Architektur des normalen Schlafes besteht aus wechselnden Zyklen von Non-Rapid-Eye-Movement-Schlaf (NREM) und Rapid-Eye-Movement-Schlaf (REM) sowie den Übergangsstadien (Carskadon & Dement, 2011). Insgesamt basiert die Initiierung und Aufrechterhaltung der Wachheit die Funktion von 3 Prozessen: (1) der homöostatische Druck zum Schlafen, der mit der Wachheit zunimmt und mit dem Schlafen abnimmt, (2) zirkadiane Rhythmen in der Wachheit, welche die Akkumulation und den Abbau von Schlafdruck ausgleichen, so dass die Wachheit auf den Tag und der Schlaf auf die Nacht beschränkt ist, und (3) der „Aufwachprozess", der als Schlafträgheit beschrieben wird (Åkerstedt & Folkard, 1997). Daher ist es wichtig zu bedenken, dass kognitive und affektive Prozesse zu jedem gegebenen Zeitpunkt eine komplexe Funktion von Schlafdruck, zirkadianem Rhythmus und Schlafträgheit sind. Eine optimale Funktion (einschließlich Selbstkontrolle) wird im Allgemeinen gefördert, wenn der Schlafdruck nach einer guten Nacht niedrig ist, wenn die Schlafträgheit nach dem Übergang zur vollen Wachheit gering ist und wenn sich der zirkadiane Rhythmus für die Wachheit nahe seinem Höhepunkt befindet (Burke et al., 2015).

Je länger eine Person wach bleibt, desto mehr beginnen sich die Motivationen einer Person zu verschieben, kognitive Fähigkeiten werden schwächer, und die Anstrengung stagniert. All dies beeinflusst die Vorläufer (d. h. Bedürfnisse und Wünsche) und Mechanismen (d. h. kognitive Fähigkeiten, Motivation, Anstrengung) der Selbstkontrolle. Der einzige bekannte Weg, um diese Veränderungen wesentlich und sinnvoll umzukehren, ist durch Schlafen, was den Schlaf zu einem regenerativen Faktor in kognitiven Prozessen, Motivationen und Anstrengungsstrategien macht, welche der Initiierung und optimalen Funktion der Selbstkontrolle unterliegen (Balkin & Wesensten, 2011).

Schlaf unterliegt Veränderungen der kognitiven und emotionalen Funktion

Der tiefgreifendste kognitive Effekt von Schlafverlust besteht in der Beeinträchtigung der (begrenzten) Fähigkeit, die Aufmerksamkeit absichtlich aufrechtzuerhalten und zu lenken. Die Häufigkeit und Dauer von Aufmerksamkeitslücken nimmt zu, je länger eine Person wach ist, und tritt parallel zu einer reduzierten Aktivität im Thalamus auf, einer Gehirnstruktur, die für Erregung und Aufmerksamkeit von zentraler Bedeutung ist (Lim & Dinges, 2008). Nach einer Periode verlängerter Wachheit stellt der Schlaf die Aufmerksamkeitsleistung wieder auf das normale Niveau zurück, wobei längerer Erholungsschlaf zu größeren Schritten in Richtung Baseline-Aufmerksamkeitsleistung führt (Belenky et al., 2003; Jay et al., 2007). Wichtig ist, dass die Reduktion der Aufmerksamkeit eine dreifache Bedrohung für die Selbstkontrolle darstellt. Erstens ist Aufmerksamkeit notwendig, um Selbstkontrolle zu ermöglichen, da Aufmerksamkeit benötigt wird, um zu erkennen, wann umfeldbedingte Wünsche (z. B. ein Kuchen auf dem Tisch) im Widerspruch zu weniger augenscheinlichen Zielen stehen (z. B. eine gesunde Ernährung beizubehalten; Mann & Ward, 2007). Eine schläfrige Person auf einer Empfangsparty könnte gedankenlos Kuchen essen und gar nicht erst in Betracht ziehen, dass sie auf Diät ist. Zweitens kann eine Versuchung, wenn die Aufmerksamkeit auf diese fokussiert ist, beginnen, kognitiv und affektiv ausgearbeitet zu werden, wodurch zusätzlicher Raum im Arbeitsgedächtnis belegt wird und damit die Intensität der Versuchung steigt (Kavanagh et al., 2005). Zum Beispiel kann der Anblick eines Stückes Kuchen Gedanken daran hervorrufen, wie gut der Kuchen schmeckt und Hungergefühle wecken, die dann Gedanken daran, wie ungesund der Kuchen ist oder dass er mit einer Diät unvereinbar ist, verdrängen. Drittens wird die Fähigkeit, die Aufmerksamkeit zu lenken, als der Hauptbestandteil komplexer kognitiver Kontrollprozesse angesehen, die für die Selbstkontrolle wesentlich sind (Kaplan & Berman, 2010). Wenn die Fähigkeit, sich absichtlich zu konzentrieren, ins Wanken gerät, so geschieht dasselbe mit exekutiven Prozessen wie dem Arbeitsgedächtnis (Schmeichel, 2007). Daher spielt der Schlaf eine modulierende Rolle in der Aufmerksamkeitsfähigkeit, wobei eine erhöhte Aufmerksamkeit die Fähigkeit verbessert, sich auf Ziele zu konzentrieren, die im Widerspruch zu Wünschen und Bedürfnissen stehen, die Aufmerksamkeit von Versuchungen abzulenken und komplexere kognitive Fähigkeiten (d. h. exekutive Funktionen) zu rekrutieren.

Wie bei der Aufmerksamkeit zeigen auch exekutive Funktionen eine Verringerung der Leistungsfähigkeit, je länger die Wachzeit anhält. Weniger Schlaf führt zu einem schlechteren Arbeitsgedächtnis und Inhibition sowie zu einem erhöhten Kraftaufwand für einen Aufgabenwechsel, obwohl die Auswirkung auf das Arbeitsgedächtnis teilweise auf gleichzeitige Aufmerksamkeitsstörungen zurückzuführen sein kann (Killgore, 2010; Lim & Dinges, 2010; Tucker et al., 2010). Diese Abnahmen der exekutiven Funktion können auftreten, weil der Schlaf anscheinend die normale neuronale Funktion und Konnektivität im Gehirn aufrechterhält, insbesondere in den Bereichen des präfrontalen Kortex, welche die für die Selbstkontrolle notwendigen exekutiven Funktionen beherbergen (Krueger et al., 2008). Nach Schlafentzug werden oft Muster verminderter frontaler Aktivität in Ruhe und während anstrengender Aufgaben beobachtet (Drummond & Brown, 2001; Thomas et al., 2000; Wu et al., 2006). Diese neurologischen Veränderungen zusammen mit Rückgängen in der kognitiven Leistung beginnen nach dem Schlafen wieder auf das Ausgangsniveau zurückzukehren (Couyoumdjian et al., 2010; Drummond et al., 2006; Wu et al., 2006). Einige Hinweise deuten darauf hin, dass die Wiederherstellung kognitiver Prozesse wie Arbeitsgedächtnis und Planung insbesondere von der Menge des Slow-Wave-Schlafs abhängig sind (Anderson & Horne, 2003).

Kognitive Aufgaben scheinen ganz besonders durch Schlafverlust beeinträchtigt zu sein, wenn die Aufgabe einen erheblichen Grad an emotionaler Verarbeitung beinhaltet (Killgore, 2012). Dies hat entscheidende Auswirkungen auf die Selbstkontrolle, weil Bedürfnisse, Wünsche, Versuchungen und Impulse im Zentrum von Selbstkontrollkonflikten emotional oder viszeral aufgeladen sind und eine Regulierung dieser affektiven Reaktionen erfordern (Lopez et al., 2017). Die Schwierigkeit, emotionale Impulse und Bedürfnisse nach Schlafverlust zu kontrollieren, spiegelt sich in der erhöhten Aktivierung der Amygdala bei emotional valenten Reizen wider, mit gleichzeitiger Verschlechterung der funktionalen Konnektivität zwischen dem präfrontalen Kortex und der Amygdala (Gujar et al., 2011; Yoo et al., 2007). Die erhöhte Aktivierung der Amygdala und die reduzierte Verbindung zwischen der Amygdala und dem präfrontalen Kortex deuten auf eine erhöhte Reaktivität auf emotional ansprechende Reize und eine beeinträchtigte Fähigkeit hin, eine Top-down-Kontrolle über emotionale Reaktionen auszuüben. Ein erhöhter Pupillendurchmesser beim Betrachten negativer Reize und ein größeres Risikoverhalten deuten ebenfalls auf eine verstärkte Reaktivität auf emotionale Informationen nach Schlafverlust hin (Franzen et al., 2009; Killgore et al., 2006).

Schließlich kann Schlafmangel die Fähigkeit beeinträchtigen, komplexe Emotionen bei anderen genau zu identifizieren, was auf eine reduzierte Fähigkeit hindeutet, Verhalten und Emotionen angemessen in Übereinstimmung mit den Emotionen und Reaktionen anderer zu regulieren (Huck et al., 2008).

Während Schlafmangel die emotionale Reaktivität deutlich verstärkt, deutet einiges darauf hin, dass der REM-Schlaf entscheidend dafür sein könnte, diese Reaktivität umzukehren. So bewerteten Teilnehmer nach längerer Wachzeit wütende und ängstliche Gesichter als negativer und glückliche Gesichter als positiver im Vergleich zu ihren Baseline-Bewertungen (Gujar et al., 2010). Nach einem Nickerchen jedoch kehrten diese verstärkten emotionalen Bewertungen auf das Ausgangsniveau zurück, aber nur für Teilnehmer, die REM-Schlaf erreichten (siehe jedoch Lara-Carrasco et al., 2009 für gegenteilige REM-Befunde). Da die Ausübung der Selbstkontrolle auf exekutiven Funktionen beruht und oft die Beherrschung von Emotionen und das Widerstehen von Versuchungen erfordert, sollte sich das Ausmaß, in dem der Schlaf die ordnungsgemäße neurokognitive Funktion wiederherstellt, in der Wiederherstellung der Selbstkontrolle widerspiegeln.

Schlaf unterliegt Veränderungen in der Motivation

Der Schlaf stellt auch Veränderungen in motivationalen Faktoren wieder her, die mit verlängerter Wachzeit auftreten. Schlafverlust hat den größten Einfluss auf Müdigkeit, die den aktuellen physiologischen Schlafdruck und die damit verbundenen Beeinträchtigungen signalisiert, die mit Schlafverlust auftreten (z. B. das Zufallen der Augen; Åkerstedt et al., 2014). Schlafmangel macht Menschen letztendlich schläfrig, und obwohl Koffein und Veränderungen die Schläfrigkeit während des Tages vorübergehend reduzieren können, kann sie einzig und allein durch Schlaf wirklich gelindert werden (Balkin & Wesensten, 2011). Mit zunehmender Schläfrigkeit steigt auch der Wunsch zu schlafen, was die Verfolgung von Zielen stören und selbst einen Selbstkontrollkonflikt schaffen kann (z. B. ein Nickerchen machen anstatt weiter zu lernen). Hinter dem Wunsch zu essen wurde der Wunsch zu schlafen als die zweithäufigste Ursache von berichteten Selbstkontrollkonflikten berichtet (Hofmann et al., 2012a). Schlafen ist also der Schlüssel zur Verringerung einer häufigen Anforderung an die Selbstkontrolle, nämlich des Wunsches nach Schlaf selbst.

Schläfrigkeit stellt auch einen Antrieb dar, der die Verfolgung anderer Wünsche hemmt und so unbeabsichtigt Konflikte der Selbstkontrolle verhindert. Es ist schwierig, seinen Ehepartner zu betrügen, indem man einen attraktiven Kollegen verführt, wenn man schläfrig ist und wenig Energie in dieses Unterfangen stecken kann. Untersuchungen hierzu haben gezeigt, dass Schläfrigkeit das Risikoverhalten erhöhen kann, aber nur, wenn sie nicht zu stark ist (Hisler & Križan, 2019). Die anstrengende Risikobereitschaft kann bei höherer Schläfrigkeit abnehmen, wenn der Mensch sich dem Einschlafen nähert. Schließlich kann der Wunsch zu schlafen zwar verlockend sein, er kann aber auch ein Ziel sein, das mit der Verfolgung anderer Ziele konkurriert (Veilleux et al., 2018). So muss beispielsweise ein Student, der sowohl gute Noten bekommen als auch gesund sein möchte, möglicherweise die Zeit zum Lernen und Schlafen (neben einer Vielzahl anderer täglicher Ziele) ausbalancieren. Für diesen Studenten könnte das Gefühl der Schläfrigkeit als Signal dienen, dass das Schlafziel nicht ausreichend erfüllt worden ist. Hierdurch könnte ein Verhalten in Richtung des Ziels angeregt werden, ausreichend Schlaf zu bekommen, welches sich gleichzeitig von dem Ziel des Lernens entfernt. Insgesamt kann Schläfrigkeit Versuchungen und Ziele schaffen, welche die Anforderungen der Selbstkontrolle formen und die Motivation zur Ausübung der Selbstkontrolle beeinflussen, obwohl diese Veränderungen je nach Kontext und Grad der Schläfrigkeit die Selbstkontrolle untergraben oder fördern können.

Neben der Schläfrigkeit erhöht Schlafmangel die geistige Erschöpfung. Geistige Erschöpfung wird oft als ein motivationales Signal des steigenden Kosten-Nutzen-Verhältnisses der Aufrechterhaltung der Anwendung exekutiver Funktionen konzeptualisiert (Hockey, 2013). Da exekutive Funktionen fortgeschrittene kognitive Funktionen mit begrenzter Bandbreite sind und die Nutzung dieser Funktionen bei einer Aufgabe über die Zeit zu abnehmender Leistung führen kann, wird angenommen, dass geistige Erschöpfung die Abkehr von exekutiven Funktionen fördert, damit diese für andere Aktivitäten verfügbar sind. Da die Selbstkontrolle auf exekutiven Funktionen beruht, verringert zunehmende Erschöpfung die Motivation zur Ausübung der Selbstkontrolle (Molden et al., 2016). Wichtig ist, dass Teilnehmer, die in einem Labor auf nur 4 Stunden Schlaf über 5 Tage beschränkt waren, zunehmend stärkere Gefühle der Erschöpfung hatten (Banks et al., 2010). Als sie schließlich länger schlafen durften, begannen die Erschöpfungsgefühle abzunehmen, was zeigt, dass Schlaf entscheidend für die Erholung von Erschöpfung ist. Außerhalb des Labors wurde Schlaf mit den täglichen Erschöpfungserfahrungen der Menschen in Verbindung gebracht. In einer Studie, die sowohl das Verhalten als auch die subjektive Einschätzung des Schlafs von 50 Teilnehmern über 6 Wochen bewertete, reduzierten sowohl eine längere nächtliche Schlafdauer als auch eine bessere subjektive Schlafqualität die Erschöpfung am nächsten Tag unabhängig voneinander (Åkerstedt et al., 2014). Es ist auch erwähnenswert, dass diese Studie die Überschneidung zwischen Schläfrigkeit und Erschöpfung untersuchte, zwei Konzepte, die oft synonym verwendet werden. Die aus dieser Studie abgeleiteten Schätzungen zeigten, dass die Teilnehmer vom unteren Ende der Schlafskala (1: „sehr wach“) bis zum oberen Ende der Schläfrigkeitsskala (9: „sehr schläfrig, kämpft mit dem Schlaf, bemüht, wach zu bleiben“) gehen konnten und nur einen Anstieg der Müdigkeit um 2 Punkte hatten (auf einer Skala von 1 bis 5). Daher treten Schläfrigkeits- und Erschöpfungsgefühle zwar gleichzeitig auf, sind aber nicht vollständig identisch und können einzigartige motivationale Faktoren in der Selbstkontrolle sein, die durch Schlafstörungen beeinflusst werden.

Ein weiterer motivationaler Faktor der Selbstkontrolle, den es zu berücksichtigen gilt, ist negative Affektivität. Gefühle von Stress, Angst oder Wut können zu Einbrüchen in der Selbstkontrolle führen, indem sie die Motivation zur Ausübung der Selbstkontrolle verringern und die Aufmerksamkeit auf Versuchungen lenken, die unangenehme Emotionen lindern oder die Aufmerksamkeit von diesen ablenken könnten (Schmeichel & Inzlicht, 2013; Wagner & Heatherton, 2014). Klassische Beispiele sind gestresste Diätetiker, die Eis essen, oder ängstliche Teilnehmer, die kleinere sofortige Belohnungen gegenüber größeren zukünftigen Belohnungen bevorzugen (Gray, 1999; Herman & Polivy, 1975). Wichtig ist, dass Schlafmangel durchweg mit erhöhter Angst, Stress, Traurigkeit und Feindseligkeit in Verbindung gebracht wird (Babson et al., 2010; Dinges et al., 1997; Paterson et al., 2011). Darüber hinaus verstärkt verkürzter Schlaf wütende und negative Reaktionen auf aversive Ereignisse, wie störenden Lärm und Rückschläge bei der Zielerreichung (Križan & Hisler, 2019a, 2019b; Zohar et al., 2005). Diese Veränderungen in Stimmung und Emotion sind wahrscheinlich teilweise eine Funktion einer verminderten Fähigkeit, Emotionen zu regulieren (Baum et al., 2014; Mauss et al., 2013). Eine jüngere Arbeit hat festgestellt, dass erhöhte negative Affektivität und Stress einen erheblichen Teil der Wirkung von weniger Schlaf auf Schwierigkeiten bei der Selbstkontrolle am nächsten Tag erklären (Hisler et al., 2019). Schließlich scheint Erholungsschlaf nach einer Reihe von Nächten mit begrenztem Schlaf die Zunahme negativer Affektivität umzukehren (Haack & Mullington, 2005).

Schlaf ist die Grundlage für Veränderungen der Leistungsfähigkeit

Neben dem Motivationsverlust, der bei Schlafmangel auftreten kann, ist unzureichender Schlaf mit der Präferenz für einfach zu erreichender Ziele und weniger Anstrengung verbunden. Wenn den Teilnehmern die Kontrolle über die Aufgabenschwierigkeit gegeben wird, werden sie bei unzureichendem oder gestörtem Schlaf leichtere Aufgaben angehen, als wenn sie ausgeruht waren (Engle-Friedman et al., 2010; Engle-Friedman et al., 2003; siehe Engle-Friedman, Kapitel „Die Rolle des Schlafes für anstrengende Leistung und Soziabilität“, in diesem Buch, for review). Beachtenswert ist, dass die Teilnehmer berichteten, die gleiche Menge an Energieaufwand in die leichteren Aufgaben zu stecken, die sie ausgewählt haben, während sie unter Schlafmangel litten, wie in die schwierigeren Aufgaben, die sie ausgewählt haben, während sie ausgeruht waren (Engle-Friedman et al., 2003). Die gleichen Anstrengungsniveaus deuten darauf hin, dass Menschen mit Schlafentzug, wenn sie ihre Aufgaben auswählen dürfen, nicht unbedingt vor der gleichen Menge an subjektiver Anstrengung zurückschrecken, aber leichter ihre typischen Anstrengungs- und Leistungsniveaus erreichen. Darüber hinaus gab es keine Unterschiede in der Gesamtaufgabenleistung zwischen Personen mit Schlafentzug und solchen, die genügend Schaf erhalten hatten, was darauf hindeutet, dass Teilnehmer mit Schlafentzug leichtere Aufgaben auswählten, um diesen beeinträchtigten Zustand zu kompensieren. Wenn den Teilnehmern jedoch die Kontrolle fehlt, treten unterschiedliche Muster von Kraftaufwand und Leistung auf.

Wenn sie gezwungen waren, die gleichen kognitiven Aufgaben ohne Kontrolle über die Aufgabenschwierigkeit über drei aufeinanderfolgende Tage ohne Schlaf zu erledigen, betrug die Leistung der Teilnehmer mit Schlafentzug nur 55% von jener der Teilnehmer, die schlafen durften (Haslam, 1985). Nachdem den Teilnehmern mit Schlafentzug mitgeteilt wurde, dass sie bald ein Nickerchen machen könnten, sprang ihre kognitive Leistung auf 85% der ausgeruhten Gruppe. Ohne Aufgabenkontrolle halten also Menschen mit Schlafmangel ihren Kraftaufwand zurück, so dass in der Folge die Leistung leidet.

Weitere Beweise dafür, dass Menschen weniger anstrengende Aufgaben annehmen, stammen aus einer Studie, in der Militäroffiziere nach Schlafentzug passivere oder vermeidende Führungsstile annahmen, während sie weniger anstrengende transformationale und transaktionale Führungsmerkmale zeigten (Olsen, et al., 2016). Ebenso bevorzugten Teilnehmer mit Schlafentzug bei der auferlegten Wahl, eine kleine Menge Geld zu verdienen, indem sie eine weniger anstrengende Aufgabe erledigen, oder eine große Menge Geld zu verdienen, indem sie eine anstrengendere Aufgabe erledigen, die weniger anstrengende Option, obwohl sie weniger Geld verdienen (Libedinsky et al., 2013). In Bezug auf die Selbstkontrolle deuten diese Ergebnisse darauf hin, dass Schlafmangel dazu führen kann, weniger anstrengenden Selbstkontrollzielen den Vorzug zu geben (z. B. Lernen vs. Sport), weniger Anstrengung auf starre Ziele zu verwenden und die maximale Anstrengung während der Selbstkontrolle zu reduzieren. Solche konservativen Ansätze zum Kraftaufwand treten auch, sofern es die Umgebung zulässt, in Gruppensituationen auf. Nach 20 Stunden kontinuierlicher Wachheit hatten die Menschen größere Einbußen in der Aufgabenleistung in Gruppen als bei der alleinigen Aufgabenerfüllung, was auf eine erhöhte soziale Trägheit bei Schlafentzug hindeutet (Hoeksema-van Orden et al., 1998). Darüber hinaus verbesserte sich die Leistung, wenn den Menschen in Gruppen mitgeteilt wurde, dass die Leistungsdaten einzelner Mitglieder öffentlich gemacht würden (im Gegensatz zur Gesamtleistung der Gruppe). Beide Muster deuten darauf hin, dass die Teilnehmer nicht die größtmögliche Anstrengung in die Aufgabe steckten und anderen Gruppenmitgliedern erlaubten, ihr Trägheit auszugleichen, was auf wichtige Anstrengungskompensationsprozesse hinweist, die sowohl bei Einzelpersonen (Erhöhung der Anstrengung nach Anreizen) als auch zwischen zwei Personen (Hilfe für ihren schläfrigen Kollegen) auftreten.

Schlafverlust untergräbt die Initiierung und Ausführung von Selbstkontrolle

Insgesamt sollten Menschen nach einer Nacht mit zu wenig oder gestörtem Schlaf schlechtere exekutive Funktionen, reduzierte Aufmerksamkeit, größere Schläfrigkeit, intensivere mentale Erschöpfung, mehr negative Affekte und Rückgang des Kraftaufwands erleben. Diese psychologischen Auswirkungen sollten die Anzahl,

Art und Intensität der wahrgenommenen Ziele und Bedürfnisse verändern und damit die Initiierung von Selbstkontrolle untergraben. Erstens dürften Ziele mit dem Rückgang der exekutiven Funktionen weniger aktiv und Versuchungen aktiver werden. Insbesondere, weil begehrenswerte Informationen schneller verarbeitet werden als zielbezogene Informationen, sollten Wünsche und Bedürfnisse den begrenzten Raum im Arbeitsgedächtnis zuerst einnehmen und Ziele verdrängen (Hofmann et al., 2012a; Sullivan et al., 2015). Zweitens können Abnahmen der Aufmerksamkeitskapazitäten zu einer verminderten Fähigkeit führen, die Aufmerksamkeit von Versuchungen abzulenken und auf zielrelevante Informationen zu lenken, was zu einer erhöhten Wahrscheinlichkeit führt, dass Versuchungen auftreten und Ziele aufgegeben werden (Hofmann et al., 2012a). Drittens kann mit zunehmender Schläfrigkeit der Wunsch zu schlafen zu einer Versuchung werden, die mit Zielen in Konflikt steht, wie z. B. dem Wunsch, ein Nickerchen zu machen anstatt zu trainieren oder eine gesunde Mahlzeit zu kochen. Alternativ kann das Bedürfnis nach Schlaf zu einem Ziel werden, das dann mit anderen Zielen in Konflikt steht, wie im Fall eines Studenten, der die zum Schlafen verbrachte Zeit gegen die zum Lernen verbrachte Zeit abwägt. Viertens nimmt mit zunehmender mentaler Erschöpfung die Motivation, anspruchsvolle Ziele einzuhalten, ab, während das Verlangen, sich sofort belohnenden Verhaltensweisen zu widmen, zunimmt (Inzlicht & Schmeichel, 2012). Fünftens kann ein erhöhter negativer Affekt die Attraktivität von Versuchungen erhöhen, die sofort befriedigend sind oder von negativen Emotionen ablenken, wie z. B. das Essen von Eis nach einem schlechten Tag. Letztlich kann sechstens eine Reduktion des Kraftaufwands zu einer reduzierten Priorisierung anstrengender Zielen führen und die Versuchung erhöhen, Ziele aufzugeben. Diese sechs Hauptfolgen von schlechtem Schlaf sollten die Akzessibilität und Attraktivität von Versuchungen erhöhen und gleichzeitig die Akzessibilität und Attraktivität von Zielen verringern. Da für die Selbstkontrolle ein Konflikt zwischen Wunsch und Ziel notwendig ist, liegt es nahe, dass die anfängliche Auswirkung von Schlafmangel auf die Selbstkontrolle darin besteht, die Wahrscheinlichkeit eines solchen Konflikts zu verringern, wodurch die Chancen, dass Selbstkontrolle ausgeübt wird, verringert werden.

Wenn Selbstkontrolle ausgeübt wird, kann Schlafmangel auch die Mechanismen beeinträchtigen, die benötigt werden, um diese erfolgreich auszuüben (d. h. kognitive Kapazitäten, Motivation und Anstrengung). Zum einen werden durch die Störung von exekutiven Funktionen und Aufmerksamkeit die wichtigsten kognitiven Kapazitäten, die zur Ausübung von Selbstkontrolle benötigt werden, gestört (Hofmann et al., 2012b; Kotabe & Hofmann, 2015). Zum anderen wird durch die Verstärkung von Schläfrigkeit, mentaler Erschöpfung und negativem Affekt die Motivation zur Ausübung von Selbstkontrolle aufgehoben. Diese Zunahme der mentalen Erschöpfung sollte auch gleichzeitig die effiziente Funktion der kognitiven Prozesse behindern, da das Erleben von Erschöpfung die Abneigung gegen die Anwendung exekutiver Funktionen erhöht. Schließlich sollte ein reduzierter Kraftaufwand zu einer begrenzten Bereitschaft führen, für die Selbstkontrolle Kraft aufzuwenden. Durch die Beeinträchtigung dieser drei Kernmechanismen der Selbstkontrolle verringert Schlafmangel die Wahrscheinlichkeit, dass eine erfolgreiche Selbstkontrolle ausgeübt werden kann.

In Übereinstimmung mit diesen theoretisierten Effekten versuchte eine kürzlich durchgeführte zweiwöchige, täglich durchgeführte Untersuchung explizit zu testen, ob und wie Schlaf die Inhibitionsfähigkeit, ein Schlüsselmerkmal der Selbstkontrolle, wiederherstellt (Hisler & Križan, Manuskript in Vorbereitung). In dieser Studie wurden die Teilnehmer angewiesen, kontinuierlich Aktigraphen zu tragen, um den Schlaf verhaltensmäßig zu messen, sowie sich selbst dabei zu filmen, wie sie versuchen, den Drang zu blinzeln für 2 Minuten jeden Tag irgendwann zwischen 21 und 22 Uhr abends und zwischen 9 und 10 Uhr am nächsten Morgen zu unterdrücken. Während jeder dieser Inhibitionsbewertungen für das Blinzeln führten die Teilnehmer auch eine kurze mobile Bewertung der kognitiven Inhibition (über die Stroop-Aufgabe) durch sowie eine Selbsteinschätzung über die Motivation, das Blinzeln zu unterdrücken, den Kraftaufwand, der in das Nichtblinzeln investiert wurde, sowie die Intensität des Wunsches zu blinzeln. Die Ergebnisse zeigten, dass die Teilnehmer in Nächten, in denen sie länger als gewöhnlich schliefen, auch größere Verbesserungen in der Augenblinzeln-Inhibition hatten (d. h. Verbesserung von einem Abend zum nächsten Morgen). Darüber hinaus waren diese Verbesserungen in der Inhibition über Nacht teilweise darauf zurückzuführen, dass längerer Schlaf die Intensität des Wunsches zu blinzeln reduzierte. Diese Ergebnisse legen nahe, dass Schlaf die Fähigkeit zur Inhibition wiederherstellte und diese Wiederherstellung teilweise auf die Schwächung der Intensität des Wunsches zurückzuführen war. Während diese Studie einen ersten wichtigen Test dafür lieferte, wie Schlaf die Selbstkontrolle wiederherstellt, stehen hier noch weitere Forschungsarbeiten dazu aus, wie Schlaf andere Arten von Selbstkontrolle beeinflusst und durch welche Mechanismen er dies tut.

Insgesamt stellt ein Mangel an Schlaf theoretisch eine doppelte Bedrohung für die Selbstkontrolle dar: Erstens untergräbt er die Wahrscheinlichkeit, dass Selbstkontrolle geschehen kann, zudem verringert er die Wahrscheinlichkeit des Erfolges von Selbstkontrolle, selbst wenn sie ausgeübt wird. Während ausreichender Schlaf für eine optimale Regulierung von Verhaltensweisen, Emotionen und Kognitionen unerlässlich ist, gibt es auch wachsende Belege dafür, dass Selbstregulation für einen gesunden Schlaf von entscheidender Bedeutung ist – ein Aspekt, der im Folgenden behandelt wird.

Selbstregulation ist entscheidend für gesunden Schlaf

Jede Nacht vor dem Schlafengehen können Menschen einer Vielzahl von Versuchungen oder Stressfaktoren gegenüberstehen, die den Schlaf stören können. Häufige Beispiele sind der Wunsch, noch eine Folge einer Lieblingssendung zu sehen, mit einem Freund auf dem Smartphone zu texten oder über einen stressigen Arbeitstag zu grübeln. Die Nutzung von elektronischen Geräten und Stresserfahrungen am Abend können den Schlaf stören, aber solche Auswirkungen könnten durch selbstregulierende Verhaltensweisen, wie das Festlegen einer strukturierten „Offline-Zeit“ von elektronischen Geräten am Abend oder durch das Herunterregulieren von Stress und negativen Emotionen gemildert werden (Carter et al., 2016; Kim & Dimsdale, 2007). Diese Beispiele verdeutlichen, dass Selbstkontrolle auf zwei wichtige Arten den Schlaf unterstützen kann. Da viele Menschen morgendliche Verpflichtungen haben, die zu einer festgelegten Zeit beginnen, wie Arbeit oder Schule, kann ein guter, ausreichender Schlaf oft erfordern, dass man sich strategisch von Verhaltensweisen abwendet oder sich absichtlich von Verhaltensweisen löst, die das Zubettgehen und den Schlafbeginn verzögern. Zudem ist die Selbstkontrolle entscheidend für das Herunterregulieren von erregenden Emotionen, die dem psychologisch entspannten geistigen Zustand entgegenwirken, der zum Einschlafen benötigt wird.

Pünktlich ins Bett gehen

In Bezug auf das pünktliche Zubettgehen bekommen Menschen, die höhere Trait-Measure-Werte für Selbstkontrolle aufweisen, häufiger ausreichend Schlaf als solche mit geringeren Werten, da sie sich leichter von verlockenden Verhaltensweisen lösen, wenn es Zeit ist, ins Bett zu gehen (Exelmans & Van den Bulck, 2017; Križan & Hisler, 2019a, 2019b; Kroese et al., 2016). Im Gegensatz zu diesen individuellen Unterschieden zwischen den Menschen ist der Einfluss von Schwankungen in der Selbstkontrolle bei einem Menschen selbst und dem pünktlichen Zubettgehen nicht so einfach. Entgegen der Erwartung, dass eine bessere Selbstkontrolle benötigt wird, um pünktlich ins Bett zu gehen, neigen Menschen an Tagen, an denen sie sich abends weniger in der Lage fühlen, Selbstkontrolle auszuüben, tatsächlich *weniger* wahrscheinlich dazu, das Zubettgehen hinauszuzögern (Exelmans & Van Den Bulck, 2018; Kühnel et al., 2018). Obwohl dies zunächst nicht intuitiv erscheint, stimmen solche Befunde mit dem Konzept überein, dass das Gefühl, keine Selbstkontrolle ausüben zu können, mit Gefühlen von Müdigkeit und Erschöpfung einhergeht und dass Schlaf Gefühle von Schläfrigkeit lindert. Daher ist es wahrscheinlich, dass das Gefühl, abends müde zu sein, mit dem Gefühl einhergeht, keine Selbstkontrolle ausüben zu können, während es gleichzeitig zu einem frühen Zubettgehen anregt.

Der Akt des frühen Zubettgehens kann jedoch gestört werden, wenn eine Person einem verlockenden Verhalten gegenübersteht. Wenn sich dieser Mensch in seiner Selbstkontrolle schwach fühlt und den Wunsch hegt, fernzusehen oder Hausarbeiten zu erledigen, dann kann eine schlechte Selbstkontrolle am Abend dazu führen, dass das Zubettgehen aufgeschoben wird (Exelmans & Van den Bulck, 2018; Nauts et al., 2018). Es kann einfach zu verlockend und zu einfach sein, noch eine weitere Folge einer Lieblingssendung zu sehen, anstatt vom Sofa aufzustehen und sich fürs Bett fertig zu machen. Insgesamt legen diese Ergebnisse nahe, dass Gefühle von Müdigkeit, die mit einer verringerten Fähigkeit zur Selbstkontrolle einhergeht, das frühere Zubettgehen fördern können.

Wenn aber eine Person in diesem Zustand auf eine Versuchung stößt, wie ihre Lieblingssendung, dann ist es möglich, dass sie der Versuchung nicht widerstehen kann, um ins Bett zu gehen. Dabei ist zu beachten, dass dies hauptsächlich auf Versuchungen beschränkt sein dürfte, die mühelos zu erreichen sind, wie Fernsehen oder die Nutzung eines Smartphones. Versuchungen, die mehr Aufwand erfordern, wie das Verlassen des Hauses, um am Vorabend eines Arbeitstages mit Freunden etwas trinken zu gehen, wären weniger wahrscheinlich, da sie in schläfrigem Zustand weniger attraktiv sind (Hisler & Križan, 2019).

Ein letzter Faktor, den es beim pünktlichen Zubettgehen zu berücksichtigen gilt, ist die Selbstlizenzierung. Teilnehmer, die berichten, dass sie mehr Versuchungen und Wünsche während des Tages widerstehen müssen, berichten auch von größerer Prokrastination beim Zubettgehen (Kamphorst et al., 2018). Ein Tag, der eine hohe Selbstkontrolle erfordert, kann eine Person dazu bringen, die Nacht mit angenehmen Dingen zu verbringen, anstatt pünktlich ins Bett zu gehen, weil sie es „verdient" hat nach den Unannehmlichkeiten des Tages (Nauts et al., 2018). Die Berücksichtigung des Einflusses von Selbstlizenzierung und Müdigkeit impliziert, dass das Ausüben von Selbstkontrolle im Laufe des Tages sowohl das pünktliche Zubettgehen fördern als auch hemmen kann. Es scheint wahrscheinlich, dass kontextuelle Faktoren wie das, was die Menschen im Laufe des Tages getan haben und was sie in dieser Nacht tun werden, wichtige Faktoren dafür sind, wie die Selbstkontrolle das pünktliche Zubettgehen beeinflusst. Hierzu ist jedoch noch mehr Forschung notwendig.

Die Dämonen des Tages bezwingen

Obwohl Selbstregulation wichtig ist, um rechtzeitig ins Bett zu gehen, ist sie auch entscheidend für den Umgang mit Stress und emotionaler Erregung, die das Einschlafen und die Schlafqualität stören können. Stress, das Nachdenken über die Ereignisse des Tages und negative Emotionen wie Sorgen, Wut und Schuldgefühle können den Schlafbeginn verzögern, die Schlafdauer reduzieren und die Kontinuität und Architektur des Schlafes stören (Kahn et al., 2013). Das Management oder die Vermeidung von Situationen, die diese negativen psychologischen Zustände hervorrufen können, und die Fähigkeit, diese Zustände effektiv zu regulieren, wenn sie auftreten, scheint der Schlüssel zu gutem Schlaf zu sein. Zum Beispiel wiesen Teilnehmer, die nach dem Induzieren negativer Emotionen durch die Mitteilung, dass sie einen Intelligenztest „nicht bestanden" hätten, mit diesen Gefühlen umgingen, indem sie sich ihnen direkt stellten, sie identifizierten und ausdrückten, eine längere Schlafdauer, kontinuierlicheren Schlaf und eine bessere Schlafarchitektur auf (Vandekerckhove et al., 2011, 2012).

Im Allgemeinen haben Menschen, die ihre Emotionen besser regulieren und emotional stabiler sind, auch einen besseren Schlaf (Duggan et al., 2014; Hintsanen et al., 2014; Križan & Hisler, 2019a, b). Selbstkontrolle könnte in dieser Dynamik besonders wichtig sein, da Menschen mit hoher Selbstkontrolle weniger Stressoren ausgesetzt sind, weniger auf Stressoren reagieren und effektiver mit Stressoren umgehen (Galla & Wood, 2015). Stress ist weniger störend für die alltägliche Funktion von Menschen mit hoher Selbstkontrolle und könnte ein Grund dafür sein, dass diese Menschen auch weniger schlafbezogene Tagesdysfunktionen (d. h. Schläfrigkeit und Demotivation) in Reaktion auf tägliche Stressoren zeigen (Schmidt et al., 2012). Daher ist es auch entscheidend für einen gesunden Schlaf, negative Emotionen und Stress effektiv zu bewältigen, indem man sie herunterreguliert oder sie gänzlich vermeidet.

Schlussfolgerung

Jeden Tag stehen Menschen vor einer Vielzahl von Herausforderungen, Stressoren und Versuchungen, die eine sorgfältige Regulation von Emotionen und Verhalten erfordern, um diese effektiv zu bewältigen. Jede Nacht gehen Menschen schlafen, um sich von solchen täglichen Aktivitäten physiologisch und psychologisch zu erholen. Diese Tages- und Nachtverhaltensweisen sind beide grundlegend für die langfristige Gesundheit und das Wohlbefinden. Eine ständig wachsende Zahl an Belegen deutet darauf hin, dass die beiden eng miteinander verflochten sind. Die Anzahl der Anforderungen an die Fähigkeit einer Person zur Selbstregulation und die Wirksamkeit dieser Regulation hängt davon ab, wie sie oder er die Nacht zuvor geschlafen hat, was wiederum von ihrer Fähigkeit abhängt, ihr Verhalten und die Emotionen während des Tages zu zügeln und zu kontrollieren. Leider deutet diese bidirektionale Beziehung darauf hin, dass hier ein wechselseitiger Prozess vorliegt, bei dem Menschen, die schlecht schlafen, weniger Selbstkontrolle haben und dadurch benachteiligt sind, indem sie weniger gesunden Schlaf bekommen. Glücklicherweise sind sowohl Schlaf als auch Selbstkontrolle Phänomene, die beeinflusst werden können. Die Möglichkeit, das eine zu optimieren, um auch das andere zu verbessern, bleibt eine offene Frage, die in zukünftigen Arbeiten geklärt werden muss. Darüber hinaus ist es wichtig, die allgegenwärtige Rolle der Selbstregulation in vielen Bereichen der psychologischen Funktion anzuerkennen. Die absichtliche und strategische Kontrolle von Emotionen, Kognitionen und Verhaltensweisen spielt eine Schlüsselrolle in vielen grundlegenden psychologischen Theorien und Modellen, wie z. B. kognitive Verarbeitungsmodelle (Dual-Prozess-Modelle), Aggression (allgemeines Aggressionsmodell), Gesundheit (Theorie des geplanten Verhaltens) und Überzeugung (Elaboration-Likelihood-Modell). Daher bietet das Verständnis der Dynamik zwischen Schlaf und Selbstkontrolle die Möglichkeit, nicht nur Schlaf und Selbstkontrolle besser zu verstehen, sondern auch besser zu erfassen, wie der Schlaf mit der alltäglichen psychologischen Funktion zusammenhängt.

Literatur

Åkerstedt, T., & Folkard, S. (1997). The three-process model of alertness and its extension to performance, sleep latency, and sleep length. *Chronobiology International, 14,* 115–123.

Åkerstedt, T., Anund, A., Axelsson, J., & Kecklund, G. (2014). Subjective sleepiness is a sensitive indicator of insufficient sleep and impaired waking function. *Journal of Sleep Research, 23,* 242–254.

Anderson, C., & Horne, J. A. (2003). Prefrontal cortex: Links between low frequency delta EEG in sleep and neuropsychological performance in healthy, older people. *Psychophysiology, 40,* 349–357.

Babson, K. A., Trainor, C. D., Feldner, M. T., & Blumenthal, H. (2010). A test of the effects of acute sleep deprivation on general and specific self-reported anxiety and depressive symptoms: An experimental extension. *Journal of Behavior Therapy and Experimental Psychiatry, 41,* 297–303.

Balkin, T. J., & Wesensten, N. J. (2011). Differentiation of sleepiness and mental fatigue effects. In P. L. Ackerman (Ed.), *Decade of behavior/science conference. Cognitive fatigue: Multidisciplinary perspectives on current research and future applications* (pp. 47–66). Washington, DC: American Psychological Association.

Banks, S., Van Dongen, H. P., Maislin, G., & Dinges, D. F. (2010). Neurobehavioral dynamics following chronic sleep restriction: Dose-response effects of one night for recovery. *Sleep, 33,* 1013–1026.

Barnes, C. M., Schaubroeck, J., Huth, M., & Ghumman, S. (2011). Lack of sleep and unethical conduct. *Organizational Behavior and Human Decision Processes, 115,* 169–180.

Barnes, C. M., Lucianetti, L., Bhave, D. P., & Christian, M. S. (2015). „You wouldn't like me when I'm sleepy": Leaders' sleep, daily abusive supervision, and work unit engagement. *Academy of Management Journal, 58,* 1419–1437.

Barnes, C. M., Miller, J. A., & Bostock, S. (2017). Helping employees sleep well: Effects of cognitive behavioral therapy for insomnia on work outcomes. *Journal of Applied Psychology, 102,* 104–113.

Baron, K. G., Reid, K. J., & Zee, P. C. (2013). Exercise to improve sleep in insomnia: Exploration of the bidirectional effects. *Journal of Clinical Sleep Medicine, 9,* 819–824.

Baum, K. T., Desai, A., Field, J., Miller, L. E., Rausch, J., & Beebe, D. W. (2014). Sleep restriction worsens mood and emotion regulation in adolescents. *Journal of Child Psychology and Psychiatry, 55,* 180–190.

Belenky, G., Wesensten, N. J., Thorne, D. R., Thomas, M. L., Sing, H. C., Redmond, D. P., … Balkin, T. J. (2003). Patterns of performance degradation and restoration during sleep restriction and subsequent recovery: A sleep dose-response study. *Journal of Sleep Research, 12,* 1–12.

Brewer, G. A., Lau, K. K., Wingert, K. M., Ball, B. H., & Blais, C. (2017). Examining depletion theories under conditions of within-task transfer. *Journal of Experimental Psychology: General, 146,* 988–1008.

Burke, T. M., Scheer, F. A., Ronda, J. M., Czeisler, C. A., & Wright, K. P. (2015). Sleep inertia, sleep homeostatic and circadian influences on higher-order cognitive functions. *Journal of Sleep Research, 24,* 364–371.

Carskadon, M. A., & Dement, W. C. (2011). Monitoring and staging human sleep. In M. H. Kryger, T. Roth, & W. C. Dement (Eds.), *Principles and practice of sleep medicine* (5th ed., pp. 16–26). St. Louis: Elsevier Saunders.

Carter, B., Rees, P., Hale, L., Bhattacharjee, D., & Paradkar, M. S. (2016). Association between portable screen-based media device access or use and sleep outcomes: A systematic review and meta-analysis. *JAMA Pediatrics, 170,* 1202–1208.

Christian, M. S., & Ellis, A. P. J. (2011). Examining the effects of sleep deprivation on workplace deviance: a self-regulatory perspective. *Academy of Management Journal, 54*(5), 913–919.

Couyoumdjian, A., Sdoia, S., Tempesta, D., Curcio, G., Rastellini, E., De Gennaro, L., & Ferrara, M. (2010). The effects of sleep and sleep deprivation on task-switching. *Journal of Sleep Research, 19,* 64–70.

Diekelmann, S., & Born, J. (2010). The memory function of sleep. *Nature Reviews Neuroscience, 11,* 114–126.

Dinges, D. F., Pack, F., Williams, K., Gillen, K. A., Powell, J. W., Ott, G. E., ... Pack, A. I. (1997). Cumulative sleepiness, mood disturbance, and psychomotor vigilance performance decrements during a week of sleep restricted to 4–5 hours per night. *Sleep, 20,* 267–277.

Drummond, S. P., & Brown, G. G. (2001). The effects of total sleep deprivation on cerebral responses to cognitive performance. *Neuropsychopharmacology, 25,* S68–S73.

Drummond, S., Paulus, M. P., & Tapert, S. F. (2006). Effects of two nights sleep deprivation and two nights recovery sleep on response inhibition. *Journal of Sleep Research, 15,* 261–265.

Duckworth, A. L., Gendler, T. S., & Gross, J. J. (2016). Situational strategies for self-control. *Perspectives on Psychological Science, 11,* 35–55.

Duggan, K. A., Friedman, H. S., McDevitt, E. A., & Mednick, S. C. (2014). Personality and healthy sleep: The importance of conscientiousness and neuroticism. *PLoS One, 9,* e90628.

Engle-Friedman, M., Palencar, V., & Riela, S. (2010). Sleep and effort in adolescent athletes. *Journal of Child Health Care, 14,* 131–141.

Engle-Friedman, M., Riela, S., Golan, R., Ventuneac, A. M., Davis, C. M., Jefferson, A. D., & Major, D. (2003). The effect of sleep loss on next day effort. *Journal of Sleep Research, 12,* 113–124.

Exelmans, L., & Van den Bulck, J. (2017). „Glued to the Tube“: The interplay between self-control, evening television viewing, and bedtime procrastination. *Communication Research.*

Exelmans, L., & Van den Bulck, J. (2018). Self-control depletion and sleep duration: The mediating role of television viewing. *Psychology & Health, 33,* 1251–1268.

Franzen, P. L., Buysse, D. J., Dahl, R. E., Thompson, W., & Siegle, G. J. (2009). Sleep deprivation alters pupillary reactivity to emotional stimuli in healthy young adults. *Biological Psychology, 80,* 300–305.

Galla, B. M., & Wood, J. J. (2015). Trait self-control predicts adolescents' exposure and reactivity to daily stressful events. *Journal of Personality, 83,* 69–83.

Gray, J. R. (1999). A bias toward short-term thinking in threat-related negative emotional states. *Personality and Social Psychology Bulletin, 25,* 65–75.

Gujar, N., McDonald, S. A., Nishida, M., & Walker, M. P. (2010). A role for REM sleep in recalibrating the sensitivity of the human brain to specific emotions. *Cerebral Cortex, 21,* 115–123.

Gujar, N., Yoo, S. S., Hu, P., & Walker, M. P. (2011). Sleep deprivation amplifies reactivity of brain reward networks, biasing the appraisal of positive emotional experiences. *Journal of Neuroscience, 31,* 4466–4474.

Haack, M., & Mullington, J. M. (2005). Sustained sleep restriction reduces emotional and physical well-being. *Pain, 119,* 56–64.

Haslam, D. R. (1985). Sleep deprivation and naps. *Behavior Research Methods, Instruments, & Computers, 17,* 46–54.

Herman, C. P., & Polivy, J. (1975). Anxiety, restraint, and eating behavior. *Journal of Abnormal Psychology, 84,* 666–672.

Hintsanen, M., Puttonen, S., Smith, K., Törnroos, M., Jokela, M., Pulkki-Råback, L., ... Keltikangas-Järvinen, L. (2014). Five-factor personality traits and sleep: Evidence from two population-based cohort studies. Health Psychology, *33,* 1214–1223.

Hisler, G., & Krizan, Z. (2019). Sleepiness and behavioral risk-taking: Do sleepy people take more or less risk? *Behavioral Sleep Medicine, 17,* 364–377.

Hisler, G. C., Krizan, Z., & DeHart, T. (2019). Does stress explain the effect of sleep on self-control difficulties? A month-long daily diary study. *Personality and Social Psychology Bulletin, 45,* 864–877.

Hockey, R. (2013). *The psychology of fatigue: Work, effort and control.* Cambridge: Cambridge University Press.

Hoeksema-van Orden, C. Y. D., Gaillard, A. W. K., & Buunk, B. P. (1998). Social loafing under fatigue. *Journal of Personality and Social Psychology, 75,* 1179–1190.
Hofmann, W., Baumeister, R. F., Förster, G., & Vohs, K. D. (2012a). Everyday temptations: An experience sampling study of desire, conflict, and self-control. *Journal of Personality and Social Psychology, 102,* 1318–1335.
Hofmann, W., Schmeichel, B. J., & Baddeley, A. D. (2012b). Executive functions and self-regulation. *Trends in Cognitive Sciences, 16,* 174–180.
Huck, N. O., Mcbride, S. A., Kendall, A. P., Grugle, N. L., & Killgore, W. D. (2008). The effects of modafinil, caffeine, and dextroamphetamine on judgments of simple versus complex emotional expressions following sleep deprivation. *International Journal of Neuroscience, 118,* 487–502.
Inzlicht, M., & Schmeichel, B. J. (2012). What is ego depletion? Toward a mechanistic revision of the resource model of self-control. *Perspectives on Psychological Science, 7,* 450–463.
Inzlicht, M., & Legault, L. (2014). No pain, no gain: How distress underlies effective self-control (and unites diverse social psychological phenomena). In J. Forgas & E. Harmon-Jones (Eds.), *The control within: Motivation and its regulation* (pp. 115–132). New York: Psychology Press.
Inzlicht, M., Schmeichel, B. J., & Macrae, C. N. (2014). Why self-control seems (but may not be) limited. *Trends in Cognitive Sciences, 18,* 127–133.
Jay, S. M., Lamond, N., Ferguson, S. A., Dorrian, J., Jones, C. B., & Dawson, D. (2007). The characteristics of recovery sleep when recovery opportunity is restricted. *Sleep, 30,* 353–360.
Kahn, M., Sheppes, G., & Sadeh, A. (2013). Sleep and emotions: Bidirectional links and underlying mechanisms. *International Journal of Psychophysiology, 89,* 218–228.
Kamphorst, B. A., Nauts, S., De Ridder, D. T., & Anderson, J. H. (2018). Too depleted to turn in: The relevance of end-of-the-day resource depletion for reducing bedtime procrastination. *Frontiers in Psychology, 9,* 252.
Kaplan, S., & Berman, M. G. (2010). Directed attention as a common resource for executive functioning and self-regulation. *Perspectives on Psychological Science, 5,* 43–57.
Kavanagh, D. J., Andrade, J., & May, J. (2005). Imaginary relish and exquisite torture: The elaborated intrusion theory of desire. *Psychological Review, 112,* 446–467.
Killgore, W. D., Balkin, T. J., & Wesensten, N. J. (2006). Impaired decision making following 49 h of sleep deprivation. *Journal of Sleep Research, 15,* 7–13.
Killgore, W. D. S. (2010). Effects of sleep deprivation on cognition. *Progress in Brain Research, 185,* 105–129.
Killgore, W. D. S. (2012). Socio-emotional and neurocognitive effects of sleep loss. In G. Matthews, P. A. Desmond, C. Neubauer, & P. A. Hancock (Eds.), *Handbook of operator fatigue.* Aldershot, UK: Ashgate Press.
Kim, E. J., & Dimsdale, J. E. (2007). The effect of psychosocial stress on sleep: A review of polysomnographic evidence. *Behavioral Sleep Medicine, 5,* 256–278.
Kotabe, H. P., & Hofmann, W. (2015). On integrating the components of self-control. *Perspectives on Psychological Science, 10,* 618–638.
Krizan, Z., & Hisler, G. (2019a). Sleepy anger: Restricted sleep amplifies angry feelings. *Journal of Experimental Psychology: General, 148,* 1239–1250.
Krizan, Z., & Hisler, G. (2019b). Personality and sleep: Neuroticism and conscientiousness predict behaviorally-recorded sleep years later. *European Journal of Personality.* Advance online publication.
Kroese, F. M., Evers, C., Adriaanse, M. A., & de Ridder, D. T. (2016). Bedtime procrastination: A self-regulation perspective on sleep insufficiency in the general population. *Journal of Health Psychology, 21,* 853–862.
Krueger, J. M., Rector, D. M., Roy, S., Van Dongen, H. P., Belenky, G., & Panksepp, J. (2008). Sleep as a fundamental property of neuronal assemblies. *Nature Reviews Neuroscience, 9,* 910–919.
Kühnel, J., Sonnentag, S., Bledow, R., & Melchers, K. G. (2018). The relevance of sleep and circadian misalignment for procrastination among shift workers. *Journal of Occupational and Organizational Psychology, 91,* 110–133.

Kühnel, J., Syrek, C. J., & Dreher, A. (2018). Why don't you go to bed on time? A daily diary study on the relationships between chronotype, self-control resources and the phenomenon of bedtime procrastination. *Frontiers in Psychology, 9,* 77.

Lanaj, K., Johnson, R. E., & Barnes, C. M. (2014). Beginning the workday yet already depleted? Consequences of late-night smartphone use and sleep. *Organizational Behavior and Human Decision Processes, 124,* 11–23.

Lara-Carrasco, J., Nielsen, T. A., Solomonova, E., Levrier, K., & Popova, A. (2009). Overnight emotional adaptation to negative stimuli is altered by REM sleep deprivation and is correlated with intervening dream emotions. *Journal of Sleep Research, 18,* 178–187.

Libedinsky, C., Massar, S. A., Ling, A., Chee, W., Huettel, S. A., & Chee, M. W. (2013). Sleep deprivation alters effort discounting but not delay discounting of monetary rewards. *Sleep, 36,* 899–904.

Lim, J., & Dinges, D. (2008). Sleep deprivation and vigilant attention. *Annals of the New York Academy of Sciences, 1129,* 305–322.

Lim, J., & Dinges, D. F. (2010). A meta-analysis of the impact of short-term sleep deprivation on cognitive variables. *Psychological Bulletin, 136,* 375–389.

Lopez, R. B., Chen, P. H. A., Huckins, J. F., Hofmann, W., Kelley, W. M., & Heatherton, T. F. (2017). A balance of activity in brain control and reward systems predicts self-regulatory outcomes. *Social Cognitive and Affective Neuroscience, 12,* 832–838.

Mann, T., & Ward, A. (2007). Attention, self-control, and health behaviors. *Current Directions in Psychological Science, 16,* 280–283.

Mauss, I. B., Troy, A. S., & LeBourgeois, M. K. (2013). Poorer sleep quality is associated with lower emotion-regulation ability in a laboratory paradigm. *Cognition and Emotion, 27,* 567–576.

Molden, D. C., Hui, C. M., & Scholer, A. A. (2016). Understanding self-regulation failure: A motivated effort-allocation account. In E. R. Hirt, J. J. Clarkson, & L. Jia (Eds.), *Self-regulation and ego control.* Philadelphia: Elsevier.

Nauts, S., Kamphorst, B. A., Stut, W., De Ridder, D. T., & Anderson, J. H. (2018). *The explanations people give for going to bed late: A qualitative study of the varieties of bedtime procrastination.* Behavioral Sleep Medicine: Advanced Online Publication.

Olsen, O. K., Pallesen, S., Torsheim, T., & Espevik, R. (2016). The effect of sleep deprivation on leadership behaviour in military officers: An experimental study. *Journal of Sleep Research, 25,* 683–689.

Paterson, J. L., Dorrian, J., Ferguson, S. A., Jay, S. M., Lamond, N., Murphy, P. J., … Dawson, D. (2011). Changes in structural aspects of mood during 39–66 h of sleep loss using matched controls. *Applied Ergonomics, 42,* 196–201.

Schmeichel, B. J. (2007). Attention control, memory updating, and emotion regulation temporarily reduce the capacity for executive control. *Journal of Experimental Psychology: General, 136,* 241–255.

Schmeichel, B. J., & Inzlicht, M. (2013). Incidental and integral effects of emotions on self-control. In M. D. Robinson, E. R. Watkins, & E. Harmon-Jones (Eds.), *Handbook of cognition and emotion* (pp. 272–290). New York: Guilford.

Schmidt, K. H., Hupke, M., & Diestel, S. (2012). Does dispositional capacity for self-control attenuate the relation between self-control demands at work and indicators of job strain? *Work & Stress, 26,* 21–38.

Sharma, S., & Kavuru, M. Sleep and metabolism: An overview. *International Journal of Endocrinology, 2010, 2010,* 270832.

Sullivan, N., Hutcherson, C., Harris, A., & Rangel, A. (2015). Dietary self-control is related to the speed with which attributes of healthfulness and tastiness are processed. *Psychological Science, 26,* 122–134.

Thomas, M., Sing, H., Belenky, G., Holcomb, H., Mayberg, H., Dannals, R., … Welsh, A. (2000). Neural basis of alertness and cognitive performance impairments during sleepiness. I.

Effects of 24 h of sleep deprivation on waking human regional brain activity. *Journal of Sleep Research, 9,* 335–352.

Tucker, A. M., Whitney, P., Belenky, G., Hinson, J. M., & Van Dongen, H. P. (2010). Effects of sleep deprivation on dissociated components of executive functioning. *Sleep, 33,* 47–57.

Vandekerckhove, M., Kestemont, J., Weiss, R., Schotte, C., Exadaktylos, V., Haex, B., ...Gross, J. J. (2012). Experiential versus analytical emotion regulation and sleep: Breaking the link between negative events and sleep disturbance. Emotion, 12, 1415–1421.

Vandekerckhove, M., Weiss, R., Schotte, C., Exadaktylos, V., Haex, B., Verbraecken, J., & Cluydts, R. (2011). The role of presleep negative emotion in sleep physiology. *Psychophysiology, 48,* 1738–1744.

Veilleux, J. C., Hill, M. A., Skinner, K. D., Pollert, G. A., Spero, K. D., & Baker, D. E. (2018). Self-control failure scenarios in daily life: Developing a taxonomy of goals and temptations. *Motivation and Emotion, 42,* 653–670.

Wagner, D. D., & Heatherton, T. F. (2014). Emotion and self-regulation failure. In J. J. Gross (Ed.), *Handbook of emotion regulation* (2nd ed., pp. 613–628). New York: The Guilford Press.

Wu, J. C., Gillin, J. C., Buchsbaum, M. S., Chen, P., Keator, D. B., Wu, N. K., ... Bunney, W. E. (2006). Frontal lobe metabolic decreases with sleep deprivation not totally reversed by recovery sleep. *Neuropsychopharmacology, 31,* 2783–2792.

Xie, L., Kang, H., Xu, Q., Chen, M. J., Liao, Y., Thiyagarajan, M., ... Takano, T. (2013). Sleep drives metabolite clearance from the adult brain. *Science, 342,* 373–377.

Yeung, N., Botvinick, M. M., & Cohen, J. D. (2004). The neural basis of error detection: Conflict monitoring and the error-related negativity. *Psychological Review, 111,* 931–959.

Yoo, S. S., Gujar, N., Hu, P., Jolesz, F. A., & Walker, M. P. (2007). The human emotional brain without sleep – A prefrontal amygdala disconnect. *Current Biology, 17,* R877–R878.

Zohar, D., Tzischinsky, O., Epstein, R., & Lavie, P. (2005). The effects of sleep loss on medical residents' emotional reactions to work events: A cognitive-energy model. *Sleep, 28,* 47–54.

Teil IV
Dyaden, Gruppen und Organisationen

Schlaf und soziale Eindrücke

Tina Sundelin und Benjamin C. Holding

Sie haben wahrscheinlich irgendwann einmal jemanden sagen hören, dass Sie müde aussehen, aber haben Sie jemals mehr darüber nachgedacht, was das eigentlich bedeutet? Hat es etwas mit Ihrer Schlafhistorie zu tun, oder ist es ein Hinweis auf etwas anderes? Welche Merkmale verwenden wir, um zu bestimmen, ob jemand geschlafen hat und auf seinem besten Leistungsniveau ist? Beeinflusst unser müdes Aussehen, wie andere unsere Fähigkeiten und unseren sozialen Status wahrnehmen? Und beeinflusst tatsächliche Schläfrigkeit, wie wir andere Menschen wahrnehmen und verstehen? Das aktuelle Kapitel wird sich mit diesen Fragen befassen. Obwohl dies nach wie vor ein stark wachsendes Themengebiet ist, gibt es einige interessante Hinweise darauf, dass Schlaf soziale Wahrnehmungen und Eindrücke von anderen auf verschiedene Weisen beeinflusst.

Was sind soziale Eindrücke?

Soziale Eindrücke werden auf der Grundlage mehrerer Faktoren gebildet und beeinflussen unser Verhalten gegenüber anderen im täglichen Leben. Bei der Bildung solcher Eindrücke verlassen wir uns auf das, was allgemein als soziale Wahrnehmung bezeichnet wird, also die Dinge, die wir bei anderen sehen und wahrneh-

T. Sundelin · B. C. Holding
Department of Clinical Neuroscience, Karolinska Institutet, Solna, Schweden

T. Sundelin
Department of Psychology, Stockholm University, Stockholm, Schweden

T. Sundelin (✉)
Department of Psychology, New York University, New York, NY, USA
E-Mail: tina.sundelin@psychology.su.se

Z. Križan, *Schlaf, Persönlichkeit und soziales Verhalten*,
https://doi.org/10.1007/978-3-031-49766-7_8

men, wie ihre Gesichtsausdrücke, Körperbewegungen, allgemeines Aussehen, was sie sagen und wie sie es sagen (Hall et al., 2016). Wenn wir uns nur auf das Gesicht konzentrieren, gibt es langjährige Untersuchungen, die zeigen, dass unser Gesicht eine Fülle von sozialen Informationen liefert, die von anderen wahrgenommen werden. Die Betrachtung eines Fotos eines Gesichts reicht aus, um Schlüsse über Eigenschaften wie die Vertrauenswürdigkeit, Extraversion und Intelligenz dieser Person zu ziehen (Todorov et al., 2015). Inwieweit diese allerdings zutreffen, ist weniger sicher. Oft basieren sie auf Stereotypen (wenn jemand größere Augen hat, wird erwartet, dass er vertrauenswürdiger ist; wenn sein „neutrales" Gesicht weniger glücklich erscheint, wird er als weniger extrovertiert wahrgenommen), und obwohl diese zu einer sich selbst erfüllenden Prophezeiung führen können, gibt es selten eine Eins-zu-Eins-Beziehung zwischen Gesichtsmerkmalen und Persönlichkeit (Todorov et al., 2015). Stattdessen fällen wir wahrscheinlich genauere Urteile, wenn wir uns auf vorübergehende Merkmale konzentrieren, wie z. B. Lächeln oder Stirnrunzeln. Da diese Informationen eine Art sozialen Verhaltens sind, können wir den aktuellen mentalen Zustand der Person mit diesem Gesicht und vielleicht auch ihre Intentionen uns gegenüber ableiten (Van Kleef et al., 2010).

Damit unser Verständnis von emotionalen Ausdrücken jedoch präzise ist, müssen wir in der Lage sein, korrekt einzuschätzen, was die andere Person ausdrückt. Dies wird als Emotionserkennung oder kognitive empathische Genauigkeit bezeichnet, die Fähigkeit, den emotionalen Zustand einer anderen Person durch ihre Gesichtsausdrücke, Körperbewegungen und Stimmprosodie zu lesen und zu interpretieren (Ickes et al., 1990). Diese Fähigkeit, zusammen mit affektiver Empathie, also dem Fühlen der Emotionen des anderen, kann soziale Interaktionen erleichtern (Eisenberg & Miller, 1987; Mast & Hall, 2018). Aber natürlich gehören immer zwei dazu. Die Fähigkeit, jemanden zu verstehen, hängt nicht nur von unserer Fähigkeit ab, sein Verhalten zu interpretieren, sondern auch davon, wie klar diese Person ihre Emotionen und Intentionen vermittelt (Human & Biesanz, 2013).

Aus theoretischer Sicht gibt es Grund zu der Annahme, dass die Schlafhistorie und die Wahrnehmungen des Schlafes sowohl bei uns selbst als auch bei anderen die sozialen Eindrücke beeinflussen. Zunächst einmal ist guter Schlaf wichtig für die kognitive Funktion (Lim & Dinges, 2010) und steht in Zusammenhang damit, wie positiv oder negativ wir Reize wahrnehmen und uns an sie erinnern (Walker & van der Helm, 2009). Darüber hinaus ist Schläfrigkeit mit Motivation verbunden, so dass wir im Allgemeinen weniger motiviert sind, uns an nicht schlafbezogenen Freizeitaktivitäten zu beteiligen, wenn wir müde sind (Mikulincer et al., 1989; zur Übersicht siehe Engle-Friedmann, in diesem Buch). Mit anderen Worten: Je nach Bedeutung der sozialen Situation, in der wir uns befinden, bemühen wir uns mehr oder weniger, sowohl die Menschen um uns herum zu verstehen als auch einen bestimmten Eindruck auf sie zu machen. Nicht zuletzt beeinflussen Schlafdauer und Schlafqualität unsere Stimmung (Haack & Mullington, 2005), die wiederum Auswirkungen darauf haben kann, was wir von anderen halten (Forgas & Bower, 1987) und, wie oben erwähnt, wie vertrauenswürdig oder extravertiert wir ihnen erscheinen. Dies sind alles Faktoren, die darauf hindeuten, dass Schlaf soziale Eindrücke beeinflusst, und zwar sowohl unsere Wahrnehmungen und Eindrücke von anderen als auch die Wahrnehmungen und Eindrücke anderer von uns.

In diesem Kapitel diskutieren wir zunächst, wie Schlafverlust die Art und Weise beeinflusst, wie Menschen andere wahrnehmen und verstehen. Dann werfen wir einen Blick in die andere Richtung: auf die Eindrücke, die andere Menschen bekommen, wenn sie jemanden wahrnehmen, der nicht genügend Schlaf hatte. Schließlich konzentrieren wir uns auf die noch offenen Fragen und mögliche Wege für zukünftige Studien.

Schlaf und die Wahrnehmung anderer

Gesichtswahrnehmung

Aufmerksamkeit ist natürlich äußerst hilfreich, wenn man versucht, jemanden genau wahrzunehmen. Eine der zuverlässigsten Erkenntnisse in der Schlafforschung ist, dass man, insbesondere über längere Zeiträume, anderen mehr und bessere Aufmerksamkeit schenken kann, wenn man ausreichend geschlafen hat (Lim & Dinges, 2010). Ein Beispiel dafür, wie Unaufmerksamkeit aufgrund schlechten Schlafs die soziale Wahrnehmung beeinflussen könnte, stammt aus einer Studie zur Gesichtserkennung. In dieser Studie waren Menschen, die weniger als 6,5 Stunden pro Nacht für drei Nächte geschlafen hatten, schlechter darin, ein unbekanntes Gesicht zu erkennen, als diejenigen, die 7 Stunden oder mehr geschlafen hatten (Beattie et al., 2016). Wenn sie zwei Fotos derselben Person betrachteten, waren die Kurzschläfer weniger wahrscheinlich in der Lage, sie korrekt als dieselbe Person zu identifizieren. Ebenso schnitten Menschen mit allgemeinen Insomniesymptomen und einem kurzen selbstberichteten Schlaf, schlechter in dieser Aufgabe ab als diejenigen ohne Schlafprobleme. Menschen mit Insomniesymptomen waren jedoch eher geneigt zu sagen, dass zwei Gesichtsfotos von derselben Person seien, obwohl sie es nicht waren. Sie waren auch zuversichtlicher hinsichtlich dieser falschen Entscheidungen. Natürlich ist es in beiden Situationen schwierig zu unterscheiden, ob die beeinträchtigte Gesichtserkennung auf eine Abnahme der sozialen Aufmerksamkeit oder Motivation oder auf andere Gründe zurückzuführen war.

Insomnie umfasst eine Reihe von Symptomen, die aufgrund ihrer psychometrischen Eigenschaften nur schwer mit kurzem oder unzureichendem Schlaf zu vergleichen sind (Benjamins et al., 2017). Tatsächlich gibt es Grund zu der Annahme, dass es sich bei dieser Schlafstörung gar nicht um eine einheitliche Störung handelt, sondern dass sie vielmehr aus mehreren Subtypen besteht, die aufgrund von Stressleveln, Belohnungssensitivität und Reaktivität deutlich zu differenzieren sind (Blanken et al., 2019). Dennoch wurde die Insomnie in den meisten Forschungsarbeiten als kohärente Diagnose behandelt, und das gilt auch für ihre Rolle bei sozialen Eindrücken. Insbesondere gibt es mehrere Studien, die darauf hindeuten, dass Menschen mit Insomnie eine selektive Aufmerksamkeit auf bestimmte Gesichtsmerkmale haben, nämlich diejenigen, die Müdigkeit signalisieren. Es wurde festgestellt, dass diejenigen mit Insomnie mehr Zeit damit verbringen, Gesichter anzusehen, die müde erscheinen, im Vergleich zu Gesichtern, die das nicht tun, und dass sie besonders lange auf die Augenregion schauen (Akram et al., 2018a), die als wichtig für die Bewertung von Müdigkeit erachtet wurde (Sundelin et al., 2013). Obwohl Menschen mit Insomnie jedoch dazu neigen, eine negativere Wahrnehmung ihres eigenen Aussehens zu haben und glauben, sie sähen müder aus, als sie in Wirklichkeit sind (Akram et al., 2016), nehmen sie müde Menschen um sie herum in der Tat auch als weniger müde wahr (Akram et al., 2018b). Möglicherweise spielen hier motivationale Aspekte eine Rolle. Zu den verschiedenen Subtypen der Insomnie und ihrer Beziehung zur Wahrnehmung von sich selbst und anderen sind jedoch noch weitere Studien erforderlich, bevor aussagekräftige Schlussfolgerungen gezogen werden können. Beispielsweise ist Insomnie oft mit Angst verbunden, was zur Erklärung einiger dieser Befunde beitragen könnte (Johnson et al., 2006; Plana et al., 2014).

Erkennen von Emotionen und Intentionen

Die Frage der Motivation vs. Aufmerksamkeit (oder allgemeine kognitive Fähigkeit) nach Schlafverlust wird besonders relevant, wenn man die Erkennung von Emotionen betrachtet. Die Fähigkeit, Emotionen anderer zu verstehen und möglicherweise mit ihnen zu empathisieren oder zu sympathisieren, kann die soziale Interaktion erleichtern (Mast & Hall, 2018). Mehrere Forschende haben versucht, die Frage zu beantworten, ob Schlaf für diese Fähigkeit wichtig ist. Im Jahr 2008 berichteten 26 Freiwillige, die fast zweieinhalb Tage wach gehalten wurden, dass sie nach diesen 56 Stunden im Vergleich zu vorher eine leicht geringere emotionale Intelligenz und Empathie gegenüber anderen zeigten (Killgore et al., 2008). Nach diesem ersten Befund hat die Forschung mit einer Vielzahl von Schlafverlust-Paradigmen, die von leichter Schlafbeschränkung bis zu mehreren Nächten Schlafentzug reichen, und einer noch größeren Vielfalt von Aufgaben zur Erkennung oder Kategorisierung von Emotionen, widersprüchliche Ergebnisse erbracht (Beattie, 2018). Einige Studien stellen einen Effekt nur beim Erkennen von Traurigkeit fest (Cote et al., 2014), andere beim Erkennen von Wut und Glück (aber nur bei Frauen; van der Helm et al., 2010). Eine Studie legt nahe, dass wir nach einer Nachtschicht möglicherweise besser darin sind, Emotionen bei anderen zu erkennen (Sack et al., 2019), während eine große Studie keinen zuverlässigen Effekt von Schlafentzug oder allgemeiner Schlafqualität auf die Erkennung von Emotionen feststellte (Holding et al., 2017). Vielleicht sind unter bestimmten Schlafverlustumständen bestimmte Emotionen schwerer zu verstehen, und vielleicht sind wir in diesen Situationen etwas weniger empathisch (Guadagni et al., 2014). Im Allgemeinen deutet die Evidenz jedoch darauf hin, dass Schlaf nicht unerlässlich ist, um die emotionalen Zustände anderer zu erkennen und zu verstehen – zumindest nicht, wenn es um Gesichts- oder verbale Ausdrücke geht.

Einige Forschungen haben darauf hingewiesen, dass, obwohl Symptome von Schlaflosigkeit nicht mit der Erkennung von Emotionen zusammenhängen, Menschen mit solchen Symptomen die Gesichtsemotionen anderer als weniger intensiv bewerten (Kyle et al., 2014). Eine kleine Studie legt nahe, dass Personen mit Schlaflosigkeit häufiger wütende Gesichter für ängstliche halten und dabei weniger auf die Augen und mehr auf die Nase und den Mundbereich achten, wenn sie diese Emotionen bestimmen (Zhang et al., 2019). Eine Studie hat die empathische Genauigkeit in Bezug auf Schlaf in tatsächlichen sozialen Interaktionen untersucht. Diese Studie konzentrierte sich auf romantische Paare während Konfliktgesprächen und stellte fest, dass ihr selbstberichteter Schlaf in der vorherigen Nacht vorhersagte, wie gut sie darin waren, die Emotionen ihres Partners korrekt einzuschätzen (Gordon & Chen, 2013).

Es ist möglich, dass wir, obwohl wir Emotionen auch dann korrekt kategorisieren können, wenn wir nicht ausreichend geschlafen haben, dafür länger brauchen könnten (Cote et al., 2014). Dies könnte auch mit einer Verlangsamung der Einschätzung der Absichten anderer zusammenhängen. Zum Beispiel hat eine Studie untersucht, ob eine Nacht vollständiger Schlafentzug die Fähigkeit beeinflusst, Sarkasmus zu erkennen. Dabei stellte sich heraus, dass schläfrige Teilnehmer genauso gut darin waren zu verstehen, ob etwas als sarkastisch wahrgenommen würde, aber sie brauchten etwas länger, um zu diesem Schluss zu kommen, verglichen mit denen, die geschlafen hatten (Deliens et al., 2015). Diese Verzögerung könnte teilweise auf eine verminderte allgemeine Verarbeitungsgeschwindigkeit zurückzuführen sein, könnte aber auch mit einer Verschiebung der Schwelle zur Erkennung relevanter sozialer Reize oder einer verminderten Aktivierung des sogenannten Theory-of-Mind-Netzwerks im Gehirn zusammenhängen (Siegal & Varley, 2002). Nach 24 Stunden Schlafentzug stellte eine Studie die Tendenz fest, mehr Gesichter als bedrohlich wahrzunehmen als nach 8 Stunden Schlaf. Diese Tendenz spiegelte sich in den zentralen und peripheren Nervensystemen wider und deutet auf eine andere Verarbeitung von Hinweisen auf Bedrohung und Sicherheit hin (Goldstein-Piekarski et al., 2015). Auch wenn Bedrohung nicht der Hauptfokus der Studie ist, deuten einige Forschungsarbeiten darauf hin, dass Schlafentzug zu weniger Vertrauen in andere führt, zumindest wenn es darum geht, Fremden in Wirtschaftsspielen Geld anzuvertrauen (Anderson & Dickinson, 2010; Dickinson & McElroy, 2017). Ein weiterer Hinweis darauf, dass das Vertrauen nach einer Nacht Schlafverlust abnimmt, ist die Erkenntnis, dass schläfrige Menschen andere auf größerer sozialer Distanz halten wollen. Der Punkt, an dem ein sich nähernder Fremder zu nahe kommt, wurde nach einer Nacht Schlafverlust etwa 5 cm weiter entfernt festgestellt als nach einer guten Nacht Schlaf (Ben Simon & Walker, 2018). Das Argument hier ist, dass Menschen mit Schlafentzug schlechter darin sind, die Intentionen anderer zu erschließen, wie die verringerte Aktivität im Theory-of-Mind-Netzwerk nahelegt, und empfindlicher auf jemanden reagieren, der ihnen potenziell bedrohlich nahe kommt, was die erhöhte Aktivität in den Gehirnregionen, die mit der Verletzung des persönlichen Raums korrelieren, widerspiegelt.

Stereotype und Vertrauen

Wenn es um das Vertrauen in andere geht, gibt es viele Forschungen, die zeigen, dass wir eher dazu neigen, Menschen zu vertrauen, die zu unserer Ingroup gehören, als solchen, die zu einer Outgroup gehören (z. B. Tanis & Postmes, 2005). Wenn jemand nicht zu unserer Gruppe gehört, sei es ein Sportteam oder eine Ethnie, neigen wir eher dazu, negative Einstellungen gegenüber diesen Menschen zu haben (z. B. Hewstone et al., 2002). Darüber hinaus neigen Menschen, die in Eile sind oder kognitiv müde, bei der Bewertung anderer eher dazu, kognitive Abkürzungen wie Stereotype zu verwenden (Hilton & von Hippel, 1996). Einige haben argumentiert, dass Schlaf, indem er Müdigkeit lindert, der Tendenz zur Verwendung solcher Abkürzungen entgegenwirken kann. Beispielsweise scheint chronischer Schlafmangel die Einschätzung zu beeinflussen, ob und in welchem Ausmaß wir jemanden als gefährlich einstufen, was bedeutet, dass ein stereotyp negativ aussehender Mensch einen schlechteren Eindruck auf jemanden macht, der nicht genug Schlaf bekommen hat (Alkozei et al., 2018). Tatsächlich verwendeten die Menschen, die berichteten, sich schläfriger zu fühlen, eher Stereotype, um ein Mitglied einer Outgroup zu beschreiben, und bewerteten den Lebenslauf eines Ingroup-Mitglieds, das sich um eine Stelle bewarb, positiver (Ghumman & Barnes, 2013). Es ist auch möglich, dass alle impliziten Vorurteile, die wir gegenüber anderen hegen könnten, schwerer zu verbergen sind, wenn wir nicht ausreichend geschlafen haben (Alkozei et al., 2017; Ghumman & Barnes, 2013), da es Anstrengung erfordert, solche Vorurteile zu überwinden – eine Anstrengung, die wir vielleicht nicht aufbringen wollen oder können, wenn wir müde sind.

Positiv zu bewerten ist, dass wir uns bewusst werden können, aufgrund von Schlafmangel nicht ganz auf der Höhe zu sein. In diesem Fall könnten wir uns dazu entscheiden, uns auf die Menschen um uns herum zu verlassen, um unsere Schwächen auszugleichen. In einer Studie, in der den Teilnehmern eine Nacht lang Schlaf entzogen worden war, vertrauten sie den Ratschlägen anderer mehr als diejenigen, die geschlafen hatten. Die Teilnehmer wurden gebeten, Schätzungen der Entfernungen zwischen mehreren europäischen Städten abzugeben, bevor sie die Schätzungen von einem Dritten, einem Berater, erfuhren. Die Berater wurden als hochkompetent oder mittelkompetent beschrieben, und die Teilnehmer mit Schlafentzug neigten dazu, den Vorschlägen des Beraters mehr zu folgen, insbesondere wenn die Kompetenz als mittel beschrieben wurde (Hausser et al., 2016). Dies deutet darauf hin, dass wir in einigen Fällen tatsächlich mehr Vertrauen in andere setzen, wenn wir zu müde sind, um Vertrauen in uns selbst zu haben und Hilfe benötigen.

Schlaf und wie wir von anderen wahrgenommen werden

Die Vorstellung, dass Schlafmangel Auswirkungen auf unser Aussehen haben könnte, hat eine so lange Geschichte, dass sie fast schon zur Volksweisheit geworden ist. Begriffe wie „Schönheitsschlaf" haben sich aus der Erkenntnis entwickelt, dass eine gute Nachtruhe von anderen bemerkt wird. Tatsächlich hat auch die wissenschaftliche Forschung eine überraschend lange Historie, die zeigt, dass Schlafmangel zu Veränderungen führen kann, wie wir von anderen wahrgenommen werden. In diesem Abschnitt werden wir uns verschiedene Wege ansehen, wie der Schlaf die Persona beeinflussen kann, die wir der Außenwelt offenbaren.

In der Mitte des 20. Jahrhunderts führten Forschende vom Walter Reed Army Institute of Research eine Reihe von Experimenten durch, vielleicht die ersten, die gezeigt haben, wie Schlafmangel die Wahrnehmung von Menschen durch andere beeinflusst. In der frühesten Studie wurde 15 Teilnehmern 4 Tage lang der Schlaf entzogen, während 23 externe Beobachter in regelmäßigen Abständen bewerteten, wie schläfrig die Teilnehmer aussahen. Die Studie fand heraus, dass die Teilnehmer mit fortschreitenden Tagen zunehmend schläfriger aussahen, was empirische Belege dafür lieferte, dass die Auswirkungen von Schlafmangel tatsächlich von anderen bemerkt werden konnten (Murray, Williams, & Lubin, 1958). Kurz darauf zeigte eine weitere Studie, dass schläfrige Menschen anders sprechen (Morris, 1960). Die Teilnehmer führten eine Reihe von aufgezeichneten Interviews durch, die von der Ausgangsbasis bis zu 98 Stunden Schlafentzug verglichen wurden. Die Forschenden berichteten von „auffälligen" Veränderungen in Rhythmus, Ton und Klarheit beim Sprechen.

Diese ersten Einblicke bilden den Hintergrund für eine Welle von wissenschaftlichen Arbeiten in den letzten 10 Jahren, die zeigen, dass der Schlaf offenbar eng mit der menschlichen Physiologie und dem Verhalten verknüpft ist, und zwar auf eine Weise, die von anderen bemerkt wird.

Wahrnehmung von Schlafverlust in Gesichtern

Der Gedanke, dass wir erkennen können, ob jemand müde ist, nur indem wir sein Gesicht betrachten, ist für viele offensichtlich. Merkmale wie hängende Augenlider und dunkle Augenringe werden verwendet, um Anzeichen von Müdigkeit bei modernen Westlern (Holding et al., 2019; Sundelin et al., 2013) bis hin zu traditionellen chinesischen Medizinpraktikern (Chen et al., 2015) zu identifizieren. Aber ist es wirklich wahr, dass unsere Gesichter ein solch offenes Buch sind, dass andere erkennen können, ob wir geschlafen haben oder nicht?

Im Jahr 2010 untersuchte eine Studie mit dem Titel „Beauty Sleep" diese Frage experimentell. Gesichtsfotografien wurden von Teilnehmern nach 8 Stunden Schlaf und nach 31 Stunden Wachheit aufgenommen. Eine separate Gruppe bewertete anschließend diese Gesichter hinsichtlich Müdigkeit, Gesundheit und Attraktivität. Die Bewerter waren sich des Zwecks der Studie nicht bewusst und kannten die Schlafhistorie der Teilnehmer nicht, fanden sie aber dennoch müder, weniger gesund und weniger attraktiv, was die alte Redewendung vom Schönheitsschlaf unterstützt (Axelsson et al., 2010). Eine Folgestudie fragte dann, worauf wir uns konzentrieren, wenn wir Urteile über den Grad der Müdigkeit einer Person fällen? Basierend auf Vorschlägen von Laien und Schlafexperten wurde eine Liste potenzieller Gesichtsmarker für Müdigkeit erstellt, einschließlich hängender Augenlider, roter Augen, geschwollener Augen, dunkler Augenringe, blasser Haut, Falten/feinen Linien und hängenden Mundwinkeln. Unter Verwendung eines Teilsatzes der gleichen Fotografien wie in der vorherigen Studie beurteilte eine neue Gruppe von Bewertern die Gesichter daraufhin, wie stark sie jedes spezifische Merkmal zeigten. Die oben genannten Gesichtsmarker wurden alle als Indikatoren für Müdigkeit und Schlafverlust gefunden. Zum Beispiel wurden die Teilnehmer bei Schlafentzug als blasser, mit mehr hängenden Augenlidern und dunkleren Augenringen bewertet, verglichen mit Zeiten, in denen sie gut ausgeruht waren (Sundelin et al., 2013). Der Rückgang der Attraktivität und mehr hängende Augenlider wurden in einer nachfolgenden Studie mit einer weniger schweren Schlafbeschränkung repliziert (Talamas et al., 2016).

Es gibt auch Hinweise darauf, dass schlechte Schlafqualität und Schlafstörungen zu Veränderungen im Aussehen führen. Eine Studie ging dieser Frage nach, indem sie Patienten mit obstruktiver Schlafapnoe (OSA) vor und nach 2 Monaten Standardbehandlung mit kontinuierlichem positivem Atemwegsdruck (CPAP) fotografierte. Patienten nach der Behandlung wurden als jugendlicher, attraktiver und wacher bewertet (Chervin et al., 2013). Diese Ergebnisse wurden kürzlich konzeptuell repliziert bei Patienten mit schwerer OSA, wobei eine einmonatige CPAP-Behandlung im Vergleich zu Placebo dazu führte, dass die Patienten als jünger aussehend als vor der Behandlung bewertet wurden (Yagihara et al., 2019). In beiden Studien ist es schwierig festzustellen, ob es die Verbesserung des Schlafes ist, die zu der Veränderung des Aussehens führt, oder eher eine allgemeine Verbesserung der Gesundheit. Es gibt jedoch Grund zu der Annahme, dass chronisch schlechter Schlaf tatsächlich mit dem Gesichtsaussehen in Verbindung steht. Als 30 Frauen, die als schlechte Schläferinnen eingestuft wurden (schlechte subjektive Schlafqualität und typischerweise 5 oder weniger Stunden Schlaf pro Nacht), mit guten Schläferinnen verglichen wurden (gute subjektive Schlafqualität und Schlafdauer zwischen 7 und 9 Stunden), stellte sich heraus, dass schlechte Schläferinnen als älter aussehend bewertet wurden und ihre Haut mehr sichtbare Anzeichen von Alterung zeigte (Oyetakin-White et al., 2015).

Es überrascht wohl nicht, dass es Konsequenzen dafür gibt, als weniger attraktiv, gesund und jugendlich wahrgenommen zu werden. Jugend ist mit wahrgenommener Attraktivität verbunden, insbesondere bei Frauen (Henss, 1991), und je attraktiver jemand ist, desto mehr positive zwischenmenschliche Eigenschaften werden ihm zugeschrieben (Langlois et al., 2000). Ähnlich kann eine Person, die weniger gesund aussieht, von anderen als weniger vertrauenswürdig und weniger kompetent wahrgenommen werden (Jaeger et al., 2018). Auf dieser Grundlage führt Schlafverlust wahrscheinlich zu einer Abnahme der sozialen Attraktivität unseres Gesichts für andere, und experimentelle Beweise unterstützen tatsächlich diese Vorstellung (Sundelin et al., 2017).

Schlafstörungen und Emotionsausdrücke

Ein Problem mit den Studien im vorherigen Abschnitt ist, dass sie sich auf die Ansicht stützen, dass ein statisches Bild alles ist, worauf sich eine Person während der Eindrucksbildung verlassen kann. Dies ist natürlich selten der Fall, und die Forschung in anderen Bereichen deutet zunehmend darauf hin, dass es eine Verschiebung hin zu ökologisch validen Reizen geben sollte (Risko, Laidlaw, Freeth, Foulsham, & Kingstone, 2012). Daher untersuchte eine Studie, wie Schlafstörungen die emotionale Reaktionsfähigkeit von Gesichtern veränderten. Videoaufnahmen wurden von schlafentzogenen Teilnehmern und Kontrollteilnehmern gemacht, die „emotional provokative“ Filmclips ansahen (Minkel et al., 2011). Zwei Bewerter sahen sich diese Videoaufnahmen an und kodierten die Anzahl der emotionalen Ausdrücke, die die Teilnehmer als Reaktion auf die Filmclips zeigten. Sowohl für positive (amüsante) als auch für negative (traurige) Clips wurde festgestellt, dass Teilnehmer mit Schlafentzug weniger Gesichtsausdrücke zeigten. Es wurde auch festgestellt, dass der Ausdruck von Emotionen bei dieser Gruppe verlangsamt war (Schwarz et al., 2013). Da unsere Ausdrücke anderen Menschen helfen, uns zu verstehen (Human & Biesanz, 2013), ist es vielleicht nicht überraschend, dass die romantischen Partner von Personen, die schlecht geschlafen hatten, nach einem Konfliktgespräch weniger in der Lage waren, die Emotionen ihres Partners genau einzuschätzen (Gordon & Chen, 2013).

Verbale Hinweise auf Schlafmangel

Bis zu diesem Punkt haben wir uns auf nonverbale Anzeichen von unzureichendem Schlaf konzentriert. Aber auch unsere Stimmen spielen eine wichtige Rolle bei der Bereitstellung von Informationen, die von anderen zur sozialen Beurteilung genutzt werden. Die stärksten Beweise für schlafbezogene verbale Hinweise stammen aus einer Studie mit 55 Jugendlichen und Erwachsenen, die abends interviewt wurden (was einen ausgeruhten Zustand repräsentiert) und dann nochmals am nächsten Morgen nach nicht mehr als 2 Stunden Schlaf. Am Morgen sprachen sie mit tieferer Stimme, verwendeten weniger Worte, und die Jugendlichen verwendeten relativ weniger positive Worte. Als geschulte Bewerter die Interviews auswerteten, stellten sie fest, dass am Morgen im Vergleich zum Vorabend mehr negative Emotionen und weniger positive Emotionen ausgedrückt wurden (McGlinchey et al., 2011). Obwohl es schwer zu sagen ist, ob diese Effekte auf Schlafmangel oder die Tageszeit zurückzuführen sind, oder auf eine Wechselwirkung zwischen beiden, fand eine frühere Studie heraus, dass Personen mit Schlafentzug eine weniger angemessene Intonation verwendeten, als sie Kindergeschichten vorlasen. Geschulte Bewerter berichteten auch, dass diese Personen während des Lesens müder klangen (Harrison & Horne, 1997). Es scheint also, dass Schlafmangel Menschen anders klingen lässt, wenn sie sprechen, was eine konzeptuelle Wiederholung der stimmlichen Veränderungen darstellt, die erstmals vor 50 Jahren beobachtet wurde (Morris, 1960).

Soziale Beurteilungen

Da sowohl nonverbale als auch verbale Hinweise auf Schlafmangel für Außenstehende erkennbar sind und wir erwarten, dass sich Menschen mit Schlafentzug in bestimmten sozialen Situationen negativer verhalten (Vohs et al., 2011), ist es logisch, dass unsere sozialen Beurteilungen von schläfrigen Menschen eher ungünstig ausfallen. In einer kürzlich durchgeführten Studie wurden 18 Personen jeweils 10 Minuten lang interviewt, sowohl im ausgeruhten als auch im schlafentzogenen Zustand (Ben Simon & Walker, 2018). Die Interviews wurden gefilmt und kurze Ausschnitte davon wurden von 1033 Personen bewertet, die über den experimentellen Zweck und den Zustand der Teilnehmer nicht informiert waren. Die Videos wurden auf eine Reihe von sozioemotionalen und ermüdungsbezogenen Faktoren hin bewertet. Wenn sie schlafentzogen waren, wurden die Teilnehmer als weniger wünschenswert für soziale Interaktionen angesehen (Ben Simon & Walker, 2018), was die Ergebnisse einer früheren Studie bestätigt, die statische Bilder von schlafbeschränkten Personen verwendete (Sundelin et al., 2017). Schlafentzogene wurden auch als einsamer wirkend bewertet, und die Bewerter gaben sogar an, sich einsamer zu fühlen, nachdem sie einen schlafentzogenen Clip gesehen hatten, was darauf hindeutet, dass die bei schlafentzogenen Personen wahrgenommene Einsamkeit möglicherweise ansteckend ist (Ben Simon & Walker, 2018).

In einem beruflichen Kontext gibt es Anzeichen dafür, dass Urteile über die Führungsqualität variieren, je nachdem, wie viel Schlaf der Chef bekommt. Um dies in einem militärischen Umfeld zu untersuchen, haben Forschende der Royal Norwegian Naval Academy die Führungsleistung während einer Navigationssimulation gemessen, nachdem sie 5 Tage lang etwa 2,5 Stunden pro Nacht geschlafen hatten. Dies wurde in einer gegengewichteten Reihenfolge wiederholt, was bedeutet, dass die Leistung der Führungskräfte nach Schlafverlust mit ihrer eigenen Leistung nach ausreichendem Schlaf verglichen wurde. Zwei Experten kodierten und bewerteten das Führungsverhalten und stellten fest, dass die Führungskräfte einen passiveren, vermeidenden Führungsstil hatten, wenn sie unter Schlafentzug litten (Olsen et al., 2016). Ähnliche Effekte wurden auch in anderen Arten von Führungssituationen beobachtet (Barnes et al., 2016), und eine andere Studie fand heraus, dass große Unterschiede zwischen der Schlafzeit an Wochentagen und am Wochenende ebenfalls zu einer Abnahme der Führungsqualitätsbewertungen durch andere führen (Gaultney, 2014), was darauf hinweist, dass es nicht nur auf die gesamte Schlafdauer ankommt, sondern auch auf den Zeitpunkt dieses Schlafes.

Unsicherheiten

Das Fachgebiet von Schlaf und sozialen Eindrücken ist, trotz seiner frühen Anfänge, immer noch recht jung. Es gibt eine begrenzte Anzahl von Studien sowohl hinsichtlich der Auswirkungen von Schlaf auf die Wahrnehmung anderer als auch darauf, wie man wahrgenommen wird. Viele der in diesem Kapitel beschriebenen Ergebnisse basieren auf einzelnen Studien mit kleinen Stichprobengrößen, und wo es mehrere Studien gibt, findet man oft widersprüchliche Ergebnisse. Hinsichtlich der Auswirkungen von Schlafmangel auf das Aussehen des Gesichtes gibt es in der aktuellen Literatur eine Reihe von Inkonsistenzen sowie Fragezeichen darüber, wie bedeutungsvoll einige der Effekte wirklich außerhalb eines experimentellen Settings sein können. Zum Beispiel fanden Holding und Kollegen in der größten Studie ihrer Art nicht, dass eine Nacht totaler Schlafentzug mit irgendwelchen Unterschieden in der Wahrnehmung der Teilnehmer hinsichtlich Müdigkeit oder Gesundheit verbunden war (Holding et al., 2019). Offensichtlich ist mehr Forschung notwendig, um zu verstehen, unter welchen Umständen es möglich oder nicht möglich ist, Anzeichen von Schlafmangel bei anderen wahrzunehmen. Das Gleiche gilt für die Rolle des Schlafes bei der Emotionserkennung; hier legen mehrere Studien nahe, dass Schlafmangel unsere Fähigkeit, die Emotionen anderer zu verstehen, beeinträchtigt. Es gibt jedoch wenig Konsens darüber, welche Emotionen betroffen sind und unter welchen Bedingungen.

Darüber hinaus waren viele der in früheren Untersuchungen gesehenen Effektgrößen klein, oft trotz schwerer Schlafentbehrung, die im Alltag nicht typisch ist. Außerdem wurden die meisten Studien unter laborkontrollierten Bedingungen durchgeführt, was gut für die experimentelle Rigidität ist, aber nicht optimal für die ökologische Validität. Dies ist besonders der Fall, wenn der Fokus auf sozialen Auswirkungen liegt und die Tests alleine, vor einem Computer oder einer Kamera, durchgeführt werden.

Zukünftige Forschungsrichtungen

Forschungsdesign und methodische Verbesserungen

Über Jahrzehnte der Forschung hat die Frage, wie Schlaf soziale Eindrücke beeinflusst, von einer Vielzahl von Studiendesigns profitiert, von extremem mehrtägigem Schlafentzug bis hin zu naturalistischen Studien. Wenn wir jedoch die Relevanz dieser Ergebnisse und ihre Beziehung zu Menschen in ihrem Alltag verstehen wollen, benötigen wir mehr Studien, die Schlafbeschränkungsprotokolle verwenden, welche widerspiegeln, wie Menschen tatsächlich schlafen. Wir benötigen auch mehr Studien, die untersuchen, wie objektive Schlafqualität (anstatt subjektive Schlafqualität, deren Konstruktvalidität noch zur Debatte steht; Gabryelska et al., 2019) und Schlafstörungen wie Insomnie die Wahrnehmung von Individuen und deren Wahrnehmung durch andere beeinflussen. Darüber hinaus sind aufgrund von Zeit und Kosten für die Durchführung experimenteller Schlafforschung viele der Stichproben in bestehenden Studien zu klein, um zuverlässige Schlussfolgerungen zu ziehen. Ambitionierte Studien mit größeren Stichproben und Messungen über längere Zeiträume würden dieses Problem lindern. Dies würde auch das Risiko der Verbreitung von Informationen auf der Grundlage von zufälligen Ergebnissen reduzieren und helfen, die Richtungen und Mechanismen hinter den Effekten zu identifizieren. Solche Studien könnten zusätzlich mit neuen Methoden und Technologien kombiniert werden, um Veränderungen in nonverbalen und verbalen sozialen Hinweisen nach Schlafverlust genauer zu messen, ganz zu schweigen von der tatsächlichen Konzentration auf soziale Interaktionen und reale Lebensumstände. Schließlich besteht ein Bedarf an mehr Replikationen, sowohl direkten als auch konzeptuellen, um die Aussagekraft der Ergebnisse in der aktuellen Forschung zu beurteilen.

Ein Fokus auf Theorie und Implikationen

Es gibt viele vielversprechende Richtungen, welche die zukünftige Forschung einschlagen kann. Wie bereits erwähnt, wäre eine erhebliche Verbesserung gegenüber dem Großteil der aktuellen Forschung, sich auf dynamische Gesichtsveränderungen zu konzentrieren, sowohl für die Bildung von Eindrücken als auch für die Erkennung von Emotionen. Zum Beispiel könnten Veränderungen, die in einem Lächeln oder in den Augen auftreten, die Art und Weise beeinflussen, wie Menschen Emotionen bei müden Personen wahrnehmen. Forschungen haben gezeigt, dass Krankheit die Art und Weise verändert, wie Menschen von anderen wahrgenommen werden, wenn sie gehen (Sundelin et al., 2015); vielleicht gibt es ähnliche Effekte bei Schlafentzug.

Eine weitere wenig erforschte Frage ist, wie die Auswirkungen von Schlaf auf soziale Eindrücke durch das Wissen über die andere Person moderiert werden, beispielsweise wenn der Bewerter oder die schläfrige Person ein Freund oder ein Fremder ist. Vielleicht sind wir empfänglicher für schlafbezogene soziale Hinweise, wenn wir jemanden gut kennen, und das könnte uns verzeihender gegenüber sozialen Fehltritten machen. Wir könnten auch besser darin sein, unseren Schlafmangel bei neuen Bekanntschaften zu verbergen, je nachdem, wie motiviert wir dazu sind. Auf der anderen Seite könnten wir besser darin sein, die Absichten anderer nach Schlafverlust zu beurteilen, wenn wir die andere Person gut kennen, da dies möglicherweise weniger kognitive Ressourcen erfordert als das Verstehen eines Fremden. Diese Fragen sind derzeit noch völlig offen.

Es wäre auch vorteilhaft, einen größeren Fokus darauf zu legen, wie die Tageszeit und relevante zirkadiane Mechanismen mit dem Schlaf interagieren, um soziale Eindrücke zu beeinflussen. Es könnte sein, dass zu bestimmten Tageszeiten schläfrige Personen besonders gefährdet sind, schlechte soziale Eindrücke zu bekommen oder zu machen. Obwohl bereits 1990 darauf hingewiesen wurde (Bodenhausen, 1990), haben wenige Studien diese Frage weiterverfolgt. Eine weitere zukünftige Richtung wäre die Untersuchung, wie verschiedene Grade von Schläfrigkeit zwischen dem Akteur und dem Beobachter interagieren können. Wir wissen, dass ein Zustand der Schläfrigkeit sowohl die Signale, die wir anderen senden, als auch die Art und Weise, wie wir soziale Hinweise von anderen interpretieren und wahrnehmen, beeinflussen kann. Doch wir wissen wenig über die Interaktion zwischen beiden. Was ist, wenn beide Personen unter Schlafentzug leiden? Was ist, wenn es ein ganzes Team mit unterschiedlichen Schlafmengen gibt (siehe z. B. Baranski et al., 2007)? Dies ist fruchtbarer Boden für zukünftige Forschung.

Neben dem Verständnis der Mechanismen hinter den Effekten von Schlafverlust ist die Untersuchung des Einflusses der Auswirkungen auf die Leistung in der realen Welt sehr vielversprechend. Gibt es Techniken, die verwendet werden können, um die Auswirkungen von Schlafverlust auf soziale Eindrücke zu maskieren, z. B. Make-up, Nickerchen oder Kaffee? Kann Motivation eine Rolle spielen, wie Schlaf unsere Eindrücke von anderen beeinflusst? Und was ist mit den Auswirkungen von gutem Schlaf auf das allgemeine Wohlbefinden – könnten schlafbezogene Verbesserungen in unserem Aussehen, empathische Fähigkeiten und Verhaltensweisen dazu führen, dass wir ein erfüllteres soziales Leben führen? In Anbetracht der Bedeutung sozialer Interaktionen könnte, wenn die Antwort *Ja* lautet, die Priorisierung von Schlaf weitreichende Vorteile haben, die über Gesundheit und Kognition hinausgehen, sowohl auf individueller als auch auf Bevölkerungsebene.

Literatur

Akram, U., Ellis, J. G., Myachykov, A., & Barclay, N. L. (2016). Misperception of tiredness in young adults with insomnia. *Journal of Sleep Research, 25*(4), 466–474.

Akram, U., Robson, A., & Ypsilanti, A. (2018a). Sleep-related attentional bias for faces depicting tiredness in insomnia: Evidence from an eye-tracking study. *Journal of Clinical Sleep Medicine, 14*(6), 959–965.

Akram, U., Sharman, R., & Newman, A. (2018b). Altered perception of facially expressed tiredness in insomnia. *Perception, 47*(1), 105–111.

Alkozei, A., Haack, M., Skalamera, J., Smith, R., Satterfield, B. C., Raikes, A. C., et al. (2018). Chronic sleep restriction affects the association between implicit bias and explicit social decision making. *Sleep Health, 4*(5), 456–462.

Alkozei, A., Killgore, W. D. S., Smith, R., Dailey, N. S., Bajaj, S., & Haack, M. (2017). Chronic sleep restriction increases negative implicit attitudes toward Arab Muslims. *Scientific Reports, 7*(1), 4285.

Anderson, C., & Dickinson, D. L. (2010). Bargaining and trust: The effects of 36-h total sleep deprivation on socially interactive decisions. *Journal of Sleep Research, 19*(1 Pt 1), 54–63.

Axelsson, J., Sundelin, T., Ingre, M., Van Someren, E. J. W., Olsson, A., & Lekander, M. (2010). Beauty sleep: Experimental study on the perceived health and attractiveness of sleep deprived people. *BMJ, 341*(dec14 2), c6614.

Baranski, J. V., Thompson, M. M., Lichacz, F. M., McCann, C., Gil, V., Pasto, L., et al. (2007). Effects of sleep loss on team decision making: Motivational loss or motivational gain? *Human Factors, 49*(4), 646–660.

Barnes, C. M., Guarana, C. L., Nauman, S., & Kong, D. T. (2016). Too tired to inspire or be inspired: Sleep deprivation and charismatic leadership. *Journal of Applied Psychology, 101*(8), 1191–1199.

Beattie, L. (2018). How does sleep affect the perception of facial emotion? *Sleep, 41*(4).

Beattie, L., Walsh, D., McLaren, J., Biello, S. M., & White, D. (2016). Perceptual impairment in face identification with poor sleep. *Royal Society Open Science, 3*(10), 160321.

Ben Simon, E., & Walker, M. P. (2018). Sleep loss causes social withdrawal and loneliness. *Nature Communications, 9*(1), 3146.

Benjamins, J. S., Migliorati, F., Dekker, K., Wassing, R., Moens, S., Blanken, T. F., et al. (2017). Insomnia heterogeneity: Characteristics to consider for data-driven multivariate subtyping. *Sleep Medicine Review, 36*, 71–81.

Blanken, T. F., Benjamins, J. S., Borsboom, D., Vermunt, J. K., Paquola, C., Ramautar, J., et al. (2019). Insomnia disorder subtypes derived from life history and traits of affect and personality. *Lancet Psychiatry, 6*(2), 151–163.

Bodenhausen, G. V. (1990). Stereotypes as judgmental heuristics: Evidence of circadian variations in discrimination. *Psychological Science, 1*(5), 319–322.

Chen, Y., Liu, W., Zhang, L., Yan, M., & Zeng, Y. (2015). Hybrid facial image feature extraction and recognition for non-invasive chronic fatigue syndrome diagnosis. *Computers in Biology and Medicine, 64*, 30–39.

Chervin, R. D., Ruzicka, D. L., Vahabzadeh, A., Burns, M. C., Burns, J. W., & Buchman, S. R. (2013). The face of sleepiness: Improvement in appearance after treatment of sleep apnea. *Journal of Clinical Sleep Medicine, 9*(9), 845–852.

Cote, K. A., Mondloch, C. J., Sergeeva, V., Taylor, M., & Semplonius, T. (2014). Impact of total sleep deprivation on behavioural neural processing of emotionally expressive faces. *Experimental Brain Research, 232*(5), 1429–1442.

Deliens, G., Stercq, F., Mary, A., Slama, H., Cleeremans, A., Peigneux, P., et al. (2015). Impact of acute sleep deprivation on sarcasm detection. *PLoS One, 10*(11), e0140527.

Dickinson, D. L., & McElroy, T. (2017). Sleep restriction and circadian effects on social decisions. *European Economic Review, 97*, 57–71.

Eisenberg, N., & Miller, P. A. (1987). The relation of empathy to prosocial and related behaviors. *Psychological Bulletin, 101*(1), 91–119.

Forgas, J. P., & Bower, G. H. (1987). Mood effects on person-perception judgments. *Journal of Personality and Social Psychology, 53*(1), 53–60.

Gabryelska, A., Feige, B., Riemann, D., Spiegelhalder, K., Johann, A., Białasiewicz, P., & Hertenstein, E. (2019). Can spectral power predict subjective sleep quality in healthy individuals? *Journal of Sleep Research*, e12848.

Gaultney, J. F. (2014). Association of weekend to weeknight changes in sleep duration with peer and supervisor ratings of business leaders' performance. *Psychologist-Manager Journal, 17*(2), 112–127.

Ghumman, S., & Barnes, C. M. (2013). Sleep and prejudice: A resource recovery approach. *Journal of Applied Social Psychology, 43*, E166–E178.

Goldstein-Piekarski, A. N., Greer, S. M., Saletin, J. M., & Walker, M. P. (2015). Sleep deprivation impairs the human central and peripheral nervous system discrimination of social threat. *Journal of Neuroscience, 35*(28), 10135–10145.

Gordon, A. M., & Chen, S. (2013). The role of sleep in interpersonal conflict: Do sleepless nights mean worse fights? *Social Psychological and Personality Science, 5*(2), 168–175.

Guadagni, V., Burles, F., Ferrara, M., & Iaria, G. (2014). The effects of sleep deprivation on emotional empathy. *Journal of Sleep Research, 23*(6), 657–663.

Haack, M., & Mullington, J. M. (2005). Sustained sleep restriction reduces emotional and physical well-being. *Pain, 119*(1–3), 56–64.

Hall, J. A., Mast, M. S., & West, T. V. (Eds.). (2016). *The social psychology of perceiving others accurately*. Cambridge, England: Cambridge University Press.

Harrison, Y., & Horne, J. (1997). Sleep deprivation affects speech. *Sleep, 20*(10), 871–877.

Hausser, J. A., Leder, J., Ketturat, C., Dresler, M., & Faber, N. S. (2016). Sleep deprivation and advice taking. *Scientific Reports, 6*, 24386.
Henss, R. (1991). Perceiving age and attractiveness in facial photographs. *Journal of Applied Social Psychology, 21*(11), 933–946.
Hewstone, M., Rubin, M., & Willis, H. (2002). Intergroup bias. *Annual Review of Psychology, 53*, 575–604.
Hilton, J. L., & von Hippel, W. (1996). Stereotypes. *Annual Review of Psychology, 47*, 237–271.
Holding, B. C., Laukka, P., Fischer, H., Banziger, T., Axelsson, J., & Sundelin, T. (2017). Multimodal emotion recognition is resilient to insufficient sleep: Results from cross-sectional and experimental studies. *Sleep, 40*(11).
Holding, B. C., Sundelin, T., Cairns, P., Perrett, D. I., & Axelsson, J. (2019). The effect of sleep deprivation on objective and subjective measures of facial appearance. *Journal of Sleep Research*, e12860.
Human, L. J., & Biesanz, J. C. (2013). Targeting the good target: An integrative review of the characteristics and consequences of being accurately perceived. *Personality and Social Psychology Review, 17*(3), 248–272.
Ickes, W., Stinson, L., Bissonnette, V., & Garcia, S. (1990). Naturalistic social cognition – Empathic accuracy in mixed-sex dyads. *Journal of Personality and Social Psychology, 59*(4), 730–742.
Jaeger, B., Wagemans, F. M. A., Evans, A. M., & van Beest, I. (2018). Effects of facial skin smoothness and blemishes on trait impressions. *Perception, 47*(6), 608–625.
Johnson, E. O., Roth, T., & Breslau, N. (2006). The association of insomnia with anxiety disorders and depression: Exploration of the direction of risk. *Journal of Psychiatric Research, 40*(8), 700–708.
Killgore, W. D., Kahn-Greene, E. T., Lipizzi, E. L., Newman, R. A., Kamimori, G. H., & Balkin, T. J. (2008). Sleep deprivation reduces perceived emotional intelligence and constructive thinking skills. *Sleep Medicine, 9*(5), 517–526.
Kyle, S. D., Beattie, L., Spiegelhalder, K., Rogers, Z., & Espie, C. A. (2014). Altered emotion perception in insomnia disorder. *Sleep, 37*(4), 775–783.
Langlois, J. H., Kalakanis, L., Rubenstein, A. J., Larson, A., Hallam, M., & Smoot, M. (2000). Maxims or myths of beauty? A meta-analytic and theoretical review. *Psychological Bulletin, 126*(3), 390–423.
Lim, J., & Dinges, D. F. (2010). A meta-analysis of the impact of short-term sleep deprivation on cognitive variables. *Psychological Bulletin, 136*(3), 375–389.
Mast, M. S., & Hall, J. A. (2018). The impact of interpersonal accuracy on behavioral outcomes. *Current Directions in Psychological Science, 27*(5), 309–314.
McGlinchey, E. L., Talbot, L. S., Chang, K.-H., Kaplan, K. A., Dahl, R. E., & Harvey, A. G. (2011). The effect of sleep deprivation on vocal expression of emotion in adolescents and adults. *Sleep, 34*(9), 1233–1241.
Mikulincer, M., Babkoff, H., Caspy, T., & Sing, H. (1989). The effects of 72 hours of sleep loss on psychological variables. *British Journal of Psychology, 80*(Pt 2), 145–162.
Minkel, J., Htaik, O., Banks, S., & Dinges, D. (2011). Emotional expressiveness in sleep-deprived healthy adults. *Behavioral Sleep Medicine, 9*(1), 5–14.
Morris, G. (1960). Misperception and disorientation during sleep deprivation. *Archives of General Psychiatry, 2*(3), 247–254.
Murray, E. J., Williams, H. L., & Lubin, A. (1958). Body temperature and psychological ratings during sleep deprivation. *Journal of Experimental Psychology, 56*(3), 271–273.
Olsen, O. K., Pallesen, S., Torsheim, T., & Espevik, R. (2016). The effect of sleep deprivation on leadership behaviour in military officers: An experimental study. *Journal of Sleep Research., 25*(6), 683–689.
Oyetakin-White, P., Suggs, A., Koo, B., Matsui, M. S., Yarosh, D., Cooper, K. D., & Baron, E. D. (2015). Does poor sleep quality affect skin ageing? *Clinical and Experimental Dermatology, 40*(1), 17–22.

Plana, I., Lavoie, M. A., Battaglia, M., & Achim, A. M. (2014). A meta-analysis and scoping review of social cognition performance in social phobia, posttraumatic stress disorder and other anxiety disorders. *Journal of Anxiety Disorders, 28*(2), 169–177.

Risko, E. F., Laidlaw, K., Freeth, M., Foulsham, T., & Kingstone, A. (2012). Social attention with real versus reel stimuli: Toward an empirical approach to concerns about ecological validity. *Frontiers in Human Neuroscience, 6*(May), 1–11.

Schwarz, J. F., Popp, R., Haas, J., Zulley, J., Geisler, P., Alpers, G. W., et al. (2013). Shortened night sleep impairs facial responsiveness to emotional stimuli. *Biological Psychology, 93*(1), 41–44.

Sundelin, T., Karshikoff, B., Axelsson, E., Höglund, C. O., Lekander, M., & Axelsson, J. (2015). Sick man walking: Perception of health status from body motion. *Brain, Behavior, and Immunity, 48*, 53–56.

Sundelin, T., Lekander, M., Kecklund, G., Van Someren, E. J. W., Olsson, A., & Axelsson, J. (2013). Cues of fatigue: Effects of sleep deprivation on facial appearance. *Sleep, 36*(9), 1355–1360.

Sundelin, T., Lekander, M., Sorjonen, K., & Axelsson, J. (2017). Negative effects of restricted sleep on facial appearance and social appeal. *Royal Society Open Science, 4*(5), 160918.

Sack, B., Broer, K., & Anders, S. (2019). Sleep deprivation selectively enhances interpersonal emotion recognition from dynamic facial expressions at long viewing times: An observational study. *Neuroscience Letters, 694*, 225–230

Siegal, M. & Varley, R. (2002) Neural systems involved in 'theory of mind'. *Nature Reviews Neuroscience, 3*(6), 463–471

Talamas, S. N., Mavor, K. I., Axelsson, J., Sundelin, T., & Perrett, D. I. (2016). Eyelid-openness and mouth curvature influence perceived intelligence beyond attractiveness. *Journal of Experimental Psychology: General, 145*(5), 603–620.

Tanis, M., & Postmes, T. (2005). Short communication – A social identity approach to trust: Interpersonal perception. *group membership and trusting behaviour. European Journal of Social Psychology, 35*(3), 413–424.

Todorov, A., Olivola, C. Y., Dotsch, R., & Mende-Siedlecki, P. (2015). Social attributions from faces: Determinants, consequences, accuracy. *and functional significance. Annual review of psychology, 66*, 519–545.

van der Helm, E., Gujar, N., & Walker, M. P. (2010). Sleep deprivation impairs the accurate recognition of human emotions. *Sleep, 33*(3), 335–342.

Van Kleef, G. A., De Dreu, C. K. W., & Manstead, A. S. R. (2010). An interpersonal approach to emotion in social decision making: The emotions as social information model. In M. P. Zanna (Ed.), *Advances in experimental social psychology* (Vol. 42, pp. 45–96). Burlington, ON: Academic.

Vohs, K. D., Glass, B. D., Maddox, W. T., & Markman, A. B. (2011). Ego depletion is not just fatigue: Evidence from a total sleep deprivation experiment. *Social Psychological and Personality Science, 2*(2), 166–173.

Walker, M. P., & van der Helm, E. (2009). Overnight therapy? The role of sleep in emotional brain processing. *Psychological Bulletin, 135*(5), 731–748.

Yagihara, F., Lorenzi-Filho, G., & Santos-Silva, R. (2019). Patients with OSA are perceived as younger following treatment with CPAP. *Chest, 41*(Supplement 1), A194.

Zhang, J., Chan, A. B., Lau, E. Y. Y., & Hsiao, J. H. (2019). Individuals with insomnia misrecognize angry faces as fearful faces while missing the eyes: An eye-tracking study. *Sleep, 42*(2).

Schlaf im Kontext von engen Beziehungen

Heather E. Gunn und Kenda R. Eberhardt

In über 50 Jahren Schlafforschung haben Wissenschaftler gelernt, dass Schlaf und Schlafverhalten eine wesentliche Komponente von Gesundheit und Wohlbefinden sind. Dennoch wurde das meiste, was wir über Schlaf wissen, auf individueller Ebene beobachtet. In Wirklichkeit beeinflusst die soziale Umgebung den Schlaf über eine Kaskade von miteinander verbundenen Prozessen. Auf der breitesten Ebene befinden sich gesellschaftliche Konstrukte wie Technologie, öffentliche Politik, Globalisierung, Umwelt und Geografie (Grandner, 2017; Tudge et al., 2009). Zum Beispiel beeinflussen Arbeitszeiten, Nachbarschaften und Politik (breite Konstrukte) allesamt Schlafzeiten, Schlafdauer (d. h. Gesamtschlafzeit) und Schlafverhalten (Fuller-Rowell et al., 2016; Kalil et al., 2014; Owens et al., 2010). In diesem Kapitel argumentieren wir, dass *proximale Prozesse,* alltägliche soziale Interaktionen in unserer unmittelbaren Umgebung (Bronfenbrenner & Morris, 1998), einen starken Einfluss auf Schlafzeit, -dauer und -qualität haben. Wir konzeptualisieren enge Beziehungen, (d. h. Ehepartner, Familienmitglieder, Freundschaften) als proximale Prozesse, die den Schlaf durch zwischenmenschliche Interaktionen, gemeinsame Gesundheitsüberzeugungen und/oder gemeinsame Wohnverhältnisse beeinflussen.

Dieses Kapitel bietet einen Überblick über die bestehende Literatur zu Familienbeziehungen und Schlaf, mögliche Mechanismen, durch die Familienbeziehungen den Schlaf beeinflussen, eine Diskussion über Lücken in der Literatur und schließlich Vorschläge für zukünftige Forschung. Um zu demonstrieren, wie Familienbeziehungen den Schlaf beeinflussen, werden wir zwei Arten von Beziehungen als Beispiele verwenden: Beziehungen zwischen Paaren und Beziehungen zwischen Eltern und Kindern (Schulalter und Jugendliche). Wir haben diese beiden Arten von Beziehungen gewählt, um aufzuzeigen, wie verschiedene relationale Prozesse mit dem Schlaf in Verbindung stehen.

H. E. Gunn (✉) · K. R. Eberhardt
The University of Alabama, Department of Psychology, Tuscaloosa, AL, USA
E-Mail: hegunn@ua.edu

Z. Križan, *Schlaf, Persönlichkeit und soziales Verhalten*,
https://doi.org/10.1007/978-3-031-49766-7_9

Im Gegensatz zu Säuglingen, Kleinkindern und Vorschulkindern haben Schulkinder im Allgemeinen konsolidierte nächtliche Schlafmuster. Darüber hinaus beginnen Schulkinder und Jugendliche auch, autonome Entscheidungen zu treffen (Steinberg, 2001), vermutlich auch solche über Schlafzeiten und tägliche Aktivitäten, die den Schlaf beeinflussen. Verhandlungen zwischen Eltern und Jugendlichen über Aktivitäten und Schlaf legen möglicherweise den Grundstein für lebenslange Ansichten und Entscheidungen über den Schlaf zu einer Zeit, in der Jugendliche biologisch bedingte Vorlieben für spätere Schlafenszeiten entwickeln (Carskadon et al., 1993).

Explizite oder implizite Verhandlungen über Gesundheitsverhalten, einschließlich Schlaf, sind auch in Beziehungen zwischen Paaren inhärent (Homish & Leonard, 2008; Lee et al., 2018). Darüber hinaus entscheiden sich etwa 61% der Paare für das gemeinsame Schlafen im Bett (National Sleep Foundation, 2005), was die Schlafmuster beeinflussen kann (Meadows et al., 2009) und *gefühlte* Sicherheit gibt, ein Gefühl von Sicherheit, das Stressreaktionen abzuschwächen vermag (Troxel et al., 2007). Im Gegensatz zu Eltern-Kind-Beziehungen beinhalten die Dynamiken in Paarbeziehungen jedoch wahrscheinlich mehr individuelle Autonomie.

Hintergrund und organisatorische Rahmenbedingungen

Obwohl wir uns auf zusammenlebende oder dyadische Beziehungen und Schlaf konzentrieren, ist die Bedeutung der sozialen Umgebung auch auf individueller Ebene offensichtlich. Einsame Erwachsene erleben mehr Wachzeiten in der Nacht als nicht einsame Menschen (Cacioppo et al., 2002). Andererseits sind höhere Ebenen sozialer Unterstützung mit weniger Wachheit und kürzeren Schlafverzögerungen als niedrigere Unterstützungsebenen verbunden (Troxel et al., 2010). Bei 12- bis 15-jährigen Jugendlichen waren soziale Determinanten des Schlafes (z. B. Gleichaltrige, Eltern) prädiktiver für den Schlaf als biologische Entwicklungsmerkmale (d. h. Pubertät; Maume, 2013). Jeder zwischenmenschliche Konflikt ist mit größerer Schlafstörung in der folgenden Nacht verbunden (Brissette & Cohen, 2002), und Stress aufgrund zwischenmenschlicher Probleme ist mit mehr Kognitionen vor dem Schlafen verbunden (Gunn et al., 2014). Darüber hinaus zeigten sich bei den Probanden bei einem Paradigma sozialer Ablehnung kürzere Schlafdauern im Vergleich zu den Ausgangswerten (Gordon et al., 2019). So stehen soziale Interaktionen, auch mit anderen außerhalb des eigenen Haushalts, mit Schlaf und Schlafverhalten in Verbindung.

Die Auswirkungen von zusammenlebenden Menschen in sozialen Beziehungen auf den Schlaf werden wahrscheinlich aufgrund der physischen Nähe und der psychologischen Verbundenheit verstärkt. In diesem Sinne beschreiben wir drei mögliche Mechanismen, durch die proximale Prozesse wie enge Beziehungen den Schlaf beeinflussen. Erstens sind zusammenlebende Individuen buchstäblich in der Position, direkten und indirekten Einfluss auf den Schlaf und tägliche Aktivitäten, die den Schlaf beeinflussen, zu haben. Eine gemeinsame Umgebung eines Paares erleichtert gegenseitige Einflüsse auf das Timing und die Dauer sozialer Interaktionen, Sport und Mahlzeiten (Jarosz, 2017; Murtorinne-Lahtinen et al., 2016; Perales et al., 2015). Bei verheirateten Paaren sind Gesundheitsverhalten übereinstimmend und beginnen zu konvergieren. Zum Beispiel fanden Homish und Leonard (2008), dass während der ersten vier Ehejahre die Essgewohnheiten und Bewegungsgewohnheiten der Partner ähnlicher werden. Die Konvergenz bei täglichen sozialen Aktivitäten, wie Essen und Bewegung, beeinflusst wiederum das Schlaf-Timing (Soehneret al., 2011). Familienmitglieder beeinflussen den Schlaf auch direkt, indem sie Verhaltensweisen zeigen, die den Schlaf anderer stören (z. B. Fernsehen, während ein Familienmitglied versucht zu schlafen), und indem sie soziale Kontrolle ausüben (z. B. „es ist Zeit fürs Bett“).

Zweitens beeinflussen enge Beziehungen die zwischenmenschliche Sicherheit, die psychophysiologische Reaktionen fördern oder behindern können, die den Schlafbeginn und die Aufrechterhaltung des Schlafes beeinflussen. Schlaf ist ein fragiler Prozess, der einen reversiblen vorübergehenden Bewusstseinsverlust erfordert. Um sich vor Raubtieren zu schützen, haben unsere Vorfahren starke zwischenmenschliche Bindungen und soziale Netzwerke aufgebaut, die Sicherheit vor Raubtieren boten, insbesondere während des Schlafes (Dahl & Lewin, 2002; Worthman & Melby, 2002). Fehlt die zwischenmenschliche Sicherheit, passen wir uns an Gefahren an, indem wir eine erhöhte Wachsamkeit (oder Erregung zur Aufrechterhaltung der Wachheit) haben, die für den Schlaf kontraproduktiv ist (Dahl & Lewin, 2002). Moderne Menschen sind nicht so anfällig für Raubtiere, aber das moderne Gehirn reagiert auf Bedrohungen und Stressoren auf ähnliche Weise (Bernardy, Friedman, & American Psychological Association; Cannon, 1939). Daher kann ein Mangel an zwischenmenschlicher Sicherheit (z. B. zwischenmenschlicher Stress, zwischenmenschlicher Konflikt, Einsamkeit, soziale Ablehnung, etc.) die psychophysiologische Erregung erhöhen, was für den Schlaf kontraproduktiv ist (Gordon et al., 2019; Palagini et al., 2018).

Schließlich kristallisieren sich Koregulation und Synchronität biologischer Prozesse, wie Schlaf, als ein Aspekt der Bindung (Attachement) innerhalb enger Beziehungen heraus. Bindung wird definiert als eine dauerhafte Zuneigung zwischen zwei Menschen. Die Bindungstheorie begann als eine Möglichkeit, die Art der Bindung zwischen Säuglingen und Kleinkindern und ihren Müttern zu beschreiben (Ainsworth & Bell, 1970), aber die Art der Bindung ist entwicklungsgemäß beim Menschen stabil, sogar bis ins Erwachsenenalter (Doyle & Cicchetti, 2017). *Koregulation* tritt als Funktion der Bindung an geliebte Menschen auf und wird definiert als „die wechselseitige Aufrechterhaltung der psychophysiologischen Homöostase innerhalb einer Beziehung“ (Sbarra & Hazan, 2008, S. 143). Zum Beispiel werden psychophysiologische Prozesse wie Cortisol und Blutdruck innerhalb von Paaren und Mutter-Jugend-Dyaden koreguliert (Papp et al., 2009; Saxbe & Repetti, 2010; Wilson et al., 2018). Schlaf und Schlafverhalten können auch innerhalb von Paaren (Gunn et al., 2015) und Eltern-Kind-Dyaden als Funktion ihrer Bindung koreguliert werden (siehe Williams, dieser Band).

In den folgenden Abschnitten überprüfen wir die Literatur zu Paar- und Eltern-Kind-Beziehungen unter Verwendung der oben genannten Mechanismen (z. B. gemeinsame Umgebung, zwischenmenschliche Sicherheit, Schlafkoregulation) als leitendes Rahmenwerk für das Verständnis enger Beziehungen und Schlaf.

Beziehungen von Paaren und Schlaf

Gemeinsame Umgebung und Schlaf Für die meisten Erwachsenen ist Schlaf ein dyadisches Verhalten. Rund 61% Prozent der Paare schlafen mit ihrem Partner (National Sleep Foundation, 2005), und die befragten Personen berichten von einer besseren Schlafqualität, wenn sie mit ihrem Partner schlafen (Pankhurst & Horne, 1994). Trotz einer Vorliebe für das Teilen des Bettes hatten Personen in einer Paarbeziehung weniger erholsamen Schlaf (Stadium 3), wenn sie ein Bett teilten, im Vergleich zu wenn sie alleine schliefen (Monroe, 1969). Dies könnte auf die Bewegungen des Bettpartners zurückzuführen sein. Obwohl die Bewegungen eines Bettpartners möglicherweise nicht das Bewusstsein erreichen, sind ein Drittel der Schlafbewegungen mit einer Schlafbewegung eines Partners verbunden (Pankhurst & Horne, 1994). Schlafverhalten (z. B. Bettzeit, Weckzeit) innerhalb von Paaren ähneln oft einander. Paare neigen dazu, zu ähnlichen Zeiten ins Bett zu gehen, ähnliche Einschlafzeiten zu haben, eine ähnliche Anzahl von Aufwachzeiten (Meadows et al., 2009), und wenn einer der Partner eine bessere Schlafqualität berichtet, so ist es wahrscheinlich, dass der andere Partner dies ebenfalls tut (Lee et al., 2018).

Die Feststellung, dass Paare ähnliche Schlafverhaltensweisen haben, entspricht der Literatur zu anderen Gesundheitsverhaltensweisen innerhalb von Paaren. Wenn Paare zum Beispiel beginnen, miteinander zu leben, konvergieren ihre Ernährungsgewohnheiten (Bove et al., 2003). Die gemeinsame Umgebung gibt ihnen mehr Möglichkeiten, das Verhalten des anderen zu beeinflussen. Darüber hinaus üben Paare *soziale Kontrolle* aus, Einfluss auf das Verhalten des anderen durch positive Methoden wie Überzeugung, positive Verstärkung und Modellierung und/oder negative Methoden wie negative emotionale Ausdrücke, Druck oder Einschränkungen (Lewis et al., 2004). Etwa 80% der verheirateten Männer und 59% der verheirateten Frauen nennen ihren Ehepartner als die Hauptperson, die sie daran erinnert oder ihnen sagt, gesundheitsfördernde Verhaltensweisen zu praktizieren (Umberson, 1992). Im Vergleich zu alleinstehenden Personen berichten verheiratete Personen, dass sie mehr Druck und Überzeugungskraft erfahren, gesundes Verhalten zu praktizieren, und verheiratete Männer berichten die höchsten Druck- und Überzeugungsgrade (August & Sorkin, 2010). Dieses Muster scheint sich auf den Schlaf zu erstrecken. Lee et al. (2018) fanden heraus, dass nach Kontrolle von Kontextfaktoren und Kovariation *innerhalb* von Paaren, die Auswirkungen des Einflusses des Partners auf den Schlaf für Männer deutlicher waren. Mit anderen Worten, wenn Frauen länger als gewöhnlich schliefen, neigten ihre Partner dazu, dies ebenfalls zu tun.

Zwischenmenschliche Sicherheit und Schlaf Zusätzlich zu den Möglichkeiten für soziale Kontrolle ist der Schlaf innerhalb von Paaren auch anfällig für Beziehungseigenschaften. Der Bindungsstil in Beziehungen von erwachsenen Paaren ist mit dem Schlaf auf individueller und dyadischer Ebene verbunden. Ehefrauen mit vermeidenden und ängstlichen Bindungsstilen weisen einen schlechteren Schlaf auf (Troxel et al., 2007; Troxel & Germain, 2011). Sowohl Ehemänner als auch Ehefrauen, die ängstlicher gebunden sind, haben weniger erholsamen Stadium-3-Schlaf (Troxel et al., 2007; Troxel & Germain, 2011). Dieser Befund legt nahe, dass der Schlaf ein Indikator für die Funktionsfähigkeit der Beziehung eines Paares sein könnte.

In diesem Zusammenhang fanden in einer Studie mit mehreren hundert Paaren Personen, die eine größere Partnerresponsivität berichten (z. B. das Gefühl, gepflegt, verstanden und validiert zu werden), eine bessere wahrgenommene Schlafqualität. Darüber hinaus sagte eine größere Responsivität des Ehepartners indirekt eine größere Schlafeffizienz voraus (d. h. der Prozentsatz der Zeit im Bett, in welcher der Teilnehmer tatsächlich schläft) durch niedrigere Angstniveaus (Selcuk et al., 2017). Diese Ergebnisse unterstützen die indirekten Auswirkungen von zwischenmenschlicher Sicherheit auf den Schlaf. Das heißt, die Responsivität des Ehepartners (ein Aspekt der zwischenmenschlichen Sicherheit) ist mit geringerer Erregung verbunden, die dann erholsamen Schlaf erleichtert.

Tests von verzögerten Zusammenhängen in den täglichen Interaktionen von Paaren und Schlaf liefern weitere Unterstützung für Querschnittsbefunde. Frauen hatten eine bessere Schlafqualität und längere Schlafdauern an Tagen, an denen sie sich ihren Ehepartnern gegenüber relativ mehr offenbarten, während Männer weniger nächtliche Aufwachphasen an Tagen hatten, an denen sie ihren Ehefrauen mehr offenbarten (Kane et al., 2014). Offenheit impliziert ein Gefühl von Vertrauen und Sicherheit in der Beziehung und hat eine positive Korrelation mit der Ehezufriedenheit (Hendrick, 1981). Daher ist es möglich, dass bei zufriedenen Ehepaaren mehr Offenheit das Sicherheitsgefühl erhöht und den Schlaf in derselben Nacht beeinflusst. Studien zu täglichen Interaktionen zeigen ähnliche Ergebnisse. Frauen, die mehr positive tägliche Interaktionen und weniger negative tägliche Interaktionen mit ihren Partnern berichteten, erlebten eine bessere Schlafqualität in der folgenden Nacht (Hasler & Troxel, 2010). Frauen hatten auch eine schlechtere Schlafqualität und eine längere Einschlafzeit (d. h. die Zeit, die es dauert, um einzuschlafen) an Tagen, an denen sie relativ mehr negative Interaktionen mit ihrem Partner hatten. Bei Männern gab es keine Zusammenhänge zwischen positiven und/oder negativen täglichen Interaktionen und Schlaf (Hasler & Troxel, 2010). Im Gegensatz dazu war in einer Studie mit Militärveteranen und ihren Partnern das positive und negative Verhalten während Konflikten mit schlechter Schlafqualität bei beiden Partnern verbunden (Fillo et al., 2017). Die Autoren merkten jedoch an, dass die Studie wahrscheinlich nicht ausreichend aussagekräftig war, um signifikante Geschlechterinteraktionen zu erkennen. In einer größeren Studie (N = 152) hatten Patienten mit Osteoarthritis eine schlechtere Stimmung und schlechteren Schlaf, wenn Partner negativ auf ihre Schmerzbeschwerden reagierten (Song et al., 2015). Die Ergebnisse blieben bestehen, nachdem auf das Geschlecht kontrolliert wurde, aber Geschlechterinteraktionen wurden nicht berichtet. Ungeachtet jüngster Ergebnisse, ist es möglich, dass im Vergleich zu Männern der Schlaf von Frauen stärker mit zwischenmenschlichen Schwankungen verbunden ist. Dies wäre konsistent mit anderen Gesundheits- und Eheforschungen, die zeigen, dass die Physiologie von Frauen (z. B. Herzfrequenz, Blutdruck, Cortisolspiegel) empfindlicher auf Beziehungsinteraktionen reagiert als die Physiologie von Männern (Kiecolt-Glaser & Newton, 2001). Es jedoch wichtig, Geschlechterunterschiede in Studien zu Beziehungseigenschaften und Schlaf bei heterosexuellen Paaren weiter zu bewerten.

Die Rolle der Beziehungseigenschaften von Paaren und Schlaf ist am deutlichsten, wenn die Beziehung selbst eine Stressquelle ist. Hoher Konflikt und zwischenmenschlicher Stress tragen zu größerer Erregung bei (El-Sheikh et al., 2013), was dem Schlaf abträglich ist. Frauen haben im Durchschnitt kürzere Schlafdauern, wenn ihre Ehemänner mehr Konflikte melden (El-Sheikh et al., 2013). Wenn Frauen während Konflikten psychisch aggressiv waren, hatten beide Mitglieder des Paares eine schlechtere Schlafqualität, und im Laufe der Zeit zeigten Männer eine Abnahme der Schlafqualität (El-Sheikh et al., 2015). Bei Paaren, die mehr psychische Aggression berichteten, war es wahrscheinlicher, dass Frauen eine schlechte Schlafqualität und kürzere Schlafdauern hatten, wenn sie mehr ängstliche Symptome berichteten, und bei Männern war die Wahrscheinlichkeit höher, eine schlechtere Schlafqualität und kürzere Schlafdauer zu haben, wenn sie mehr depressive Symptome berichteten (El-Sheikh et al., 2015). Dies deutet darauf hin, dass die Mechanismen, durch die hochkonfliktreiche Beziehungen den Schlaf beeinflussen, für Männer und Frauen unterschiedlich sein können.

Koregulation des Schlafes Wie bereits erwähnt, ist die Koregulation biologischer Prozesse ein wachsendes Forschungsgebiet in engen Beziehungen. Als Funktion der Bindung aneinander scheinen Paare koregulierte Emotionen (Butler & Randall, 2013) und Physiologie (Sbarra & Hazan, 2008) zu haben. Obwohl dies ein aufkommendes Forschungsgebiet ist, scheint es, dass auch der Schlaf von Paaren koreguliert sein könnte. Pankhurst und Horne (1994) untersuchten den Schlaf von Paaren, die das Bett teilen, mit Hilfe einer Aktigraphie und stellten fest, dass Paare ähnliche Schlaf-Wach-Muster haben. Gunn und Kollegen zeigten auch, dass Paare mehr Schlaf-Wach-Übereinstimmung (d. h. sie sind zur gleichen Zeit wach oder schlafen) haben, als aufgrund des Zufalls zu erwarten wäre (Gunn et al., 2015). Die Übereinstimmung von Paaren ist auch mit Beziehungsfaktoren verbunden. Hasler und Troxel (2010) fanden heraus, dass Frauen weniger negative Interaktionen am folgenden Tag berichten, wenn Paare einen übereinstimmenden Schlafbeginn haben. Auf der dyadischen Ebene scheinen die Zusammenhänge zwischen Beziehungseigenschaften und Schlaf dynamisch zu sein. Wenn Ehefrauen eine geringe Ehezufriedenheit berichteten und Ehemänner ängstlicher gebunden waren, war der Schlaf von Paaren während der Nacht stärker übereinstimmend (Gunn et al., 2015).

Zusammenfassung der Beziehungen von Paaren und Schlaf Die Beziehungen von Paaren sind auf der individuellen und dyadischen Ebene mit dem Schlaf verbunden. Paare beeinflussen den Schlaf des anderen durch direkte (soziale Kontrolle) und indirekte (gemeinsame Umgebung, Koregulation) Mittel. Es ist wichtig zu beachten, dass obwohl ein Großteil der Literatur sich darauf konzentriert, wie die Beziehung von Paaren die Schlafergebnisse vorhersagt, auch bidirektionale Assoziationen erkennbar sind. Zum Beispiel fanden Wilson et al. (2017), dass wenn beide Ehepartner kürzere Schlafdauern haben als für sie typisch ist, sie während einer Laborinteraktionsaufgabe feindseliger sind. In einer Studie über die täglichen Interaktionen und den Schlaf bei Paaren berichteten Ehepartner von mehr Ehezufriedenheit nach Nächten mit ausreichendem Schlaf (Maranges & McNulty, 2017). Darüber hinaus ist eine Konfliktlösung wahrscheinlicher, wenn beide Ehepartner ausreichend geschlafen haben (Gordon & Chen, 2014). Diese Ergebnisse weisen auf die Bedeutung der Untersuchung von bidirektionalen und verzögerten Assoziationen in Studien über den Schlaf von Paaren hin. Sie deuten auch darauf hin, dass der Fokus auf den Schlaf in Beziehungen eine Möglichkeit sein könnte, die Zufriedenheit in der Beziehung von Paaren zu verbessern. Troxel und Kollegen fanden heraus, dass Männer (nicht Frauen) weniger wahrscheinlich Insomniesymptome entwickelten, nachdem sie eine Eheberatung durchlaufen hatten (Troxel et al., 2017). Die Forschung über Schlafresultate auf der Paarebene ist jedoch begrenzt, und nach unserem Wissen gibt es keine veröffentlichten Ergebnisse über dyadische Ansätze zur Verbesserung des Schlafes innerhalb von Paaren.

Beziehungen zwischen Eltern und Jugendlichen und Schlaf

Jugendliche bekommen weniger Schlaf, während sie durch die Adoleszenz gehen. Im Durchschnitt schlafen Sechstklässler 8,4 Stunden pro Nacht und Zwölftklässler 6,9 Stunden pro Nacht (National Sleep Foundation, 2006), was weniger ist als die empfohlenen 8–10 Stunden für eine optimale Funktion (Hirshkowitz et al., 2015). Ein Großteil der Literatur konzentriert sich auf Faktoren, die die Gesamtschlafdauer erhöhen und eine konsistente Schlafzeit bei Jugendlichen erleichtern. Daher fokussieren sich viele Studien über die Beziehungen zwischen Eltern und Jugendlichen auf die Eigenschaften der Eltern, die den Schlaf der Jugendlichen verbessern oder stören.

Gemeinsame Umgebung und Schlaf Wie bei der Literatur über die Beziehungen von Paaren und Gesundheit zeigen Forschungen über Familien und Gesundheitsverhalten, dass Familienmitglieder ähnliche Gesundheitsverhalten zeigen. Zum Beispiel ist die Inaktivität der Eltern ein starker Prädiktor für die Inaktivität des Kindes (Fogelholm et al., 1999). Es gibt wenige Studien über gemeinsame Schlafverhalten in Familien, aber Daten deuten darauf hin, dass trotz Unterschieden in Bett- und Weckzeiten, Eltern und Jugendliche übereinstimmende Schlafverhalten haben. Zum Beispiel haben Eltern und Jugendliche eine ähnliche Schlafdauer –

Eltern jeweils kürzer oder länger, wenn ihre jugendlichen Kinder kürzere oder längere Schlafzeiten haben und umgekehrt (Fuligni et al., 2015). Der Einfluss der Eltern kann sowohl direkt als auch indirekt sein. Brand und Kollegen fanden heraus, dass der Schlaf der Mutter indirekt mit dem schlechten Schlaf des Jugendlichen in Verbindung stand, durch inkonsistente, restriktive und strenge Erziehung (Brand et al., 2009). Die Assoziation zwischen dem Schlaf der Eltern und dem Schlaf der Jugendlichen kann bidirektional sein. Chardon und Kollegen fanden heraus, dass Schlafprobleme bei Jugendlichen die positive Assoziation zwischen internalisierenden Symptomen bei Jugendlichen und elterlichem Stress verstärkten (Chardon et al., 2018). Diese Ergebnisse deuten auf eine bidirektionale Interdependenz zwischen elterlichem und jugendlichem Stress und dem Schlaf der Jugendlichen hin.

Zwischenmenschliche Sicherheit und Schlaf Ebenso können elterliche Faktoren, die zur interpersonellen Sicherheit von Jugendlichen beitragen, sich im Schlaf der Jugendlichen widerspiegeln. In einer Längsschnittstudie mit mehreren hundert Familien sagten größere elterliche Sensibilität für die Bedürfnisse eines Kindes und weniger Feindseligkeit in der 3. Klasse weniger Schlafprobleme 2 Jahre später voraus im Vergleich zu Eltern, die weniger sensibel und feindseliger waren. Darüber hinaus sagten mehr Nähe und geringer Konflikt einen Rückgang der Schlafprobleme des Kindes 2 Jahre später voraus (Bell & Belsky, 2008). Ebenso war eine Mutter-Kind-Bindung, die durch größere Sicherheit in der 3. Klasse gekennzeichnet war, mit weniger Schläfrigkeit in der 5. Klasse assoziiert (Keller & El-Sheikh, 2011). Müdigkeit der Mutter, wahrgenommene Überlastung, depressive Symptome und elterlicher Stress waren mit größeren Schlafstörungen des Kindes und einer kürzeren Schlafdauer in einer Studie mit Kindern im Alter von 3 bis 14 Jahren assoziiert (Meltzer & Mindell, 2007). Ein möglicher Mechanismus für diese Assoziation ist das parasympathische System des Kindes. Bei Kindern mit niedrigerer respiratorischer Sinusarrhythmie, einem physiologischen Korrelat des parasympathischen Systems, sagte die Depression der Mutter mehr Bewegung im Schlaf des Kindes voraus (Keller et al., 2014). Dies deutet darauf hin, dass eine sichere Bindung in Eltern-Kind-Beziehungen ein proximaler Prozess ist, der Kindern hilft, die Erregung herunterzuregulieren und dadurch einen erholsameren Schlaf zu haben.

Eltern spielen oft eine Doppelrolle im Schlafverhalten der Jugendlichen, und diese Rollen ähneln dem Einfluss, den Paare auf das Verhalten des jeweils anderen Partners haben. Eltern schaffen eine Umgebung, die zum Schlafen förderlich ist (z. B. warm und sicher), und sie überwachen (oder kontrollieren) die Schlafgewohnheiten der Jugendlichen. Die Überwachung wird während der Adoleszenz immer wichtiger, da diese Entwicklungsphase durch eine biologische Verschiebung zu späteren Bettgeh- und Aufstehzeiten gekennzeichnet ist. Dieses Phänomen wird teilweise auf hormonelle Veränderungen während der Pubertät zurückgeführt (Carskadon et al., 1993), kann aber durch das Verhalten der Eltern gemildert werden. In einer Querschnittsstudie war elterliche Wärme mit längerem Schlaf an Schultagen bei den jüngeren Teilnehmern (Durchschnittsalter: 8,9 Jahre) verbunden. Im Gegensatz dazu war die Gesamtschlafzeit älterer Jugendlicher (Durchschnittsalter: 15,2) mit mehr elterlichen Regeln bezüglich der Schlafenszeit, aber nicht mit elterlicher Wärme verbunden (Adam et al., 2007). Diese Ergebnisse legen nahe, dass die Kontrolle für ältere Kinder wichtig bleibt. Allerdings neigen Eltern dazu, Jugendlichen mehr Autonomie über ihre Schlafenszeiten zu erlauben (Meijer et al., 2016). Daher ist es trotz ähnlicher nächtlicher Schlafbedürfnisse (8–9 Stunden) üblich, dass Jugendliche aufgrund späterer Schlafenszeiten und früher Schulbeginnzeiten unzureichenden Schlaf bekommen.

Trotz des Bedarfs an ausreichendem Schlaf können Eltern zwiegespalten sein, eine frühere Schlafenszeit durchzusetzen – insbesondere wenn Jugendliche nicht müde erscheinen. Ins Bett zu gehen, wenn man nicht müde ist, erhöht das Risiko für Schlafprobleme bei Erwachsenen (Morin et al., 2003). Short et al. (2011) fanden jedoch keine Unterschiede in der Latenzzeit bis zum Schlafbeginn bei Kindern, deren Schlafenszeiten überwacht wurden und nicht überwacht wurden. Tatsächlich war allgemeine Kontrolle moderat mit weniger Schlafstörungen verbunden (Maume, 2013). In einer dreiwelligen Längsschnittstudie war allgemeine Überwachung mit besserer subjektiver Schlafqualität verbunden, als die Teilnehmer älter wurden (Meijer et al., 2016). Überwachung während der gesamten Jugendentwicklung erleichtert wahrscheinlich die zirkadiane Synchronisation, die wiederum konsistente Schlafzeiten und ausreichende Schlafdauer begünstigt. Obwohl Jugendliche eine Vorliebe für spätere Schlafenszeiten haben, können Eltern diese Vorliebe durch Festlegung und Überwachung der Schlafenszeiten beeinflussen. Wenn Eltern die Schlafenzeiten kontrollieren, gehen Jugendliche eher früher ins Bett und bekommen genügend Schlaf (Randler et al., 2009).

Während elterliche Überwachung anscheinend dem Schlafplan eines Jugendlichen zugutekommt (z. B. Schlafbeginnzeit und Schlafdauer), scheint die subjektive Schlafqualität eines Jugendlichen (d. h. ihre Bewertung des nächtlichen Schlafes) mit der Qualität der Beziehung zwischen Eltern und Jugendlichen verbunden zu sein. In einer 3-jährigen prospektiven Studie mit 13-Jährigen war eine bessere Qualität der Beziehung zwischen Eltern und Jugendlichen (d. h. Offenheit in der Beziehung) konstant mit besserer Schlafqualität und weniger Schläfrigkeit während des Tages verbunden, insbesondere in der späteren Adoleszenz. Eine bessere Qualität der Beziehung zwischen Eltern und Jugendlichen war auch mit früheren Schlafenszeiten und mehr Zeit im Bett verbunden, obwohl dieser Effekt nicht so stark war wie die Überwachung (Meijer et al., 2016). Elterliche Kontrolle und von den Eltern festgelegte Schlafenszeiten waren mit längeren Schlafdauern im Alter von 12 und 15 Jahren verbunden. Die Ergebnisse waren ähnlich in einer Studie mit mehreren hundert Jugendlichen; diejenigen, die berichteten, dass ihre Eltern ihre Schlafenszeit festlegten, hatten im Durchschnitt 19 Minuten mehr Schlaf im Vergleich zu denen, die keine von den Eltern festgelegte Schlafenszeit hatten. Obwohl der Unterschied in der Gesamtschlafzeit gering erscheint, trat bei Jugendlichen mit von den Eltern festgelegten Schlafenszeiten weniger Müdigkeit auf und sie hatten weniger Schwierigkeiten, wach zu bleiben, im Vergleich zu Jugendlichen ohne von den Eltern festgelegte Schlafenszeiten (Short et al., 2011).

Andererseits sagen inkonsistente, übermäßig strenge und restriktive Erziehungsstile eine schlechte subjektive Schlafqualität und längere Schlafbeginnlatenzen voraus (Brand et al., 2009). Negative Erziehungsstile sind auch mit größeren Verschiebungen in der Schlafenszeit von Wochentagen zu Wochenendnächten verbunden (Brand et al., 2009). Wichtig ist, dass diese Verschiebungen in der Schlafzeit zu sozialem Jetlag führen können, der mit schlechtem Gesundheitsverhalten verbunden ist (Roenneberg et al., 2012; Wittmann et al., 2006). Insgesamt scheint es, dass elterliche Kontrolle aufgrund früherer Schlafenszeiten einen ausreichenden Schlaf erleichtert, während positive Erziehungsstile und eine bessere Qualität der Beziehung zwischen Eltern und Jugendlichen eine bessere subjektive Schlafqualität und kürzere Schlafbeginnlatenzen erleichtern können.

Einige Studien über Eltern und Jugendliche sind über die Eltern-Kind-Dyade hinausgegangen und haben sich auf die interpersonale Sicherheit unter mehreren Familienmitgliedern konzentriert. Es scheint, dass der Schlaf von Kindern empfindlich auf familiäre Konflikte reagiert. Selbst in einer normativen Stichprobe hatten Kinder (8–9 Jahre), die mehr elterliche Ehekonflikte berichteten, eine schlechtere Schlafeffizienz und kürzere Schlafdauer (El-Sheikh et al., 2006). In einer Längsschnittstudie sagte größere Belastung bei Kindern über die eheliche Beziehung ihrer Eltern schlechtere Schlafprobleme und mehr Schläfrigkeit in der 3. Klasse voraus. Darüber hinaus sagte eine größere Belastung über die eheliche Beziehung ihrer Eltern in der 3. Klasse einen Anstieg der Schlafprobleme bis zur 5. Klasse voraus (Keller & El-Sheikh, 2011). Dies deutet darauf hin, dass eheliche Probleme nicht nur den Schlaf des Paares beeinflussen, sondern auch die Wahrnehmung der Kinder von gefühlter Sicherheit stören und letztendlich den Schlaf der Kinder beeinträchtigen.

Koregulation des Schlafes Wie oben dargestellt, können sich Schlafverhaltensweisen der Eltern auf die Kinder übertragen, und die Übertragung kann von der Qualität der Beziehung zwischen Eltern und Jugendlichen abhängen. Zum Beispiel hatten Eltern und Jugendliche ähnlichere Schlafdauern (z. B. schliefen Eltern kürzer oder länger an Tagen, an denen ihr Jugendlicher oder Elternteil kürzer oder länger schlief), wenn Jugendliche hohe Unterstützungs- und Verständnisniveaus berichteten (Fuligni et al., 2015). Es gibt einige Hinweise darauf, dass Eltern-Jugend-Dyaden eine physiologische Koregulation aufweisen; die Cortisolspiegel von Müttern und Jugendlichen sind den ganzen Tag über synchron (Papp et al., 2009). Allerdings wurde die Schlafkoregulation in Eltern-Jugend-Dyaden nach unserem Wissen nicht über Mutter-Kind-Paradigmen hinaus untersucht.

Zusammenfassung der Eltern-Jugend-Beziehungen und Schlaf Die Literatur über die Beziehung zwischen Eltern und Jugendlichen und Schlaf unterstützt die Vorstellung, dass zwischenmenschliche Sicherheit für den Schlaf notwendig ist. Wie bei Paaren sind Eltern-Jugend-Beziehungen, die als sicher, offen, unterstützend und verständnisvoll charakterisiert werden, mit besseren Schlafergebnissen für Jugendliche verbunden (Meijer et al., 2016). Andererseits scheint das Fehlen von zwischenmenschlicher Sicherheit den Schlaf zu stören. Inkonsistente, restriktive und strenge Erziehung und Haushalte mit hohen Konfliktniveaus (sei es

Ehekonflikte oder Eltern-Jugend-Konflikte) sind mit schlechteren Schlafresultaten für Jugendliche verbunden (Brand et al., 2009). Struktur und Überwachung, die Aspekte der sozialen Kontrolle und Bindung darstellen, sind ebenfalls relevant. Im Vergleich zu ihren weniger überwachten Altersgenossen berichteten Jugendliche, die stärker überwacht wurden, von längeren Schlafdauern (Adam et al., 2007; Meijer et al., 2016). Es scheint auch eine Übertragung von Schlafverhaltensweisen zwischen Eltern und Jugendlichen zu geben. Die Schlafdauer von Eltern und Jugendlichen ist auf täglicher Ebene übereinstimmend (Fuligni et al., 2015) und die Schlafqualität der Eltern ist mit der Schlafqualität ihrer Jugendlichen assoziiert (Brand et al., 2009). Dies könnte auf eine gemeinsame Wohnumgebung und erbliche genetische Merkmale zurückzuführen sein. Allerdings könnte die Qualität des von den Eltern auf das Kind übertragenen Schlafes und der Grad der Ähnlichkeit zwischen dem Schlaf von Eltern und Jugendlichen auch eine Funktion der Bindung sein, obwohl dies noch untersucht werden muss.

Wissenslücken und zukünftige Forschungsrichtungen

In den letzten 10–20 Jahren haben wissenschaftliche Erkenntnisse bedeutende Zusammenhänge zwischen engen Beziehungen und Schlaf gezeigt. Es gibt jedoch mehrere Wissenslücken, und deren Berücksichtigung kann richtungsweisend auf diesem Gebiet sein. Mit Ausnahme einiger Studien (z. B. El-Sheikh et al., 2015; Keller & El-Sheikh, 2011; Keller et al., 2014; Meijer et al., 2016) basiert vieles, was wir über Beziehungen und Schlaf wissen, auf Querschnittsbeobachtungen. Einige wenige Veröffentlichungen deuten darauf hin, dass es bidirektionale Zusammenhänge zwischen engen Beziehungen und Schlaf gibt (Gordon & Chen, 2014; Hasler & Troxel, 2010; Kane et al., 2014); es ist jedoch wichtig, die Stärke und Richtung zu bestimmen, da dies für zukünftige Untersuchungen zu möglichen Interventionen relevant sein könnte. In diesem Zusammenhang wissen wir noch nicht, ob die Verbesserung der proximalen familiären Prozesse den Schlaf verbessert, oder ob die Verbesserung des Schlafes die proximalen familiären Prozesse verbessert. Im breiteren Feld der sozialen Beziehungen und Gesundheit gibt es starke Evidenz dafür, dass Beziehungen psychobiologische Prozesse formen, die die Gesundheit beeinflussen (siehe Pietromonaco & Collins, 2017). Ein Fokus auf Schlaf bietet jedoch eine einzigartige Möglichkeit für Familien, zwischenmenschliche Wärme und kollaborative Strukturen zu fördern, um die allgemeine zwischenmenschliche Sicherheit zu erhöhen. Darüber hinaus können Familienmitglieder die Reaktion auf Patientenbehandlungen erleichtern. Zum Beispiel können Ehepartner die Einhaltung von Schlaflosigkeits- oder anderen schlafbezogenen Behandlungsregimen stärken (Rogojanski et al., 2013). Beobachtungs- und experimentelle Studien, welche diese Richtungen testen, werden helfen, Ziele für zukünftige Interventionen zu setzen.

Andere proximale Prozesse Ein Großteil dieser Überprüfung und die Mehrzahl der existierenden Publikationen über Beziehungen und Schlaf in der Literatur konzentriert sich auf dyadische Prozesse. Um die Zusammenhänge zwischen familiären Prozessen und Schlafverhalten zu verstehen, ist es wichtig, den Fokus auf andere zusammenlebende Beziehungen zu erweitern. Unter den wenigen Studien, die sich auf den Schlaf mehrerer Familienmitglieder konzentrieren, unterscheidet sich der Zusammenhang von zwischenmenschlichen Beziehungen und Schlaf je nach Beziehung und Geschlecht. Zum Beispiel ist die zwischenmenschliche Sicherheit zwischen Mutter und Kind mit Tagesschläfrigkeit bei Jungen und Mädchen verbunden, während die zwischenmenschliche Sicherheit zwischen Vater und Kind nur bei Mädchen mit der Schlafdauer verbunden ist (Keller & El-Sheikh, 2011). Darüber hinaus gibt es dynamische Zusammenhänge in der Schlafzeit unter Familienmitgliedern. Die Schlafzeit der Jugendlichen ähnelt jener der Mütter, und die Schlafzeit der Väter ist mit der Schlafzeit der Mütter assoziiert (Kouros & El-Sheikh, 2017). Dies deutet darauf hin, dass Familien komplexe, miteinander verbundene Schlafverhaltensweisen haben, die nicht zu beobachten sind, wenn der Schlaf auf individueller Ebene bewertet wird.

Es ist auch wichtig, andere Arten von zusammenlebenden Beziehungen (z. B. Mitbewohner) zu berücksichtigen. Dies könnte besonders relevant sein für junge Erwachsene, die in die Unabhängigkeit übergehen. Zum Beispiel haben etwa 40% der Hochschulstudierenden einen Mitbewohner (Forquer et al., 2008), und etwa 40% aller Erwachsenen im Alter von 18–20 leben mit Nichtverwandten zusammen (Ingels et al., 2012). Soziale Einflüsse innerhalb der geteilten Umgebung können zu unzureichendem und gestörtem Schlaf beitragen, was in dieser Altersgruppe häufig vorkommt (Lund et al., 2010; Sexton-Radek & Hartley, 2013). Allerdings konzentrieren sich nur wenige Studien auf die Auswirkungen von Mitbewohnern oder nichtverwandten zusammenlebenden Beziehungen auf den individuellen Schlaf.

Darüber hinaus konzentrieren sich nur wenige Studien auf den Schlaf im Kontext von proximalen Prozessen außerhalb der gemeinsamen Wohnumgebung (z. B. Arbeitsbeziehungen, Peer-Beziehungen), deren Einfluss sich wahrscheinlich auf Prozesse innerhalb des Hauses erstreckt. Dies könnte besonders relevant für Jugendliche sein, da Peer-Beziehungen proximale Prozesse sind, welche die Entwicklung und den Schlaf von Jugendlichen beeinflussen (Maume, 2013). Jüngste Fortschritte in der Technologie lassen Peer-Beziehungen immer häufiger zu einem virtuellen Aspekt des Haushalts durch soziale Medien, Texten und Chatten auf elektronischen Geräten werden (Rideout, 2015). Eine Studie mit über 900 Teenagern zeigte (Maume, 2013), dass positive Peer-Beziehungen mit weniger Schlafstörungen verbunden sind. Darüber hinaus ist ein Anstieg von positiven Peer-Beziehungen mit längerem Schlaf und weniger Schlafstörungen 3 Jahre später verbunden (Maume, 2013). Für berufstätige Familienmitglieder ist es auch wahrscheinlich, dass arbeitsbezogene zwischenmenschliche Konflikte den Schlaf beeinflussen. Eine tägliche Tagebuchstudie mit über 100 Mitarbeitern zeigte, dass sich Konflikte bei der Arbeit auf das Privatleben auswirkten (Martinez-Corts et al.,

2015). Persönlichkeitsmerkmale wie Feindseligkeit mildern den Zusammenhang von zwischenmenschlichen Konflikten und Schlaf (Brissette & Cohen, 2002); jedoch werden gezielte Untersuchungen der wichtigen proximalen Prozesse (innerhalb und außerhalb des Hauses) unser Verständnis von Beziehungen und Schlafprozessen erhöhen.

Schlafmessung Schlaf im Kontext von engen Beziehungen wird am häufigsten mit täglichen Tagebüchern und/oder Aktigraphie zur Messung von Schlafverhalten untersucht. Dies sind zuverlässige, nichtinvasive Werkzeuge, die in diesem Forschungsgebiet weiterhin nützlich sind. Um unser Verständnis von proximalen Prozessen und Schlaf zu erweitern, ist es jedoch wichtig, auch mittels Polysomnographie (PSG) bewertete Schlafprozesse mit einzubeziehen. Technologische Fortschritte in der PSG machen es nun möglich, die Schlafarchitektur im eigenen häuslichen Umfeld zu beobachten. Dies ist besonders nützlich für die Erfassung von Schlafdaten auf Familienebene. Troxel und Kollegen fanden kürzlich heraus, dass die täglichen Beziehungseigenschaften von Paaren mit einem höheren Prozentsatz von Non-REM-Stadium-3-Schlaf verbunden waren (Troxel et al., 2017). Der Zusammenhang zwischen proximalen Prozessen und Schlaf scheint über selbstberichtete und verhaltensbeobachtete Schlafmessungen hinauszugehen. Es werden jedoch mehr Daten benötigt, um zu verstehen, ob und wie proximale Prozesse die Schlafarchitektur beeinflussen.

Neben mehr Studien zur Schlafarchitektur würde das Forschungsgebiet von mehr Studien zu zirkadianen Rhythmen im Kontext von engen Beziehungen profitieren. Das menschliche Leben dreht sich typischerweise um tägliche soziale Rhythmen, die wahrscheinlich das zirkadiane System aufrechterhalten (Monk et al., 1991). Nur wenige Studien haben die tägliche soziale Rhythmik und ihre Interaktion mit familiären Prozessen untersucht; jedoch fanden Monk und Kollegen heraus, dass mehr tägliche soziale Rhythmik im Säuglingsalter mit weniger Ängstlichkeit 10 Jahre später verbunden war (Monk et al., 2010). Ihre Ergebnisse legen nahe, dass die Strukturierung der täglichen Rhythmik von Kindern die frühen Eltern-Kind-Beziehungen verbessern kann (Monk et al., 2010). Es ist möglich, dass dies während der gesamten Kindheit anhält. Zukünftige Studien würden auch von einer Messung der Rhythmik der Familienmitglieder hinsichtlich ihrer Übereinstimmung profitieren. Tatsächlich treten koordinierte Aufwachzeiten (d. h. wichtige Komponenten der täglichen Rhythmik), wie bereits erwähnt, zwischen verschiedenen Familienmitgliedern auf (Kouros & El-Sheikh, 2017), und die Koordination innerhalb der Familie verschiebt sich während Übergängen. Beispielsweise haben Ehemänner und Ehefrauen eine ähnliche Rhythmik bis zur Geburt eines Kindes, wenn sich Ehefrauen mehr auf ihren Säugling einstimmen (Leonhard & Randler, 2009). Es ist wahrscheinlich, dass proximale Prozesse, insbesondere zusammenlebende Beziehungen, die tägliche Rhythmik und letztendlich zirkadiane Rhythmen beeinflussen; jedoch gibt es sehr wenige Studien, die zirkadiane Rhythmen im Kontext von engen Beziehungen untersuchen. Angesichts der Koordination zwischen zirkadianen Rhythmen und Schlafprozessen ist die Messung von zirkadianen Rhythmen (d. h. endogen, Chronotyp-Präferenz, tägliche Rhythmik) ein kritischer nächster Schritt bei der Untersuchung von Beziehungen und Schlaf.

Messung zwischenmenschlicher Prozesse Soziale Kontrolle kann die zwischenmenschliche Sicherheit verbessern, was wiederum den Schlaf beeinflussen könnte. Zum Beispiel berichten Männer von größerer Beziehungszufriedenheit, wenn ihre Partnerinnen oder Partner positive soziale Kontrolle ausüben (de Montigny et al., 2017), und Individuen zeigen größeres psychisches Wohlbefinden und positive Affekte, wenn sie berichten, dass ihre Partner(innen) positive Gesundheitsüberwachung betreiben. Andererseits berichten Personen von größerem negativem Affekt und schlechterem psychischem Wohlbefinden, wenn ihre Partner(innen) negative soziale Kontrolle ausüben (Craddock et al., 2015). Dies deutet darauf hin, dass Menschen positive soziale Kontrolle als schützend interpretieren könnten. Zwischenmenschlich sichere Familienbeziehungen beinhalten wahrscheinlich eine Kombination aus Wärme, sozialer Kontrolle und mäßiger Beteiligung. Eine multimethodische Bewertung zwischenmenschlicher Prozesse in zukünftigen Studien wird helfen, Ziele für Interventionen zu identifizieren. Zum Beispiel könnten Studienprotokolle Fragebögen, tägliche Bewertungen zwischenmenschlicher Prozesse oder die Ausführung von Aufgaben im Labor beinhalten.

Implikationen der Fokussierung auf Schlaf im Kontext enger Beziehungen Schlaf könnte ein Mechanismus sein, durch den enge Beziehungen mit der Gesundheit assoziiert sind. Beziehungen sind eng mit langfristiger Gesundheit und Wohlbefinden verbunden (Kiecolt-Glaser & Newton, 2001; Pietromonaco & Collins, 2017). Schlaf korreliert stark mit Gesundheit und Wohlbefinden (Buysse, 2014; Gallicchio & Kalesan, 2009; McKnight-Eily et al., 2011). Der Mangel an wertvollen sozialen Beziehungen ist mit schlechter Schlafqualität (Cacioppo et al., 2002) und schlechter Schlafeffizienz (Cacioppo & Hawkley, 2003) assoziiert. Kürzlich haben Simon und Walker (2018) gezeigt, dass schlechte Schlafqualität zu sozialem Rückzug und Einsamkeit führt. Wechselseitige Beziehungen zwischen Schlaf und Verbundenheit werden in Zukunft wichtig sein, um in Studien über den Schlaf und die Gesundheit von Paaren zu erforschen. Bei der Beurteilung des Schlafes auf dyadischer Ebene fanden Gunn und Kollegen heraus, dass Paare, die in der Nacht mehr Übereinstimmung zeigten, auch niedrigere CRP-Werte (C-reaktives Protein) hatten, was ein mutmaßlicher Marker für Herz-Kreislauf-Erkrankungen ist (Gunn et al., 2017). Troxel und Kollegen fanden heraus, dass eheliche Konflikte mit nächtlichem Blutdruck verbunden waren, was ebenfalls ein mutmaßlicher Marker für die Herz-Kreislauf-Gesundheit ist (Troxel et al., 2017). Viele Studien zeigen Zusammenhänge zwischen Beziehungseigenschaften und gesundheitsbezogenem Verhalten und biologischen Prozessen im Wachzustand. Angesichts der Tatsache, dass Schlaf durch Intimität und Verletzlichkeit gekennzeichnet ist und dass er stark prädiktiv für kurz- und langfristige Gesundheitsergebnisse ist, ist es wichtig zu berücksichtigen, wie Beziehungen die Psychophysiologie in der Nacht und über den 24-Stunden-Tag beeinflussen.

Schlussfolgerung

Zusammenfassend scheinen zusammenlebende enge Beziehungen stark mit Schlafparametern wie Schlafqualität, Schlafdauer, Schlafeffizienz und Schlafzeitpunkt assoziiert zu sein. Anthropologische und Bindungstheorien bieten einen Leitfaden für das Verständnis, warum und wie Beziehungen mit Schlaf verbunden sind. Die Literatur liefert starke Belege dafür, dass zwischenmenschliche Sicherheit für guten Schlaf notwendig ist und für die Übertragung von Schlafverhalten innerhalb von Familien, vielleicht auch teilweise aufgrund der Eigenschaften von Bindungen in engen Beziehungen. Die meisten Studien konzentrieren sich auf Querschnittsbeziehungen; jedoch zeigen einige Studien wechselseitige Beziehungen zwischen Beziehungseigenschaften und Schlafparametern. Das breitere Feld der sozialen Umwelt und des Schlafes würde von der Weiterentwicklung der Forschung zu kontrollierten Interventionsstudien, verbesserten methodischen Überlegungen (z. B. tägliche Beobachtungen, experimentelle Designs) und einer größeren Aufmerksamkeit für zirkadiane Rhythmen im Kontext von Familien profitieren. Schließlich ist es wahrscheinlich, dass Schlafmerkmale hinweisend darauf sein können, wie Beziehungen die Gesundheit beeinflussen. Studien, die Beziehungsfaktoren, Schlaf und Gesundheitsergebnisse untersuchen, werden helfen, Ziele zur Verbesserung der Gesundheit durch die Konzentration auf Beziehungen und Schlaf zu identifizieren.

Literatur

Adam, E. K., Snell, E. K., & Pendry, P. (2007). Sleep timing and quantity in ecological and family context: A nationally representative time-diary study. *Journal of Family Psychology, 21*(1), 4–19. https://doi.org/10.1037/0893-3200.21.1.4

Ainsworth, M. D., & Bell, S. M. (1970). Attachment, exploration, and separation: Illustrated by the behavior of one-year-olds in a strange situation. *Child Development, 41*(1), 49–67.

August, K. J., & Sorkin, D. H. (2010). Marital status and gender differences in managing a chronic illness: The function of health-related social control. *Social Science & Medicine, 71*(10), 1831–1838. https://doi.org/10.1016/j.socscimed.2010.08.022

Bell, B. G., & Belsky, J. (2008). Parents, parenting, and children's sleep problems: Exploring reciprocal effects. *British Journal of Developmental Psychology, 26*(4), 579–593. https://doi.org/10.1348/026151008x285651

Bernardy, N. C., Friedman, M. J. (2015). American Psychological Association. *A practical guide to PTSD treatment: Pharmacological and psychotherapeutic approaches* (1. Aufl.), American Psychological Association, Washington, DC.

Bove, C. F., Sobal, J., & Rauschenbach, B. S. (2003). Food choices among newly married couples: Convergence, conflict, individualism, and projects. *Appetite, 40*(1), 25–41. https://doi.org/10.1017/S0195-6663(02)00147-2

Brand, S., Gerber, M., Hatzinger, M., Beck, J., & Holsboer-Trachsler, E. (2009). Evidence for similarities between adolescents and parents in sleep patterns. *Sleep Medicine, 10*(10), 1124–1131. https://doi.org/10.1016/j.sleep.2008.12.013

Brand, S., Hatzinger, M., Beck, J., & Holsboer-Trachsler, E. (2009). Perceived parenting styles, personality traits and sleep patterns in adolescents. *Journal of Adolescence, 32*(5), 1189–1207. https://doi.org/10.1016/j.adolescence.2009.01.010

Brissette, I., & Cohen, S. (2002). The contribution of individual differences in hostility to the associations between daily interpersonal conflict, affect, and sleep. *Personality and Social Psychology Bulletin, 28*(9), 1265–1274. https://doi.org/10.1177/01461672022812011

Bronfenbrenner, U., & Morris, P. A. (1998). The ecology of developmental processes. In W. Damon & R. M. Lerner (Hrsg.), (Bd. 1, 5. Aufl.). Wiley.

Butler, E. A., & Randall, A. K. (2013). Emotional coregulation in close relationships. *Emotion Review, 5*(2), 202–210. https://doi.org/10.1177/1754073912451630

Buysse, D. J. (2014). Sleep health: Can we define it? Does it matter? *Sleep, 37*(1), 9–17. https://doi.org/10.5665/sleep.3298

Cacioppo, J. T., & Hawkley, L. C. (2003). Social isolation and health, with an emphasis on underlying mechanisms. *Perspectives in Biology and Medicine, 46*(3), S39–S52. https://doi.org/10.1353/pbm.2003.0049

Cacioppo, J. T., Hawkley, L. C., Berntson, G. G., Ernst, J. M., Gibbs, A. C., Stickgold, R., & Hobson, J. A. (2002). Do lonely days invade the nights? Potential social modulation of sleep efficiency. *Psychological Science, 13*(4), 384–387. https://doi.org/10.1111/1467-9280.00469

Cannon, W. B. (1939). *The wisdom of the body*. New York: W. W. Norton & Company.

Carskadon, M. A., Vieira, C., & Acebo, C. (1993). Association between puberty and delayed phase preference. *Sleep, 16*(3), 258–262. https://doi.org/10.1093/sleep/16.3.258

Chardon, M. L., Stromberg, S. E., Lawless, C., Fedele, D. A., Carmody, J. K., Dumont-Driscoll, M. C., & Janicke, D. M. (2018). The role of child and adolescent adjustment problems and sleep disturbance in parent psychological distress. *Journal of Clinical Child and Adolescent Psychology, 47*(3), 374–381. https://doi.org/10.1080/15374416.2016.1204923

Craddock, E., vanDellen, M. R., Novak, S. A., & Ranby, K. W. (2015). Influence in relationships: A meta-analysis on health-related social control. *Basic and Applied Social Psychology, 37*(2), 118–130. https://doi.org/10.1080/01973533.2015.1011271

Dahl, R. E., & Lewin, D. S. (2002). Pathways to adolescent health: Sleep regulation and behavior. *Journal of Adolescent Health, 31*(6), 175–184. https://doi.org/10.1016/S1054-139x(02)00506-2. Pii S1054-139x(02)00506-2.

de Montigny, F., Meunier, S., Cloutier, L., Tremblay, G., Coulombe, S., Auger, N., … Houle, J. (2017). Spousal positive social control and men's health behaviors and self-efficacy: The influence of age and relationship satisfaction. *Journal of Social and Personal Relationships, 34*(5), 753–770. https://doi.org/10.1177/0265407516658362

Doyle, C., & Cicchetti, D. (2017). From the cradle to the grave: The effect of adverse caregiving environments on attachment and relationships throughout the lifespan. *Clinical Psychology: Science and Practice, 24*(2), 203–217. https://doi.org/10.1111/cpsp.12192

El-Sheikh, M., Buckhalt, J. A., Mize, J., & Acebo, C. (2006). Marital conflict and disruption of children's sleep. *Child Development, 77*(1), 31–43. https://doi.org/10.1111/j.1467-8624.2006.00854.x

El-Sheikh, M., Kelly, R., & Rauer, A. (2013). Quick to berate, slow to sleep: Interpartner psychological conflict, mental health, and sleep. *Health Psychology, 32*(10), 1057–1066. https://doi.org/10.1037/a0031786

El-Sheikh, M., Kelly, R. J., Koss, K. J., & Rauer, A. J. (2015). Longitudinal relations between constructive and destructive conflict and couples' sleep. *Journal of Family Psychology, 29*(3), 349–359. https://doi.org/10.1037/fam0000083

Fillo, J., Holliday, S. B., DeSantis, A., Germain, A., Buysse, D. J., Matthews, K. A., & Troxel, W. M. (2017). Observed relationship behaviors and sleep in military veterans and their partners. *Annals of Behavioral Medicine, 51*(6), 879–889. https://doi.org/10.1007/s12160-017-9911-3

Fogelholm, M., Nuutinen, O., Pasanen, M., Myohanen, E., & Saatela, T. (1999). Parent-child relationship of physical activity patterns and obesity. *International Journal of Obesity and Related Metabolic Disorders, 23*(12), 1262–1268.

Forquer, L. M., Camden, A. E., Gabriau, K. M., & Johnson, C. M. (2008). Sleep patterns of college students at a public university. *Journal of American College Health, 56*(5), 563–565. https://doi.org/10.3200/Jach.56.5.563-565

Fuligni, A. J., Tsai, K. M., Krull, J. L., & Gonzales, N. A. (2015). Daily concordance between parent and adolescent sleep habits. *Journal of Adolescent Health, 56*(2), 244–250. https://doi.org/10.1016/j.jadohealth.2014.09.013

Fuller-Rowell, T. E., Curtis, D. S., El-Sheikh, M., Chae, D. H., Boylan, J. M., & Ryff, C. D. (2016). Racial disparities in sleep: The role of neighborhood disadvantage. *Sleep Medicine, 27-28*, 1–8. https://doi.org/10.1016/j.sleep.2016.10.008

Gallicchio, L., & Kalesan, B. (2009). Sleep duration and mortality: A systematic review and meta-analysis. *Journal of Sleep Research, 18*(2), 148–158. https://doi.org/10.1111/j.1365-2869.2008.00732.x

Gordon, A. M., & Chen, S. (2014). The role of sleep in interpersonal conflict: Do sleepless nights mean worse fights? *Social Psychological and Personality Science, 5*(2), 168–175. https://doi.org/10.1177/1948550613488952

Gordon, A. M., Del Rosario, K., Flores, A. J., Mendes, W. B., & Prather, A. A. (2019). Bidirectional links between social rejection and sleep. *Psychosomatic Medicine*. https://doi.org/10.1097/PSY.0000000000000669

Grandner, M. A. (2017). Sleep, health, and society. *Sleep Medicine Clinics, 12*(1), 1–22. https://doi.org/10.1016/j.jsmc.2016.10.012

Gunn, H. E., Buysse, D. J., Hasler, B. P., Begley, A., & Troxel, W. M. (2015). Sleep concordance in couples is associated with relationship characteristics. *Sleep, 38*(6), 933–939. https://doi.org/10.5665/sleep.4744

Gunn, H. E., Buysse, D. J., Matthews, K. A., Kline, C. E., Cribbet, M. R., & Troxel, W. M. (2017). Sleep-wake concordance in couples is inversely associated with cardiovascular disease risk markers. *Sleep, 40*(1). https://doi.org/10.1093/sleep/zsw028

Gunn, H. E., Troxel, W. M., Hall, M. H., & Buysse, D. J. (2014). Interpersonal distress is associated with sleep and arousal in insomnia and good sleepers. *Journal of Psychosomatic Research, 76*(3), 242–248. https://doi.org/10.1016/j.jpsychores.2013.11.010

Hasler, B. P., & Troxel, W. M. (2010). Couples' nighttime sleep efficiency and concordance: Evidence for bidirectional associations with daytime relationship functioning. *Psychosomatic Medicine, 72*(8), 794–801. https://doi.org/10.1097/PSY.0b013e3181ecd08a

Hendrick, S. S. (1981). Self-disclosure and marital satisfaction. *Journal of Personality and Social Psychology, 40*(6), 1150–1159. https://doi.org/10.1037/0022-3514.40.6.1150

Hirshkowitz, M., Whiton, K., Albert, S. M., Alessi, C., Bruni, O., DonCarlos, L., … Adams Hillard, P. J. (2015). National Sleep Foundation's sleep time duration recommendations: Methodology and results summary. *Sleep Health, 1*(1), 40–43. https://doi.org/10.1016/j.sleh.2014.12.010

Homish, G. G., & Leonard, K. E. (2008). Spousal influence on general health behaviors in a community sample. *American Journal of Health Behavior, 32*(6), 754–763. https://doi.org/10.5993/Ajhb.32.6.19

Ingels, S. J., Glennie, E., Lauff, E., & Wirt, J. G. (2012). *Trends among young adults over three decades, 1974–2006* (NCES 2012–345). Retrieved from https://nces.ed.gov/pubs2012/2012345.pdf

Jarosz, E. (2017). Class and eating: Family meals in Britain. *Appetite, 116*, 527–535. https://doi.org/10.1016/j.appet.2017.05.047

Kalil, A., Dunifon, R., Crosby, D., & Su, J. H. (2014). Work hours, schedules, and insufficient sleep among mothers and their young children. *Journal of Marriage and Family, 76*(5), 891–904. https://doi.org/10.1111/jomf.12142

Kane, H. S., Slatcher, R. B., Reynolds, B. M., Repetti, R. L., & Robles, T. F. (2014). Daily self-disclosure and sleep in couples. *Health Psychology, 33*(8), 813–822. https://doi.org/10.1037/hea0000077

Keller, P. S., & El-Sheikh, M. (2011). Children's emotional security and sleep: Longitudinal relations and directions of effects. *Journal of Child Psychology and Psychiatry, 52*(1), 64–71. https://doi.org/10.1111/j.1469-7610.2010.02263.x

Keller, P. S., Kouros, C. D., Erath, S. A., Dahl, R. E., & El-Sheikh, M. (2014). Longitudinal relations between maternal depressive symptoms and child sleep problems: The role of parasympathetic nervous system reactivity. *Journal of Child Psychology and Psychiatry, 55*(2), 172–179. https://doi.org/10.1111/jcpp.12151

Kiecolt-Glaser, J. K., & Newton, T. L. (2001). Marriage and health: His and hers. *Psychological Bulletin, 127*(4), 472–503.

Kouros, C. D., & El-Sheikh, M. (2017). Within-family relations in objective sleep duration, quality, and schedule. *Child Development, 88*(6), 1983–2000. https://doi.org/10.1111/cdev.12667

Lee, S. M., Martire, L. M., Damaske, S. A., Mogle, J. A., Zhaoyang, R. X., Almeida, D. M., & Buxton, O. M. (2018). Covariation in couples' nightly sleep and gender differences. *Sleep Health, 4*(2), 201–208. https://doi.org/10.1016/j.sleh.2017.10.009

Leonhard, C., & Randler, C. (2009). In sync with the family: Children and partners influence the sleep-wake circadian rhythm and social habits of women. *Chronobiology International, 26*(3), 510–525. https://doi.org/10.1080/07420520902821101. Pii 910356151.

Lewis, M. A., Butterfield, R. M., Darbes, L. A., & Johnston-Brooks, C. (2004). The conceptualization and assessment of health-related social control. *Journal of Social and Personal Relationships, 21*(5), 669–687. https://doi.org/10.1177/0265404045893

Lund, H. G., Reider, B. D., Whiting, A. B., & Prichard, J. R. (2010). Sleep patterns and predictors of disturbed sleep in a large population of college students. *The Journal of Adolescent Health, 46*(2), 124–132. https://doi.org/10.1016/j.jadohealth.2009.06.016

Maranges, H. M., & McNulty, J. K. (2017). The rested relationship: Sleep benefits marital evaluations. *Journal of Family Psychology, 31*(1), 117–122. https://doi.org/10.1037/fam0000225

Martinez-Corts, I., Demerouti, E., Bakker, A. B., & Boz, M. (2015). Spillover of interpersonal conflicts from work into nonwork: A daily diary study (vol 20, pg 326, 2015). *Journal of Occupational Health Psychology, 20*(3), 347–347. https://doi.org/10.1037/ocp0000011

Maume, D. J. (2013). Social ties and adolescent sleep disruption. *Journal of Health and Social Behavior, 54*(4), 498–515. https://doi.org/10.1177/0022146513498512

McKnight-Eily, L. R., Eaton, D. K., Lowry, R., Croft, J. B., Presley-Cantrell, L., & Perry, G. S. (2011). Relationships between hours of sleep and health-risk behaviors in US adolescent students. *Preventive Medicine, 53*(4–5), 271–273. https://doi.org/10.1016/j.ypmed.2011.06.020

Meadows, R., Arber, S., Venn, S., Hislop, J., & Stanley, N. (2009). Exploring the interdependence of Couples' rest-wake cycles: An Actigraphic study. *Chronobiology International, 26*(1), 80–92. https://doi.org/10.1080/07420520802678452. Pii 907774277.

Meijer, A. M., Reitz, E., & Dekovic, M. (2016). Parenting matters: A longitudinal study into parenting and adolescent sleep. *Journal of Sleep Research, 25*(5), 556–564. https://doi.org/10.1111/jsr.12406

Meltzer, L. J., & Mindell, J. A. (2007). Relationship between child sleep disturbances and maternal sleep, mood, and parenting stress: A pilot study. *Journal of Family Psychology, 21*(1), 67–73. https://doi.org/10.1037/0893-3200.21.1.67

Monk, T. H., Burk, L. R., Klein, M. H., Kupfer, D. J., Soehner, A. M., & Essex, M. J. (2010). Behavioral circadian regularity at age 1 month predicts anxiety levels during school-age years. *Psychiatry Research, 178*(2), 370–373. https://doi.org/10.1016/j.psychres.2009.09.020

Monk, T. H., Kupfer, D. J., Frank, E., & Ritenour, A. M. (1991). The social rhythm metric (SRM): Measuring daily social rhythms over 12 weeks. *Psychiatry Research, 36*(2), 195–207.

Monroe, L. J. (1969). Transient changes in EEG sleep patterns of married good sleepers: The effects of altering sleeping arrangement. *Psychophysiology, 6*(3), 330–337.

Morin, C. M., Vallieres, A., Ivers, H., Bouchard, S., & Bastien, C. H. (2003). Dysfunctional beliefs and attitudes about sleep (DBAS): Validation of a brief version (DBAS-16). *Sleep, 26*, A294–A295.

Murtorinne-Lahtinen, M., Moilanen, S., Tammelin, M., Ronka, A., & Laakso, M. L. (2016). Mothers' non-standard working schedules and family time enhancing regularity and togetherness. *International Journal of Sociology and Social Policy, 36*(1–2), 119–135. https://doi.org/10.1108/Ijssp-02-2015-0022

National Sleep Foundation. (2005). *Adult sleep habits and styles* [Summary of Findings from Sleep in America Poll]. Retrieved from https://www.sleepfoundation.org/sites/default/files/inlinefiles/20_summary_of_findings.pdf

National Sleep Foundation. (2006). 2006 Teens and Sleep [Summary of Findings from Sleep in America Poll]. Retrieved from https://www.sleepfoundation.org/sites/default/files/inlinefiles/2006_summary_of_findings.pdf.

Owens, J. A., Belon, K., & Moss, P. (2010). Impact of delaying school start time on adolescent sleep, mood, and behavior. *Archives of Pediatrics & Adolescent Medicine, 164*(7), 608–614.

Palagini, L., Petri, E., Novi, M., Caruso, D., Moretto, U., & Riemann, D. (2018). Adult insecure attachment plays a role in hyperarousal and emotion dysregulation in insomnia disorder. *Psychiatry Research, 262*, 162–167. https://doi.org/10.1016/j.psychres.2018.01.017

Pankhurst, F. P., & Horne, J. A. (1994). The influence of bed partners on movement during sleep. *Sleep, 17*(4), 308–315.

Papp, L. M., Pendry, P., & Adam, E. K. (2009). Mother-adolescent physiological synchrony in naturalistic settings: Within-family cortisol associations and moderators. *Journal of Family Psychology, 23*(6), 882–894. https://doi.org/10.1037/a0017147

Perales, F., del Pozo-Cruz, J., & del Pozo-Cruz, B. (2015). Long-term dynamics in physical activity behaviour across the transition to parenthood. *International Journal of Public Health, 63*(3), 301–308. https://doi.org/10.1007/s00038-015-0653-3

Pietromonaco, P. R., & Collins, N. L. (2017). Interpersonal mechanisms linking close relationships to health. *The American Psychologist, 72*(6), 531–542. https://doi.org/10.1037/amp0000129

Randler, C., Bilger, S., & Diaz-Morales, J. F. (2009). Associations among sleep, Chronotype, parental monitoring, and pubertal development among German adolescents. *Journal of Psychology, 143*(5), 509–520. https://doi.org/10.3200/Jrl.143.5.509-520

Rideout, V. (2015). *The common sense census: Media use by tweens and teens*. Retrieved from https://www.commonsensemedia.org/sites/default/files/uploads/research/census_researchreport.pdf

Roenneberg, T., Allebrandt, K. V., Merrow, M., & Vetter, C. (2012). Social jetlag and obesity. *Current Biology, 22*(10), 939–943. https://doi.org/10.1016/j.cub.2012.03.038

Rogojanski, J., Carney, C. E., & Monson, C. M. (2013). Interpersonal factors in insomnia: A model for integrating bed partners into cognitive behavioral therapy for insomnia. *Sleep Medicine Reviews, 17*(1), 55–64. https://doi.org/10.1016/j.smrv.2012.02.003

Saxbe, D., & Repetti, R. L. (2010). For better or worse? Coregulation of couples' cortisol levels and mood states. *Journal of Personality and Social Psychology, 98*(1), 92–103. https://doi.org/10.1037/a0016959

Sbarra, D. A., & Hazan, C. (2008). Coregulation, dysregulation, self-regulation: An integrative analysis and empirical agenda for understanding adult attachment, separation, loss, and recovery. *Personality and Social Psychology Review, 12*(2), 141–167. https://doi.org/10.1177/1088868308315702

Selcuk, E., Stanton, S. C. E., Slatcher, R. B., & Ong, A. D. (2017). Perceived partner responsiveness predicts better sleep quality through lower anxiety. *Social Psychological and Personality Science, 8*(1), 83–92. https://doi.org/10.1177/1948550616662128

Sexton-Radek, K., & Hartley, A. (2013). College residential sleep environment. *Psychological Reports, 113*(3), 903–907. https://doi.org/10.2466/06.10.PR0.113x27z2

Short, M. A., Gradisar, M., Wright, H., Lack, L. C., Dohnt, H., & Carskadon, M. A. (2011). Time for bed: Parent-set bedtimes associated with improved sleep and daytime functioning in adolescents. *Sleep, 34*(6), 797–800. https://doi.org/10.5665/SLEEP.1052

Simon, E. B., & Walker, M. P. (2018). Sleep loss causes social withdrawal and loneliness. *Nature Communications, 9*. https://doi.org/10.1038/s41467-018-05377-0. ARTN 3146.

Soehner, A. M., Kennedy, K. S., & Monk, T. H. (2011). Circadian preference and sleep-wake regularity: Associations with self-report sleep parameters in daytime-working adults. *Chronobiology International, 28*(9), 802–809. https://doi.org/10.3109/07420528.2011.613137

Song, S., Graham-Engeland, J. E., Mogle, J., & Martire, L. M. (2015). The effects of daily mood and couple interactions on the sleep quality of older adults with chronic pain. *Journal of Behavioral Medicine, 38*(6), 944–955. https://doi.org/10.1007/s10865-015-9651-4

Steinberg, L. (2001). We know some things: Parent-adolescent relationships in retrospect and prospect. *Journal of Research on Adolescence, 11*(1), 1–19. https://doi.org/10.1111/1532-7795.00001

Troxel, W. M., Braithwaite, S. R., Sandberg, J. G., & Holt-Lunstad, J. (2017). Does improving marital quality improve sleep? Results from a marital therapy trial. *Behavioral Sleep Medicine, 15*(4), 330–343. https://doi.org/10.1080/15402002.2015.1133420

Troxel, W. M., Buysse, D. J., Monk, T. H., Begley, A., & Hall, M. (2010). Does social support differentially affect sleep in older adults with versus without insomnia? *Journal of Psychosomatic Research, 69*(5), 459–466. https://doi.org/10.1016/j.jpsychores.2010.04.003

Troxel, W. M., Cyranowski, J. M., Hall, M., Frank, E., & Buysse, D. J. (2007). Attachment anxiety, relationship context, and sleep in women with recurrent major depression. *Psychosomatic Medicine, 69*(7), 692–699. https://doi.org/10.1097/PSY.0b013e3180cc2ec7

Troxel, W. M., DeSantis, A., Germain, A., Buysse, D. J., & Matthews, K. A. (2017). Marital conflict and nocturnal blood pressure dipping in military couples. *Health Psychology, 36*(1), 31–34. https://doi.org/10.1037/hea0000434

Troxel, W. M., & Germain, A. (2011). Insecure attachment is an independent correlate of objective sleep disturbances in military veterans. *Sleep Medicine, 12*(9), 860–865. https://doi.org/10.1016/j.sleep.2011.07.005

Tudge, J. R. H., Mokrova, I., Hatfield, B. E., & Karnik, R. B. (2009). Uses and misuses of Bronfenbrenner's bioecological theory of human development. *Journal of Family & Review, 1*(4), 198–210. https://doi.org/10.1111/j.1756-2589.2009.00026.x

Umberson, D. (1992). Gender, marital-status and the social-control of health behavior. *Social Science & Medicine, 34*(8), 907–917. https://doi.org/10.1016/0277-9536(92)90259-S

Wilson, S. J., Bailey, B. E., Jaremka, L. M., Fagundes, C. P., Andridge, R., Malarkey, W. B., … Kiecolt-Glaser, J. K. (2018). When couples' hearts beat together: Synchrony in heart rate variability during conflict predicts heightened inflammation throughout the day. *Psychoneuroendocrinology, 93*, 107–116. https://doi.org/10.1016/j.psyneuen.2018.04.017

Wilson, S. J., Jaremka, L. M., Fagundes, C. P., Andridge, R., Peng, J., Malarkey, W. B., … Kiecolt-Glaser, J. K. (2017). Shortened sleep fuels inflammatory responses to marital conflict: Emotion regulation matters. *Psychoneuroendocrinology, 79*, 74–83. https://doi.org/10.1016/j.psyneuen.2017.02.015

Wittmann, M., Dinich, J., Merrow, M., & Roenneberg, T. (2006). Social jetlag: Misalignment of biological and social time. *Chronobiology International, 23*(1–2), 497–509. https://doi.org/10.1080/07420520500545979

Worthman, C. M., & Melby, M. K. (2002). Toward a comparative developmental ecology of human sleep. In *Adolescent sleep patterns: Biological, social, and psychological influences* (S. 69–117). Cambridge University Press.

Schlaf und soziales Verhalten in Organisationen: Auswirkungen auf die Arbeitsleistung

Arielle P. Rogers, Christopher J. Budnick und Larissa K. Barber

Mitarbeiterverhalten variiert innerhalb von Organisationen und Arbeitsrollen. Wissenschaftler für Organisationsverhalten haben erhebliche Anstrengungen unternommen, um die Prädiktoren dieser Variabilität – insbesondere in Bezug auf die Arbeitsleistung – zu verstehen. Frühere Forschungen identifizierten Umweltfaktoren (z. B. Arbeitsmerkmale, Arbeitsbedingungen) und individuelle Unterschiede (z. B. Mitarbeiterwissen, Fähigkeiten, Fertigkeiten und andere Merkmale), die die Leistung fördern oder behindern, wohingegen jüngere Untersuchungen das Ziel haben, die *in einer Person* auftretenden Leistungsschwankungen zu verstehen (z. B. Beal et al., 2005; Dalal et al., 2009). Ein Forschungszweig, der hieraus resultiert, ist der Einfluss von Schlaf auf das Mitarbeiterverhalten und die Organisationsfunktion.

Rezente Forschungsarbeiten zum Schlaf und Arbeitsverhalten nehmen Schlaf als abhängige Variable und untersuchen, wie Arbeitsmerkmale (z. B. Arbeitsüberlastung, Schichtarbeit) den Schlaf beeinträchtigen (z. B. Åkerstedt, 2003; Linton et al., 2015). Obwohl jahrzehntelange bestehende Forschung den Einfluss des Schlafes auf verschiedene kognitive Aufgaben untersucht (z. B. Lim & Dinges, 2010; Harrison & Horne, 1999, 2000), haben Wissenschaftler für Organisationsverhalten erst kürzlich begonnen, den Einfluss des Schlafes auf die Leistung

Dieses Kapitel wurde an der früheren Organisation des ersten Autors, der Northern Illinois University, verfasst.

A. P. Rogers (✉)
Human Resources Research Organization (HumRRO), Alexandria, VA, USA
E-Mail: arogers@humrro.org

C. J. Budnick
Department of Psychology, Southern Connecticut State University, New Haven, CT, USA

L. K. Barber
Department of Psychology, San Diego State University, San Diego, CA, USA

Z. Križan, *Schlaf, Persönlichkeit und soziales Verhalten*,
https://doi.org/10.1007/978-3-031-49766-7_10

innerhalb von Organisationen zu untersuchen. Da schlechter Schlaf die kognitive (Harrison & Horne, 1999, 2000; Lim & Dinges, 2010), emotionale (Kahn et al., 2013) und soziale Funktion (Beattie et al., 2015; Gordon et al., 2017) außerhalb des Arbeitskontextes negativ beeinflusst, sollte schlechter Schlaf auch negative Auswirkungen auf das Verhalten bei der Arbeit haben.

Wir konzentrieren uns darauf, wie Schlaf (d. h. Menge, Qualität, Konsistenz und Schläfrigkeit[1])und soziales Verhalten innerhalb von Organisationen interagieren und so dieArbeitsleistung beeinflussen. Arbeitsleistung umfasst mehrere Verhaltensweisen bei der Arbeit.Daher definieren wir zunächst den Begriff Arbeitsleistung und diskutieren, wie Schlaf mitverschiedenen Komponenten der Arbeitsleistung zusammenhängt. Dann heben wir Variablenhervor, die den Zusammenhang zwischen Schlaf und Arbeitsleistungsbeziehungen erklären könnten (Mediatoren), unter Berücksichtigung der Bedingungen (Moderatoren), unter denen Schlafwahrscheinlicher (oder weniger wahrscheinlich) die Arbeitsleistung beeinflusst. Schließlichwerden aktuelle Forschungsmethoden analysiert und Vorschläge zur Verbesserung zukünftigerForschungsdesigns gegeben sowie neue Forschungsrichtungen identifiziert. Obwohl die organisatorische Schlafforschung noch in den Kinderschuhen steckt, ziehen wir aus demgrößeren Körper wissenschaftlicher Forschung (Arbeitsgesundheitspsychologie, klinischePsychologie, Sozialpsychologie, Biopsychologie, Management, Neurowissenschaften,Schlafmedizin) Informationen heran, um eine kritische Untersuchung dieses Themas durchzuführen. Wir hoffen, dass dieses Kapitel zukünftige interdisziplinäre Forschungen zumSchlaf und sozialem Verhalten in Organisationen anregt.

Arbeitsleistung: Definition und Beziehung zum Schlaf

Die Arbeitsleistung umfasst alle Verhaltensweisen am Arbeitsplatz, das Funktionieren der Organisation und das Erreichen von Zielen, die bewertet werden (positiv oder negativ; Campbell, 1990; Motowidlo et al., 1997; Viswesvaran & Ones, 2000). Im Einklang mit früheren Arbeiten konzeptualisieren wir die Arbeitsleistung als dreidimensional: Aufgabenleistung, organisatorisches Bürgerverhalten und kontraproduktives Arbeitsverhalten (Motowidlo et al., 1997). Die Aufgabenleistung spiegelt die Kernanforderungen der Arbeitsrolle wider (z. B. in einer

[1] Schlaf ist ein mehrdimensionales Konstrukt, daher müssen wir oft angeben, welche Art von Schlafmessung für die einzelnen Studien in unserer Übersicht verwendet wurde. Menge bezieht sich auf die Schlafmenge des Schlafes (normalerweise gemessen in Minuten oder Stunden), während die Qualität sich darauf bezieht, ob sich jemand nach einer Schlafperiode erholt fühlt. Schlafkonsistenz bezieht sich auf regelmäßige Bett- und Aufwachzeiten. Schlafqualität, -menge und -konsistenz sind allesamt potenzielle Vorläufer des Konzepts der Schläfrigkeit, das eine physiologische Grundlage in Bezug auf den Drang hat, einschlafen zu wollen. Für eine gründliche Überprüfung dieser Unterscheidungen im Zusammenhang mit Arbeitsverhalten siehe Mullins et al. (2014).

Stellenbeschreibung enthaltene Aufgaben), daher unterscheiden sich die Operationalisierungen je nach Rolle.

Organisatorisches Bürgerverhalten beinhaltet freiwillige Verhaltensweisen, welche die organisatorische Umgebung entweder sozial oder psychologisch verbessern (z. B. einem Kollegen bei arbeitsbezogenen Aufgaben helfen, Teamarbeit; Organ, 1997). Organisatorisches Bürgerverhalten wird in der Regel nicht über formale Vergütungsmechanismen belohnt, erfordert aber von den Mitarbeitern, dass sie über ihre Kernpflichten hinausgehen (Organ et al., 2006). Forschende schlagen im Allgemeinen zwei Dimensionen vor, die das organisatorische Bürgerverhalten umfassen: (1) Hilfe für Einzelpersonen (Williams & Anderson, 1991) oder Hilfsverhalten (z. B. Unterstützung anderer nach Abwesenheiten; Smith et al.,1983; Organ et al., 2006) und (2) Einhaltung (z. B. Pünktlichkeit, regelmäßige Anwesenheit; Smith et al., 1983; Organ et al., 2006) oder Beiträge zur gesamten Organisation (z. B. Schutz von Unternehmenswerten; Williams & Anderson, 1991).

Kontraproduktive Arbeitsverhaltensweisen sind Verhaltensweisen, die Organisationen und/oder Mitarbeitern schaden. Sie sind auch multidimensional, wobei einige 5 Dimensionen vorschlagen (Missbrauch, Produktion, Sabotage, Diebstahl und Rückzug; Spector et al., 2006), während andere ein zweidimensionales Modell empfehlen (zwischenmenschliche und organisatorische Abweichungen; Sackett & DeVore, 2001). Zwischenmenschliche Abweichungen beziehen sich auf Verhaltensweisen, die auf organisatorische *Mitglieder* gerichtet sind (z. B. Klatsch oder Beleidigungen). Organisatorische Abweichungen konzentrieren sich auf Verhaltensweisen, die auf die Organisation gerichtet sind und beinhalten Eigentumsabweichungen (z. B. Diebstahl oder Sachbeschädigung) oder Produktionsabweichungen (Abwesenheiten, Verspätungen oder absichtlich schlechte Leistung). In allen Modellen sind kontraproduktive Arbeitsverhaltensweisen intentional (d. h. willentlich) und verursachen der Organisation oder den organisatorischen Stakeholdern Schaden (Spector et al., 2006). Im Einklang mit der dreidimensionalen Sicht auf die Arbeitsleistung konzentrieren wir uns als Nächstes darauf, wie Schlaf die Aufgabenleistung beeinflusst, gefolgt von einer Diskussion über die Beziehung des Schlafes zu organisatorischem Bürgersinn und kontraproduktiven Arbeitsverhaltensweisen.

Aufgabenleistung und Schlaf

Kernarbeitsaufgaben und damit die Aufgabenleistung unterscheiden sich je nach Jobtyp. Da unser Fokus auf *sozialem* Verhalten innerhalb von Organisationen liegt, beschränken wir unsere Diskussion auf zwei Bereiche der sozialen Aufgabenleistung, die für verschiedene Jobs relevant sind: Führungsleistung und emotionale Leistung. Auch wenn der Fokus auf diesen beiden liegt, so stellen sie keine vollständige Definition von „Aufgabenleistung“ dar,[2]die auch nichtsoziale organisatorische Ziele (z. B. individuelle Produktivität,Sicherheit) berücksichtigen muss. Zum Beispiel erhöhen Schlafdefizite die Fehler beider Aufgabenerfüllung (Kribbs & Dinges, 1994;Van Dongen & Dinges, 2005) und begünstigen Arbeitsunfälle (Barnes & Wagner, 2009).Dennoch beinhalten Führung und Emotionsleistung übliche zwischenmenschlicheInteraktionen am Arbeitsplatz (z. B. Leader-Follower-undMitarbeiter-Kunden/Klienten-Interaktionen), tragen zu individuellen undorganisatorischen Zielen bei und sind daher wichtig für die allgemeine Mitarbeiter-und Organisationsfunktion.

Führung und Schlaf Zahlreiche Konzeptionen von Führung machen die Untersuchung von Schlaf und Führung komplex. Bis heute hat die organisatorische Forschung Schlaf im Kontext von drei Führungstheorien untersucht: transaktionale, transformationale-charismatische und Leader-Member-Exchange-Theorie. Transaktionale Führungspersonen verwenden Belohnungen und konstruktives Feedback, um die Leistung zu fördern (Bass, 1985), während transformationale Führungspersonen ihre Untergebenen durch eine starke Vision, Integrität, Charisma und gemeinschaftliche Leader-Follower-Beziehungen inspirieren und motivieren (House, 1977; Weber, 1947). Alternativ hält die Leader-Member-Exchange-Theorie fest, dass Führungskräfte unterschiedlich mit ihren Angestellten interagieren, basierend auf der Zugehörigkeit zur Ingroup und zur Outgroup. Mitarbeiter der Ingroup haben eine einzigartige, besondere Beziehung zum Vorgesetzten, die durch Vertrauen, Respekt, Verpflichtung und gegenseitigen Nutzen gekennzeichnet ist; Mitarbeiter der Outgroup hingegen haben oft eine qualitativ weniger hochwertige Beziehung zu ihren Vorgesetzen (Dienesch & Liden, 1986; Graen & Scandura, 1987; Graen & Uhl-Bien, 1995).

Schlafmangel beeinträchtigt die adaptive Führungsleistung, einschließlich sowohl verminderter transaktionaler als auch transformationaler Führung (Barnes et al., 2016a; Olsen et al., 2016). Darüber hinaus wurde inkonsistenter Schlaf (d. h. längere Schlafdauern an Wochenenden im Vergleich zu Wochentagen) mit niedrigerer von Kollegen bewerteter Führungsleistung in Verbindung gebracht (Gaultney, 2014). Schlafprobleme scheinen auch die Qualität der Beziehung zwischen Vorgesetztem und Angestelltem zu beeinflussen. Bei Schlafmangel berichten sowohl Vorgesetzte als auch Angestellte von einer niedrigeren Qualität der Beziehung (Guarana & Barnes, 2017). Insgesamt rechtfertigt der Mangel an Studien in diesem Bereich und die Breite der Literatur, die darauf hindeutet, dass die Arbeitsleistung der Angestellten durch die jeweilige Führungskraft beeinflusst wird

[2] Die Literatur der Organisationswissenschaft klassifiziert Emotionsleistung in der Regel nicht als eine Art von Aufgabenleistung. Emotionsleistung beinhaltet jedoch oft erforderliche Verhaltensweisen, die für den Job in Servicepositionen zentral sind (z. B. das Zeigen von positiven Emotionen gegenüber Kunden, auch wenn man sich nicht gut fühlt) und die durch formale Vergütungsmechanismen belohnt werden (z. B. außergewöhnliche Kundenservice-Boni), was mit der Definition von Aufgabenleistung übereinstimmt.

(z. B. Martin et al., 2016; Wang et al., 2011), mehr Forschungsarbeit zur Untersuchung der Beziehung des Schlafes zu verschiedenen Führungskomponenten.

Emotionale Leistung und Schlaf Als eine Kernarbeitspflicht müssen Kundendienstmitarbeiter oft positive Emotionen zeigen und negative Emotionen verbergen, um organisatorische Ziele zu erreichen (d. h. „Service mit einem Lächeln"; Hochschild, 1983; Grandey, 2000). Emotionsleistung spiegelt das Ausmaß wider, in dem die ausgedrückten Emotionen der Mitarbeiter mit den Regeln übereinstimmen, die den akzeptablen emotionalen Ausdruck am Arbeitsplatz vorschreiben (emotionale Darstellungsregeln; Grandey & Gabriel, 2015). Solche Emotionsleistung prognostiziert Kundenzufriedenheit, Loyalität, Empfehlungen und Wahrnehmungen der Servicequalität (Groth et al., 2009; Hennig-Thurau et al., 2006; Pugh, 2001).

Die Forschung hat sich auf zwei Strategien der „emotionalen Arbeit" konzentriert, die Mitarbeiter verwenden können, um Emotionsleistung zu erreichen: (1) Oberflächenhandeln – Vorspielen von Emotionen durch Modifizieren der gezeigten Ausdrücke, und (2) Tiefenhandeln – Verwenden von Emotionsregulationsstrategien, um *sowohl* gefühlte *als auch* ausgedrückte Emotionen zu ändern. Tiefenhandeln beinhaltet die Darstellung authentischer Emotionen durch Methoden wie kognitive Umstrukturierung oder aufmerksamkeitsbezogenes Verschieben, während ein Beispiel für Oberflächenhandeln das Lächeln beinhaltet, während man sich immer noch frustriert fühlt. Tiefenhandeln prognostiziert im Allgemeinen positivere Leistungsergebnisse und weniger negative Ergebnisse im Vergleich zum Oberflächenhandeln (Groth et al., 2009; Hülsheger & Schewe, 2011; Totterdell & Holman, 2003). Diese Strategieunterscheidung ist wichtig, weil die *wahrgenommene Authentizität* emotionaler Darstellungen positive Kundendienstergebnisse vorhersagt (Hennig-Thurau et al., 2006; Wang et al., 2017). Da Schlafverlust und schlechte Schlafqualität schädlich für die adaptive Emotionsregulation sind (für Überprüfungen siehe Budnick & Barber, 2015; Kahn et al., 2013; Palmer & Alfano, 2017), beeinflusst Schlaf die Fähigkeiten der Mitarbeiter dahingehend, bei der Arbeit effektiv Tiefenhandeln einzusetzen, was wiederum die Emotionsleistung und den Kundendienst beeinflusst. Tatsächlich hat in einer Studie Schlafentzug ein verringertes Tiefenhandeln bei Führungskräften vorhergesagt, jedoch war er nicht prädiktiv für Oberflächenhandeln (Barnes et al., 2016b).

Darüber hinaus deuten aufkommende Beweise darauf hin, dass Schlafverlust die Interpretationen sozialer Informationen am Arbeitsplatz von Individuen verändert, was die Fähigkeit einer Person beeinflussen könnte, Situationen (neu) zu bewerten. Schläfrige Personen interpretieren mehrdeutige Informationen negativer als nichtschläfrige Personen (Barber & Budnick, 2015; Ree & Harvey, 2006), und schlechter Schlaf ist mit reduzierten kognitiven Umstrukturierungsfähigkeiten verbunden (eine Emotionsregulationsstrategie; Mauss et al., 2013). Daher könnte Schlaf beeinflussen, wie Mitarbeiter Interaktionen interpretieren und ihre Fähigkeit, adaptiv zu reagieren. Dennoch sind die Ergebnisse zu Schlaf und emotionaler Leistung relativ unerforscht, obwohl viele Länder überwiegend servicebasierte Volkswirtschaften haben.

Organisationsbürgerliches Verhalten und kontraproduktives Arbeitsverhalten

Uns ist nur eine Studie bekannt, die bislang den Schlaf und das organisationsbürgerliche Verhalten – Verhaltensweisen wie die Unterstützung anderer in der Organisation und die Begeisterung für die eigene Arbeit und die organisatorischen Ziele – direkt untersucht hat. Eine Nacht objektiv gemessener Schlafmenge (mittels Polysomnographie) war mit einem größeren organisationsbürgerlichen Verhalten am nächsten Tag in Bezug auf die Organisation verbunden, jedoch nicht mit solchen, die sich auf *Einzelpersonen* in der Organisation richteten (Studie 1; Barnes et al., 2013). Die selbstberichtete Schlafmenge über 5 Arbeitstage zeigte ebenfalls positiv-prädiktive Angaben für *beide* Arten von organisationsbürgerlichem Verhalten, sowohl in Bezug auf die Organisation als auch auf einzelne Organisationsmitglieder (Studie 2).

Kontraproduktives Arbeitsverhalten umfasst eine Reihe von negativen Verhaltensweisen am Arbeitsplatz, die typischerweise als zwischenmenschliche oder organisatorische Abweichungen kategorisiert werden. Führungskräfte mit schlechter selbstberichteter Schlafqualität über 10 Tage zeigten erhöhte missbräuchliche Verhaltensweisen (z. B. Anschreien oder Unhöflichkeit gegenüber einem Angestellten) indirekt durch eine geringere selbstberichtete Selbstregulationsfähigkeit (Ego-Depletion; Barnes et al., 2015). Schlafprobleme korrelieren auch mit unethischem kontraproduktivem Arbeitsverhalten (für eine Übersicht siehe Barber & Budnick, 2016). So zeigte eine Studie, dass eine höhere objektive Schlafmenge und eine bessere selbstberichtete Schlafqualität weniger unethische Verhaltensweisen am Arbeitsplatz, wie Betrug und das Anmaßen von Verdiensten anderer, vorhersagten (Barnes et al., 2011).

Die absichtliche Zurückhaltung von Anstrengungen (Arbeitsverweigerung) ist eine weitere Form von kontraproduktivem Arbeitsverhalten. Mitarbeiter können sich physisch (z. B. Verspätung, Abwesenheit) oder psychisch zurückziehen (z. B. Präsentismus, Cyberloafing; LeBlanc et al., 2014; für eine Übersicht über Schlaf und Arbeit Rückzug siehe Carleton & Barling, 2016). In Bezug auf physischen Rückzug ist der Zustand der Schläfrigkeit prädiktiv für teilweisen (z. B. verspätetes Erscheinen, frühes Verlassen; Swanson et al., 2011) und vollen Arbeitsausfall (Åkerstedt et al., 2007a; Philip et al., 2001). Schlafentzug sagt auch psychischen Rückzug voraus, wie Konzentrations- und Aufmerksamkeitsprobleme (Anderson & Horne, 2006; Chuah et al., 2010; Lim & Dinges, 2010; Swanson et al., 2011). Schlechter Schlaf fördert zudem den psychischen Rückzug, der sich als reduzierter Arbeitseinsatz äußert. So ist Cyberloafing – die Nutzung des Internets am Arbeitsplatz für nichtarbeitsbezogene Zwecke – mit schlechtem objektivem Schlaf verbunden (Wagner et al., 2012). Am Montag direkt nach der Sommerzeit (ein Proxy für Schlafverlust) erhöhten die Mitarbeiter das Cyberloafing im Vergleich zur Vorwoche und 2 Wochen danach (Wagner et al., 2012). Insgesamt sind schlechte Schlafqualität und -menge generell prädiktiv für weniger kontraproduktives Arbeitsverhalten (z. B. Christian & Ellis, 2011; Mullins et al., 2014) und die Schlafmenge für organisationsbürgerliches Verhalten (Barnes et al., 2013), aber über die Ursachen oder Grenzen dieser Zusammenhänge ist weniger bekannt. Daher diskutieren wir anschließend mögliche Mediatoren und Moderatoren der Schlaf-Leistungs-Beziehung.

Vom Schlaf zur Leistung: Mediatoren und Moderatoren

Die überprüfte Literatur zeigt einen Zusammenhang zwischen besserem Schlaf und wünschenswerteren sozialen Verhaltensweisen in Organisationen. Doch unser Verständnis für die kausalen Erklärungen und Grenzbedingungen dieser Beziehungen ist noch limitiert. Die Integration empirischer Belege aus verschiedenen Disziplinen (z. B. Organisationsverhalten, Sozialpsychologie, Neurowissenschaften, Schlafmedizin) legt nahe, dass 3 „Mediatorenklassen" helfen, die Beziehungen zwischen Schlaf und sozialem Verhalten zu erklären: (1) soziale kognitive Prozesse, (2) affektive Zustände und (3) Selbstregulationsprozesse. Tatsächlich erklären wahrscheinlich mehrere miteinander verbundene und interagierende Mechanismen den Zusammenhang zwischen Schlaf und Leistung (Abb. 1). Obwohl die von uns vorgeschlagenen Mechanismen sich sicherlich gegenseitig beeinflussen, kann in jeder Situation der/die salienteste(n) Mechanismus(en) sowohl von der jeweiligen Leistungskomponente als auch vom Kontext abhängen. So könnte der Mechanismus, der die Beziehung zwischen Schlaf und organisationsbürgerlichem Verhalten erklärt, sich von dem unterscheiden, der die Beziehung zwischen Schlaf und kontraproduktivem Arbeitsverhalten darlegt; ob diese Beziehungen überhaupt bestehen, könnte teilweise durch den organisatorischen Kontext bestimmt werden. Im Folgenden erläutern wir die einzelnen Mediatorenklassen, wobei diese in enger Beziehung zueinander stehen. Dies könnte erklären, warum Schlaf die Arbeitsleistung beeinflusst, unter dem Vorbehalt, dass es noch einiger Forschungsarbeit bedarf, um diese Mechanismen zu bestätigen.

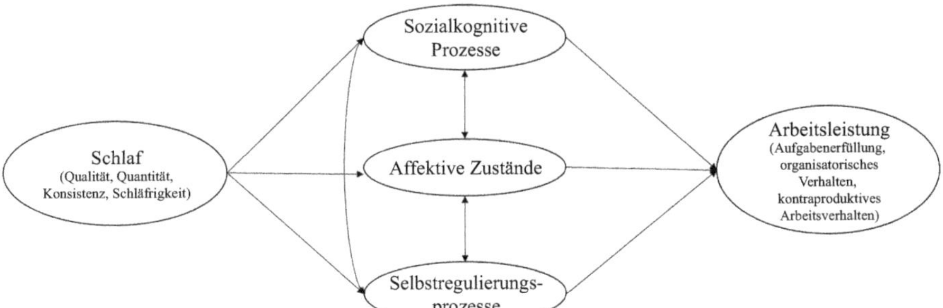

Abb. 1 Mediatoren der Beziehungen zwischen Schlaf und Arbeitsleistung

Mediatorenklasse 1: Soziale kognitive Prozesse

Eine Vielzahl an Forschungsergebnissen legt nahe, dass Schlaf verschiedene kognitive Prozesse beeinflussen kann, einschließlich Aufmerksamkeit, Wahrnehmung, Gedächtnis und Entscheidungsfindung (Alhola & Polo-Kantola, 2007; Harrison & Horne, 2000; Killgore, 2010). Es gibt auch wachsende Beweise dafür, dass Schlaf *soziale* kognitive Prozesse beeinflusst (Beattie et al., 2015; Gordon et al., 2017). Da Organisationswissenschaftler bereits sozial-kognitive Prinzipien zur Verständnis von Führung (z. B. Leader-Follower-Beziehungen; Thomas et al., 2013; Implizite Führungstheorien; siehe Epitropaki et al., 2013; Lord & Maher, 1991), Kundenservice-Interaktionen (z. B. Van Kleef et al., 2012) und unethischem Arbeitsverhalten anwenden (Barber & Budnick, 2016), möchten wir einen ähnlichen Ansatz zum Verständnis der Beziehungen zwischen Schlaf und sozial-organisatorischem Verhalten vorstellen. Wir unterscheiden drei sozial-kognitive Prozesse, um die Beziehungen zwischen Schlaf und sozial-organisatorischem Verhalten zu erklären: (1) Aufmerksamkeitsverzerrungen, (2) Personenwahrnehmung und (3) soziale Urteils- und Entscheidungsfindungsprozesse.

Aufmerksamkeits- und Gedächtnisverzerrungen Schläfrigkeit beeinflusst die Wachsamkeit insofern, als wichtige situationsrelevante Informationen übersehen werden können (Budnick & Barber, 2015; Durmer & Dinges, 2005). Diese *Aufmerksamkeitsverzerrung* kann dazu führen, dass die ethischen Implikationen des eigenen Handelns oder des Handelns eines anderen nicht erkannt werden (Barber & Budnick, 2016). Tatsächlich hängt Schlafverlust mit moralischem Bewusstsein zusammen (Barnes et al., 2015); die Wahrscheinlichkeit, dass Personen die moralischen Implikationen einer erkennen, wenn sie schläfrig sind, ist geringer. In ähnlicher Weise fördert schlechte Schlafqualität eine Gedächtnisverzerrung für negative Informationen (Gobin et al., 2015). Mitarbeiter könnten das Gefühl haben, dass aggressive Reaktionen gegenüber der Organisation oder anderen in der Organisation gerechtfertigt sind, wenn sie von einer durch Schläfrigkeit induzierten negativen Aufmerksamkeitsverzerrung beeinflusst werden (d. h. wenn sie nur auf das negative Verhalten von Vorgesetzten, Mitarbeitern oder Kunden achten und sich daran erinnern). Mit anderen Worten: Moralisches Bewusstsein könnte eine Beziehung zwischen schlechtem Schlaf und missbräuchlicher Supervision sowie schlechtem Schlaf und kontraproduktivem Arbeitsverhalten vermitteln.

Personenwahrnehmung Schlaf beeinflusst auch die Personenwahrnehmung (d. h. die Wahrnehmung und den Eindruck von anderen; Gordon et al., 2017). Beispielsweise kann Schlaf die Emotionserkennung beeinflussen, welche die Verarbeitung emotionaler Reize betrifft, einschließlich der Identifizierung und Interpretation der Emotionen anderer (Beattie et al., 2015; Killgore et al., 2017). Schlafentzug verringert die Geschwindigkeit und Genauigkeit der Gesichtsausdruckserkennung (positiv, negativ oder neutral), wobei mehrdeutige (neutrale) Ausdrücke besonders von diesen Defiziten betroffen sind (Beattie et al., 2015;

Maccari et al., 2014; van der Helm, Gujar, & Walker, 2010).[3] Außerhalbder Organisationsliteratur prognostizierte schlechterer Schlaf bei einem Partnerweniger empathische Genauigkeit (Identifizierung der Emotionen anderer) während Konflikten für *beide* Partner in romantischen Beziehungen (Gordon & Chen, 2014).Darüber hinaus führte eine Nacht Schlafentzug zu einer verringerten Genauigkeitbei der Identifizierung von Glück und Traurigkeit, aber nicht von Überraschung,Angst, Ekel oder Wut (Killgore et al., 2017).Killgore et al. schlussfolgerten, dass Schlafentzug weniger wahrscheinlichReaktionen auf dringliche oder bedrohliche Situationen beeinflusst, sondern ehersoziale Bindungsprozesse und weniger dringliche Beziehungsprozesse – wiearbeitsbezogene soziale Interaktionen – beeinträchtigen könnte.

Aus der Perspektive der Emotionen als soziale Information (EASI; Van Kleef, 2009) beeinflussen emotionale Ausdrücke das Verhalten und die sozialen Urteile der Wahrnehmenden, indem sie Informationen über die Absichten und Ziele anderer liefern oder indem sie den Affekt des Wahrnehmenden durch emotionale Ansteckung und/oder erhöhte zwischenmenschliche Anziehung beeinflussen (Van Kleef, 2009). Beispielsweise können Mitarbeiter in Dienstleistungsunternehmen die positiven oder negativen emotionalen Ausdrücke der Kunden als Information verwenden und daraus schließen, ob sie ihr Verhalten beibehalten oder anpassen sollten, um die Kundenzufriedenheit zu erhöhen (Mattila & Enz, 2002). Darüber hinaus scheint eine genaue Emotionserkennung für transformationale Führung entscheidend zu sein. Die korrekte Identifizierung der Emotionen der Anhänger hilft, effektiv zu kommunizieren und zu inspirieren, sowie hochwertige Beziehungen zwischen Leader und Follower zu entwickeln (Caruso et al., 2002; Rubin et al., 2005). Weiterhin verringert Schlafentzug bei Followern die Wahrnehmung von Leader-Charisma (Barnes et al., 2016), was die Wahrnehmung der Führungseffektivität reduzieren könnte.

Soziales Urteilen und Entscheidungsfindung Schlaf beeinflusst nicht nur, welche sozialen Informationen Individuen wahrnehmen und wie sie diese wahrnehmen, sondern auch, wie sie diese interpretieren/beurteilen und Entscheidungen bezüglich sozialer Informationen treffen (siehe Harrison & Horne, 2000). Der Begriff „soziale Entscheidungsfindung" bezieht sich auf Entscheidungen, die sowohl uns selbst als auch andere betreffen (Lee & Harris, 2013; Rilling & Sanfey, 2011). Solche Entscheidungen beinhalten sowohl „nichtsoziale" Prozesse (z. B. Risiko/Belohnungsverarbeitung) als auch soziale Prozesse (z. B. das Erschließen

[3] In einer kürzlichen Studie fanden Holding et al. (2017) keinen Einfluss der selbstberichteten Schlafqualität, -menge oder des manipulierten Schlafentzugs auf die Genauigkeit der Emotionserkennung mit sowohl video- als auch audiobasierten Reizen. Diese Autoren vermuten, dass die fehlende Replikation auf die Verwendung statischer Reize und morphierter Bilder in früheren Studien (im Gegensatz zu multimodalen Reizen) oder auf Publikationsbias zurückzuführen sein könnte. Sie spekulieren jedoch auch, dass Schlaf die Erkennung der *Emotionsintensität* (im Gegensatz zur Identifizierung der gezeigten Emotion) beeinflussen könnte, was in ihrer Untersuchung nicht gemessen wurde.

der psychologischen Zustände anderer; Lee & Harris, 2013). Soziale Prozesse beinhalten auch Entscheidungen in Bezug auf das Vertrauen in andere, das Helfen anderer, das Befolgen sozialer Normen und Fairness (Rilling & Sanfey, 2011), die alle für die Arbeitsleistung relevant sind.

Zum Beispiel verwenden schlechte Schläfer mehr Heuristiken oder mentale Abkürzungen, wie Stereotypisierung, die wiederum zu Vorurteilen führen können (Ghumman & Barnes, 2013). Schläfrigkeit fördert auch eine negative interpretative Voreingenommenheit; das heißt, bei Konfrontation mit mehrdeutigen (oder eindeutig) negativen sozialen Informationen liefern schläfrige Personen besonders negative Interpretationen im Vergleich zu ausgeruhten (Barber et al., 2013; Barber & Budnick, 2015; Ree & Harvey, 2006; Tempesta et al., 2010). Im organisatorischen Kontext sagt erhöhte Schläfrigkeit erhöhte Interpretationen von Ungerechtigkeit voraus, wenn sie mit mehrdeutigen oder eindeutig unfairer Arbeitsplatzinformation konfrontiert werden (Barber & Budnick, 2015). Diese Ergebnisse stimmen mit Forschungen überein, die zeigen, dass Schlafentzug zu einem verringerten Vertrauen und einer erhöhten Sensibilität für Ungerechtigkeit führt, wenn sozial interagiert wird (Anderson & Dickinson, 2010). Darüber hinaus neigen Individuen mit Schlafentzug eher dazu, anderen in frustrierenden Situationen die Schuld zu geben und weniger wahrscheinlich Lösungen anzubieten oder Versuche zu unternehmen, sich mit anderen zu versöhnen (Kahn-Greene et al., 2006). Schließlich kann Schlafentzug zu Defiziten in der moralischen Entscheidungsfindung führen (Olsen et al., 2010; Tempesta et al., 2011). Da schläfrigere Individuen dazu neigen, mehrdeutige Informationen als besonders negativ zu interpretieren, beeinflussen diese Interpretationen vermutlich ihr soziales Verhalten in organisatorischen Einstellungen (Budnick & Barber, 2015). Zum Beispiel könnte interpretative Voreingenommenheit besonders relevant sein, um Beziehungen zwischen Schlaf und Nicht-Aufgabenleistungsverhalten zu vermitteln (Barber & Budnick, 2016), da Wahrnehmungen von Arbeitsplatzgerechtigkeit positiv mit organisatorischem Bürgerschaftsverhalten und negativ mit kontraproduktivem Arbeitsverhalten assoziiert wurden (Colquitt et al., 2013; Dalal, 2005). Es gibt jedoch derzeit keine direkten empirischen Beweise, die den Zusammenhang zwischen Schlaf, der Wahrnehmung von Gerechtigkeit und Arbeitsleistungsergebnissen unterstützen.

Da Aufmerksamkeit, Wahrnehmung, Urteilsbildung und Entscheidungsfindung letztendlich miteinander verbunden sind, kann Schlaf all diese Prozesse gleichzeitig beeinflussen. Beispielsweise könnten Aufmerksamkeitsverzerrungen zu fehlerhafter Entscheidungsfindung (z. B. wenn neutrale/negative Informationen stärker gewichtet werden) und negativen Urteilen gegenüber anderen (z. B. untergeordnete Wahrnehmungen von Führungskräften) beitragen. Am Arbeitsplatz könnten schläfrige Führungskräfte, die mehr missbräuchliches Aufsichtsverhalten zeigen (Barnes et al., 2015), dies tun, weil sie die Handlungen der Angestellten, die negativ oder mehrdeutig negativ sind, beachten, sich erinnern und stärker gewichten (Barber & Budnick, 2015; Budnick & Barber, 2015).

Mediatorenklasse 2: Affektive Zustände

Soziale Aufgabenleistung Viele Studien untersuchen den Einfluss von affektiven Zuständen und verwandten Prozessen (z. B. Darstellung von Affekt; siehe Diskussion über Selbstregulierungsprozesse unten) auf Arbeitsverhalten (z. B. Beal et al., 2005; Dalal et al., 2009; Weiss & Cropanzano, 1996), insbesondere soziales Leistungsverhalten (Barsade & Gibson, 2007; Van Knippenberg et al., 2008). Die Bedeutung des Schlafes für Stimmungs-/Emotionszustände ist gut dokumentiert (z. B. Beattie et al., 2015; Fairholme & Manber, 2015; Kahn et al., 2013; Pilcher & Huffcutt, 1996). Wenn Menschen schlecht schlafen, erleben sie mehr negative (Dinges et al., 1997; Drake et al., 2001; Križan & Hisler, 2019) und weniger positive Affekte (Bower et al., 2010; Talbot et al., 2010).

Direkte Beweise verbinden Schlaf mit Führung durch negative affektive Zustände. Insbesondere zeigen ausgeruhte Führungskräfte weniger Feindseligkeit, was die Qualität der Beziehung zwischen Führungskraft und Mitarbeiter verbessert (Guarana & Barnes, 2017). Schlafentzug verringert den positiven Affekt und die Wahrnehmungen charismatischer Führung bei Mitarbeitern (Barnes et al., 2016). Bezüglich der Kundenserviceleistung könnte schlechter Schlaf, der den negativen Affekt der Mitarbeiter erhöht, Versuche stören, die Lücken zwischen erlebten und gezeigten Emotionen zu überbrücken (Gish & Wagner, 2016). Müde Mitarbeiter könnten Schwierigkeiten haben, soziale Leistungserwartungen zu erfüllen (z. B. Freundlichkeit gegenüber Kunden auszudrücken), aufgrund von erhöhtem negativem Affekt kombiniert mit größeren Schwierigkeiten bei der Emotionsregulation.

Organisationales Bürgerverhalten Forschungen legen nahe, dass die Arbeitszufriedenheit die Beziehung zwischen Schlaf und organisatorischem Bürgerverhalten vermittelt (Barnes et al., 2013). Arbeitszufriedenheit ist ein Einstellungskonstrukt, das sowohl affektive (d. h. positive Stimmung) als auch kognitive Komponenten umfasst (Judge & Kammeyer-Mueller, 2012). Beweise, die darauf hindeuten, dass positiver Affekt mit organisatorischem Bürgerverhalten assoziiert ist (Dalal et al., 2009; Fisher, 2002; Miles et al., 2002), könnten darauf hindeuten, dass auch positive affektive Zustände die Beziehungen zwischen Schlaf und organisatorischem Bürgerverhalten vermitteln. Ein weiterer plausibler Mediator der Beziehungen zwischen Schlaf und organisatorischem Bürgerverhalten ist die Arbeitsleistung, die einen positiven affektiv-motivationalen Zustand darstellt, der durch Eifer, Hingabe und Absorption gekennzeichnet ist (Schaufeli et al., 2002). Arbeitsleistung erhöht das organisatorische Bürgerverhalten (Rich et al., 2010), aber Schlafprobleme sagen eine verringerte Arbeitsleistung voraus (Hallberg & Schaufeli, 2006); bessere Schlafhygiene und Schlafqualität sind prädiktiv für mehr Arbeitsleistung (Barber et al., 2013; Kühnel et al., 2017). Darüber hinaus korreliert die Schlafqualität des *Vorgesetzten* mit verringerter Arbeitsleistung der *Mitarbeiter* (Barnes, Lucianetti, et al., 2015), was darauf hindeutet, dass der Schlaf des Vorgesetzten auch organisatorische Bürgerverhalten der Mitarbeiter beeinflussen kann, obwohl dies noch nicht empirisch bestätigt ist.

Kontraproduktives Arbeitsverhalten In Bezug auf kontraproduktives Arbeitsverhalten legen empirische Beweise nahe, dass Feindseligkeit die Beziehung zwischen Schlaf und kontraproduktivem Arbeitsverhalten beeinflusst (Christian & Ellis, 2011). Ein weiterer potenzieller negativer affektiver Zustand, der die Beziehungen zwischen Schlaf und kontraproduktivem Arbeitsverhalten beeinflussen könnte, ist Angst, die sowohl mit Schlafproblemen (Swanson et al., 2011) als auch mit kontraproduktivem Arbeitsverhalten korreliert (Fox et al., 2001). Eine empirische Überprüfung diesbezüglich steht jedoch noch aus. Ein anderer alternativer Mechanismus könnte sich auf die affektive Funktion beziehen; wenn Menschen schläfrig sind, könnten sie größere Schwierigkeiten haben, die Ursache ihrer eigenen affektiven Zustände zu interpretieren – beispielsweise könnten sie negative Emotionen einem Aspekt der organisatorischen Umgebung statt schlechtem Schlaf zuschreiben (Barnes et al., 2016). Wenn Schläfrigkeit die Ursache für negativen Affekt ist, Mitarbeiter diesen jedoch in der organisatorischen Umgebung begründet sehen, könnten diese kontraproduktives Arbeitsverhalten zeigen.

Mediatorenklasse 3: Selbstregulierungsprozesse

Selbstregulierung – Definition und Beziehung zur Arbeitsleistung Selbstregulierung ist ein breites Konstrukt, das sich auf die anstrengende, zielgerichtete Kontrolle über Kognition, Affekt und/oder Verhalten bezieht. Schlaf hat einen gut etablierten Einfluss auf übergeordnete exekutive Selbstregulationsfunktionen (z. B. Arbeitsgedächtnis, Aufmerksamkeit, Hemmung; Chuah et al., 2006; Killgore, 2010; Lim & Dinges, 2010). Obwohl sie hier separat aufgeführt werden, sind Selbstregulationsprozesse eng mit den zuvor diskutierten affektiven und sozial-kognitiven Prozessen verflochten. Sie werden hier nochmals gesondert beschrieben, weil sie integraler Bestandteil der Arbeitsleistung sind (Beal et al., 2005; Porath & Bateman, 2006) und häufig als potenzieller Mediator von Schlaf und Arbeitsergebnissen diskutiert werden (z. B. Barnes, 2012).

Effektive Verhaltensweisen in jeder Komponente der Arbeitsleistung beinhalten Selbstregulierung, da sie motivierendes zielgerichtetes und inhibierendes, nicht zielgerichtetes Verhalten erfordern. Beispielsweise erfordert die soziale Aufgabenleistung (z. B. Führung und Emotionsleistung) Emotionsregulation – Kontrolle über emotionale Erfahrungen und Darstellungen. Effektive Emotionsregulation sollte auch eine hohe Emotionsleistung vorhersagen. Da die Wahrnehmungen von Kunden und Führungskräften von Mitarbeitern für eine erfolgreiche soziale Aufgabenleistung entscheidend sind, untersuchen viele Studien den Zusammenhang zwischen affektiven *Darstellungen* (im Gegensatz zu affektiven Erfahrungen) und Führung (z. B. Trichas et al., 2017). Effektive soziale Aufgabenleistung beinhaltet auch andere Aspekte der Selbstregulierung wie Zielüberwachung und inhibitorische Kontrolle. Zum Beispiel erfordert die Emotionsleistung die Überwachung der Diskrepanz zwischen affektiven Erfahrungen und Darstellungsregeln (Zielüberwachung). Wenn eine Diskrepanz auftritt, sind Emotionsregulationsstrategien (z. B.

Tiefenhandeln oder Oberflächenhandeln) entscheidend, um maladaptive Reaktionen zu hemmen (z. B. Anschreien eines Kunden/Mitarbeiters). Daher können Schlafprobleme mehrere selbstregulatorische Aspekte stören, die für die soziale Aufgabenleistung wichtig sind, einschließlich Zielüberwachung, Emotionsregulation und inhibitorische Kontrolle (z. B. Križan & Hisler, 2016).

Theorien zur Selbstregulation Obwohl es mehrere Theorien zur Selbstregulation gibt, scheinen zwei relevant zu sein: das Modell der selbstregulatorischen Erschöpfung (Stärkenmodell) und das Modell der Prioritätsverschiebung (Križan & Hisler, 2016; Pilcher et al., 2015). Das Erschöpfungsmodell besagt, dass die *Selbstregulationsfähigkeit* oder Energie von Individuen begrenzt ist; ausreichender Schlaf füllt Selbstregulationsressourcen auf (z. B. Barnes, 2012). Wenn Mitarbeiter Ressourcen durch anstrengende Arbeitsaktivitäten „erschöpfen", müssen sie schlafen, um die für die nachfolgende Selbstregulation erforderlichen Ressourcen wiederherzustellen. Die Annahme, dass Mitarbeiter ohne Schlaf sich selbst nicht effektiv für die Arbeitsleistung regulieren können, ist charakteristisch für den Ansatz der Erschöpfung der Selbstregulation (z. B. Baumeister et al., 2007). Bis heute haben die meisten Untersuchungen im Bereich des Organisationsverhaltens das Modell der selbstregulatorischen Erschöpfung übernommen, indem sie feststellen, dass die Leistung aus der Selbstregulationsfähigkeit der Mitarbeiter resultiert. Beispielsweise resultieren kontraproduktive Arbeitsverhaltensweisen aus einem Versagen der Selbstregulation aufgrund von Erschöpfung (z. B. Barnes et al., 2015; Christian & Ellis, 2011).

Doch anstatt *unfähig* zur Selbstregulation zu sein, könnten Mitarbeiter auch einfach nur *unwillig* sein. Das Modell der Verschiebung von Prioritäten in der Selbstregulation deutet darauf hin, dass Mitarbeiter in der Lage sind, sich adaptiv selbst zu regulieren, sich aber dafür entscheiden, dies nicht zu tun. Beweise, die dem Stärkenmodell widersprechen, legen nahe, dass Incentives die Ego-Depletion (Vohs, Baumeister, & Schmeichel, 2012) und schlafbezogenen Wachsamkeitsdefizite überwinden (Horne & Pettitt, 1985). Darüber hinaus beeinflussen Wahrnehmungen der Ego-Depletion die Leistung, unabhängig von der tatsächlichen Erschöpfung (Clarkson et al., 2010; Draganich & Erdal, 2014). Da Studien zum Organisationsverhalten in der Regel auf Selbstberichten über Ego-Depletion beruhen, könnten einige Leistungsergebnisse auf schlafbezogene Motivationsunterschiede zurückzuführen sein. Wenn Mitarbeiter Schläfrigkeit erleben, könnten sie denken, dass sie nicht in der Lage zur Selbstregulation seien, und dies könnte wiederum in einer „Selbstlizenz" für negatives Verhalten resultieren (z. B. kontraproduktive Arbeitsverhaltensweisen, Verletzung von Darstellungsregeln; z. B., Križan & Hisler, 2016). Schließlich konnten die Untersucher auch keine Beweise dafür liefern, welche „Ressource" erschöpft wird (siehe Inzlicht & Berkman, 2015), insbesondere da zentrale Konzepte eines Energiemechanismus durch spätere Forschungsarbeiten untergraben wurden (d. h. Glukose; Dang, 2016). Andere Studien stellen sogar die Aussagekraft des zentralen behavioralen Effekts der Depletion infrage, der in früheren Untersuchungen beobachtet wurde (Carter et al., 2015; Carter & McCullough, 2014; Hagger et al., 2016).

Alternativ könnten schläfrige Mitarbeiter zentrale Ziele neu priorisieren und kompensatorische Mechanismen zur Motivation der Zielverfolgung mobilisieren, eine Behauptung, die mit Arbeiten übereinstimmt, die weniger Leistungsabnahmen bei komplexen im Vergleich zu einfachen Aufgaben zeigen, wenn man müde ist (Harrison & Horne, 2000; Hockey, 2013; Križan & Hisler, 2016). Anders ausgedrückt, könnten müde Mitarbeiter die wichtigsten Ziele identifizieren und sich darauf konzentrieren, diese zu erreichen, und den Einsatz für das Bürgerverhalten aufrechterhalten, um trotz Schlafproblemen eine anhaltende Aufgabenleistung zu gewährleisten (Križan & Hisler, 2016). Diese Diskussion stellt mindestens zwei potenzielle Selbstregulationsmediatoren zwischen Schlaf und Arbeitsleistung dar. Schläfrigkeit könnte eine erhöhte Aufgabenleistung (aber verringertes organisatorisches Bürgerverhalten) indirekt über Selbstregulationsüberzeugungen (d. h. begrenzt oder nicht) und/oder Wahrnehmungen der Ego-Depletion vorhersagen.

Moderatoren der Beziehung zwischen Schlaf und Arbeitsleistung

Koffeinkonsum Koffein mildert Aufmerksamkeits- und Wachsamkeitsdefizite nach schlechtem Schlaf (Lorist et al., 1994; Patat et al., 2000; Reyner & Horne, 1997; Van Dongen et al., 2001; Wright et al., 1997) und könnte die Arbeitsleistung gegen Schlafverlust abpuffern – zumindest bei einigen Aufgaben. Obwohl Koffein scheinbar viele Vorteile bei einfachen Aufmerksamkeits- und Wachsamkeitsaufgaben bietet, scheint die Beziehung von Koffein zu Schlaf und sozialem Verhalten nuancierter zu sein. In sozialen Kontexten kann Koffein die Unterscheidung von komplexen emotionalen Ausdrucksnuancen bei Teilnehmern mit Schlafentzug verbessern (Huck, McBride, Kendall, Grugle, & Killgore, 2008). Koffein verbessert auch die Stimmung nach Schlafverlust (z. B. reduzierte Müdigkeit und Reizbarkeit; Grant et al., 2018; Lieberman, Tharion, Shukitt-Hale, Speckman, & Tulley, 2002; Penetar, McCann, & Thorne, 1993) und reduziert die Erschöpfung, was sich auf die soziale Leistung auswirkt (z. B. kontraproduktive Arbeitsverhaltensweisen wie Täuschung; Welsh, Ellis, Mai, & Christian, 2014). Darüber hinaus führt der Konsum von Koffein zu weniger riskanter Entscheidungsfindung und Impulsivität nach Schlafentzug (Killgore et al., 2011). Einige Studien konnten jedoch keine Wirkung von Koffein auf einige exekutive Funktionen feststellen (Killgore et al., 2009), oder die Geschwindigkeit der moralischen Entscheidungsfindung (Killgore et al., 2007) nach Schlafentzug. Andere berichten, dass Koffein Angst und die soziale Bedrohungssensitivität erhöht (Smith et al., 2012). Diese Ergebnisse haben Auswirkungen auf verschiedene Dimensionen der Arbeitsleistung, da Koffein Schlafdefizite bei der Arbeit abschwächen oder möglicherweise sogar negative Aufmerksamkeits- oder Interpretationsverzerrungen durch erhöhte Angst und Bedrohungssensitivität verstärken könnte. Wichtig ist, dass sowohl die Dosis von Koffein als auch die Menge des Schlafverlusts Einfluss darauf haben können, ob und wie sich Koffein auf die Leistung auswirkt (z. B. Bonnet et al., 2005; Roehrs & Roth, 2008). Daher können verschiedene Faktoren (z. B. Aufgabentyp, Koffeindosis, Menge des Schlafverlusts) mit dem Koffeinkonsum interagieren und so das sozial-organisatorische Verhalten beeinflussen.

Aufgabentyp und Arbeitsposition Die Schlafforschung betont die unterschiedlichen Auswirkungen von schlechtem Schlaf auf verschiedene kognitive und emotionale Funktionen (z. B. Harrison & Horne, 2000; Killgore, 2010; Lim & Dinges, 2010; Nilsson et al., 2005; Pilcher & Huffcutt, 1996; Tucker et al., 2010). Da verschiedene kognitive Funktionen verschiedenen Aufgaben zugrunde liegen, unterscheiden sich die Beziehungen zwischen Schlaf und Arbeitsleistung je nach Aufgabentyp (z. B. Mullins et al., 2014; Pilcher & Huffcutt, 1996). Beispielsweise beeinflusst schlechter Schlaf stark das kreative Denken und Problemlöseaufgaben durch eine reduzierte Funktion des präfrontalen Kortex (Barnes & Hollenbeck, 2009; Durmer & Dinges, 2005). Dieser Einfluss ist sogar noch größer bei neuen oder schwierigen Aufgaben im Vergleich zu gut gelernten, routinemäßigen Aufgaben (Bonnet, 2011; Mullins et al., 2014).

In Teamkontexten könnte die Aufgabeninterdependenz die Beziehung zwischen Schlaf und Teamleistung verändern. Interdependente Aufgaben erfordern einzigartige Beiträge von Teammitgliedern zu einem übergeordneten Ziel. Im Gegensatz dazu sind unabhängige oder additive Teamaufgaben solche, bei denen jedes Mitglied zu einem Gesamtteamergebnis beiträgt und kein Beitrag des einzelnen Mitglieds identifizierbar ist. Vorläufige Forschungen deuten darauf hin, dass interdependente Aufgaben den Einfluss von schlechtem Schlaf auf die Aufgabenleistung mildern. Wenn Personen identifizierbar und verantwortlich für einen einzigartigen Beitrag sind, scheinen sie die Leistungsmotivation zu erhöhen, da geringer Einsatz leicht von anderen bemerkt wird (Baranski et al., 2007). Alternativ könnten nichtschläfrige Teammitglieder den Einsatz erhöhen, um die Leistungsniveaus zu kompensieren und zu schützen, wenn ein schläfriger Mitarbeiter unterdurchschnittliche Leistung erbringt (Barnes & Hollenbeck, 2009). In einem Kontext unabhängiger Teamaufgaben (d. h. alle Mitarbeiter erledigen identische Aufgaben) erhöht jedoch schlechter Schlaf die soziale Trägheit (d. h. geringerer Einsatz beim Arbeiten in einer Gruppe im Vergleich zum Alleinarbeiten; Hoeksema-van Orden et al., 1998). Da individuelle Beiträge bei unabhängigen Teamaufgaben nicht identifizierbar sind, können Einzelpersonen ihre Bemühungen reduzieren, ohne Angst vor möglichen sozialen Konsequenzen. Tatsächlich mildert individuelles Leistungsfeedback den negativen Einfluss von schlechtem Schlaf sowohl auf die Aufgaben- als auch auf die Teamleistung (Hoeksema-van Orden et al., 1998).

Besonders sozial relevant ist vielleicht auch, dass die negative Stimmungsinduktion durch Schlafentzug sogar stärker zu sein scheint als ihr schädlicher Einfluss auf die kognitive und motorische Leistung (Pilcher & Huffcutt, 1996). Daher könnte schlechter Schlaf stärker mit der Arbeitsleistung von Mitarbeitern in Berufen mit hoher emotionaler Arbeitsleistung zusammenhängen (z. B. Kundenservice und kundenorientierte Mitarbeiter). Darüber hinaus hängt auch eine effektive Führung stark von adaptiven emotionalen Funktionen ab (z. B. Inspiration und

Motivation), die schlechter Schlaf stärker beeinflussen könnte als nichtsoziale Arbeistleistungskomponenten (z. B. individuelle Produktivität).

Das Missverständnis der Chronotypen Die Menschen bezeichnen sich typischerweise selbst als entweder Morgen- oder Nachttyp, was ein Indikator für den jeweiligen Chronotyp ist. Der Chronotyp bezieht sich auf einen biologisch basierten (zirkadianen) Rhythmus hin zu morgendlicher/abendlicher Wachheit. Eine Diskrepanz zwischen dem eigenen Chronotyp und dem Arbeitsplan verschärft die negativen Auswirkungen von Schlafverlust auf soziale kognitive, affektive und selbstregulatorische Prozesse. Forschungen deuten darauf hin, dass zirkadiane Prozesse (die den Chronotyp bestimmen) die Affektivität (Boivin, 2000; Murray et al., 2009), Wachheit (Dijk et al., 1992) und kognitive Leistung (Dijk et al., 1992) beeinflussen. In Bezug auf soziales Verhalten deutet der „morning morality effect" (Kouchaki & Smith, 2014) darauf hin, dass ethisches Verhalten morgens wahrscheinlicher ist als abends; jedoch bestimmt der eigene Chronotyp diesen Effekt. Bei Morgenmenschen tritt der „morning morality effect" am Morgen auf, während Abendmenschen ethisches Verhalten eher am Abend zeigen (Gunia et al., 2014). Daher könnte die Übereinstimmung von Chronotyp und Arbeitsplan die Beziehungen zwischen Schlaf und unethischem (Barber & Budnick, 2016) oder kontraproduktivem Arbeitsverhalten moderieren (siehe auch Randler, Kap. 3 „Chronotyp und soziales Verhalten", in diesem Buch).

Hiermit in engem Zusammenhang steht die Tatsache, dass die Arbeitspläne vieler Mitarbeiter ihren normalen zirkadianen Rhythmus stören, was zu Schlafmangel an Arbeitstagen führt (d. h. Schlafschuld), welcher durch längeres Schlafen an arbeitsfreien Tagen ausgeglichen wird. Das Ausmaß, in dem der Arbeitsplan eines Menschen chronologisch mit seinem zirkadianen Rhythmus nicht übereinstimmt, wird als *Social Jetlag* bezeichnet und ist häufig bei Abendtypen (Wittmann, Dinich, Merrow, & Roenneberg, 2006) und/oder Schichtarbeitern (Juda et al., 2013) zu beobachten. So deuten neuere Studien darauf hin, dass eine zirkadiane Fehlausrichtung bei Schichtarbeitern mit erhöhter Prokrastination assoziiert ist (Kühnel et al., 2018). Darüber hinaus beeinflusst der Social Jetlag die Beziehung zwischen Schlafqualität und Prokrastination; schlechte Schlafqualität prognostiziert Prokrastination für Mitarbeiter mit Social Jetlag (Kühnel et al., 2016). Untersuchungen bezüglich der Interaktion zwischen Schlafqualität (oder -quantität) und Social Jetlag zur Prädiktion von sozialem Leistungsverhalten wie Führungseffektivität, Emotionsleistung oder Bürgerschaftsverhalten stehen noch aus.

Persönlichkeit Zusätzlich zu externen Einflüssen machen stabile individuelle Unterschiede (z. B. Persönlichkeit) Individuen wahrscheinlich mehr oder weniger anfällig für die negativen Auswirkungen von schlechtem Schlaf. So schadet Schlafentzug beispielsweise der kognitiven und psychomotorischen Funktion von Extravertierten bei Wachsamkeitsaufgaben im Vergleich zu Introvertierten (Killgore et al., 2007; Taylor & McFatter, 2003). Dieser Effekt zeigt sich jedoch nur während sozialer Interaktionen am Tag; bei sozialer Isolation traten keine Unterschiede zwischen Introvertierten und Extravertierten in der Wachsamkeitsleistung auf (Rupp et al., 2010). In Teamsettings (oder stark sozial interaktiven Jobs) könnten Extravertierte tatsächlich nach Schlafverlust einen größeren Leistungsnachteil haben als Introvertierte, zumindest bei Wachsamkeitsaufgaben (z. B. TSA-Agenten, die gemeinsam Flughafengepäck scannen). Alternativ könnten Extravertierte mit Schlafentzug in sozial anregenden Umgebungen bei Wachsamkeitsaufgaben schlechter abschneiden, aber bei sozialen Interaktionsaufgaben (z. B. Kundenservice, Verkaufsleistung) besser als Introvertierte. Da Extravertierte durch soziale Interaktion energetisiert werden könnten (Cunningham, 1988), könnte das Interagieren im schläfrigen Zustand ähnliche Auswirkungen auf soziale Aufgaben haben wie die beobachteten Auswirkungen von Koffein auf Wachsamkeitsaufgaben. Angesichts der Tatsache, dass einige individuelle Unterschiede (z. B. negative/positive Affektivität, Selbstkontrolle) direkt das organisatorische Bürgerschaftsverhalten und kontraproduktives Arbeitsverhalten beeinflussen (Kaplan et al., 2009), ist eine Untersuchung des Einflusses der Persönlichkeit auf die Beziehung von Schlaf und sozialer Leistung gerechtfertigt.

Dauer der Dyade Für einige Mitarbeiter bedeutet ein hohes Leistungsniveau, hochwertige Beziehungen zu relevanten Kollegen und Interessengruppen (z. B. Follower in Leader-Follower-Beziehungen, Kunden, Klienten) zu entwickeln. Wie die Leader-Member-Exchange-Theorie suggeriert, entwickelt sich die dyadische Beziehung zwischen einem Leader und Follower im Laufe der Zeit und stabilisiert sich schließlich, sobald die beiden mehr übereinander erfahren. Zu Beginn der Beziehung können sich beide jedoch stark auf soziale und umweltbedingte Hinweise (z. B. emotionale Ausdrücke; Guarana & Barnes, 2017) verlassen, um die andere Person und die Qualität ihrer Beziehung zu verstehen. Darüber hinaus neigen Menschen dazu, das Verhalten anderer auf die Persönlichkeit oder stabile Eigenschaften anstatt auf situative Faktoren (d. h. den fundamentalen Attributionsfehler) zurückzuführen. Aus diesem Grund kann Schlaf wahrscheinlich eher die Beziehungsqualität zu Beginn der Beziehung beeinflussen und weniger, wenn die Beziehung schließlich stabil ist (z. B. das Zuschreiben negativer Ausdrücke einer Führungskraft auf interne Eigenschaften anstatt auf schlechten Schlaf). Bei der Untersuchung dieser spezifischen Frage stellten Guarana und Barnes (2017) fest, dass die dyadische Führung die Beziehung zwischen der Schlafmenge der Geführten und den Wahrnehmungen des Führenden der Beziehungsqualität moderierte, so dass es eine positive Beziehung *nur* für neuere Dyaden gab. Die Dauer hatte jedoch keinen Einfluss auf die positive Beziehung zwischen der Schlafmenge des Führenden und den Wahrnehmungen der Geführten der Beziehungsqualität. Ob solche Ergebnisse auf den Kundendienstkontext ausgeweitet werden können, ist eine wichtige Frage, die noch nicht empirisch untersucht wurde.

Organisationsnormen Organisationen, Führungspositionen und/oder Jobs, die lange Arbeitszeiten und ständige Konnektivität (z. B. per E-Mail oder Messaging-Plattformen) erfordern, tragen zu schlechtem Schlaf der Mitarbeiter bei (Barber & Jenkins, 2014; Barnes et al., 2016; Lanaj et al., 2014; van der Hulst, 2003). Unter diesen Bedingungen könnten Mitarbeiter kompensatorische Anstrengungen unternehmen, um für *kurzfristige* Produktivität (z. B. Wachsamkeitsaufgaben; Doran et al., 2001) auf Kosten der langfristigen nachhaltigen Leistung zu sorgen.

Tatsächlich kann die unmittelbare Produktivität *zunehmen,* wenn Mitarbeiter ihren Schlaf einschränken, um mehr zu arbeiten (Barnes et al., 2016). Doch es gibt einen Punkt, an dem ein solches Verhalten nicht mehr nachhaltig ist und kompensatorische Anstrengungen nicht mehr ausreichen, um den Einfluss von schlechtem Schlaf auf die Leistung abzufedern (Doran et al., 2001; Meijman, 1997). Daher fördern Mitarbeiter, die sich strikt an Normen für lange Arbeitszeiten und ständige Konnektivität halten, paradoxerweise weitere Leistungseinbußen, da die negativen Auswirkungen von schlechtem Schlaf sich akkumulieren und mit der Zeit verschlimmern (Hursh et al., 2004). Darüber hinaus erhöht sich mit zunehmendem Schlafdefizit auch die Erholungszeit, um zur Basisleistung zurückzukehren (Barnes et al., 2016; Rupp et al., 2010), was wahrscheinlich zu einer abnehmenden Leistung über die Arbeitstage hinweg führt.

Vielleicht noch besorgniserregender ist, dass chronisch schläfrige Mitarbeiter ein größeres Risiko für negative Gesundheitsprobleme aufweisen, wie z. B. Burnout-Syndrom (Armon et al., 2008; Söderström et al., 2012), was der Organisation weitere Kosten durch Fehlzeiten und/oder Personalwechsel verursacht (z. B. Swider & Zimmerman, 2010). Auch wenn Organisationsnormen, die Arbeit dem Schlaf gegenüber priorisieren, zunächst den negativen Einfluss von Schlafverlust auf die Leistung abfedern, verschlimmern sie mit der Zeit die Beziehung zwischen schlechtem Schlaf und Leistungseinbußen (Barnes et al., 2016).

Ausblick: unerforschte Themen und Methoden

Die obigen Diskussionen über Mediatoren und Moderatoren weisen auf mehrere Lücken in der Literatur und Fragen für zukünftige Forschung hin. Im Folgenden überprüfen wir fünf große Bereiche, die sowohl hinsichtlich wesentlicher Themengebiete, die bisher unterschätzt wurden, als auch methodischer Ansätze weiterer Untersuchungen bedürfen. Obwohl es viele mögliche Forschungswege in diesem Bereich gibt, glauben wir, dass diese fünf die Literatur über Schlaf und soziales Verhalten in Organisationen am meisten bereichern werden.

Mehrebenenansätze jenseits des Individuums

Das Thema Schlaf und soziales Verhalten in Organisationen ist von Natur aus mehrstufig, da es biologische und psychologische Prozesse beinhaltet, die in jedem Einzelnen verankert und die möglicherweise in Dyaden (Leader-Follower) eingebettet sind, die wiederum sowohl in Teams als auch in Organisationen eingebunden sind. Obwohl unsere Übersicht einige Mehrebenen-Forschungsdesigns hervorhebt, die Fragen zum Schlaf- und Organisationsverhalten behandeln, beschränken sie sich in der Regel auf interpersonelle Ansätze, die tägliche Tagebuch- oder Erfahrungsstichproben verwenden (z. B. Barnes et al., 2015; Barnes et al.,

2015; Kühnel et al., 2016) oder dyadische Designs (z. B. Leader-Follower-Beziehungen, Mitarbeiter-Kunden-Beziehungen; für eine Übersicht und Beispiele von Ansätzen, die auf organisationsrelevante Dyaden angewendet werden, siehe Krasikova & LeBreton, 2012). Andere legen nahe (Faber et al., 2017; Gordon et al., 2017), dass abhängig von der Forschungsfrage die Untersuchung des Schlafes im Kontext von Teams und Organisationen von der sozialen Netzwerkmethode profitieren würde (für eine Übersicht siehe Brass et al., 2004) und/oder der Verwendung von Datenanalysetechniken wie Mehrebenenmodelle, die maximalen Gebrauch von Gruppendaten machen. Obwohl die Mehrebenenforschung schwierig und zeitaufwendig ist (für Ressourcen siehe Kerr & Tindale, 2004; Kozlowski & Klein, 2000), sind solche Designs angesichts der Bedeutung von Team- und Organisationsfaktoren für das Verhalten unerlässlich. Im Folgenden werden einige dieser Faktoren aufgeführt.

Teamleistung Teamarbeit ist in Organisationen allgegenwärtig; dennoch gibt es bis heute wenig empirische Forschung über die Auswirkungen von schlechtem Schlaf auf die Teamleistung (für theoretische Übersichten über Schlaf und Teamleistung siehe Barnes & Hollenbeck, 2009 und Faber et al., 2017). Eine wichtige Erkenntnis aus der spärlichen Literatur ist, dass die Auswirkungen von schlechtem Schlaf auf die Teamleistung je nach den unterschiedlichen Aspekten des Teams und Aspekten der Aufgabe variieren. Zum Beispiel stellen Barnes und Hollenbeck (2009) fest, dass der Zusammenhang zwischen Schlafentzug und Teamleistung von der Anzahl der ausgeruhten vs. schlafentzogenen Teammitglieder, der Art der Aufgabe (z. B. Entscheidungsfindung versus Problemlösung), der Teamzusammensetzung und -struktur (z. B. Vielfalt der Mitglieder in Bezug auf Fachgebiete oder Ebene) und sozialen Merkmalen (z. B. Vertrauen unter den Teammitgliedern) abhängt. Analog zu den Auswirkungen auf die individuelle Leistung kann schlechter Schlaf eines einzelnen Teammitglieds zu verminderter individueller Produktivität, mehr Fehlern, schlechter Kommunikation wichtiger Informationen oder erhöhtem zwischenmenschlichem Konflikt beitragen. Allerdings könnten nichtschläfrige Teammitglieder die schlechte Leistung von schläfrigen Teammitgliedern kompensieren, wodurch die Auswirkungen von schlechtem Schlaf auf die Teamleistung gemildert werden. In anderen Fällen könnten nichtschläfrige Teammitglieder absichtlich Anstrengungen zurückhalten, um Trittbrettfahrerei nicht zu fördern und von einem schläfrigen Mitglied ausgenutzt zu werden (*Trotteleffekt;* Barnes, 2011; Faber et al., 2017; Kerr, 1983), wodurch die Auswirkungen von schlechtem Schlaf auf die Teamleistung verschärft werden. Darüber hinaus könnte, wenn es sich bei dem schläfrigen Teammitglied zufällig um den Teamleiter handelt, der Einfluss seiner Fehler oder schlechten Entscheidungsfindung viel größer sein, als wenn es sich um ein in der Gruppe weniger einflussreiches Teammitglied handelt. Dieses Thema ist sehr komplex, und es bedarf weiterer Forschung, um diese und andere Thesen zum Thema Schlaf und Teamleistung zu überprüfen (siehe Barnes & Hollenbeck, 2009).

Organisationale Faktoren Ironischerweise fehlen in der empirischen Forschung über die Beziehungen zwischen Schlaf und sozialem Verhalten in Organisationen weitgehend Untersuchungen darüber, wie organisationale Variablen diese Beziehungen beeinflussen. Merkmale, die einzigartig für organisatorische Settings sind, dürften einen direkten Einfluss auf den Schlaf haben, wie z. B. Work-Family-Balance-Policies (z. B. Crain et al., 2018) und Policies bezüglich Gehaltskürzungen (z. B. Greenberg, 2006). Organisatorische Faktoren können auch Beziehungen zwischen Schlaf und sozialem Verhalten abschwächen oder verschärfen. Wie zuvor erwähnt, ist es möglich, dass Aspekte der organisatorischen Umgebung Mitarbeiter dazu motivieren, zusätzliche Anstrengungen zu unternehmen, um trotz schlechten Schlafes gut zu performen, wodurch vorübergehend negative Beziehungen zwischen Schlaf und sozial-organisatorischem Verhalten reduziert werden (z. B. organisatorische Normen, die Arbeit über Schlaf priorisieren; Barnes et al., 2016). Ein bisher nicht in Betracht gezogenes Beispiel ist die Formalität am Arbeitsplatz. So könnte der Einfluss von schlechtem Schlaf auf das Sozialverhalten in Organisationen, die eine „informelle Atmosphäre" haben, stärker ausgeprägt sein, da die Individuen weniger Druck verspüren, sich strengen Verhaltensregeln zu unterwerfen und daher weniger motiviert sind, sich angemessen zu verhalten, wenn sie schläfrig sind [für eine analoge Hypothese siehe Andersson und Pearson (1999) über den „spiralling effect of incivility" (Spirale der Unhöflichkeit)]. In formellen Arbeitsumgebungen könnten schläfrige Mitarbeiter zusätzliche Anstrengungen unternehmen, um akzeptables Verhalten zu zeigen, wodurch die Auswirkungen von Schlaf auf das Sozialverhalten gemildert werden – zumindest im Falle von geringem Schlafmangel. Im Falle von schwerem Schlafdefizit ist es möglich, dass Abweichungen von den organisatorischen Normen am relevantesten in formellen Arbeitsklimas sind und dadurch *mehr* die Leistung beeinträchtigen.

Experimentelle Designs mit Fokus auf Interventionen

Wie in unserem Review gezeigt wurde, konvergiert die bisherige Forschung zu Schlaf und sozial-organisatorischem Verhalten im Allgemeinen auf die Erkenntnis, dass schlechter Schlaf mit weniger positiven Ergebnissen und mehr negativen Ergebnissen verbunden ist. Ein Großteil dieser Arbeit stützt sich auf Querschnittsdaten oder Längsschnittdesigns, die keine direktionalen Beziehungen bewerten, da die experimentelle Manipulation von Schlafentzug (d. h. negative Schlafinterventionen) in Organisationen mit ethischen Bedenken behaftet ist (Barber, 2017). Es besteht aber die Möglichkeit, Experimente auf verschiedene Weise zu verwenden, um die Literatur über Schlaf und sozial-organisatorisches Verhalten voranzubringen. Da die Manipulation von arbeitsbezogenen Variablen (z. B. Kultur, Richtlinien, Arbeitsmerkmale) in einem organisatorischen Umfeld oft unpraktikabel und/oder unethisch ist, können zum einen experimentelle Designs mit Laborsimulationen verwendet werden, um die interaktive Wirkung von organisatorischen Faktoren auf Beziehungen zwischen Schlaf und sozial-organisatorischem Verhalten zu untersuchen. Diese Forschung kann bei der Identifizierung von Variablen helfen, die die negative Auswirkung des Schlafes mildern können. Zum anderen wird der vermehrte Einsatz von Experimenten helfen, Mechanismen zu identifizieren, die Beziehungen zwischen Schlaf und sozial-organisatorischem Verhalten erklären (Mediatoren). Die Mehrheit der Publikationen in diesem Bereich misst Mediatoren über Selbstberichtsfragebögen (z. B. selbstberichtete Erschöpfung, selbstberichtete Affekte). Die Verwendung eines experimentellen Verfahrens zur Manipulation eines vorgeschlagenen Mechanismus bietet einen aussagekräftigeren Test des vermittelnden Prozesses (ähnlich dem *Moderation-of-Process*-Design; siehe Spencer, Zanna, & Fong, 2005). Solche Designs können zur Theoriebildung beitragen, indem sie klären, *warum* Schlaf zu bestimmten sozial-organisatorischen Ergebnissen beiträgt. Schließlich hat die Forschung erfolgreich eine Vielzahl von negativen Ergebnissen identifiziert, die mit schlechtem Schlaf verbunden sind, doch die Forschung zu positiven Schlafinterventionen (d. h. Interventionen, die darauf abzielen, den Schlaf zu verbessern; Barber, 2017) fehlt. Autoren haben jedoch mehrere vielversprechende Interventionsziele über die Forschung zu Vorläufern von schlechtem Schlaf identifiziert (z. B. organisatorische Normen, spätabendliche Nutzung von elektronischen Geräten, emotionale Arbeit; Barnes, 2011; Lanaj et al., 2014; Wagner et al., 2014).

Obwohl nur wenige Studien tatsächlich die Wirksamkeit von Schlafinterventionen in organisatorischen Institutionen getestet haben, wurden Schlafinterventionen in Populationen außerhalb des Arbeitsplatzes untersucht (z. B. Studenten; Barber & Cucalon, 2017; Brown et al., 2006; Personen mit Schlafstörungen; Seyffert et al., 2016; van Straten et al., 2018; Erwachsene ohne Schlafstörungen; Murawski et al., 2018). Daher ist dieses Gebiet besonders geeignet für die Zusammenarbeit über Disziplingrenzen hinweg. Im Folgenden diskutieren wir die begrenzte Interventionsforschung, die in der Literatur zum organisatorischen Verhalten existiert und organisieren unsere Diskussion in zwei Abschnitte (nach Barber, 2017): Interventionen, die direkt auf Schlafprozesse abzielen, und Interventionen, die indirekt auf den Schlaf abzielen.

Interventionen, die direkt auf den Schlaf abzielen In einigen Fällen können Schlafinterventionen, die für klinische Populationen außerhalb des Arbeitsplatzes entwickelt wurden, möglicherweise effektiv und praktikabel in organisatorischen Einstellungen umgesetzt werden. So haben beispielsweise Barnes et al. (2017) die Auswirkungen der internetbasierten Version der kognitiven Verhaltenstherapie bei Schlaflosigkeit (CBT-I) untersucht, die erfolgreich in klinischen Populationen eingesetzt wurde (Ritterband et al., 2017; Seyffert et al., 2016; van Straten et al., 2018). CBT-I beinhaltet die Umstrukturierung maladaptiver Gedanken bezüglich des Schlafes sowie die Änderung von ungesunden schlafbezogenen Verhaltensweisen. In einer Mitarbeiterstichprobe erhöhte die 10-wöchige Intervention das organisatorische Bürgerverhalten und die Arbeitszufriedenheit und verringerte die zwischenmenschliche Abweichung durch verringerte Schlaflosigkeit und erhöhte Selbstkontrolle (Barnes et al., 2017). Burton et al. (2016) testeten eine 5-monatige webbasierte Interventionen zur Schlafhygiene-Aufklärung („gesunder Schlaf für ein gesundes Leben“) in einer Stichprobe von Mitarbeitern und fanden verbesserte selbstberichtete Schlafqualität und -quantität und weniger selbstberichtete

Arbeitsplatzbeschränkungen (d. h. Schwierigkeiten beim Zeitmanagement, mentale/zwischenmenschliche Beschränkungen, Produktivitätsbeschränkungen) aufgrund von emotionalen oder physischen Problemen. Ähnliche Interventionen zur Schlafhygiene-Aufklärung, die Forschende in Betracht ziehen könnten, um sie anzupassen und in organisatorischen Settings zu testen, sind das Sleep Treatment and Education Program for Students (STEPS ; Brown et al., 2006) und die modifizierte STEPS-Intervention (STEPS-TECH; Barber & Cucalon, 2017), die eine Komponente zur Behandlung schlafstörender Technologienutzung beinhaltet.

Interventionen, die indirekt auf den Schlaf abzielen Andere Forschungsarbeiten haben Interventionen untersucht, die indirekt auf Schlaf abzielen durch andere arbeits- und gesundheitsbezogene Faktoren. Eine Möglichkeit der Beeinflussung des Schlafes der Mitarbeiter besteht im Verhalten des Vorgesetzten. Greenberg (2006) testete die Auswirkungen eines interaktionalen Gerechtigkeitstrainings (IJT; Training in der fairen zwischenmenschlichen Behandlung von Mitarbeitern) bei Vorgesetzten auf die Schlaflosigkeit bei unterbezahlten Krankenschwestern. Krankenschwestern, deren Vorgesetzte das Training erhielten, berichteten von weniger Schlaflosigkeitssymptomen im Vergleich zu Krankenschwestern, deren Vorgesetzte das Training nicht erhielten. Da IJT auch mit sozialem Verhalten in Organisationen in Verbindung gebracht wurde (d. h. erhöhtes organisatorisches Bürgerschaftsverhalten; Skarlicki & Jones, 2002; verringerte kontraproduktive Arbeitsverhalten; Greenberg, 1990), könnten solche Interventionen doppelt wirksam sein, um sowohl Schlaf als auch Leistung zu verbessern.

Eine zweite Intervention, die indirekt auf Schlaf abzielt, sowohl durch die Mitarbeiter als auch ihre Manager, umfasst die STAR(Support, Transform, Achieve, Results)-Intervention, die darauf abzielt, die Arbeitsplatzkultur zu verbessern, indem sie die Kontrolle der Mitarbeiter über ihre Zeit und familienfreundliches Vorgesetztenverhalten (d. h. Verhaltensweisen, die das effektive Management des Familien- und Privatlebens der Mitarbeiter unterstützen) erhöht. Die STAR-Intervention verbesserte die durch Aktigraphie bewertete Schlafmenge und die selbstberichteten Wahrnehmungen von Schlafmangel (aber nicht die durch Aktigraphie bewertete Schlafqualität oder Schlaflosigkeitssymptome) in einer Stichprobe von IT-Mitarbeitern (Olson et al., 2015). Es gab jedoch keine Auswirkungen der STAR-Intervention auf Schlafresultate in einer Stichprobe von Mitarbeitern in der erweiterten und häuslichen Pflege (Marino et al., 2016). Zukünftige Forschungen könnten in Betracht ziehen, eine Intervention zu untersuchen, die direkt auf organisatorische Normen in Bezug auf Schlaf oder die Unterstützung von gesunden Schlafpraktiken durch Vorgesetzte (sogenannte „Schlafführung"; Gunia et al., 2015) abzielt, und wie diese den Schlaf der Mitarbeiter und damit das soziale Verhalten beeinflussen. Tatsächlich fand eine Studie heraus, dass Schlafführung mit verbesserter Schlafqualität bei Soldaten im Einsatz und damit mit einem verbesserten Einheitsklima (d. h. Einheitsmoral und -zusammenhalt; Gunia et al., 2015) verbunden ist.

Außerhalb der Literatur zum Organisationsverhalten haben Interventionen, die auf andere Gesundheitsverhalten wie Bewegung und Ernährung abzielen, gezeigt, dass sie den Schlaf verbessern (z. B. Banno et al., 2018; Peuhkuri, Sihvola, & Korpela, 2012). Solche Interventionen könnten auch in betriebliche Gesundheitsprogramme integriert oder eigenständig umgesetzt werden, um den Schlaf der Mitarbeiter in einem Arbeitsumfeld zu verbessern (siehe zum Beispiel de Vries et al., 2017). Ein weiteres Beispiel ist das Achtsamkeitstraining am Arbeitsplatz („workplace mindfulness training", WMT). Achtsamkeitsinterventionen haben in der Literatur zum Organisationsverhalten in den letzten 10 Jahren an Popularität gewonnen, da Achtsamkeit mit einer Reihe von positiven Ergebnissen verbunden ist, einschließlich verbesserter Arbeitsleistung (Dane & Brummel, 2013), Selbstregulation (Howell et al., 2010) und verbessertem Schlaf (Allen & Kiburz, 2012; Hülsheger et al., 2014). In einer Stichprobe von Mitarbeitern aus verschiedenen Branchen erhöhte sich die selbstberichtete Schlafqualität und -menge als Ergebnis der täglichen Achtsamkeitspraxis über einen Zeitraum von 10 Tagen (Hülsheger et al., 2015). Darüber hinaus fand eine randomisierte Wartelisten-kontrollierte Studie, die ein 8-wöchiges WMT in einer Stichprobe von Lehrern untersuchte, dass das WMT die selbstberichtete Schlafmenge, Schlaflosigkeitssymptome und Schläfrigkeit nach der Intervention sowie die selbstberichtete Schlafqualität und -menge bei einer Nachuntersuchung nach 3 Monaten verbesserte (Crain et al., 2017). In Zukunft sind weitere Untersuchungen erforderlich, um zu belegen, ob WMT das soziale Verhalten in Organisationen durch verbesserten Schlaf beeinflussen können.

Multimethodische Ansätze zur Schlafmessung

Multimethodische Verfahren Bis heute konzentriert sich die Forschung hauptsächlich auf die Untersuchung der Schlafqualität (d. h. wie gut man geschlafen hat), Schlafmenge (d. h. wie lange man geschlafen hat), Schlafkonsistenz (d. h. Konsistenz der Bett- und Aufwachzeiten) oder Zustand der Schläfrigkeit (d. h. das erlebte Bedürfnis, Schlaf zu suchen). Jedes dieser Konstrukte könnte besondere Auswirkungen auf die Leistung haben und spezielle Interventionskomponenten erfordern, um sie adressieren. Beispielsweise könnte eine Intervention die Schlafkonsistenz fördern, aber nicht die Schlafqualität, die von einer Vielzahl von Faktoren beeinflusst werden kann (z. B. verschriebene Medikamente, Drogen-/Alkoholkonsum vor dem Schlafengehen); jedoch könnte die Erhöhung der Schlafkonsistenz gleichzeitig die Schlafqualität erhöhen. Daher bleibt die sorgfältige und präzise Spezifikation (z. B. Qualität, Menge, Konsistenz) des Schlafes entscheidend.

In unserer Literaturübersicht haben wir angegeben, ob die Schlafqualität und -menge objektiv (z. B. Aktigraphie, Polysomnographie) oder subjektiv (d. h. Selbstberichtsmessungen) gemessen wurden. Dies liegt zum Teil daran, dass die Forschung im Allgemeinen unterschiedliche Auswirkungen des Schlafes je nach Messmethode gezeigt hat (siehe Litwiller et al., 2017 für metaanalytische Ergebnisse). Derzeit erfolgt die Messung von Schlafkonstrukten zum Organisationsverhalten in der Literatur vorwiegend durch Selbstberichte; jedoch bewerten immer mehr Studien zum Organisationsverhalten die Schlafqualität und -menge mittels Aktigraphie. Im Einklang mit anderen Autoren (z. B. Crain et al., 2018) schlagen wir einen multimethodischen Ansatz vor, da jede Methode einzigartige Einschränkungen hat und das Vertrauen in einen Effekt höher ist, wenn die Ergebnisse über mehrere Methoden hinweg bestätigt werden.

Fähigkeits-/Motivationsmechanismen Forschende haben auch in Betracht gezogen, dass unterschiedliche Ergebnisse in den Messmethoden auf verschiedene bewertete Konstrukte zurückzuführen sein könnten. Beispielsweise hat unsere Diskussion über Mediatoren hervorgehoben, wie Schlaf die Selbstregulation (und damit das soziale Verhalten in Organisationen) sowohl durch Fähigkeits- als auch durch Motivationsmechanismen beeinflussen kann. Barber et al., (2017) fanden heraus, dass nur die *subjektive* Schlafqualität mit einem Scheitern der Selbstregulation in Verbindung stand, während dies für den mittels Aktigraphie bewerteten Schlaf nicht der Fall war. Diese Autoren spekulierten, dass die selbstberichtete Schlafqualität möglicherweise mit der *Selbstregulationsmotivation* in Verbindung steht, während die objektive Schlafqualität die *Selbstregulationsfähigkeit* besser vorhersagen könnte.

Eine wichtige Frage könnte die Bedingungen betreffen, unter denen Schlaf einen Menschen *unfähig* macht, gut zu arbeiten (Abnahme der Fähigkeit) im Gegensatz zu *unwillig* (Abnahme der Motivation). Beispielsweise wird ein Großteil der Literatur über Schlaf und kontraproduktives Arbeitsverhalten aus der Perspektive des begrenzten Ressourcen- oder Erschöpfungsmodells der Selbstregulation (Muraven & Baumeister, 2000) betrachtet, welches besagt, dass Selbstregulation eine begrenzte Ressource ist, die durch Schlaf aufgefüllt werden muss, oder eine Person wird *unfähig* sein, sich selbst zu regulieren. Neuere Arbeiten haben das begrenzte Ressourcenmodell aufgrund mehrerer konzeptioneller und methodologischer Argumente in Frage gestellt (siehe Carter et al., 2015; Inzlicht & Berkman, 2015; Schimmack, 2012; Vadillo et al., 2016). Einige Argumente weisen auf Forschungen hin, die zeigen, dass motivationale Anreize Erschöpfungseffekte umkehren können (Masicampo et al., 2014), ähnlich den Pufferwirkungen von monetären Anreizen oder Feedback auf die Leistung nach Schlafentzug (Steyvers & Gaillard, 1993). Andere Forschungen, die das begrenzte Ressourcenmodell in Frage stellen, haben gezeigt, wie *Wahrnehmungen* von weniger Erschöpfung oder weniger Müdigkeit die Leistung verbessern können (Clarkson et al., 2010; Draganich & Erdal, 2014).

Wir stimmen anderen Autoren zu (z. B. Kühnel et al., 2018), die darauf hinweisen, dass es unwahrscheinlich ist, dass Schlaf die Selbstregulation durch *entweder* Fähigkeits- *oder* Motivationsmechanismen beeinflusst. Wenn man jedoch das soziale Verhalten in Organisationen betrachtet, könnte es immer noch der Fall sein, dass die Motivation unter bestimmten Bedingungen der dominierende Mechanismus ist, während Veränderungen in der Fähigkeit diese Beziehungen unter anderen Bedingungen erklären. Solche Vorstellungen werfen wichtige Fragen auf, wie zum

Beispiel: Bis zu welchem Punkt (bei welchem Grad an Schlafverlust) können motivationale Aspekte der Arbeitsplatzumgebung (Leistungsbewertungen, mögliche Konsequenzen von guter und schlechter Leistung) negative Auswirkungen von schlechtem Schlaf ausgleichen, indem sie Mitarbeiter dazu motivieren, zusätzlichen Aufwand zu betreiben, um die Leistung aufrechtzuerhalten? In welchen Situationen führt schlechter Schlaf zu einem Rückgang der Fähigkeiten, der nicht durch den Einsatz von zusätzlichem Aufwand kompensiert werden kann?

Grundlegende physiologische Prozesse Die Leistung von Mitarbeitern und organisatorische Ergebnisse könnten auch durch zwei separate physiologische Prozesse beeinflusst werden, die mit der Regulierung des Schlaf-Wach-Zyklus zusammenhängen, was einige inkonsistente Ergebnisse erklären könnte. Schlafforscher schlagen vor, dass das Zwei-Prozess-Modell der Schlaf-Wach-Regulation die Tagesmüdigkeit beeinflusst über: (1) den homöostatischen Schlafdrang (Prozess S) und (2) den zirkadianen Zyklus/Taktgeber (Prozess C; diskutiert im Abschnitt zur Fehlausrichtung der Chronotypen; Schmidt et al., 2007). Der homöostatische Schlafdrang (Prozess S) sammelt sich linear mit der Wachzeit an und spiegelt den aktuellen Zustand des Schlafbedarfs oder Drucks wider. Ausreichender Schlaf von guter Qualität setzt den Schlafdrang zurück, während Schlafprobleme zu einem Versagen führen, auf die Ausgangswerte beim Aufwachen zurückzukehren. Alternativ beeinflusst der zirkadiane Zyklus Individuen durch nichtlineare tägliche Muster in Bezug auf Wachheit, Aufmerksamkeit und kognitive Funktionen. Der zirkadiane Zyklus schwankt im Laufe des Tages, was zu mehreren Höhen und Tiefen in der Wachheit führt (Schmidt et al., 2007; Tutek et al., Kap. 2 „Tägliche Rhythmik in sozialer Aktivität", in diesem Buch). Ein besseres Verständnis davon, welche Maßnahmen besser homöostatische schlafdruckbezogene Variablen im Vergleich zu zirkadianen prozessbezogenen Variablen erfassen, wäre eine wertvolle Ergänzung zur Literatur.

Der Oura-Ring (https://ouraring.com/#unique-quidance) ist ein neues Produkt, das als tragbarer Schlaftracker vermarktet wird, der dazu beitragen soll, den Schlaf von Mitarbeitern zu verbessern. Die Werbung für dieses Produkt verspricht, dass es Schlafphasen, Herzfrequenz, Herzfrequenzvariabilität und Körpertemperatur bewertet – Schlüsselvariablen, die normalerweise außerhalb des Labors nicht evaluierbar sind. Empirische Tests, welche die Genauigkeit solcher Produkte bestätigen, werden wahrscheinlich für zukünftige Studien von großem Wert sein. Beispielsweise ist die Körpertemperatur (insbesondere die Kerntemperatur) ein starker Indikator für die Position einer Person in ihrem zirkadianen Zyklus (Khalsa et al., 2000; Smith et al., 1989); es ist jedoch schwierig, mehrere zuverlässige tägliche Körpertemperaturmessungen zu erfassen. Vorbehaltlich des Nachweises von Zuverlässigkeit und Validität in einem organisatorischen Umfeld könnte der Oura-Ring oder eine ähnliches Technologie in der Lage sein, Herausforderungen wie diese bei der Messung zu überwinden.

Veränderungen in Schlaf-Leistungs-Beziehungen über die Zeit

Die oben genannten Diskussionen unterstreichen die Bedeutung der Berücksichtigung von Zeit und Mustern des Schlafverhaltens bei der Untersuchung der Auswirkungen von Schlaf auf soziales Verhalten in Organisationen (siehe auch Barnes et al., 2016). In diesem Zusammenhang haben Forschende in der Regel die interpersonelle Variabilität in der Leistung mittels Stichproben gemessen, die auf Erfahrungen basieren, ähnlich dem Ansatz, den Forschende verfolgen, um die Emotionen in Organisationen studieren (z. B. Beal et al., 2005; Beal & Weiss, 2003; Weiss & Cropanzano, 1996). Mit anderen Worten: Tägliche Schwankungen in der Schlafqualität und -menge dürften tägliche Schwankungen in der Arbeitsleistung beeinflussen (z. B. durch Schwankungen in Affekt, Selbstregulation und kognitive Prozessen), die sonst nicht erfasst würden, wenn man die „allgemeine" Schlafqualität oder die Gesamtleistung im Aggregat bewertet (für Beispiele speziell zum Schlaf siehe Pilcher et al., 2011; Zohar et al., 2005). Angesichts der Tatsache, dass es sowohl in der Arbeitsleistung als auch im Schlaf erhebliche interpersonelle Variationen geben kann (z. B. Knutson et al., 2007), und dass Schlaf(in)konsistenz auch die leistungsbezogenen Ergebnisse beeinflusst (Barber & Munz, 2011), ist es wichtig, dass zukünftige Forschungen weiterhin längsschnittliche, interpersonelle Ansätze verwenden.

Chronischer vs. kurzfristiger Schlafmangel In diesem Zusammenhang sollte die Forschung in Betracht ziehen, ob die Anhäufung von Schlafschulden über die Zeit (chronischer Schlafmangel) und kurzfristiger Schlafmangel unterschiedliche Auswirkungen auf Komponenten des sozialen Verhaltens haben und ob diese Auswirkungen über verschiedene vermittelnde Mechanismen auftreten. So ist es beispielsweise möglich, dass kurzfristiger Schlafmangel eher zu Abnahmen in Komponenten der Arbeitsleistung wie organisatorischem Bürgerverhalten führt, indem bewusst Anstrengungen von Aufgaben zurückgezogen werden, die nicht absolut notwendig sind, während chronischer Schlafmangel alle Bereiche der Leistung beeinflussen kann (wenn auch durch verschiedene Mechanismen).

Zirkadiane Prozesse Interpersonelle Ansätze sollten auch verwendet werden, um Leistungsepisoden in kürzeren Intervallen (d. h. innerhalb eines einzigen Tages) zu betrachten. Wie zuvor erwähnt, könnte die Leistung von Mitarbeitern durch zwei separate physiologische Prozesse (Prozess S und Prozess C; Schmidt et al., 2007) beeinflusst werden. Je nach Position im zirkadianen Zyklus (Prozess C) könnten zirkadiane Spitzen (d. h. tägliche Perioden hoher kognitiver Wachheit) stabile Wachsamkeitsniveaus fördern, selbst wenn der Schlafdrang erhöht ist, und so tatsächliche Schlafverluste oder schlechte Schlafqualitätseffekte maskieren (Typ-II-Fehler), während zirkadiane Tiefs (tägliche Perioden reduzierter kognitiver Wachheit) die Auswirkungen eines erhöhten Schlafdrangs infolge von Schlafverlust verschärfen könnten, was die beobachteten Auswirkungen künstlich aufbläht. Ein besseres Verständnis davon, wie zirkadiane Wachheitsspitzen die Leistung nach

Schlafverlust von Mitarbeitern beeinflussen, würde unser Verständnis für den organisatorischen Einfluss des Schlafs vertiefen und könnte helfen, empirische Inkonsistenzen zu integrieren.

Bidirektionale Beziehungen Der Fokus dieses Kapitels lag auf dem Schlaf als Vorläufer von sozialen Leistungsergebnissen. Untersuchungen deutet darauf hin, dass die Beziehungen bidirektional sind – soziales Verhalten in Organisationen wie emotionale Arbeit (Wagner et al., 2014), Führung (Munir & Nielsen, 2009) und kontraproduktives Arbeitsverhalten (Yuan, Barnes, & Li, 2018), einschließlich zwischenmenschlicher Stressoren und Mobbing am Arbeitsplatz (Niedhammer et al., 2009), können auch die Schlafqualität und -menge negativ beeinflussen. Es sind mehr Längsschnittstudien erforderlich, um die zyklische und bidirektionale Beziehung zwischen Schlaf und Organisationsverhalten zu verstehen. Beispielsweise könnten Interventionen, die potenzielle Mediatoren ins Visier nehmen (z. B. Emotionsregulation bei der Arbeit, spätabendliche Smartphone-Nutzung, ICT-Grenzüberschreitung), zu gesunden Schlafmustern beitragen, die wiederum ihren Beitrag zu effektivem sozialem Verhalten und umgekehrt leisten.

Technologische Fortschritte und positive soziale Leistungsergebnisse

Genau wie ein Mangel an Studien zu positiven Schlafinterventionen besteht, so tendieren Forschende auch dazu, positiven sozialen Verhaltensergebnissen in Organisationen wenig Beachtung zu schenken. Dieser unverhältnismäßige Fokus auf negative Leistungsergebnisse, wie zum Beispiel kontraproduktive Arbeitsverhaltensweisen, hat unser Verständnis davon eingeschränkt, wie Schlaf das organisatorische Bürgerschaftsverhalten und andere positive Erfahrungen am Arbeitsplatz beeinflussen könnte. Daher empfehlen wir, dass das Feld der positiven Psychologie sowohl relevante Theorie als auch Methodik bietet, die auf die Forschung zu Schlaf und sozial-organisatorischem Verhalten übertragen und diese voranbringen kann.

Ein beispielhafter methodischer Fortschritt ist das soziometrische Abzeichen. Soziometrische Abzeichen erscheinen als typische Namensschilder oder Tags, enthalten aber Instrumente, die unter anderem dazu dienen, Face-to-Face-Interaktionen und körperliche Aktivitäten zu bewerten (Chancellor et al., 2015; Yano et al., 2012). Solche Instrumente könnten beispielsweise in Verbindung mit subjektiven Maßnahmen verwendet werden, um Zusammenhänge zwischen Schlaf und Arbeitsplatzbeziehungen zu untersuchen. Qualitativ hochwertige Beziehungen am Arbeitsplatz (z. B. „high quality connections“; Stephens et al., 2011) können motivierende Eigenschaften (z. B. erhöhte Energiegefühle) haben, die möglicherweise Beziehungen zwischen schlechtem Schlaf und Arbeitsleistung abfedern könnten. In ähnlicher Weise hat sich gezeigt, dass Humor am Arbeitsplatz – ein weiteres Thema der positiven Psychologie – zu wichtigen Resultaten beiträgt, einschließlich der beharrlichen Verfolgung von Aufgaben (Cheng & Wang, 2015) und organisatorischem Bürgerschaftsverhalten (Cooper et al., 2018). Aus Interventionsperspektive könnten qualitativ hochwertige Arbeitsbeziehungen und/oder Humor zu einem verbesserten Schlaf beitragen, da positive Affekte und soziale Unterstützung bessere Schlafresultate vorhersagen (Kent et al., 2015; Steptoe et al., 2008; Wood et al., 2009).

In diesem Zusammenhang kann Schlaf, in Bezug auf sozial-organisatorisches Verhalten, im Kontext von angeborenen Bedürfnissen untersucht werden, wie sie von der Selbstbestimmungstheorie vorgeschlagen werden (Bedürfnisse nach sozialer Verbundenheit, Autonomie und Kompetenz; Gagné & Deci, 2005; Ryan & Deci, 2000). So ist beispielsweise das Bedürfnis nach Autonomie das einflussreichste der drei Bedürfnisse und bezieht sich auf die Freiheit eines Individuums, sein Verhalten in der von ihm für am besten erachteten Weise zu lenken (Gagné & Deci, 2005; Ryan & Deci, 2000). Mitarbeiter in Arbeitsumgebungen, welche die Autonomie unterstützen, berichten von erhöhter Ausdauer, Leistung (insbesondere bei kreativen Aufgaben), Arbeitszufriedenheit, Arbeitsattitüden, organisatorischem Bürgerschaftsverhalten und persönlichem Wohlbefinden (Gagné & Deci, 2005). Personen mit hohem Autonomiegrad könnten in der Lage sein, besser mit ihren täglichen Schwankungen in der Wachheit aufgrund von zirkadianen Rhythmen umzugehen, da sie die Freiheit haben, bei Bedarf kurze Pausen einzulegen. Die Autonomie, ihre Arbeitsprozesse zu organisieren (z. B. durch Job Crafting, flexible Arbeitszeiten), ist eine weitere Methode, die Mitarbeitern helfen könnte, die Auswirkungen des zirkadianen Rhythmus auf ihre Leistung zu bekämpfen. So könnte ein Mitarbeiter beispielsweise wählen, aufmerksamkeitsintensive Arbeitstätigkeiten (z. B. das Überprüfen von Dokumenten auf Fehler) früh am Tag zu erledigen, wenn er am wachsten ist, und einfache Aufgaben (z. B. E-Mail) für den Nachmittag aufzusparen, wenn die Wachheit typischerweise abnimmt. Hochautonome Mitarbeiter könnten sogar nach einem schlechten Schlaf oder um verpassten Schlaf nachzuholen den Beginn ihres Arbeitstages auf später verschieben. Alternativ könnte die Erfüllung von Arbeitsplatzbedürfnissen prädiktiv für einen besseren Schlaf in der folgenden Nacht sein, da die Erfüllung von Bedürfnissen Stress reduziert (Weinstein & Ryan, 2011) – ein bekannter Schlafstörer (Åkerstedt et al., 2007b; Hisler et al., 2018). Dieses Zusammenspiel zwischen Bedürfniserfüllung und Schlaf auf die Leistung der Mitarbeiter wurde bisher noch nicht untersucht.

Schlussfolgerung

Das Wissen und Verständnis der Beziehung zwischen Schlaf und sozialem Verhalten in Organisationen wird wachsen, wenn Forschende Fragen aus verschiedenen Perspektiven angehen, aus Bereichen außerhalb ihres eigenen schöpfen und mit vielfältigen Wissenschaftlern zusammenarbeiten. Die Weiterentwicklung der Wissenschaft und Praxis rund um Schlaf und sozial-organisatorisches Verhalten wird die Verwendung von Methoden erfordern, die mit den vielschichtigen

Konstrukten, die wir untersuchen, und den mehrstufigen Fragen, die wir stellen, übereinstimmen. Wir hoffen, dass wir sowohl die Bedeutung des Schlafes für das soziale Verhalten in Organisationen demonstriert als auch die Feinheiten in dieser Beziehung erkannt haben. Darüber hinaus hoffen wir, dass wir, während wir die Grenzen aufzeigen und aktuelle Herausforderungen präsentieren, die umfangreichen und spannenden Möglichkeiten in diesem Forschungsbereich hervorgehoben haben. Schließlich ist dieses Thema von weitreichender Anwendbarkeit; die positive Auswirkung dieser Arbeit kann in dem Maße maximal realisiert werden, in dem Wissenschaftler und Praktiker kommunizieren und mit dem gemeinsamen Ziel der Verbesserung des Wohlbefindens von Mitarbeitern und Organisationen zusammenarbeiten.

Literatur

Åkerstedt, T. (2003). Shift work and disturbed sleep/wakefulness. *Occupational Medicine, 53,* 89–94.

Åkerstedt, T., Kecklund, G., Alfredsson, L., & Selen, J. (2007a). Predicting long-term sickness absence from sleep and fatigue. *Journal of Sleep Research, 16*(4), 341–345.

Åkerstedt, T., Kecklund, G., & Axelsson, J. (2007b). Impaired sleep after bedtime stress and worries. *Biological Psychology, 76,* 170–173. https://doi.org/10.1016/j.biopsycho.2007.07.010.

Alhola, P., & Polo-Kantola, P. (2007). Sleep deprivation: Impact on cognitive performance. *Neuropsychiatric Disease and Treatment, 3*(5), 553–567.

Allen, T. D., & Kiburz, K. M. (2012). Trait mindfulness and work–family balance among working parents: The mediating effects of vitality and sleep quality. *Journal of Vocational Behavior, 80*(2), 372–379. https://doi.org/10.1016/j.jvb.2011.09.002.

Anderson, C., & Dickinson, D. L. (2010). Bargaining and trust: The effects of 36-h total sleep deprivation on socially interactive decisions. *Journal of Sleep Research, 19,* 54–63.

Anderson, C., & Horne, J. (2006). Sleepiness enhances distraction during a monotonous task. *Sleep, 29*(4), 573.

Andersson, L. M., & Pearson, C. M. (1999). Tit for tat? The spiraling effect of incivility in the workplace. *Academy of Management Review, 24,* 452–471.

Armon, G., Shirom, A., Shapira, I., & Melamed, S. (2008). On the nature of burnout-insomnia relationships: A prospective study of employed adults. *Journal of Psychosomatic Research, 65,* 5–12. https://doi.org/10.1016/j.jpsychores.2008.01.012.

Banno, M., Harada, Y., Taniguchi, M., Tobita, R., Tsujimoto, H., Tsujimoto, Y., … Noda, A. (2018). Exercise can improve sleep quality: A systematic review and meta-analysis. *PeerJ, 6,* e5172. https://doi.org/10.7717/peerj.5172.

Baranski, J. V., Thompson, M. M., Lichacz, F. M., McCann, C., Gil, V., Pasto, L., & Pigeau, R. A. (2007). Effects of sleep loss on team decision making: Motivational loss or motivational gain? *Human Factors, 49*(4), 646–660. https://doi.org/10.1518/001872007X215728.

Barber, L. K. (2017). Ethical considerations for sleep intervention in organizational psychology research. *Stress and Health.* https://doi.org/10.1002/smi.2745.

Barber, L. K., & Budnick, C. J. (2015). Turning molehills into mountains: Sleepiness increases workplace interpretive bias. *Journal of Organizational Behavior, 36*(3), 360–381.

Barber, L. K., & Budnick, C. J. (2016). Sleep and unethical behavior. In J. Barling, C. M. Barnes, E. Carleton, & D. T. Wagner (Eds.), *Sleep and work.* New York, NY: Oxford University Press.

Barber, L. K., & Cucalon, M. S. (2017). Modifying the Sleep Treatment Education Program for students to include technology use (STEPS-TECH): Intervention effects on objective and subjective sleep outcomes. *Stress and Health.* https://doi.org/10.1002/smi.2746.

Barber, L. K., & Jenkins, J. S. (2014). Creating technological boundaries to protect bedtime: Examining work-home boundary management, psychological detachment, and sleep. *Stress and Health, 30*(3), 259264.
Barber, L. K., & Munz, D. C. (2011). Consistent-sufficient sleep predicts improvements in self-regulatory performance and psychological strain. *Stress and Health, 27*(4), 314–324. https://doi.org/10.1002/smi.1364.
Barber, L. K., Barnes, C. M., & Carlson, K. D. (2013). Random and systematic error effects of insomnia on survey behavior. *Organizational Research Methods, 16*(4), 616–649.
Barber, L. K., Grawitch, M. J., & Munz, D. C. (2013). Are better sleepers more engaged workers? A self-regulatory approach to sleep hygiene and work engagement. *Stress and Health, 29*(4), 307–316.
Barber, L. K., Taylor, S. G., Burton, J. P., & Bailey, S. F. (2017). A self-regulatory perspective of work-to-home undermining spillover/crossover: Examining the roles of sleep and exercise. *Journal of Applied Psychology, 102*(5), 753–763. https://doi.org/10.1037/apl0000196.
Barnes, C. M. (2011). I'll sleep when I'm dead: Managing those too busy to sleep. *Organizational Dynamics, 40*(1), 18–26. https://doi.org/10.1016/j.orgdyn.2010.10.001.
Barnes, C. M. (2012). Working in our sleep: Sleep and self-regulation in organizations. *Organizational Psychology Review, 2,* 234–257. https://doi.org/10.1177/2041386612450181.
Barnes, C. M., & Hollenbeck, J. R. (2009). Sleep deprivation and decision-making teams: Burning the midnight oil or playing with fire? *The Academy of Management Review, 34*(1), 56–66. https://doi.org/10.5465/AMR.2009.35713280.
Barnes, C. M., & Wagner, D. (2009). Changing to daylight saving time cuts into sleep and increases workplace injuries. *Journal of Applied Psychology, 94,* 1305–1317. https://doi.org/10.1037/a0015320.
Barnes, C. M., Schaubroeck, J. M., Huth, M., & Ghumman, S. (2011). Lack of sleep and unethical behavior. *Organizational Behavior and Human Decision Processes, 115,* 169–180. https://doi.org/10.1016/j.obhdp.2011.01.009.
Barnes, C. M., Ghumman, S., & Scott, B. A. (2013). Sleep and organizational citizenship behavior: The mediating role of job satisfaction. *Journal of Occupational Health Psychology, 18,* 16–26.
Barnes, C. M., Gunia, B. C., & Wagner, D. T. (2015). Sleep and moral awareness. *Journal of Sleep Research, 24,* 181–188. https://doi.org/10.1111/jsr.12231.
Barnes, C. M., Lucianetti, L., Bhave, D. P., & Christian, M. S. (2015). You wouldn't like me when I'm sleepy: Leaders' sleep, daily abusive supervision, and work unit engagement. *Academy of Management Journal, 58*(5), 1419–1437.
Barnes, C. M., Guarana, C. L., Nauman, S., & Kong, D. T. (2016). Too tired to inspire or be inspired: Sleep deprivation and charismatic leadership. *Journal of Applied Psychology, 101*(8), 1191–1199. https://doi.org/10.1037/apl0000123.
Barnes, C. M., Jiang, K., & Lepak, D. (2016). Sabotaging the benefits of our own human capital: Work unit characteristics and sleep. *Journal of Applied Psychology, 101,* 209–221.
Barnes, C. M., Miller, J. A., & Bostock, S. (2017). Helping employees sleep well: Effects of cognitive behavioral therapy for insomnia on work outcomes. *Journal of Applied Psychology, 102*(1), 104–113. https://doi.org/10.1037/apl0000154.
Barsade, S. G., & Gibson, D. E. (2007). Why does affect matter in organizations? *The Academy of Management Perspectives, 21*(1), 36–59. https://doi.org/10.5465/AMP.2007.24286163.
Bass, B. M. (1985). *Leadership and performance beyond expectation*. New York, NY: Free Press.
Baumeister, R. F., Vohs, K. D., & Tice, D. M. (2007). The strength model of self-control. *Current Directions in Psychological Science, 16,* 351–355. https://doi.org/10.1111/j.1467-8721.2007.00534.x.
Beal, D. J., & Weiss, H. M. (2003). Methods of ecological momentary assessment in organizational research. *Organizational Research Methods, 6,* 440–464. https://doi.org/10.1177/1094428103257361..

Beal, D. L., Weiss, H. M., Barros, E., & MacDermid, S. M. (2005). An episodic process model of affective influences on performance. *Journal of Applied Psychology, 90,* 1054–1068.

Beattie, L., Kyle, S. D., Espie, C. A., & Biello, S. M. (2015). Social interactions, emotion and sleep. *Sleep Medicine Reviews, 2*(4), 83–100. https://doi.org/10.1016/j.smrv.2014.12.005.

Boivin, D. B. (2000). Influence of sleep-wake and circadian rhythm disturbances in psychiatric disorders. *Journal of Psychiatry & Neuroscience, 25*(5), 446–458.

Bonnet, M. H. (2011). Acute sleep deprivation. In M. H. Kryger, T. Roth, & W. C. Dement (Eds.), *Principles and practice of sleep medicine* (5th ed., pp. 54–66). St. Louis, MO: Elsevier Saunders. https://doi.org/10.1016/B9781-4160-6645-3.00005-0.

Bonnet, M. H., Balkin, T. J., Dinges, D. F., Roehrs, T., Rogers, N. L., & Wesensten, N. J. (2005). The use of stimulants to modify performance during sleep loss: A review by the Sleep Deprivation and Stimulant Task Force of the American Academy of Sleep Medicine. *Sleep, 28*(9), 1163–1187.

Bower, B., Bylsma, L. M., Morris, B. H., & Rottenberg, J. (2010). The relationship between sleep quality and ambulatory mood in major and minor depression. *The Journal of Sleep Research, 19,* 323–332.

Brass, D. J., Galaskiewicz, J., Greve, H. R., & Tsai, W. (2004). Taking stock of networks and organizations: A multilevel perspective. *Academy of Management Journal, 47,* 795–817. https://doi.org/10.2307/20159624.

Brown, F. C., Buboltz, W. C., Jr., & Soper, B. (2006). Development and evaluation of the Sleep Treatment and Education Program for Students (STEPS). *Journal of American College Health, 54*(4), 231–237. https://doi.org/10.3200/JACH.54.4.231-237.

Budnick, C. J., & Barber, L. K. (2015). Behind sleepy eyes: Implications of sleep loss for employees and organizations. *Translational Issues in Psychological Science, 1*(1), 89–96. https://doi.org/10.1037/tps0000014.

Burton, W. N., Chen, C.-Y., Li, X., McCluskey, M., Erickson, D., Barone, D.,… Schultz, A. B. (2016). Evaluation of a workplace-based sleep education program. *Journal of Occupational and Environmental Medicine, 58*(9), 911–917. https://doi.org/10.1097/JOM.0000000000000824.

Campbell, J. P. (1990). Modeling the performance prediction problem in industrial and organizational psychology. In M. D. Dunnette & L. M. Hough (Eds.), *Handbook of industrial and organizational psychology* (Vol. I, 2nd ed., pp. 687–732). Palo Alto, CA: Consulting Psychologists Press.

Carleton, E. L., & Barling, J. (2016). Sleep and withdrawal from work. In J. Barling, C. Barnes, E. L. Carleton, & D. T. Wagner (Eds.), *Sleep and work: Research insights for the workplace.* New York, NY: Oxford University Press.

Carter, E. C., Kofler, L. M., Forster, D. E., & McCullough, M. E. (2015). A series of meta-analytic tests of the depletion effect: Self-control does not seem to rely on a limited resource. *Journal of Experimental Psychology: General, 144,* 796–815.

Carter, E. C., & McCullough, M. E. (2014). Publication bias and the limited strength model of self-control: Has the evidence for ego depletion been overestimated? *Frontiers in Psychology, 5,* 823. https://doi.org/10.3389/fpsyg.2014.00823.

Caruso, D. R., Mayer, J. D., & Salovey, P. (2002). Emotional intelligence and emotional leadership. In R. E. Riggio, S. E. Murphy, & F. J. Pirozzolo (Eds.), *LEA's organization and management series. Multiple intelligences and leadership* (pp. 55–74). Mahwah, NJ: Lawrence Erlbaum Associates Publishers.

Chancellor, J., Layous, K., & Lyubomirsky, S. (2015). Recalling positive events at work makes employees feel happier, move more, but interact less: A 6-week randomized controlled intervention at a Japanese workplace. *Journal of Happiness Studies, 16,* 871–887. https://doi.org/10.1007/s10902-014-9538-z.

Cheng, D., & Wang, L. (2015). Examining the energizing effects of humor: The influence of humor on persistence behavior. *Journal of Business and Psychology, 30*(4), 759–772. https://doi.org/10.1007/s10869-014-9396-z.

Christian, M. S., & Ellis, A. P. J. (2011). Examining the effects of sleep deprivation on workplace deviance: A self-regulatory perspective. *Academy of Management Journal, 54*(5), 913–934. https://doi.org/10.5465/amj.2010.0179.

Chuah, L. Y. M., Venkatraman, V., Dinges, D. F., & Chee, M. W. L. (2006). The neural basis of interindividual variability in inhibitory efficiency after sleep deprivation. *Journal of Neuroscience, 26*(27), 7156–7162. https://doi.org/10.1523/JNEUROSCI.0906-06.2006.

Chuah, L. Y. M., Dolcos, F., Chen, A. K., Zheng, H., Parimal, S., & Chee, M. W. L. (2010). Sleep deprivation and interference by emotional distractors. *Sleep, 33,* 1305–1313.

Clarkson, J. J., Hirt, E. R., Jia, L., & Alexander, M. B. (2010). When perception is more than reality: The effects of perceived versus actual resource depletion on self-regulatory behavior. *Journal of Personality and Social Psychology, 98*(1), 29–46. https://doi.org/10.1037/a0017539.

Colquitt, J. A., Scott, B. A., Rodell, J. B., Long, D. M., Zapata, C. P., Conlon, D. E., & Wesson, M. J. (2013). Justice at the millennium, a decade later: A meta-analytic test of social exchange and affect-based perspectives. *Journal of Applied Psychology, 98*(2), 199–236. https://doi.org/10.1037/a0031757.

Cooper, C. D., Kong, D. T., & Crossley, C. D. (2018). Leader humor as an interpersonal resource: Integrating three theoretical perspectives. *Academy of Management Journal, 61*(2), 769–796. https://doi.org/10.5465/amj.2014.035.

Crain, T. L., Brossoit, R. M., & Fisher, G. G. (2018). Work, nonwork, and sleep (WNS): A review and conceptual framework. *Journal of Business and Psychology, 33*(6), 675–697. https://doi.org/10.1007/s10869-017-9521-x.

Crain, T. L., Schonert-Reichl, K. A., & Roeser, R. W. (2017). Cultivating teacher mindfulness: Effects of a randomized controlled trial on work, home, and sleep outcomes. *Journal of Occupational Health Psychology, 22*(2), 138–152. https://doi.org/10.1037/ocp0000043.

Cunningham, M. R. (1988). Does happiness mean friendliness? Induced mood and heterosexual self-disclosure. *Personality and Social Psychology Bulletin, 14,* 283–297.

Dalal, R. S. (2005). A meta-analysis of the relationship between organizational citizenship behavior and counterproductive work behavior. *Journal of Applied Psychology, 90*(6), 1241–1255. https://doi.org/10.1037/0021-9010.90.6.1241.

Dalal, R. S., Lam, H., Weiss, H. M., Welch, E., & Hulin, C. L. (2009). A within-person approach to work behavior and performance: Concurrent and lagged citizenship–counterproductivity associations, and dynamic relationships with affect and overall job performance. *Academy of Management Journal, 52,* 1051–1066.

Dane, E., & Brummel, B. J. (2013). Examining workplace mindfulness and its relation to job performance and turnover intention. *Human Relations, 67*(1), 105–128. https://doi.org/10.1177/0018726713487753.

Dang, J. (2016). Testing the role of glucose in self-control: A meta-analysis. *Appetite, 107,* 222–230. https://doi.org/10.1016/j.appet.2016.07.021.

Drake, C., Roehrs, T., Burduvali, E., Bonahoom, A., Rosekind, M., & Roth, T. (2001). Effects of rapid versus slow accumulation of eight hours of sleep loss. *Psychophysiology, 38,* 979–987.

Dienesch, R. M., & Liden, R. C. (1986). Leader-member exchange model of leadership: A critique and further development. *Academy of Management Review, 11,* 618–634.

Dijk, D., Duffy, J. F., & Czeisler, C. A. (1992). Circadian and sleep/wake dependent aspects of subjective alertness and cognitive performance. *Journal of Sleep Research, 1,* 112–117. https://doi.org/10.1111/j.1365-2869.1992.tb00021.x.

Dinges, D. F., Pack, F., Williams, K., Gillen, K. A., Powell, J. W., Ott, G. E., … Pack, A. I. (1997). Cumulative sleepiness, mood disturbance and psychomotor vigilance performance decrements during a week of sleep restricted to 4-5 hours per night. *Sleep: Journal of Sleep Research & Sleep Medicine, 20*(4), 267–277.

Doran, S. M., Van Dongen, H. P. A., & Dinges, D. F. (2001). Sustained attention performance during sleep deprivation: Evidence of state instability. *Archives of Italian Biology, 139,* 253–267.

Draganich, C., & Erdal, K. (2014). Placebo sleep affects cognitive functioning. *Journal of Experimental Psychology: Learning, Memory, and Cognition, 40*(3), 857–864. https://doi.org/10.1037/a0035546.

Durmer, J. S., & Dinges, D. F. (2005). Neurocognitive consequences of sleep deprivation. *Seminars in Neurology, 25,* 117–129. https://doi.org/10.1055/s-2005-867080..

Epitropaki, O., Sy, T., Martin, R., Tram-Quon, S., & Topakas, A. (2013). Implicit leadership and followership theories „in the wild": Taking stock of information-processing approaches to leadership and followership in organizational settings. *The Leadership Quarterly, 24*(6), 858–881. https://doi.org/10.1016/j.leaqua.2013.10.005.

Faber, N. S., Häusser, J. A., & Kerr, N. L. (2017). Sleep deprivation impairs and caffeine enhances my performance, but not always our performance: How acting in a group can change the effects of impairments and enhancements. *Personality and Social Psychology Review, 21*(1), 3–28. https://doi.org/10.1177/1088868315609487.

Fairholme, C. R., & Manber, R. (2015). Sleep, emotions, and emotion regulation: An overview. In K. A. Babson & M. T. Feldner (Eds.), *Sleep and affect: Assessment, theory, and clinical implications* (pp. 45–61). San Diego, CA: Elsevier Academic Press. https://doi.org/10.1016/B978-0-12-417188-6.00003-7.

Fisher, C. D. (2002). Antecedents and consequences of real-time affective reactions at work. *Motivation and Emotion, 26,* 3–30.

Fox, S., Spector, P. E., & Miles, D. (2001). Counterproductive work behavior (CWB) in response to job stressors and organizational justice: Some mediator and moderator tests for autonomy and emotions. *Journal of Vocational Behavior, 59*(3), 291–309.

Gagné, M., & Deci, E. L. (2005). Self-determination theory and work motivation. *Journal of Organizational Behavior, 26*(4), 331–362. https://doi.org/10.1002/job.322.

Gaultney, J. F. (2014). Association of weekend to weeknight changes in sleep duration with peer and supervisor ratings of top business leaders' performance. *Psychologist-Manager Journal, 17*(2), 112–127. https://doi.org/10.1037/mgr0000016.

Ghumman, S., & Barnes, C. M. (2013). Sleep and prejudice: A resource recovery approach. *Journal of Applied Social Psychology, 43*(Suppl 2), E166–E178. https://doi.org/10.1111/jasp.12045.

Gish, J. J., & Wagner, D. T. (2016). The affective implications of sleep. In J. Barling, C. M. Barnes, E. Carleton, & D. T. Wagner (Eds.), *Sleep and work* (pp. 101–123). New York, NY: Oxford University Press.

Gobin, C. M., Banks, J. B., Fins, A. I., & Tartar, J. L. (2015). Poor sleep quality is associated with a negative cognitive bias and decreased sustained attention. *Journal of Sleep Research, 24.* https://doi.org/10.1111/jsr.12302.

Gordon, A. M., & Chen, S. (2014). The role of sleep in interpersonal conflict: Do sleepless nights mean worse fights? *Social Psychological and Personality Science, 5*(2), 168–175.

Gordon, A. M., Mendes, W. B., & Prather, A. A. (2017). The social side of sleep: Elucidating the links between sleep and social processes. *Current Directions in Psychological Science.* https://doi.org/10.1177/0963721417712269.

Graen, G., & Scandura, T. A. (1987). Toward a psychology of dyadic organizing. In L. L. Cummings & B. M. Staw (Eds.), *Research in organizational behavior* (pp. 175–208). Greenwich, CT: JAI Press.

Graen, G. B., & Uhl-Bien, M. (1995). Development of leader-member exchange (LMX) theory of leadership over 25 years: Applying a multi-level multi-domain perspective. *The Leadership Quarterly, 6,* 219–247.

Grandey, A. A. (2000). Emotion regulation in the workplace: A new way to conceptualize emotional labor. *Journal of Occupational Health Psychology, 5*(1), 95–110.

Grandey, A. A., & Gabriel, A. S. (2015). Emotional labor at a crossroads: Where do we go from here? *Annual Review of Organizational Psychology and Organizational Behavior, 2,* 323–349.

Grant, C. L., Coates, A. M., Dorrian, J., Paech, G. M., Pajcin, M., Vedova, C. D., … Banks, S. (2018). The impact of caffeine consumption during 50 hr of extended wakefulness on glucose

metabolism, self-reported hunger and mood state. *Journal of Sleep Research, 27*(5). https://doi.org/10.1111/jsr.12681.
Greenberg, J. (1990). Employee theft as a reaction to underpayment inequity: The hidden cost of pay cuts. *Journal of Applied Psychology, 75,* 561–568.
Greenberg, J. (2006). Losing sleep over organizational injustice: Attenuating insomniac reactions to underpayment inequity with supervisory training in interactional justice. *Journal of Applied Psychology, 91*(1), 58–69.
Groth, M., Hennig-Thurau, T., & Walsh, G. (2009). Customer reactions to emotional labor: The roles of employee acting strategies and customer detection accuracy. *Academy of Management Journal, 52,* 958–974.
Guarana, C. L., & Barnes, C. M. (2017). Lack of sleep and the development of leader-follower relationships over time. *Organizational Behavior and Human Decision Processes, 141,* 57–73.
Gunia, B. C., Barnes, C. M., & Sah, S. (2014). The morality of larks and owls: Unethical behavior depends on chronotype as well as time of day. *Psychological Science, 25*(12), 2272–2274. https://doi.org/10.1177/0956797614541989.
Gunia, B. C., Sipos, M. L., LoPresti, M., & Adler, A. B. (2015). Sleep leadership in high-risk occupations: An investigation of soldiers on peacekeeping and combat missions. *Military Psychology, 27*(4), 197–211.
Hagger, M. S., Chatzisarantis, N. L. D., Alberts, H., Anggono, C. O., Batailler, C., Birt, A. R., … Zwienenberg, M. (2016). A multilab preregistered replication of the ego-depletion effect. *Perspectives on Psychological Science, 11,* 546–573. https://doi.org/10.1177/1745691616652873.
Hallberg, U. E., & Schaufeli, W. B. (2006). „Same same“ but different can work engagement be discriminated from job involvement and organizational commitment. *European Psychologist, 11,* 119–127.
Harrison, Y., & Horne, J. A. (1999). One night of sleep loss impairs innovative thinking and flexible decision making. *Organizational Behavior and Human Decision Processes, 78,* 128–145. https://doi.org/10.1006/obhd.1999.2827.
Harrison, Y., & Horne, J. A. (2000). The impact of sleep deprivation on decision making: A review. *Journal of Experimental Psychology: Applied, 6*(3), 236–249.
Hennig-Thurau, T., Groth, M., Paul, M., & Gremler, D. D. (2006). Are all smiles created equal? How emotional contagion and emotional labor affect service relationships. *Journal of Marketing, 70,* 58–73.
van der Helm, E., Gujar, N., & Walker, M. P. (2010). Sleep deprivation impairs the accurate recognition of human emotions. *Sleep, 33,* 335–342.
Hisler, G. C., Krizan, Z., & DeHart, T. (2018). Does stress explain the effect of sleep on self-control difficulties? A month-long daily diary study. *Personality and Social Psychology Bulletin.* https://doi.org/10.1177/0146167218798823.
Hochschild, A. R. (1983). *The managed heart: The commercialization of feeling*. Berkeley, CA: University of California Press.
Hockey, R. (2013). *Psychology of fatigue: Work, effort and control*. Cambridge, NY: Cambridge University Press.
Hoeksema-van Orden, C. Y. D., Gaillard, A. W. K., & Buunk, B. P. (1998). Social loafing under fatigue. *Journal of Personality and Social Psychology, 75,* 1179–1190. https://doi.org/10.1037/00223514.75.5.1179.
Holding, B. C., Laukka, P., Fischer, H., Bänziger, T., Axelsson, J., & Sundelin, T. (2017). Multimodal emotion recognition is resilient to insufficient sleep: Results from cross-sectional and experimental studies. *Sleep, 40*(11). https://doi.org/10.1093/sleep/zsx145.
Horne, J. A., & Pettitt, A. N. (1985). High incentive effects on vigilance performance during 72 hours of total sleep deprivation. *Acta Psychologica, 58*(2), 123–139.
House, R. J. (1977). A 1976 theory of charismatic leadership. In J. G. Hunt & L. L. Larsen (Eds.), *Leadership: The cutting edge*. Carbondale, IL: Southern Illinois University Press.

Howell, A. J., Digdon, N. L., & Buro, K. (2010). Mindfulness predicts sleep-related self-regulation and well-being. *Personality and Individual Differences, 48*(4), 419–424. https://doi.org/10.1016/j.paid.2009.11.009.

Huck, N. O., McBride, S. A., Kendall, A. P., Grugle, N. L., & Killgore, W. D. S. (2008). The effects of modafinil, caffeine, and dextroamphetamine on judgments of simple versus complex emotional expressions following sleep deprivation. *International Journal of Neuroscience, 118*(4), 487–501. https://doi.org/10.1080/00207450601125907.

van der Hulst, M. (2003). Long work hours and health. *Scandinavian Journal of Work, Environment and Health, 29,* 171–188.

Hülsheger, U. R., & Schewe, A. F. (2011). On the costs and benefits of emotional labor: A meta-analysis of three decades of research. *Journal of Occupational Health Psychology, 16,* 361–389.

Hülsheger, U. R., Lang, J. W. B., Depenbrock, F., Fehrmann, C., Zijlstra, F. R. H., & Alberts, J. E. M. (2014). The power of presence: The role of mindfulness at work for daily levels and change trajectories of psychological detachment and sleep quality. *Journal of Applied Psychology, 99*(6), 1113–1128. https://doi.org/10.1037/a0037702..

Hülsheger, U. R., Feinholdt, A., & Nübold, A. (2015). A low-dose mindfulness intervention and recovery from work: Effects on psychological detachment, sleep quality, and sleep duration. *Journal of Occupational and Organizational Psychology, 88*(3), 464–489. https://doi.org/10.1111/joop.12115.

Hursh, S. R., Redmond, D. P., Johnson, M. L., Thorne, D. R., Belenky, G., Balkin, T. J., … Eddy, D. R. (2004). Fatigue models for applied research in warfighting. *Aviation, Space, and Environmental Medicine, 75,* 44–53.

Inzlicht, M., & Berkman, E. (2015). Six questions for the resource model of control (and some answers). *Social and Personality Psychology Compass, 9,* 511–524. https://doi.org/10.1111/spc3.12200..

Judge, T. A., & Kammeyer-Mueller, J. D. (2012). Job attitudes. *Annual Review of Psychology, 63,* 341–367.

Juda, M., Vetter, C., & Roenneberg, T. (2013). Chronotype modulates sleep duration, sleep quality, and social jetlag in shift-workers. *Journal of Biological Rhythms, 28,* 141–151. https://doi.org/10.1177/0748730412475042.

Kahn, M., Sheppes, G., & Sadeh, A. (2013). Sleep and emotions: Bidirectional links and underlying mechanisms. *International Journal of Psychophysiology, 89,* 218–228. https://doi.org/10.1016/j.ijpsycho.2013.05.010.

Kahn-Greene, E. T., Lipizzi, E. L., Conrad, A. K., Kamimori, G. H., & Killgore, W. D. S. (2006). Sleep deprivation adversely affects interpersonal responses to frustration. *Personality and Individual Differences, 41,* 1433–1443.

Kaplan, S., Bradley, J. C., Luchman, J. N., & Haynes, D. (2009). On the role of positive and negative affectivity in job performance: A meta-analytic investigation. *Journal of Applied Psychology, 94,* 162–176.

Kent, R. G., Uchino, B. N., Cribbet, M. R., Bowen, K., & Smith, T. W. (2015). Social relationships and sleep quality. *Annals of Behavioral Medicine, 49,* 912–917. https://doi.org/10.1007/s12160-015-97116.

Kerr, N. L. (1983). Motivation losses in small groups: A social dilemma analysis. *Journal of Personality and Social Psychology, 45*(4), 819–828. https://doi.org/10.1037/0022-3514.45.4.819.

Kerr, N. L., & Tindale, R. S. (2004). Small group decision making and performance. *Annual Review of Psychology, 55,* 623–656. https://doi.org/10.1146/annurev.psych.55.090902.142009.

Khalsa, S. B. S., Jewett, M. E., Duffy, J. F., & Czeisler, C. A. (2000). The timing of the human circadian clock is accurately represented by the core body temperature rhythm following phase shifts to a three-cycle light stimulus near the critical zone. *Journal of Biological Rhythms, 15,* 524–530. https://doi.org/10.1177/074873040001500609.

Killgore, W., Balkin, T. J., Yarnell, A. M., & Capaldi, V. F. (2017). Sleep deprivation impairs recognition of specific emotions. *Neurobiology of Sleep and Circadian Rhythms, 3,* 10–16. https://doi.org/10.1016/j.nbscr.2017.01.001.

Killgore, W. D. S. (2010). Effects of sleep deprivation on cognition. *Progress in Brain Research, 185,* 105–129. https://doi.org/10.1016/B978-0-444-53702-7.00007-5.
Killgore, W. D. S., Killgore, D. B., Day, L. M., Li, C., Kamimori, G. H., & Balkin, T. J. (2007). The effects of 53 hours of sleep deprivation on moral judgment. *Sleep, 30,* 345–352.
Killgore, W. D., Kahn-Greene, E. T., Grugle, N. L., Killgore, D. B., & Balkin, T. J. (2009). Sustaining executive functions during sleep deprivation: A comparison of caffeine, dextroamphetamine, and modafinil. *Sleep, 32*(2), 205–16.
Killgore, W. D., Kamimori, G. H., & Balkin, T. J. (2011). Caffeine protects against increased risk-taking propensity during severe sleep deprivation. *Journal of Sleep Research, 20*(3), 395–403. https://doi.org/10.1111/j.1365-2869.2010.00893.x.
van Knippenberg, D., van Knippenberg, B., Van Kleef, G. A., & Damen, F. J. A. (2008). Leadership, affect, and emotions. In N. Ashkanasy & C. Cooper (Eds.), *Research companion to emotions in organizations* (pp. 465–475). Cheltenham, UK: Edgar Eldar.
Knutson, K. L., Rathouz, P. J., Yan, L. L., Liu, K., & Lauderdale, D. S. (2007). Intra-individual daily and yearly variability in actigraphically recorded sleep measures: The CARDIA study. *Sleep, 30,* 793–796.
Kouchaki, M., & Smith, I. H. (2014). The morning morality effect: The influence of time of day on unethical behavior. *Psychological Science, 25,* 95–102.
Kozlowski, S. W. J., & Klein, K. J. (2000). A multilevel approach to theory and research in organizations: Contextual, temporal, and emergent processes. In K. J. Klein & S. W. J. Kozlowski (Eds.), *Multilevel theory, research, and methods in organizations: Foundations, extensions, and new directions* (pp. 3–90). San Francisco, CA: Jossey-Bass.
Krasikova, D. V., & LeBreton, J. M. (2012). Just the two of us: Misalignment of theory and methods in examining dyadic phenomena. *Journal of Applied Psychology, 97*(4), 739–757. https://doi.org/10.1037/a0027962.
Kribbs, N. B., & Dinges, D. F. (1994). Vigilance decrement and sleepiness. In J. R. Harsh & R. D. Ogilvie (Eds.), *Sleep onset mechanisms* (pp. 113–125). Washington, D.C.: American Psychological Association.
Križan, Z., & Hisler, G. (2016). The essential role of sleep in self-regulation. In K. D. Vohs & R. F. Baumeister (Eds.), *Handbook of self-regulation* (3rd ed., pp. 182–202). New York, NY: The Guilford Press.
Križan, Z., & Hisler, G. (2019). Sleepy anger: Restricted sleep amplifies angry feelings. *Journal of Experimental Psychology: General, 148,* 1239–1250. https://doi.org/10.1037/xge0000522.
Kühnel, J., Bledow, R., & Feuerhahn, N. (2016). When do you procrastinate? Sleep quality and social sleep lag jointly predict self-regulatory failure at work. *Journal of Organizational Behavior, 37,* 983–1002. https://doi.org/10.1002/job.2084.
Kühnel, J., Sonnentag, S., Bledow, R., & Melchers, K. G. (2018). The relevance of sleep and circadian misalignment for procrastination among shift workers. *Journal of Occupational and Organizational Psychology, 91*(1), 110–133. https://doi.org/10.1111/joop.12191.
Kühnel, J., Zacher, H., de Bloom, J., & Bledow, R. (2017). Take a break! Benefits of sleep and short breaks for daily work engagement. *European Journal of Work and Organizational Psychology, 26,* 481–491.
Lanaj, K., Johnson, R. E., & Barnes, C. M. (2014). Beginning the workday yet already depleted? Consequences of late-night smartphone use and sleep. *Organizational Behavior and Human Decision Processes, 124*(1), 11–23. https://doi.org/10.1016/j.obhdp.2014.01.001.
LeBlanc, M. M., Barling, J., & Turner, N. (2014). Intimate partner aggression and women's work outcomes. *Journal of Occupational Health Psychology, 19*(4), 399–412. https://doi.org/10.1037/a0037184.
Lee, V. K., & Harris, L. T. (2013). How social cognition can inform social decision making. *Frontiers in Neuroscience, 7,* 1–13. https://doi.org/10.3389/fnins.2013.00259.
Lieberman, H. R., Tharion, W. J., Shukitt-Hale, B., Speckman, K. L., & Tulley, R. (2002). Effects of caffeine, sleep loss, and stress on cognitive performance and mood during US Navy SEAL training. *Psychopharmacology, 164,* 250–261.

Lim, J., & Dinges, D. F. (2010). A meta-analysis of the impact of short-term sleep deprivation on cognitive variables. *Psychological Bulletin, 136,* 375–389. https://doi.org/10.1037/a0018883.

Linton, S. J., Kecklund, G., Franklin, K. A., et al. (2015). The effect of the work environment on future sleep disturbances: A systematic review. *Sleep Medicine Reviews, 23,* 10–19.

Litwiller, B., Snyder, L., Taylor, W., & Steele, L. M. (2017). The relationship between sleep and work: A meta-analysis. *Journal of Applied Psychology, 102*(4), 682–699. https://doi.org/10.1037/apl0000169.

Lord, R. G., & Maher, K. J. (1991). *People and organizations, Vol. 1. Leadership and information processing: Linking perceptions and performance*. Cambridge, MA: Unwin Hyman.

Lorist, M. M., Snel, J., Kok, A., & Mulder, G. (1994). Influence of caffeine on selective attention in well-rested and fatigued subjects. *Psychophysiology, 31,* 525–534.

Maccari, L., Martella, D., Marotta, A., Sebastiani, M., Banaj, N., Fuentes, L. J., et al. (2014). Effects of sleep loss on emotion recognition: A dissociation between face and word stimuli. *Experimental Brain Research, 232,* 3147–3157. https://doi.org/10.1007/s00221-014-3995-9.

Martin, R., Guillaume, Y., Thomas, G., Lee, A., & Epitropaki, O. (2016). Leader-member exchange (LMX) and performance: A meta-analytic review. *Personnel Psychology, 69*(1), 67–121.

Masicampo, E. J., Martin, S. R., & Anderson, R. A. (2014). Understanding and overcoming self-control depletion. *Social and Personality Psychology Compass, 8*(11), 638–649. https://doi.org/10.1111/spc3.12139.

Mattila, A. S., & Enz, C. A. (2002). The role of emotions in service encounters. *Journal of Service Research, 4*(4), 268–277.

Marino, M., Killerby, M., Lee, S., Klein, L. C., Moen, P., Olson, R.,…Buxton, O. M. (2016). The effects of a cluster randomized controlled workplace intervention on sleep and work-family conflict outcomes in an extended care setting. *Sleep Health, 2*(4), 297–308. https://doi.org/10.1016/j.sleh.2016.09.002.

Mauss, I. B., Troy, A. S., & LeBourgeois, M. K. (2013). Poorer sleep quality is associated with lower emotion-regulation ability in a laboratory paradigm. *Cognition and Emotion, 27,* 567–576.

Meijman, T. F. (1997). Mental fatigue and the efficiency of information processing in relation to work times. *International Journal of Industrial Ergonomics, 20,* 31–38.

Miles, D. E., Borman, W. E., Spector, P. E., & Fox, S. (2002). Building an integrative model of extra role work behaviors: A comparison of counterproductive work behavior with organizational citizenship behavior. *International Journal of Selection and Assessment, 10,* 51–57.

Motowidlo, S. J., Borman, W. C., & Schmidt, M. J. (1997). A theory of individual differences in task and contextual performance. *Human Performance, 10,* 71–83.

Mullins, H. M., Cortina, J. M., Drake, C. L., & Dalal, R. S. (2014). Sleepiness at work: A review and framework of how the physiology of sleepiness impacts the workplace. *Journal of Applied Psychology, 99*(6), 1096–1112.

Munir, F., & Nielsen, K. (2009). Does self-efficacy mediate the relationship between transformational leadership behaviours and healthcare workers' sleep quality? A longitudinal study. *Journal of Advanced Nursing, 65,* 1833–1843. https://doi.org/10.1111/j.1365-2648.2009.05039.x.

Muraven, M., & Baumeister, R. F. (2000). Self-regulation and depletion of limited resources: Does self-control resemble a muscle? *Psychological Bulletin, 126*(2), 247–259. https://doi.org/10.1037/0033-2909.126.2.247.

Murawski, B., Wade, L., Plotnikoff, R. C., Lubans, D. R., & Duncan, M. J. (2018). A systematic review and meta-analysis of cognitive and behavioral interventions to improve sleep health in adults without sleep disorders. *Sleep Medicine Reviews, 40,* 160–169. https://doi.org/10.1016/j.smrv.2017.12.003.

Murray, G., Nicholas, C. L., Kleiman, J., Dwyer, R., Carrington, M. J., Allen, N. B., & Trinder, J. (2009). Nature's clocks and human mood: The circadian system modulates reward motivation. *Emotion, 9*(5), 705–716. https://doi.org/10.1037/a0017080.

Niedhammer, I. S., David, S., Degioanni, S., Drummond, A., & Philip, P. (2009). Workplace bullying and sleep disturbances: Findings from a large-scale cross-sectional survey in the French working population. *Sleep, 32*(9), 1211–1219.

Nilsson, J. P., Söderström, M., Karlsson, A. U., Lekander, M., Åkerstedt, T., Lindroth, N. E., & Axelsson, J. (2005). Less effective executive functioning after one night's sleep deprivation. *Journal of Sleep Research, 14*(1), 1–6. https://doi.org/10.1111/j.1365-2869.2005.00442.x.

Olsen, O. K., Pallesen, S., & Eid, J. (2010). The impact of partial sleep deprivation on moral reasoning in military officers. *Sleep, 33*(8), 1086–1090.

Olson, R., Crain, T. L., Bodner, T. E., King, R., Hammer, L. B., Klein, L. C., … Buxton, O. M. (2015). A workplace intervention improves sleep: Results from the randomized controlled Work, Family and Health Study. *Sleep Health, 1,* 55–65. https://doi.org/10.1016/j.sleh.2014.11.003.

Olsen, O. K., Pallesen, S., Torsheim, T., & Espevik, R. (2016). The effect of sleep deprivation on leadership behaviour in military officers: An experimental study. *Journal of Sleep Research, 25*(6). https://doi.org/10.1111/jsr.12431.

Organ, D. W. (1997). Organizational citizenships behavior: It's construct cleanup time. *Human Performance, 10,* 85–97.

Organ, D. W., Podsakoff, P. M., & MacKenzie, S. B. (2006). *Organizational citizenship behavior: Its nature, antecedents, and consequences*. Thousand Oaks, CA: Sage Publications.

Palmer, C. A., & Alfano, C. A. (2017). Sleep and emotion regulation: An organizing, integrative review. *Sleep Medicine Reviews, 31,* 6–16. https://doi.org/10.1016/j.smrv.2015.12.006.

Patat, A., Rosenzweig, P., Enslen, M., Trocherie, S., Miget, N., Bozon, M.-C., … Gandon, J.-M. (2000). Effects of a new slow release formulation of caffeine on EEG, psychomotor and cognitive functions in sleep-deprived subjects. *Human Psychopharmacology: Clinical and Experimental, 15*(3), 153–170.

Penetar, D., McCann, U., & Thorne, D. (1993). Caffeine reversal of sleep deprivation effects on alertness and mood. *Psychopharmacology, 112,* 359–365.

Peuhkuri, K., Sihvola, N., & Korpela, R. (2012). Diet promotes sleep duration and quality. *Nutrition Research, 32*(5), 309–319.

Philip, P., Taillard, J., Niedhammer, I., Guilleminault, C., & Bioulac, B. (2001). Is there a link between subjective daytime somnolence and sickness absenteeism? A study in a working population. *Journal of Sleep Research, 10,* 111–115. https://doi.org/10.1046/j.1365-2869.2001.00253.x.

Pilcher, J. J., & Huffcutt, A. I. (1996). Effects of sleep deprivation on performance: A meta-analysis. *Sleep, 19*(4), 318–326.

Pilcher, J. J., Morris, D. M., Donnelly, J., & Feigl, H. B. (2015). Interactions between sleep habits and self-control. *Frontiers in Human Neuroscience, 9,* 284. https://doi.org/10.3389/fnhum.2015.00284.

Pilcher, J. J., Vander Wood, M. A., & O'Connell, K. L. (2011). The effects of extended work under sleep deprivation conditions on team-based performance. *Ergonomics, 54*(7), 587–596. https://doi.org/10.1080/00140139.2011.592599.

Porath, C. L., & Bateman, T. S. (2006). Self-regulation: From goal orientation to job performance. *Journal of Applied Psychology, 91*(1), 185–192.

Pugh, S. D. (2001). Service with a smile: Emotional contagion in the service encounter. *Academy of Management Journal, 44,* 1018–1027.

Ree, M. J., & Harvey, A. G. (2006). Interpretive biases in chronic insomnia: An investigation using a priming paradigm. *Behavior Therapy, 37*(3), 248–258.

Reyner, L. A., & Horne, J. A. (1997). Suppression of sleepiness in drivers: Combination of caffeine with a short nap. *Psychophysiology, 34,* 721–725.

Rich, B. L., LePine, J. A., & Crawford, E. R. (2010). Job engagement: Antecedents and effects on job performance. *Academy of Management Journal, 53,* 617–635.

Rilling, J. K., & Sanfey, A. G. (2011). The neuroscience of social decision-making. *Annual Review of Psychology, 62,* 23–48. https://doi.org/10.1146/annurev.psych.121208.131647.

Ritterband, L. M., Thorndike, F. P., Ingersoll, K. S., et al. (2017). Effect of a web-based cognitive behavior therapy for insomnia intervention with 1-year follow-up: A randomized clinical trial. *JAMA Psychiatry, 74,* 68–75.

Roehrs, T., & Roth, T. (2008). Caffeine: Sleep and daytime sleepiness. *Sleep Medicine Reviews, 12,* 153–162.

Rubin, R. S., Munz, D. C., & Bommer, W. H. (2005). Leading from within: The effects of emotion recognition and personality on transformational leadership behavior. *Academy of Management Journal, 48*(5), 845–858. https://doi.org/10.5465/AMJ.2005.18803926.

Rupp, T. L., Killgore, W. D., & Balkin, T. J. (2010). Socializing by day may affect performance by night: Vulnerability to sleep deprivation is differentially mediated by social exposure in extraverts vs. introverts. *Sleep, 33,* 1475–1485.

Rupp, T. L., Wesensten, N. J., & Balkin, T. J. (2010). Sleep history affects task acquisition during subsequent sleep restriction and recovery. *Journal of Sleep Research, 19,* 289–297.

Ryan, R. M., & Deci, E. L. (2000). Self-determination theory and the facilitation of intrinsic motivation, social development, and well-being. *American Psychologist, 55*(1), 68–78. https://doi.org/10.1037/0003-066X.55.1.68.

Sackett, P. R., & DeVore, C. J. (2001). Counterproductive behaviors at work. In N. Anderson, D. S. Ones, H. K. Sinangil, & C. Viswesvaran (Eds.), *Handbook of industrial, work and organizational psychology* (Vol. 1, pp. 145–164). Thousand Oaks, CA: Sage.

Schaufeli, W. B., Salanova, M., Gonzalez-Romá, V., & Bakker, A. B. (2002). The measurement of engagement and burnout: A confirmative analytic approach. *Journal of Happiness Studies, 3,* 71–92.

Schimmack, U. (2012). The ironic effect of significant results on the credibility of multiple-study articles. *Psychological Methods, 17,* 551–566.

Schmidt, C., Collette, F., Cajochen, C., & Peigneux, P. (2007). A time to think: Circadian rhythms in human cognition. *Cognitive Neuropsychology, 24*(7), 755–789.

Seyffert, M., Lagisetty, P., Landgraf, J., Chopra, V., Pfeiffer, P. N., Conte, M. L., et al. (2016). Internet-delivered cognitive behavioral therapy to treat insomnia: A systematic review and meta-analysis. *PLoS One, 11*(2), e0149139. https://doi.org/10.1371/journal.pone.0149139.

Skarlicki, D., & Jones, D. (2002). Training leaders in organizational justice principles to increase citizenship behavior in a retail setting. Unpublished manuscript. University of Calgary.

Smith, C., Reilly, C., & Midkiff, K. (1989). Evaluation of three circadian rhythm questionnaires with suggestions for an improved measure of morningness. *Journal of Applied Psychology, 74,* 728–738.

Smith, C. A., Organ, D. W., & Near, J. P. (1983). Organizational citizenship behavior: Its nature and antecedents. *Journal of Applied Psychology, 68,* 453–463.

Smith, J. E., Lawrence, A. D., Diukova, A., Wise, R. G., & Rogers, P. J. (2012). A storm in a coffee cup? Caffeine modulates neural response to social signals of threat. *Social Cognitive and Affective Neuroscience, 7*(7), 831–840.

Söderström, M., Jeding, K., Ekstedt, M., Perski, A., & Åkerstedt, T. (2012). Insufficient sleep predicts clinical burnout. *Journal of Occupational Health Psychology, 17,* 175–183. https://doi.org/10.1037/a0027518.

Spector, P. E., Fox, S., Penney, L. M., Bruursema, K., Goh, A., & Kessler, S. (2006). The dimensionality of counterproductivity: Are all counterproductive behaviors created equal? *Journal of Vocational Behavior, 68,* 446–460.

Spencer, S. J., Zanna, M. P., & Fong, G. T. (2005). Establishing a causal chain: Why experiments are often more effective than mediational analyses in examining psychological processes. *Journal of Personality and Social Psychology, 89,* 845.

Stephens, J. P., Heaphy, E. D., & Dutton, J. E. (2011). High quality connections. In G. Spreitzer & K. Cameron (Eds.), *Oxford handbook of positive organizational scholarship* (pp. 385–399). Oxford, UK: Oxford University Press.

Steptoe, A., O'Donnell, K., Marmot, M., & Wardle, J. (2008). Positive affect, psychological well-being, and good sleep. *Journal of Psychosomatic Research, 64,* 409–415.

Steyvers, F. J., & Gaillard, A. W. (1993). The effects of sleep deprivation and incentives on human performance. *Psychological Research, 55*(1), 64–70. https://doi.org/10.1007/BF00419894.

van Straten, A., van der Zweerde, T., Kleiboer, A., Cuijpers, P., Morin, C., & Lancee, J. (2018). Cognitive and behavioral therapies in the treatment of insomnia: A meta-analysis. *Sleep Medicine Reviews, 38,* 3–16. https://doi.org/10.1016/j.smrv.2017.1002.1001.

Swanson, L. M., Arnedt, J. T., Rosekind, M. R., Belenky, G., Balkin, T. J., & Drake, C. (2011). Sleep disorders and work performance: Findings from the 2008 National Sleep Foundation Sleep in America poll. *Journal of Sleep Research, 20,* 487–494.

Swider, B. W., & Zimmerman, R. D. (2010). Born to burnout: A meta-analytic path model of personality, job burnout, and work outcomes. *Journal of Vocational Behavior, 76,* 487–506.

Talbot, L. S., McGlinchey, E. L., Kaplan, K. A., Dahl, R. E., & Harvey, A. G. (2010). Sleep deprivation in adolescents and adults: Changes in affect. *Emotion, 10,* 831–841.

Taylor, D. J., & McFatter, R. M. (2003). Cognitive performance after sleep deprivation: Does personality make a difference? *Personality and Individual Differences, 33,* 1179–1193.

Tempesta, D., Couyoumdjian, A., Curcio, G., Moroni, F., Marzano, C., De Gennaro, L., et al. (2010). Lack of sleep affects the evaluation of emotional stimuli. *Brain Research Bulletin, 29,* 104–108.

Tempesta, D., Couyoumdjian, A., Moroni, F., et al. (2011). The impact of one night of sleep deprivation on moral judgments. *Social Neuroscience, 7,* 292–300.

Thomas, G., Martin, R., Epitropaki, O., Guillaume, Y., & Lee, A. (2013). Social cognition in leader–follower relationships: Applying insights from relationship science to understanding relationship-based approaches to leadership. *Journal of Organizational Behavior, 34*(Suppl 1), S63–S81. https://doi.org/10.1002/job.1889.

Totterdell, P., & Holman, D. (2003). Emotion regulation in customer service roles: Testing a model of emotional labor. *Journal of Occupational Health Psychology, 8*(1), 55–73.

Trichas, S., Schyns, B., Lord, R. G., & Hall, R. J. (2017). „Facing" leaders: Facial expression and leadership perception. *The Leadership Quarterly, 28*(2), 317–333.

Tucker, A. M., Whitney, P., Belenky, G., Hinson, J. M., & Van Dongen, H. P. A. (2010). Effects of sleep deprivation on dissociated components of executive functioning. *Sleep, 33,* 47–57.

Vadillo, M. A., Gold, N., & Osman, M. (2016). The bitter truth about sugar and willpower: The limited evidential value of the glucose model of ego depletion. *Psychological Science, 27*(9), 1207–1214. https://doi.org/10.1177/0956797616654911.

Van Dongen, H. P. A., & Dinges, D. F. (2005). Circadian rhythms in sleepiness, alertness, and performance. In M. H. Kryger, T. Roth, & W. C. Dement (Eds.), *Principles and practice of sleep medicine* (4th ed., pp. 435–443). Philadelphia, PA: Elsevier Saunders.

Van Dongen, H. P. A., Price, N. J., Mullington, J. M., Szuba, M. P., Kapoor, S. C., & Dinges, D. F. (2001). Caffeine eliminates psychomotor vigilance deficits from sleep inertia. *Sleep, 24*(7), 813-–819.

Van Kleef, G. A. (2009). How emotions regulate social life: The emotions as social information (EASI) model. *Current Directions in Psychological Science, 18*(3), 184–188.

Van Kleef, G. A., Homan, A. C., & Cheshin, A. (2012). Emotional influence at work: Take it EASI. *Organizational Psychology Review, 2,* 311–339.

Viswesvaran, C., & Ones, D. S. (2000). Perspectives on models of job performance. *International Journal of Selection and Assessment, 8,* 216–226.

Vohs, K. D., Baumeister, R. F., & Schmeichel, B. J. (2012). Motivation, personal beliefs, and limited resources all contribute to self-control. *Journal of Experimental Social Psychology, 48*(4), 943–947. https://doi.org/10.1016/j.jesp.2012.03.002.

de Vries, J. D., van Hooff, M. L. M., Geurts, S. A. E., & Kompier, M. A. J. (2017). Exercise to reduce work-related fatigue among employees: A randomized controlled trial. *Scandinavian Journal of Work, Environment & Health, 43*(4), 337–349. https://doi.org/10.5271/sjweh.3634.

Wagner, D. T., Barnes, C. M., Lim, V. K. G., & Ferris, D. L. (2012). Lost sleep and cyberloafing: Evidence from the laboratory and a Daylight Saving Time quasi experiment Lost sleep and cyberloafing: Evidence from the laboratory and a Daylight Saving Time quasi experiment. *Journal of Applied Psychology, 97,* 1068–1076. https://doi.org/10.1037/a0027557.

Wagner, D. T., Barnes, C. M., & Scott, B. A. (2014). Driving it home: How workplace emotional labor harms employee home life. *Personnel Psychology, 67,* 487–516. https://doi.org/10.1111/peps.12044.

Wang, G., Oh, I.-S., Courtright, S. H., & Colbert, A. E. (2011). Transformational leadership and performance across criteria and levels: A meta-analytic review of 25 years of research. *Group and Organization Management, 36,* 223–270. https://doi.org/10.1177/1059601111401017.

Wang, Z., Singh, S. N., Li, Y. J., Mishra, S., Ambrose, M., & Biernat, M. (2017). Effects of employees' positive affective displays on customer loyalty intentions and service evaluations: An Emotions-as-Social-Information perspective. *Academy of Management Journal, 60*(1), 109–129.

Weber, M. (1947). *The theory of social and economic organization.* Trans. by R. A. Henderson & T. Parsons. New York, NY: Free Press.

Weinstein, N., & Ryan, R. M. (2011). A self-determination theory approach to understanding stress incursion and responses. *Stress and Health, 27,* 4–17. https://doi.org/10.1002/smi.1368.

Weiss, H. M., & Cropanzano, R. (1996). Affective events theory: A theoretical discussion of the structure, cause, and consequences of affective experiences at work. In B. M. Staw & L. L. Cummings (Eds.), *Research in organizational behavior: An annual series of analytical essays and critical reviews* (pp. 1–74). Greenwich, CT: JAI Press.

Welsh, D. T., Ellis, A. P. J., Mai, K. M., & Christian, M. S. (2014). Building a self-regulatory model of sleep deprivation and deception: The role of conformity and caffeine. *Journal of Applied Psychology, 99,* 1268–1277.

Williams, L. J., & Anderson, S. E. (1991). Job satisfaction and organizational commitment as predictors of organizational citizenship and in-role behaviors. *Journal of Management, 17,* 601–617.

Wittmann, M., Dinich, J., Merrow, M., & Roenneberg, T. (2006). Social jetlag: Misalignment of biological and social time. *Chronobiology International, 23,* 497–509. https://doi.org/10.1080/07420520500545979.

Wood, A. M., Joseph, S., Lloyd, J., & Atkins, S. (2009). Gratitude influences sleep through the mechanism of pre-sleep cognitions. *Journal of Psychosomatic Research, 66,* 43–48.

Wright, K. P., Badia, P., Myers, B. L., & Plenzler, S. C. (1997). Combination of bright light and caffeine as a countermeasure for impaired alertness and performance during extended sleep deprivation. *Journal of Sleep Research, 6,* 26–35. https://doi.org/10.1046/j.1365-2869.1997.00022.x.

Yano, K., Lyubomirsky, S., & Chancellor, J. (2012). Sensing happiness. *IEEE Spectrum, 40,* 26–31.

Yuan, Z., Barnes, C. M., & Li, Y. (2018). Bad behavior keeps you up at night: Counterproductive work behaviors and insomnia. *Journal of Applied Psychology, 103*(4), 383–398. https://doi.org/10.1037/apl0000268.

Zohar, D., Tzischinsky, O., Epstein, R., & Lavie, P. (2005). The effects of sleep loss on medical residents' emotional reactions to work events: A cognitive-energy model. *Sleep, 28*(1), 47–54.

Teil V
Persönlichkeit

Schlaf und Temperament in der frühen Kindheit

Kate E. Williams

Die Themen Schlaf und Säuglingsverhalten beschäftigen die Gedanken der Eltern in den ersten Lebensjahren eines Babys und führen zu vielen Diskussionen, Debatten und Ratschlägen in privaten und öffentlichen Bereichen. Beide Themen haben nicht nur unmittelbare Auswirkungen auf den Alltag von Kindern, Eltern und Erziehern, sondern es besteht auch ein weit verbreitetes Gefühl, dass diese frühen konstitutionellen Tendenzen langfristige Auswirkungen auf die Lebenslaufentwicklung haben. Während Schlaf und Temperament schon seit einiger Zeit einen wichtigen Forschungsschwerpunkt darstellen, werfen jüngste Entwicklungen in der Messung und die Integration verschiedener disziplinärer Perspektiven neues Licht auf ihre Beziehungen zueinander und zu genetischen und elterlichen Kontexten. Wie in jedem Bereich der humanen Entwicklungsforschung ist das Bild, das sich durch diese Forschungsstränge ergibt, komplex und beinhaltet dynamische Prozesse über eine Reihe von individuellen und Umweltfaktoren. Abb. 1 fasst die wichtigsten in diesem Kapitel diskutierten Punkte zusammen.

Der Fokus des Kapitels liegt auf nächtlichen Schlafverhaltensweisen und dem Temperament in den ersten fünf Lebensjahren, wobei die ersten Abschnitte des Kapitels einen Überblick über Temperament als Konstrukt und dann seine bekannten Beziehungen zu frühen Schlafverhaltensweisen geben. Da die Entwicklung von Säuglingen in diesen Bereichen nicht ohne Bezug zur elterlichen Umgebung betrachtet werden kann, skizziert ein kurzer Abschnitt bekannte Beziehungen zwischen Schlaf, Temperament und früher Elternschaft. Obwohl es in diesem Forschungsfeld viele Herausforderungen gibt, werden zwei Schlüsselbereiche im Detail untersucht: ein besseres Verständnis dafür, *warum* früher Schlaf und Temperament miteinander verbunden sind; und das Verständnis der Mechanismen, die in an dem in Abb. 1 dargestellten transaktionalen Entwicklungssystem beteiligt sind.

K. E. Williams (✉)
School of Early Childhood and Inclusive Education, Queensland University of Technology, Brisbane, QLD, Australia
E-Mail: k15.williams@qut.edu.au

Z. Križan, *Schlaf, Persönlichkeit und soziales Verhalten*,
https://doi.org/10.1007/978-3-031-49766-7_11

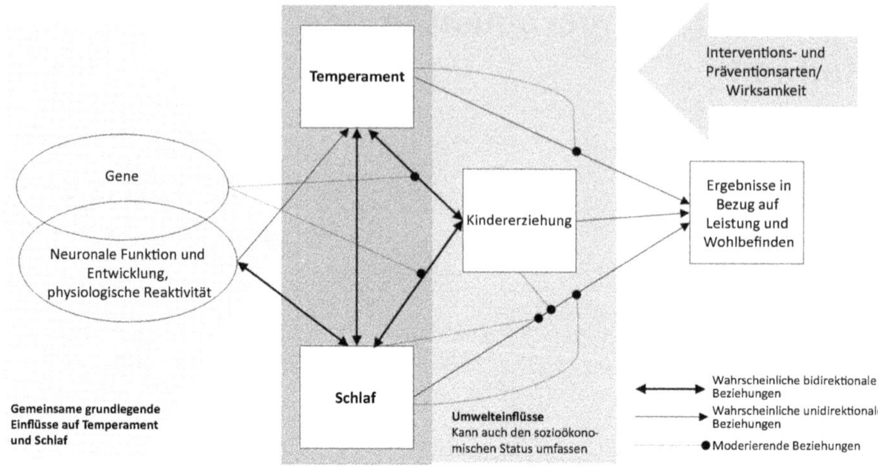

Abb. 1 Zusammenfassung von Temperament und Schlaf und ihrer Beziehungen zu anderen wichtigen Konstrukten

Der letzte Abschnitt bietet Vorschläge, wie die Theorie und Forschung in diesem Bereich vorangetrieben werden können, einschließlich dringender Forschungsfragen und neuartiger analytischer Ansätze. Eine zentrale Botschaft in diesem Abschnitt ist die Notwendigkeit von multidisziplinären Studiendesigns, bei denen die Ergebnisse zur Unterstützung erfolgreicher Identifikations-, Präventions- und Interventionsansätze für Kinder und Familien früh im Leben umgesetzt werden.

Frühkindliches Temperament: Definition, Geschichte, Messung und verwandte Konzepte

Das Temperament bezieht sich auf „konstitutionell basierte individuelle Unterschiede in der *Reaktivität* und *Selbstregulation* in den Bereichen Affekt, Aktivität und Aufmerksamkeit" (Rothbart et al., 2011, S. 207) und wird sowohl von genetischen als auch von Umweltfaktoren beeinflusst (Zentner & Shiner, 2015). *Reaktivität* bezieht sich auf „Reaktionen auf Veränderungen in der externen und internen Umgebung, gemessen in Bezug auf die Latenz, Dauer und Intensität von emotionalen, orientierenden und motorischen Reaktionen" (Rothbart et al., 2011, S. 207) und wird als weitgehend biologisch gesteuert betrachtet. *Regulation* bezieht sich auf die Prozesse, die dazu dienen, diese Reaktivität zu modulieren. Im Vergleich zur Reaktivität wird angenommen, dass die Regulation mehr erlernte Verhaltensweisen beinhaltet und durch Erfahrung angetrieben wird und daher als stärker veränderlich gilt, hauptsächlich durch frühe Erfahrungen mit

Betreuungspersonen. Jenseits der Säuglingszeit wird die Selbstregulation als eine separate Verhaltensdimension (vs. Reaktivität) betrachtet, welche im Fokus vieler Arbeiten steht, die später in diesem Abschnitt diskutiert werden.

Messung des Temperaments

Verschiedene Messungen des frühen Temperaments spiegeln die zweifaktorielle Superstruktur von Reaktivität und Regulation wider, die in dieser Definition beschrieben wird. Elternberichte neigen dazu, eine dreifaktorielle Struktur zu ergeben, mit zwei Dimensionen, die die Reaktivität widerspiegeln: Drang/Extraversion, die sich auf das Niveau von motorischer Aktivität, Aufregung, Impulsivität und stimmlicher Reaktivität bezieht; und negative Affektivität, die die Ebenen von Angst, Frustration, Traurigkeit und sensorischem Unbehagen widerspiegelt (Putnam et al., 2008). Der dritte Faktor umfasst die regulatorische Dimension und wird als Aufmerksamkeitsorientierung im Säuglingsalter (Fähigkeit, die Aufmerksamkeit auf ein Objekt zu richten) und als Anstrengungskontrolle bei älteren Kindern definiert (anhaltende Aufmerksamkeit für Aufgaben, Unterdrückung von unangemessenen Handlungen oder Reaktionen und Aufmerksamkeitsverschiebung) (Casalin et al., 2012; Putnam et al., 2008). Eine kürzlich durchgeführte Beobachtungsstudie hat das Konstrukt der negativen Affektivität weiter in separate Faktoren von Angstreaktivität und Ärgerreaktivität unterteilt (Willoughby et al., 2015).

Die bahnbrechende Arbeit von Thomas und Chess zum Temperament, die in den 1950er Jahren als Teil der New Yorker Längsschnittstudie begann (Thomas & Chess, 1977), war der erste systematische Versuch, das frühe Säuglingsverhalten zu messen und zu kategorisieren, welches das zugrunde liegende Temperament widerspiegelt. Dies bildete die Grundlage, auf der die Temperamentforschung ernsthaft begann. Zu dieser Zeit wurden Elternberichte und Beobachtungsstudien verwendet, um Cluster von Säuglingen mit *schwierigeren* oder *leichteren* Temperamentsprofilen zu identifizieren. Seitdem wurden Elternberichtsmaßnahmen sowie Theorien und Messgrößen für physiologische Indikatoren des Temperaments weiterentwickelt. Zwei Gruppen von Messungen des frühkindlichen Temperaments, die auf Betreuerberichten basieren, haben die Forschung dominiert: Die erste Gruppe umfasst Fragebögen zum Verhalten im *Säuglingsalter,* in der *Frühkindheit* und im *Kindesalter* (IBQ, ECBQ bzw. CBQ) von der führenden Temperamentforscherin Mary Rothbart und Kollegen (Rothbart, 1981; Rothbart et al., 2001). Die zweite Gruppe umfasst den *Revised Infant Temperament Questionnaire* (RITQ) (Carey & McDevitt, 1978), und die *Toddler Temperament Scale* (Fullard et al., 1978) von Carey, McDevitt und Kollegen. Mehrere laborbasierte Maßnahmen des frühen Temperaments wurden ebenfalls entwickelt (z. B. *Kochanska's Behavior Battery*; Kochanska et al., 1996; *Labor Temperament Assessment Battery – Locomotor Version;* Gagne & Goldsmith, 2011) zusammen mit Beobachtungsansätzen (Willoughby et al., 2015). Physiologische Maßnahmen des Temperaments in der frühen Kindheit wurden auf der Grundlage der Polyvagal-Theorie von

Porges entwickelt, welche die Reifung des parasympathischen Nervensystems und seine Schlüsselrolle bei der Regulation von Zustand, motorischer Aktivität, Aufmerksamkeit und Emotion beschreibt (Dale et al., 2011; Porges, 2011). Diese Indikatoren erfassen die Aktivität im parasympathischen Zweig des autonomen Nervensystems und messen die respiratorische Sinusarrhythmie (RSA), welche die Reaktivität widerspiegelt, und den vagalen Rückzug, der die Regulation reflektiert.

Temperament, Selbstregulation und Verhaltensprobleme

Die Untersuchung des Temperaments überschneidet sich mit mindestens zwei anderen wichtigen und benachbarten Arbeitsbereichen in der frühen Kindheit. Erstens hat die Erkenntnis, dass das Temperament *sowohl* einen reaktiven *als auch* einen regulierenden Aspekt beinhaltet, zu einem wichtigen Forschungsbereich speziell zur *Selbstregulation in der frühen Kindheit* geführt, der in den letzten zwei Jahrzehnten exponentiell gewachsen ist, parallel und eng verwoben mit der Temperament- und Kognitionswissenschaftsforschung. Temperamentforscher neigen dazu, die Selbstregulation als sehr wichtig für die Vermittlung zwischen biologischer Konstitution und positiven Entwicklungsresultaten zu betrachten (Sanson et al., 2009) und konstatieren, dass Selbstregulation einen „wesentlichen Beitrag zur Organisation des Temperaments“ leistet (Rothbart et al., 2011, S. 441). Selbstregulation ist ein Sammelbegriff, der sowohl „bottom-up“, das heißt eher automatische Regulierungsprozesse, die Emotionen und Aufmerksamkeit betreffen, als auch „top-down“, also eher freiwillige Prozesse umfasst, die dazu dienen, Emotionen, Verhalten und Kognition zu kontrollieren, einschließlich der exekutiven Funktionen (Blair & Raver, 2015). Die konzeptuelle Überschneidung zwischen Temperament- und Selbstregulationsforschung wird am besten durch die Positionierung der Anstrengungskontrolle veranschaulicht, die verschiedentlich als Temperamentkonstrukt (Casalin et al., 2012) und als Konstrukt zur Erfassung der kognitiven Selbstregulation (Lipsey et al., 2017) betrachtet wird.

Zweitens zeigt die Temperamentforschung eine konzeptuelle Überschneidung mit der Untersuchung von Verhaltens- und emotionalen Problemen in der sehr frühen Kindheit. Diese Probleme sind von erheblicher Bedeutung für Psychopathologieforscher, Epidemiologen und Kliniker, die versuchen, Verhaltensprobleme so früh wie möglich zu verstehen, zu verhindern, zu diagnostizieren und zu behandeln. In sehr frühen Lebensphasen kann es schwierig sein, die Grenze zwischen Temperament und Verhaltens-/emotionalen Problemen zu ziehen, da ein gewisses Maß an reaktiven und dysregulierten Emotionen und Verhalten entwicklungsbedingt angemessen ist (Bagner et al., 2012; Derauf et al., 2011). Extreme Ausprägungen des frühen Temperaments oder Verhaltens werden jedoch bereits im Säuglingsalter als gestörtes Verhalten oder Regulation angesehen (Schmid et al., 2010). Verschiedene temperamentale Merkmale sind auch bekannte Risikofaktoren für spätere Verhaltensprobleme (Bagner et al., 2012). Diese konzeptuellen Überschneidungen können zu Schwierigkeiten bei der Spezifikation in Bezug auf

Temperament, Selbstregulation und Verhaltensprobleme in der sehr frühen Kindheit führen. Dieses Kapitel betrachtet hauptsächlich Forschungen aus dem Bereich des Temperaments, bezieht sich aber notwendigerweise auch auf die Selbstregulationsforschung und epidemiologische Studien zu Säuglingsregulationsstörungen.

Beziehungen zwischen frühem Schlafverhalten und Temperament

Schlaf und Temperament wurden theoretisch und empirisch schon seit den frühesten Temperamentstudien, die in den 1950er Jahren begannen, miteinander verknüpft. Die Pioniere des Säuglingstemperaments, Thomas und Chess (Goldsmith et al., 1987), schlugen die Dimension der *Rhythmizität* vor, die Konstrukte des Schlafes, Hunger- und Stuhlgangzyklen umfasste. Schlafverhalten war ein Schlüsselindikator bei der Entwicklung von Profilen *einfacher* Säuglinge (weniger reaktiv, mehr positive Affektivität, leichter sozialisierbar, höhere Rhythmizität – *regelmäßigerer Schlaf*) und *schwieriger* Säuglinge (hoch reaktiv, mehr negative Affektivität, Schwierigkeiten bei der Sozialisierung, niedrigere Rhythmizität – *unregelmäßigerer Schlaf*).[1] Während die Rhythmizitätsskala von Rothbart und Kollegen in der *IBQ*-Gruppe aufgrund früherer Hinweise auf eine unbefriedigende interne Zuverlässigkeit weitgehend verlassen wurde (Rothbart, 1981), wurde sie in der *RITQ*-Gruppe beibehalten (Carey & McDevitt, 1978). Darüber hinaus enthielten Skalen der fallenden Reaktivität/Erholungsrate von Stress in der IBQ ein Element zum Schlafbeginnverhalten – wie leicht Säuglinge einschlafen; die Reizbarkeitssubskala der RITQ beinhaltet Reizbarkeit beim Einschlafen oder Aufwachen. Insgesamt scheint es, dass Temperamentforscher ein inhärentes Verständnis von Schlaf als einem Kontext haben, in dem das Temperament junger Kinder oft zum Ausdruck kommt.

Diese Verknüpfung von frühem Schlafverhalten und Temperament als Indikatoren für die allgemeine Anpassung von Säuglingen spiegelt sich auch in der zeitgenössischen klinischen Praxis und Forschung zu Säuglingsregulationsstörungen wider (National Center for Infants, Toddlers, and Families, 1994). Die Säuglinge, die Thomas und Chess als extrem *schwierig* eingestuft hätten, gelten heute als von Regulationsstörungen betroffen, die sich durch eine Konstellation von mäkeligem Essen, übermäßigem Weinen (negative Affektivität), Überempfindlichkeit und Verhaltensproblemen im *Schlaf* auszeichnen, die sich allesamt negativ auf die Funktion des Kindes auswirken (DeGangi, 2000; National Center for Infants, Toddlers, and Families, 1994). Diese Symptomgruppe kann unabhängig oder als Cluster auftreten, sie kann vorübergehend oder länger andauernd sein und wurde mit einem

[1] Eine dritte Kategorie von Säuglingen umfasst diejenigen, die anfangs schwierig sind, aber mit der Zeit leichter werden.

Risiko für spätere Verhaltens- und emotionale Probleme in Verbindung gebracht (Schmid et al., 2010).

Jenseits von intraindividuellen Profilen von frühem Verhalten, die Schlaf und Temperament als konstitutionelle Konstrukte verbinden, hat eine Reihe von Entwicklungsstudien Korrelationen zwischen den beiden Konstrukten gezeigt. Tageszeitliche Ausprägungen von negativer Emotionalität und Dysregulation wurden mit nächtlichem Erwachen korreliert (DeLeon & Karraker, 2007; Ednick et al., 2009 für eine Übersicht) und verringerten die nächtlichen Schlafstunden (Molfese et al., 2015; Spruyt et al., 2008) im Säuglings- und Kleinkindalter. Vorschulkinder (im Alter von 3–5 Jahren) mit Temperamenten, die durch hohe Reaktivität und negative Emotionalität gekennzeichnet sind, wurden als resilienter gegenüber dem Schlafengehen und schlechtere Schlafhygienepraktiken dokumentiert[2] (Wilson et al., 2015). Allerdings haben andere Studien keine Beziehungen zwischen Temperament und Schlaf gefunden (Hayes et al., 2011; Jian & Teti, 2016), und insgesamt erlauben korrelative Studien keine kausale Schlussfolgerung zwischen den beiden Konstrukten. In Längsschnittstudien hat Schlaf das spätere Temperament vorhergesagt (Judge et al., 2015; Van den Bergh & Mulder, 2012), und das frühe Temperament späteren Schlaf (Gartstein et al., 2014; Sorondo & Reeb-Sutherland, 2015). In anderen Studien wurden Schlaf und Temperament vom Säuglingsalter bis zum Kleinkindalter als unabhängig voneinander bezeichnet (Hayes et al., 2011). Insgesamt scheinen in der begrenzten Anzahl von durchgeführten Längsschnittstudien die Ergebnisse über die Beziehung zwischen Schlaf und Temperament je nach Messungen und untersuchtem Alter zu variieren.

Wechselseitige und gemeinsame Entwicklungswege

Es gibt jedoch eine zunehmende Übereinstimmung, dass es zwischen Schlaf und Temperament in der frühen Kindheit wahrscheinlich eine wechselseitige Beziehung gibt (Molfese et al., 2013; Williams et al., 2017), aber nur wenige empirische Studien haben dies im Detail belegt. In unserer jüngsten, groß angelegten multikulturellen Bevölkerungsstudie australischer Kinder ($N = 4109$) untersuchten wir die longitudinalen und reziproken Beziehungen zwischen Schlafproblemen, emotionaler Dysregulation (ähnlich der negativen Emotionalität des Temperaments) und Aufmerksamkeitsregulation in einem Entwicklungsmodell, das von der Säuglingszeit bis zum 9. Lebensjahr reicht. Wir fanden heraus, dass Verhaltensschlafprobleme im Allgemeinen emotionale Dysregulationsmaßnahmen 2 Jahre später vorhersagten, die wiederum prädiktiv waren für die Aufmerksamkeitsregulation 2 Jahre später (Williams et al., 2017). Emotionale Dysregulation sagte ebenfalls Schlafprobleme 2 Jahre später voraus, aber diese Wege waren etwas schwächer

[2] Schlafhygiene bezieht sich auf die Praktiken und Routinen vor dem Schlafengehen, die eine optimale Schlafqualität fördern.

als die schlafgetriebenen Wege, was darauf hindeutet, dass Schlaf der wichtigere Vorläufer ist. Ähnliche wechselseitige Beziehungen wurden auch von unserer Gruppe bei Kindern mit Aufmerksamkeitsdefizit-/Hyperaktivitätsstörung (ADHS) (Williams & Sciberras, 2016) und bei der Untersuchung von Schlafproblemen und Verhaltensproblemen von der Vorschulzeit bis zur Adoleszenz (Quach et al., 2018) festgestellt.

Frühe Schlafprobleme und Temperament scheinen auch andere Gemeinsamkeiten zu haben, einschließlich ihrer Entwicklung und den damit verbundenen Folgen. Auf Kohortenebene zeigen sowohl Schlaf als auch Temperament weniger longitudinale Stabilität sehr früh im Leben, mit zunehmender Stabilität im Laufe der Zeit (Casalin et al., 2012; Neppl et al., 2010; Pedlow et al., 1993; Wake et al., 2006; Williams et al., 2017). Sowohl frühe Schlafprobleme als auch stärker reaktive und dysregulierte Temperamente wurden unabhängig voneinander mit ähnlichen Entwicklungsfolgen in Verbindung gebracht, einschließlich Verhaltensproblemen (Astill et al., 2012; Hemmi et al., 2011; Honomichl & Donnellan, 2012; Keefe-Cooperman & Brady-Amoon, 2014), Symptomen von ADHS (Hemmi et al., 2011 Willoughby, Gottfredson, & Stifter, 2017), schlechteren sozialen Fähigkeiten (Sanson et al., 2009; Schmid et al., 2010) und schlechterer schulischer Leistung (Astill et al., 2012; Rudasill et al., 2010). Wichtig ist, dass *Veränderungen* sowohl im Schlaf als auch in den Regulierungsdimensionen während der frühen Kindheit besonders wichtig zu sein scheinen, um positive Entwicklungsverläufe zu fördern. So wurde beispielsweise festgestellt, dass die Auflösung von Verhaltensschlafproblemen von der Geburt bis zum 5. Lebensjahr mit einer verbesserten Anpassung an die Schule verbunden ist (Williams et al., 2016). Zunahmen in der Selbstregulation von 4 bis 6 Jahren wurden dokumentiert, um das Risikoverhalten und die psychischen Gesundheitsprobleme im Jugendalter 10 Jahre später zu reduzieren (Howard & Williams, 2018). Schließlich zeigen sowohl der Schlaf in der frühen Kindheit (Nicholson, Lucas, Berthelsen, & Wake, 2012) als auch das Temperament (Jansen et al., 2009) sozioökonomische Dysbalancen, wobei Kinder aus den ärmsten Haushalten das höchste Risiko für schlechte Ergebnisse in diesen Bereichen haben. Diese gemeinsamen Merkmale legen nahe, dass ein Fokus auf Schlaf und Temperament in den frühen Jahren, sowohl klinisch als auch empirisch, dringend geboten ist.

Die Rolle der Elternschaft bei frühem Schlaf und Temperament

Keine Diskussion, die sich auf frühe Kindheitsschlaf und Temperament konzentriert, wäre vollständig ohne zumindest eine kurze Untersuchung der Rolle der elterlichen Umgebung. Sowohl Schlafverhalten als auch die mit dem Temperament des Säuglings verbundenen Verhaltensweisen entwickeln sich im Kontext der elterlichen und häuslichen Umgebung. Tatsächlich wird von einigen nahegelegt, dass Säuglingsschlaf und regulatorische Störungen am besten als Spiegelbild des Eltern-Kind-Systems verstanden werden können, anstatt nur die Eigenschaften des Säuglings widerzuspiegeln (Martini et al., 2017). Eine Reihe von Elternschafts- und Familienfunktionskonstrukten wurden als Vorläufer oder Risikofaktoren in Bezug auf das Schlaf- oder Temperamentverhalten von Kindern dokumentiert (siehe Tikotzky, 2017 für eine Überprüfung in Bezug auf Schlaf und Kiff et al., 2011 für eine Überprüfung in Bezug auf Temperament). Während der Großteil der Forschung sich auf Mütter konzentriert hat, hat die jüngste Forschung wertvolle und dringend benötigte Einblicke in die Rolle der Väter im Schlaf (Bernier et al., 2017) und im Temperament der Kinder (Potapova et al., 2014) geliefert.

Im Allgemeinen sind Erziehungsansätze auf intuitive Weise sowohl mit Schlaf als auch mit Temperament verbunden, so dass aggressive, stark kontrollierende Erziehung mit einer schlechteren regulatorischen Entwicklung verbunden ist (Graziano et al., 2011; Nelson et al., 2012; Olson et al., 2011; Spinrad et al., 2012) und weniger optimaler Schlafqualität des Kindes (Kelly et al., 2014). Wärmeres, sensibleres, emotional verfügbares und konsistentes Elternverhalten ist im Allgemeinen mit verbessertem Säuglingsschlaf (Jian & Teti, 2016; Staples et al., 2015) und erhöhten regulatorischen Verhaltensweisen bei kleinen Kindern verbunden (Graziano et al., 2011). Andere Aspekte der Familienfunktion, einschließlich des Bindungsstils zwischen Eltern und Kind (Belanger, Bernier, Simard, Bordeleau, & Carrier, 2015), der Ehezufriedenheit (Bernier et al., 2013), entspannender Schlafenszeitroutinen (Mindell et al., 2009), und geringerer elterlicher Intervention zur Schlafenszeit (Philbrook & Teti, 2016) wurden ebenfalls mit positiveren Schlafverhaltensweisen bei kleinen Kindern in Verbindung gebracht.

Die psychische Gesundheit der Eltern war ein zentraler Fokus in der Literatur bezüglich der Verbindung von Erziehungsumgebung, Schlaf und dem Temperament im frühen Kindesalter. Mütterliche depressive, ängstliche und Stresssymptome wurden mit Schlafproblemen bei Säuglingen in Verbindung gebracht (Martini et al., 2017; Sinai & Tikotzky, 2012) und negativeren Verhaltensweisen des Säuglingstemperaments, einschließlich negativer Affektivität, geringerer Beruhigungsfähigkeit und schlechterer Aufmerksamkeitsfokussierung (Field, 2011; Pesonen et al., 2008). Mütter mit schlechterer psychischer Gesundheit berichten, dass ihre Säuglinge mehr nächtliches Erwachen und nächtliche Bedürfnisse haben und dass sie durch diese Verhaltensweisen stärker gestört werden (Goldberg et al., 2013). Auch der Erziehungsstress der Väter wurde mit Schlafproblemen der Kinder (Bernier et al., 2013) und einem schwierigeren Temperament (Potapova et al., 2014) in Verbindung gebracht.

Viele dieser Beziehungen zwischen der Erziehungsumgebung, dem Temperament des Säuglings und den Schlafverhaltensweisen gehen auf die pränatale Phase zurück, was auf fetale Programmierung, genetische und/oder soziale Modellierungspfade hindeutet. Zum Beispiel wurde ein hohes Stressniveau, das Mütter während der Schwangerschaft erleben, mit mehr Weinen und Quengeln oder schwierigeren Temperamenten bei ihren 6 Wochen alten Säuglingen in Verbindung gebracht (Bolten et al., 2012). Diesem Mechanismus der fetalen Programmierung wird das Vorhandensein mütterlicher Stresshormone während der Schwangerschaft und deren Auswirkungen auf den sich entwickelnden Fötus und die anschließende regulatorische Kapazität des Säuglings zugrunde gelegt (Sandman et al., 2012). Nach der Geburt wurden die Anstrengungskontrolle der Mutter (Bridgett et al., 2011) und die Persönlichkeitsmerkmale der Väter mit dem Temperament des Säuglings in Verbindung gebracht (Potapova et al., 2014).

Das transaktionale Modell

Wichtig ist, dass seit den Anfängen der Temperamentforschung transaktionale Modelle von Temperament-Schlaf-Erziehung weithin anerkannt wurden. In den frühen Temperamentstudien war von größter Bedeutung, inwieweit Säuglinge mit bestimmten Temperamenten eine *Passung* in Bezug auf die Erziehungsumgebung hatten, in der sie sich befanden (Thomas & Chess, 1977). Das heißt, *schwierige* Säuglinge wurden als am stärksten gefährdet angesehen, wenn sie mit Eltern zusammen waren, die nicht die psychischen Ressourcen hatten, um Säuglinge, die als *quengelig* und pflegeintensiv wahrgenommen wurden, mit geringer Rhythmizität in den täglichen Routinen (einschließlich Schlaf), sensibel zu handhaben. In jüngerer Zeit wurde anerkannt, dass auch kindgesteuerte Effekte wahrscheinlich sind, die die Erziehung als Folge von Kinderhandlungen positionieren (Sameroff, 2009).

Obwohl diese interaktionalen und transaktionalen Pfade für die Untersuchung von Erziehung, Schlaf und Temperament sehr relevant sind, haben nur wenige Studien diese in einem detaillierten Ausmaß operationalisiert. In Bezug auf kindgesteuerte Effekte wurden frühe Schlafprobleme mit Schlafstörungen der Eltern (McDaniel & Teti, 2012), Erziehungsstress (Meltzer & Mindell, 2007), schlechter körperlicher Gesundheit der Eltern (Martin et al., 2007) und schlechterem Schlafhygiene-Management der Eltern (Simard et al., 2008) in Verbindung gebracht. Reziproke Beziehungen wurden zwischen der emotionalen Verfügbarkeit der Mutter zur Schlafenszeit und nächtlichen Bedürfnissen bei Säuglingen in den ersten 6 Lebensmonaten gefunden (Philbrook & Teti, 2016), und auch zwischen dem Schlaf des Kleinkindes und der Zufriedenheit der Mutter mit der Beziehung sowie der Kooperation der Eltern (Peltz et al., 2016). In Bezug auf das Temperament haben die regulatorischen Verhaltensweisen der Kinder während des Kleinkindalters später die elterlichen Lehr- (Eisenberg et al., 2010) und Bestrafungsstrategien (Barnes et al., 2013) vorhergesagt. Die negative Emotionalität von Kleinkindern war auch prädiktiv für niedrigere mütterliche Unterstützungsverhaltensweisen (Scaramella et al., 2008). Insgesamt ist klar, dass die Erziehungsumgebung und die Kindereigenschaften sich gegenseitig im frühen Kindesalter beeinflussen, mit wahrscheinlichen Auswirkungen auf das beobachtete Temperament, die Schlafverhaltensweisen der Kinder und die Erziehungsansätze sowie die psychische Gesundheit.

Hauptproblem 1: Verstehen, *warum* Schlaf und Temperament verbunden sind

Ein Hauptproblem im Bereich der Schlaf- und Temperamentforschung besteht darin, dass es mindestens zwei potenzielle Mechanismen gibt, durch die Beziehungen zwischen Schlafproblemen und dem temperamentbasierten Verhalten von Kindern im frühen Kindesalter erklärt werden könnten, und diese sind wahrscheinlich nicht unabhängig voneinander. Die erste Theorie legt nahe, dass frühe Schlafverhaltensweisen und Temperament verbunden sind, weil sie eine gemeinsame biologische oder genetische Grundlage haben, die mit der neuronalen Funktion zusammenhängt. Zum Beispiel wurde festgestellt, dass Föten im 3. Trimester, die mehrere reibungslose Übergänge zwischen aktivem und passivem Schlaf zeigten, höhere Werte der von der Mutter berichteten Anstrengungskontrolle im Alter von 8 bis 9 Jahren und 14 bis 15 Jahren haben (Van den Bergh & Mulder, 2012). Es wird angenommen, dass die Schlafregulation von nahezu ausgetragenen Föten ein Indikator für die Reife des zentralen Nervensystems und den Grad der neuronalen Plastizität ist, was zu einer positiveren Anpassung an die fetale Umgebung und späteren Gen-Umwelt-Kontexten führt, was wiederum eine höhere Selbstregulationskapazität (oder ausgedrücktem Temperament) zur Folge hat (Van den Bergh & Mulder, 2012). In Zusammenhang mit dieser biologischen Erklärung steht die Vermutung, dass regulatorische Schwierigkeiten, einschließlich ADHS-Symptome und Schlafprobleme im späteren Kindesalter, aufgrund einer gemeinsamen Neurotransmitterdysfunktion (insbesondere Dopamin und Serotonin) miteinander in Verbindung stehen könnten (Kirov & Brand, 2014), wobei das Temperament eine intermediäre Endophänotypie darstellt, die die Zusammenhänge zwischen Schlaf und ADHS untermauert (Melegari et al., 2018).

In Übereinstimmung mit dieser Theorie wird angenommen, dass Schlafverhalten bei Säuglingen in den ersten 48 Stunden des Lebens (Judge et al., 2015) ebenfalls ein Indikator für neurologisches Verhalten oder Organisation, Reife des zentralen Nervensystems und allgemeine neuronale Plastizität sind (Ednick et al., 2009; Van den Bergh & Mulder, 2012), wobei dieselben zugrunde liegenden neuronalen und biologischen Funktionen auch als Temperamentverhalten ausgedrückt werden. Frühe Schlafverhaltensweisen (Philbrook & Teti, 2016), ausgedrücktes Temperament (insbesondere der regulatorische Aspekt) (Montroy et al., 2016) und sogar physiologische Reaktionen bei Kindern (Berry et al., 2017) werden schnell und erheblich durch die elterliche Umgebung modifiziert, was es schwierig macht, Indikatoren für biologisch basierte Neuroplastizität im sich schnell entwickelnden Säugling zu entschlüsseln, zumindest durch Beobachtungsstudien. Der selbstregulatorische Aspekt des Temperaments liefert hier ein Kernbeispiel, da diese Fähigkeiten schnell nach der Geburt im Kontext von Koregulationsbeziehungen mit Betreuungspersonen entwickelt werden. Daher maskiert oder kontrolliert die Selbstregulation sehr schnell das zugrunde liegende temperamentvolle Reaktivitätsverhalten beim Menschen. Sind Verhaltens- oder Beobachtungsbeurteilungen des Temperaments, die nach der Säuglingszeit durchgeführt werden, ausreichend, um das biologisch basierte Temperament zu erfassen, oder nur die seitdem entwickelte Selbstregulationskontrolle? In Wirklichkeit werden nicht alle jungen Kinder mit regulatorischer Dysfunktion Schlafprobleme aufweisen, und nicht alle Kinder mit Schlafproblemen zeigen eine regulatorische Dysfunktion (Williams & Sciberras, 2016), was darauf hindeutet, dass die Hypothese einer gemeinsamen neuronalen Grundlage nur teilweise korrekt sein könnte oder die frühen Verhaltensbeweise, die diese unterstützen, schnell durch die Umgebung verändert werden. Es ist wahrscheinlich, dass Schlafmessungen, die nach der Säuglingszeit durchgeführt werden, die Anpassung an die elterliche Umgebung und die Schlafmanagementpraktiken der Eltern sowie einen Grad an neurologischer Verhaltensorganisation erfassen, dies muss jedoch noch im Detail erforscht werden.

Der zweite erklärende Mechanismus bezieht sich auf einen neurologischen und entwicklungsbedingten Kaskadeneffekt oder einen gegenseitigen Verschlimmerungsprozess. Anhaltende Schlafprobleme können zu suboptimalen neurologischen Reaktionen führen, die sich im Laufe der Zeit als Reaktivitäts- und Regulierungsverhalten bei Kindern äußern können. Beispielsweise kann gestörter Schlaf zu Schlafmangel führen, der sich auf die neuronale Konnektivität zwischen dem präfrontalen Kortex und dem limbischen System auswirkt, was zu erhöhter Reaktivität führt (Gujar et al., 2011). Dieser Weg kann sich tagsüber als schwieriges Temperament bei Kindern äußern. Kinder, die eine hohe Reaktivität und schlechte Regulation erleben, könnten es wiederum schwierig finden, selbstständig einzuschlafen und die ganze Nacht im Bett zu bleiben, was ein sich gegenseitig verschlimmerndes System schafft. Unsere Studien haben gezeigt, dass Verhaltensschlafprobleme 2 Jahre später emotionale Dysregulation vorhersagen, was auf einen anhaltenden und kumulativen Effekt von Schlafproblemen hindeutet (Williams et al., 2017; Williams & Sciberras, 2016). Es ist zu beachten, dass der gegenseitige Verschlimmerungsprozess wahrscheinlich auch für ein transaktionales Entwicklungsmodell relevant ist, das die elterliche Umgebung widerspiegelt und das zweite Hauptproblem in diesem Bereich darstellt.

Hauptproblem 2: Verstehen eines transaktionalen Systems: Schlaf, Temperament, Gene und die elterliche Umgebung

Eine zweite, aber verwandte Herausforderung besteht darin, dass Schlaf, Temperament, Erziehung und Genotypen wahrscheinlich alle Teil eines dynamischen transaktionalen Systems sind, das schwer in einer einzigen Studie zu operationalisieren ist (Abb. 1). Innerhalb dieses Systems haben diese 4 Faktoren das Potenzial, als Mediator oder Moderator zu wirken, oder in einigen Fällen beides. Jeder könnte auch als Empfindlichkeits- oder Sensibilitätsfaktor wirken, was bedeutet, dass Individuen, die sich in Genen, Schlaf oder Temperament unterscheiden, anfälliger als andere sind für: (a) die negative Auswirkung anderer Faktoren im System (Diathese-Stress/Dual-Risk-Modell); (b) die positive Auswirkung anderer Faktoren im System (Schutzmodell/Vorteilssensibilität) (Pluess & Belsky, 2013); oder (c) sowohl die Risikoförderung *und* entwicklungsfördernde Auswirkungen anderer Faktoren im System (differenzielle Anfälligkeit) (Ellis et al., 2011). Eine Reihe von Studien hat begonnen, diese Modelle zu erforschen, die im Folgenden kurz beschrieben werden sollen, wobei auch hier dringend noch weitere Forschung benötigt wird.

Schlaf, Temperament und Erziehung innerhalb des Systems

Mehr oder weniger optimaler Schlaf könnte einen Kontext bieten, in dem die Auswirkungen der elterlichen Umgebung verstärkt werden. Zum Beispiel wurde ein optimaler Schlaf bei Kindern in Kombination mit hohen Ebenen der mütterlichen Sensibilität mit verbesserter Bindungssicherheit und exekutiver Funktion sowie niedrigeren Ebenen von Problemverhalten (doppelter Schutz) in Verbindung gebracht (Bordeleau et al., 2012). Ein schlechterer Schlaf bei Kindern hat auch die Beziehungen zwischen Bindungsstatus und schulischer Leistung der Kinder beeinflusst, wobei eine Bindungsunsicherheit nur bei Kindern mit weniger optimalem Schlaf mit niedrigeren akademischen Testergebnissen verbunden war (Diathese-Stress/Doppelrisiko) (Keller et al., 2008). Weniger ist bekannt darüber, inwieweit der Schlaf als Sensibilitätsfaktor im Einklang mit dem Rahmen der differenziellen Anfälligkeit steht. Während es nicht vorstellbar erscheint, dass Kinder mit optimalem Schlafverhalten empfindlicher auf sowohl negative als auch positive Erziehung reagieren, ist es denkbar, dass diejenigen mit schlechtem Schlafverhalten dieses Muster durchaus aufweisen könnten. In diesem Bereich sind weitere Untersuchungen erforderlich.

Relativ gut etabliert ist, dass Kinder mit schwierigerem Temperament wahrscheinlich besser oder schlechter auf die Auswirkungen der Erziehungsumgebung auf langfristiges Problemverhalten und psychische Gesundheit reagieren (differenzielle Anfälligkeit) (Slagt et al., 2016), obwohl es gemischte Ergebnisse in Studien und analytischen Ansätzen gibt (Stoltz et al., 2017). Insbesondere in Bezug auf den Schlaf könnten verschiedene Temperamentsprofile unterschiedlich auf die elterliche Umgebung und das Schlafmanagement der Eltern reagieren. Zum Beispiel scheinen Säuglinge mit stärker aufsteigendem Temperament besonders von der emotionalen Verfügbarkeit der Mutter zur Schlafenszeit zu profitieren, was sich in einer zunehmenden Schlafkonsolidierung über die ersten 6 Monate ausdrückt (Vorteilssensibilität) (Jian & Teti, 2016). Kinder mit höheren Ebenen der physiologischen Reaktivität, gemessen durch RSA, scheinen anfälliger für elterlichen Stress in Bezug auf seine Auswirkungen auf Schlafprobleme zu sein (Diathese-Stress) (Davis et al., 2017). Jungen mit reaktiveren Temperamenten haben sich als besonders anfällig für pränatale mütterliche Depression erwiesen, sie zeigen mehr nächtliches Aufwachen während des Kleinkindalters als Mädchen oder Jungen mit weniger reaktiven Temperamenten (Diathese-Stress) (Netsi et al., 2015). Das Temperament kann auch einen Kontext darstellen, in dem Schlafprobleme für Kinder mehr oder weniger schädlich sind. Zum Beispiel wurden Schlafprobleme mit negativeren Folgen (Verhaltensproblemen) in Verbindung gebracht, wenn sie im Kontext von negativer Emotionalität (Temperament) und weniger sicherer Kleinkind-Mutter-Bindung auftreten (Diathese-Stress) (Troxel et al., 2013). Insgesamt ist klar, dass das Temperament eine wichtige Rolle bei der Verständigung von Beziehungen zwischen Erziehung, Schlaf und langfristigen Ergebnissen spielt, und zukünftige Arbeiten sollten alternative Modelle in Bezug auf Risiko, Schutz und differenzielle Anfälligkeit genauer untersuchen.

Die Rolle der Gene im System

Sowohl Temperament als auch Schlafverhalten gelten als genetisch bedingt. Verhaltensgenetische Studien zielen darauf ab, die durch Genetik, geteilte Umwelt (z. B. Erziehungsansätze, häusliche Lernumgebung) und individuelle Umweltfaktoren erklärte Varianz anhand von Zwillingskohorten (bekannt als ACE-Modelle) zu untersuchen. Jüngste Heritabilitätsschätzungen für verschiedene Schlafverhalten wurden mit 62% bis 89% bei Schulkindern (Madrid-Valero et al., 2019) und 48–90% bei Jugendlichen berichtet. Frühere Kindheitsstudien deuten jedoch auf niedrigere Heritabilitätsschätzungen von 35% für Schlafverhalten hin (Brescianini et al., 2011), wobei geteilte Umweltfaktoren 60–81% des Schlafverhaltens im Alter von 1–5 Jahren erklären (Breitenstein et al., 2018).

In Bezug auf das Temperament wurden jüngste Heritabilitätsschätzungen bei 2-Jährigen für schwieriges Temperament mit 54% angegeben, wobei 33% der Varianz durch geteilte Umweltfaktoren erklärt wurden (Micalizzi et al., 2017). Eine andere Studie fand heraus, dass das Ausmaß der Heritabilität im Vergleich zum Einfluss der geteilten Umwelt möglicherweise vom Temperamentprofil abhängt. Scott et al. (2016) fanden bei 7-jährigen Kindern heraus, dass Temperamentprofile, die durch starke Regulation kombiniert mit aufsteigender oder positiver Reaktivität gekennzeichnet sind, hoch erblich waren (bis zu 91%), ohne festgestellte Umwelteinflüsse. Das häufigste Profil, das typische Reaktivitäts- und Regulationsniveaus einschloss, und das dysregulierte Profil wiesen jedoch viel stärkere Umwelteinflüsse auf (44–71%). Befunde wie diese liefern Beweise für eine moderierte Heritabilität, bei der die häusliche und elterliche Umwelt die Expression genetischer Einflüsse auf das Verhalten moderiert.

Das Feld der Verhaltensgenetik zeigt zunehmendes Interesse an diesen Gen-Umwelt-Interaktionen. In diesen Interaktionen moderieren Genome, die sich als Temperamentseigenschaften ausdrücken können, die Auswirkungen von Umwelterfahrungen (z. B. Erziehung) auf das Verhalten oder die Ergebnisse von Kindern; oder die Umwelt kann als Moderator eines breiteren genetischen Einflusses wirken, wie oben angedeutet. Zum Beispiel wurde bei Kindern mit einer oder zwei Kopien des kurzen (s) Allels des *5-HTTLPR*-Gens eine kürzere Schlafdauer mit höherer negativer Emotionalität und Verhaltensdysregulation in Verbindung gebracht (Bouvette-Turcot et al., 2015). Kinder mit diesem Genotyp hatten die höchsten Emotionalitäts- und Dysregulationsscores bei kurzer Schlafdauer, aber auch die niedrigsten Scores bei längerer Schlafdauer. Es gab keinen Haupteffekt des Gens auf Schlaf oder Temperament, was darauf hindeutet, dass das Gen die Plastizität zu den Umwelteinflüssen der Schlafdauer (differenzielle Anfälligkeit) widerspiegelt, anstatt eine zugrunde liegende Ursache von Schlafproblemen zu sein (Bouvette-Turcot et al., 2015). Die gleiche genetische Variation wurde mit stärkeren Auswirkungen von mütterlichem Erziehungsstress auf Schlafprobleme assoziiert, wobei Schlafprobleme bei Kindern mit diesem Genom signifikant niedriger bei geringen Stressleveln der Eltern und signifikant höher bei hohen Stressleveln der Eltern waren (differenzielle Anfälligkeit) (Davis et al., 2017). Dieses Genom wurde auch mit einer verminderten Selbstregulationsfähigkeit im Alter von 2 bis 4,5 Jahren bei Kindern in Verbindung gebracht, aber nur für Kinder mit schlechter Bindung zu ihren Müttern (Kochanska et al., 2009).

Dopaminrezeptoren (DRD2, DRD4) und -transporter (DAT1) waren ebenfalls ein Kernbereich der Forschung. Es wurde festgestellt, dass Säuglinge, die das 7-Wiederholungs-Allel des DRD4 VNTR tragen, höhere negative Affektivität aufweisen als diejenigen, die das Allel nicht tragen, wobei diejenigen, die auch den *5-HTTLPR*-Genotyp tragen, die höchsten negative Affektivität aufweisen (Holmboe et al., 2011). Dopaminrezeptoren und -transporter sind auch als Plastizitätsallele in Bezug auf das Temperament von Säuglingen und das Risiko für spätere Störungen (Becker et al., 2010) sowie Anfälligkeit für elterliche Umgebungen (Davies et al., 2015) beteiligt, mit weniger Untersuchungen im Bereich des Schlafes.

Wichtige Wegweiser für die Schlaf- und Temperamentforschung

Angesichts der Komplexität der oben kurz zusammengefassten Wechselwirkungen zwischen Genen, Umwelt, Schlaf und Temperament sowie der vielen anderen Systeme, die diese beeinflussen, einschließlich Bildung von Eltern und Kindern und sozioökonomischen Umgebungen, gibt es in diesem Bereich noch viel zu tun. Dieser Abschnitt bietet eine empfohlene, jedoch keineswegs vollständige Liste von Forschungsfragen und Ansätzen, die benötigt werden, um Antworten auf noch offene Fragen zu finden. Wichtig ist hier, dass, wenn das Ziel der Entwicklungswissenschaft nicht nur darin besteht, Wissen um seiner selbst willen zu erweitern, sondern zum Nutzen der Gesellschaft, letztendlich mehr Aufmerksamkeit auf die Wissensvermittlung in diesem Bereich gelegt werden muss. Dies spiegelt sich in den unten aufgeführten Forschungskonzepten mit praktischen Implikationen für Screening-, Präventions- und Interventionsansätze wider.

Obwohl dynamische und transaktionale Modelle von Schlaf, Temperament und Erziehung nicht neu sind, haben nur wenige Studien mehrere Aspekte des Modells operationalisiert, obwohl moderne Modellierungstechniken die Möglichkeit dazu bieten. Während es einige Fortschritte in der bidirektionalen Modellierung zwischen Schlafproblemen und Verhaltensproblemen sowie sozial-emotionaler Anpassung gegeben hat (Foley & Weinraub, 2017; Quach et al., 2018), beginnt ein Großteil dieser Arbeit im Vorschulalter mit begrenzter bidirektionaler Arbeit von der Geburt bis zum 4. Lebensjahr. Vielmehr haben sich bidirektionale Modelle in dieser sehr jungen Altersgruppe zu Recht hauptsächlich auf transaktionale Prozesse von Schlaf und Erziehung konzentriert (Jian & Teti, 2016). Unsere jüngste Arbeit, die bidirektionale Beziehungen zwischen Schlaf, emotionaler und aufmerksamkeitsbezogener Regulation vom Säuglingsalter an untersucht hat, hat einen gewissen Beitrag zur Beantwortung dieser Frage geleistet (Williams et al., 2017). Diese Studie war jedoch dadurch eingeschränkt, dass die Messungen 2 Jahre auseinanderlagen und das Modell keine Transaktionen mit der Erziehungsumgebung einschloss.

Studiendesigns und Analyse

Insgesamt werden die langfristigen Effekte, welche die Familienfunktion, Erziehung, den Schlaf der Kinder und das Temperament *gemeinsam* betreffen, selten angesprochen (El-Sheikh & Kelly, 2017). Zukünftige Arbeiten, die dies anstreben, sollten folgende Empfehlungen berücksichtigen: Durchführung von Längsschnittstudien mit häufigeren Messzeitpunkten von der *pränatalen* Periode bis zum 5. Lebensjahr aufgrund der schnellen Veränderungen in allen Konstrukten, die während dieses Zeitraums auftreten; Einbeziehung der Väter in Bezug auf die Erziehungsumgebung und als Informanten; Verwendung von Techniken im Rahmen der Strukturgleichungsmodellierung, welche die Stärken der reziproken Pfade zwischen den Konstrukten zu verschiedenen Zeitpunkten (z. B. ist Schlaf oder Temperament der stärkere Prädiktor des anderen?) und für verschiedene Gruppen (z. B. Jungen vs. Mädchen, Mütter vs. Väter, klinische vs. typisch entwickelnde Populationen) testen können. Schließlich sind Diathese-Stress-/Dual-Risiko-Modelle und Schutz-/Vorteilssensitivitätsmodelle in diesem Feld allgemein gut verstanden, aber es gibt weniger Beweise für differenzielle Anfälligkeit, insbesondere in Bezug auf Schlaf. Zukünftige Studien sollten versuchen, diese Modelle und die Interpretation ihrer Ergebnisse sorgfältig zu erläutern.

Neben diesen auf Variablen zentrierten Modellierungsansätzen, die davon ausgehen, dass die gefundenen Assoziationen für jede Person innerhalb der Population gelten, sollte dieses Feld weiterhin personenzentrierte Ansätze wie latente Klassen-/Profilanalysen nutzen.[3] Dabei handelt es sich um semi-parametrische gruppenbasierte Ansätze, welche die Schätzung qualitativ unterschiedlicher Gruppen ermöglichen, wenn die Gruppenzugehörigkeit nicht *a priori* beobachtet werden kann (Collins & Lanza, 2010). Diese könnten eine verbesserte Erfassung der

---

[3] Latente Klasse ist der Begriff, der verwendet wird, wenn Variablen kategorisch sind; latentes Profil ist der Begriff, der verwendet wird, wenn Variablen kontinuierlich sind.

Heterogenität der Schlaf- und Temperamententwicklung sowie der Erziehungsumgebungen ermöglichen. Diese Ansätze können auch besonders nützlich sein, wenn Maßnahmen im Laufe der Zeit notwendigerweise verändert werden müssen, um die Entwicklung widerzuspiegeln, wobei die longitudinale Messinvarianz nicht gegeben ist, was Wachstumskurven und andere auf Variablen zentrierte Ansätze ausschließt. Jüngste Beispiele aus Schlaf und Temperament umfassen: Profile von *normalen* und *gestörten* Schläfern von 5 Jahren bis zur Adoleszenz, wobei die Profilmitgliedschaft mit Aufmerksamkeit und Verhalten verknüpft ist (Wang et al., 2016); und Profile von temperamentaler Reaktivität und Regulation von 6 bis 36 Monaten, die mit Verhaltensweisen der ersten Klasse im Zusammenhang mit ADHS verknüpft sind (Willoughby et al., 2017). Latente Profilierungstechniken, die Schlaf und Temperament gemeinsam betrachten, sind selten. Unsere jüngste Arbeit hat diesen Ansatz verwendet, um eine Prävalenzrate von 30% für eskalierende Verhaltensschlafprobleme zusammen mit schlechterer emotionaler und aufmerksamkeitsbezogener Regulation von der Säuglingszeit bis zum 5. Lebensjahr bei australischen Kindern zu dokumentieren (Williams et al., 2016). Die Zugehörigkeit zu diesem Profil war assoziiert mit von Lehrern berichteter Hyperaktivität und emotionalen Problemen sowie schlechterer Selbstregulation und prosozialen Fähigkeiten im Klassenzimmer nach dem Übergang zur Schule (Williams et al., 2016). Zukünftige Forschung kann mehr über diese personenzentrierte Ansätzen herausfinden, die dazu beitragen könnten, einige der analytischen Herausforderungen der Messungen in der frühen Kindheit zu überwinden.

Identifikation und Intervention

Studien mit einer starken praktischen Ausrichtung werden benötigt, um Instrumente zur Vorhersage von Risiken zu entwickeln, die diejenigen identifizieren, die am dringendsten frühzeitige Unterstützung in Bezug auf Schlaf und Temperament benötigen, und um die Interventionsarbeit voranzubringen. Beispielsweise ist bekannt, dass Kinder mit ADHS eine schlechtere frühe Anstrengungskontrolle aufweisen (Einziger et al., 2018) und höhere Raten von Schlafproblemen als ihre normalentwickelten Altersgenossen, die bereits im Alter von 2 Jahren auftreten (Williams & Sciberras, 2016). Könnten frühe Verhaltensschlafprobleme, die relativ einfach zu messen sind, ein nützlicher Indikator für die Haftung für zukünftige Störungen sein? Obwohl hier Potenzial besteht, werden die meisten Kinder mit ADHS keine frühen Schlafprobleme zeigen, und die meisten Kinder mit frühen Schlafproblemen werden kein ADHS entwickeln (Williams & Sciberras, 2016). Daher sollte die Forschung darauf abzielen, Instrumente zu entwickeln, die das Risiko vorhersagen und die eine ausreichende Sensitivität aufweisen, um zu bestimmen, welche Kinder, die mit frühen Markern für Schlaf- oder Temperamentproblemen auftreten, am stärksten gefährdet sind, später die Kriterien für ADHS und/oder andere Entwicklungs- oder psychische Gesundheitszustände zu erfüllen. Tatsächlich wurde argumentiert, dass frühe Schlafverhaltensweisen ein nützlicher

Indikator für die allgemeine Regulierungsfähigkeit sind (Williams et al., 2016) und ein Barometer zur Früherkennung von Verhaltensstörungen für Kinder, bei denen die Gefahr besteht, später solche Probleme zu entwickeln (Keefe-Cooperman & Brady-Amoon, 2014). Zukünftige Untersuchungen sind erforderlich, um festzustellen, wie gut Schlafdaten von Kindern, die von Gesundheits- und Früherziehungsexperten erfasst werden, dazu beitragen, Kinder zu identifizieren, die zusätzliche Unterstützung benötigen, und ob Schlafindikatoren verwendet werden sollten.

Die Intervention bei Schlafverhaltensproblemen ist im Allgemeinen wirksam und mit Verbesserungen der psychosozialen Funktion für viele Kinder verbunden (Price et al., 2012; Quach et al., 2011). Die klinische Anwendung der im vorherigen Abschnitt diskutierten transaktionalen Modelle wurde jedoch noch nicht vollständig in der Praxis umgesetzt. Es ist denkbar, dass Interventionen, die darauf abzielen, den Schlaf oder das Selbstregulationsverhalten zu verbessern, innerhalb verschiedener Systeme, die durch Unterschiede in der Erziehungsumgebung, den Genen, dem Schlaf und dem Temperament gekennzeichnet sind, unterschiedlich wirksam sein könnten. Ist ein anderer Ansatz zur Bewältigung von Schlafproblemen bei Kindern mit verschiedenen Temperamentsprofilen oder bei Familien mit verschiedenen Profilen der elterlichen psychischen Gesundheit, des elterlichen Schlafes und der Erziehungsverhaltensweisen erforderlich? Wie können Schlafinterventionen auf Familiensysteme mit verschiedenen Kombinationen von Kind- und Elternmerkmalen zugeschnitten werden und wie effektiv ist dies? Zukünftige Forschung könnte sich auf einen differenzierteren und individuelleren Ansatz zur Gestaltung und Bewertung von Schlafinterventionen mit Bezug auf die Temperamentsmerkmale konzentrieren.

Es gab zahlreiche Aufrufe, die Selbstregulationsfähigkeiten im frühen Kindesalter zu verbessern, um positive Lernverläufe und die gesundheitliche Entwicklung zu fördern (Blair & Raver, 2015), und einige Arbeitsgruppen arbeiten an diesen Interventionen (Barnett et al., 2008; Howard et al., 2017; Schmitt et al., 2015). Es gibt jedoch bisher noch keine bekannten Interventionen, die gleichzeitig die Selbstregulation im frühen Kindesalter und Verhaltensschlafprobleme angehen. Werden die Bemühungen von Interventionsexperten, die Selbstregulationsentwicklung zu fördern, für einige Kinder durch allgegenwärtige Verhaltensschlafprobleme untergraben? Könnten Kinder mit verschiedenen Schlafproblemprofilen unterschiedlich auf bestimmte Selbstregulationsinterventionsstrategien ansprechen? Unterstützen die durch Intervention erzielten Fortschritte in der Selbstregulation positivere Schlafverhaltensweisen, wie es die Entwicklungskaskadenmodelle nahelegen (Williams et al., 2017)?

Viele dieser zukunftsorientierten Forschungsfragen werden am besten mittels multidisziplinärer Ansätze beantwortet, die sowohl das transaktionale Entwicklungsmodell adäquat erforschen können als auch den Bedarf an mehrfacher Messung von Konstrukten erfüllen. Die Frage der validen Messung sowohl von Schlafproblemen (Simardet al., 2013) als auch von Temperament (McClelland & Cameron, 2012) hat viele auf diesem Gebiet nachhaltig beschäftig, aber es würde den Rahmen dieses Kapitels sprengen, tiefer auf diese komplexen Probleme bei der Messung einzugehen. Multi- und transdisziplinäre Studien, die Messungen einschließlich Gehirnstruktur und -funktion, Genetik und Neurotransmitter sowie Verhaltens-, Beobachtungs- und physiologische Messungen in häuslichen und frühkindlichen Bildungseinrichtungen kombinieren, werden dazu beitragen, dieses Feld voranzubringen. In diesem Sinne kann der Forschungsbereich über Debatten zu Messproblemen hinausgehen und möglicherweise eine postpositivistische Sichtweise einnehmen. So könnte eine Akzeptanz dahingehend erreicht werden, dass alle Messungen letztlich etwas fehlerhaft sind, aber dass genügend solcher Messungen aus verschiedenen disziplinären Bereichen und zu verschiedenen Zeitpunkten im Leben am Ende die erforderliche Evidenzbasis bilden werden. Ein ergänzender Ansatz wäre auch die Verwendung von standardisierten Messungen in mehreren Replikationsstudien, um eine bessere Aggregation der Ergebnisse zu ermöglichen.

Schlussfolgerung

Zusammenfassend können die Bereiche früher Schlaf und Temperament von vielen hochwertigen Forschungsarbeiten und theoretischen Grundlagen profitieren. Diese beiden Konstrukte scheinen zusammen einzigartige und wichtige Einblicke in die sehr frühe Kindesentwicklung und Familienbeziehungen zu eröffnen und könnten Präventionswege für einige der am häufigsten auftretenden psychosozialen und Verhaltensstörungen und Dysfunktionen bieten. Es gibt eine Reihe von spannenden Möglichkeiten für zukünftige Forschung, die disziplinäre Verständnisse und Methoden zusammenbringen und diese besser in die Praxis umsetzen. Unser wachsendes Verständnis dieser beiden wichtigen Konstrukte, nebst ihrer Wechselwirkungen mit der Erziehungsumgebung und genetischen Faktoren, sollte sowohl zur Entwicklungspsychologie beitragen als auch einen positiven Einfluss auf Pädagogen, Gesundheitsfachleute, Kinder und Eltern haben. Um dies zu erreichen, werden kreative multidisziplinäre Ansätze und eine starke Einbindung in die frühkindliche Bildung und die Familien-Gesundheitseinrichtungen erforderlich sein. Nur auf diese Weise wird die Wissensvermittlung dazu beitragen, die Unterstützung und die Ergebnisse für die am stärksten gefährdeten Gruppen von Kindern und Eltern zu verbessern.

Literatur

Astill, R. G., Van der Heijden, K. B., Van Ijzendoorn, M. H., & Van Someren, E. J. W. (2012). Sleep, cognition, and behavioral problems in school-age children: A century of research meta-analyzed. *Psychological Bulletin, 138*, 1109–1138. https://doi.org/10.1037/a0028204

Bagner, D. M., Rodríguez, G. M., Blake, C. A., Linares, D., & Carter, A. S. (2012). Assessment of behavioral and emotional problems in infancy: A systematic review. *Clinical Child and Family Psychology Review, 15*(2), 113–128. https://doi.org/10.1007/s10567-012-0110-2

Barnes, J. C., Boutwell, B. B., Beaver, K. M., & Gibson, C. L. (2013). Analyzing the origins of childhood externalizing behavioral problems. *Developmental Psychology, 49*(12), 2272–2284. https://doi.org/10.1037/a0032061

Barnett, W. S., Jung, K., Yarosz, D. J., Thomas, J., Hornbeck, A., Stechuk, R., & Burns, S. (2008). Educational effects of the tools of the mind curriculum: A randomized trial. *Early Childhood Research Quarterly, 23*(3), 299–313. https://doi.org/10.1016/j.ecresq.2008.03.001

Becker, K., Blomeyer, D., El-Faddagh, M., Esser, G., Schmidt, M. H., Banaschewski, T., & Laucht, M. (2010). From regulatory problems in infancy to attention-deficit/hyperactivity disorder in childhood: A moderating role for the dopamine D4 receptor gene? *Journal of Pediatrics, 156*(5), 798–803.e792. https://doi.org/10.1016/j.jpeds.2009.12.005

Belanger, M. E., Bernier, A., Simard, V., Bordeleau, S., & Carrier, J. (2015). Attachment and sleep among toddlers: Disentangling attachment security and dependency. *Monographs of the Society for Research in Child Development, 80*(1), 125–140. https://doi.org/10.1111/mono.12148

Bernier, A., Belanger, S., Bordeleau, S., & Carrier, J. (2013). Mothers, fathers, and toddlers: Parental psychosocial functioning as a context for young children's sleep. *Developmental Psychology, 49*, 1375–1384. https://doi.org/10.1037/a0030024

Bernier, A., Tétreault, É., Bélanger, M.-È., & Carrier, J. (2017). Paternal involvement and child sleep: A look beyond infancy. *International Journal of Behavioral Development, 41*(6), 714–722. https://doi.org/10.1177/0165025416667851

Berry, D., Blair, C., Willoughby, M., Granger, D. A., & Mills-Koonce, W. R. (2017). Maternal sensitivity and adrenocortical functioning across infancy and toddlerhood: Physiological adaptation to context? *Development and Psychopathology, 29*(1), 303–317. https://doi.org/10.1017/S0954579416000158

Blair, C., & Raver, C. C. (2015). School readiness and self-regulation: A developmental psychobiological approach. *Annual Review of Psychology, 66*, 711–731. https://doi.org/10.1146/annurev-psych-010814-015221

Bolten, M. I., Fink, N. S., & Stadler, C. (2012). Maternal self-efficacy reduces the impact of prenatal stress on infant's crying behavior. *The Journal of Pediatrics, 161*(1), 104–109. https://doi.org/10.1016/j.jpeds.2011.12.044

Bordeleau, S., Bernier, A., & Carrier, J. (2012). Longitudinal associations between the quality of parent-child interactions and children's sleep at preschool age. *Journal of Family Psychology, 26*(2), 254–262. https://doi.org/10.1037/a0027366

Bouvette-Turcot, A.-A., Pluess, M., Bernier, A., Pennestri, M.-H., Levitan, R., Sokolowski, M. B., … Gaudreau, H. (2015). Effects of genotype and sleep on temperament. *Pediatrics, 136*(4), e914–e921. https://doi.org/10.1542/peds.2015-0080

Breitenstein, R. S., Doane, L. D., Clifford, S., & Lemery-Chalfant, K. (2018). Children's sleep and daytime functioning: Increasing heritability and environmental associations with sibling conflict. *Social Development, 27*(4), 967–983. https://doi.org/10.1111/sode.12302

Brescianini, S., Volzone, A., Fagnani, C., Patriarca, V., Grimaldi, V., Lanni, R., … Stazi, M. A. (2011). Genetic and environmental factors shape infant sleep patterns: A study of 18-month-old twins. *Pediatrics, 127*(5), e1296–e1302. https://doi.org/10.1542/peds.2010-0858

Bridgett, D. J., Gartstein, M. A., Putnam, S. P., Lance, K. O., Iddins, E., Waits, R., … Lee, L. (2011). Emerging effortful control in toddlerhood: The role of infant orienting/regulation, maternal effortful control, and maternal time spent in caregiving activities. *Infant Behavior & Development, 34*(1), 189–199. https://doi.org/10.1016/j.infbeh.2010.12.008

Carey, W. B., & McDevitt, S. C. (1978). Revision of the infant temperament questionnaire. *Pediatrics, 61*, 735–739.

Casalin, S., Luyten, P., Vliegen, N., & Meurs, P. (2012). The structure and stability of temperament from infancy to toddlerhood: A one-year prospective study. *Infant Behavior & Development, 35*, 94–108. https://doi.org/10.1016/j.infbeh.2011.08.004

Collins, L. M., & Lanza, S. T. (2010). *Latent class and latent transition analysis with applications in the social, behavioral, and health sciences*. Wiley.

Dale, L. P., O'Hara, E. A., Keen, J., & Porges, S. W. (2011). Infant regulatory disorders: Temperamental, physiological, and behavioral features. *Journal of Developmental and Behavioral Pediatrics, 32*(3), 216–224. https://doi.org/10.1016/s0163-6383(98)91942-7

Davies, P., Cicchetti, D., & Hentges, R. F. (2015). Maternal unresponsiveness and child disruptive problems: The interplay of uninhibited temperament and dopamine transporter genes. *Child Development, 86*(1), 63–79. https://doi.org/10.1111/cdev.12281

Davis, M., Thomassin, K., Bilms, J., Suveg, C., Shaffer, A., & Beach, S. R. H. (2017). Preschoolers' genetic, physiological, and behavioral sensitivity factors moderate links between parenting stress and child internalizing, externalizing, and sleep problems. *Developmental Psychobiology, 59*(4), 473–485. https://doi.org/10.1002/dev.21510

DeGangi, G. A. (2000). *Pediatric disorder of regulation in affect and behavior*. Academic.

DeLeon, C. W., & Karraker, K. H. (2007). Intrinsic and extrinsic factors associated with night waking in 9-month-old infants. *Infant Behavior & Development, 30*(4), 596–605. https://doi.org/10.1016/j.infbeh.2007.03.009

Derauf, C., LaGasse, L., Smith, L., Newman, E., Shah, R., Arria, A., … Lester, B. (2011). Infant temperament and high-risk environment relate to behavior problems and language in toddlers. *Journal of Developmental and Behavioral Pediatrics, 32*(2), 125–135. https://doi.org/10.1097/DBP.0b013e31820839d7

Ednick, M., Cohen, A. P., McPhail, G. L., Beebe, D., Simakajornboon, N., & Amin, R. S. (2009). A review of the effects of sleep during the first year of life on cognitive, psychomotor, and temperament development. *Sleep, 32*(11), 1449–1458. https://doi.org/10.1093/sleep/32.11.1449

Einziger, T., Levi, L., Zilberman-Hayun, Y., Auerbach, J. G., Atzaba-Poria, N., Arbelle, S., & Berger, A. (2018). Predicting ADHD symptoms in adolescence from early childhood temperament traits. *Journal of Abnormal Child Psychology, 46*(2), 265–276. https://doi.org/10.1007/s10802-017-0287-4

Eisenberg, N., Vidmar, M., Spinrad, T. L., Eggum, N. D., Edwards, A., Gaertner, B., & Kupfer, A. (2010). Mothers' teaching strategies and children's effortful control: A longitudinal study. *Developmental Psychology, 46*(5), 1294–1308. https://doi.org/10.1037/a0020236

Ellis, B. J., Boyce, W. T., Belsky, J., Bakermans-Kranenburg, M. J., & Van Ijzendoorn, M. H. (2011). Differential susceptibility to the environment: An evolutionary–neurodevelopmental theory. *Development and Psychopathology, 23*(1), 7–28. https://doi.org/10.1017/s0954579410000611

El-Sheikh, M., & Kelly, R. J. (2017). Family functioning and children's sleep. *Child Development Perspectives, 11*(4), 264–269. https://doi.org/10.1111/cdep.12243

Field, T. (2011). Prenatal depression effects on early development: A review. *Infant Behavior & Development, 34*(1), 1–14. https://doi.org/10.1016/j.infbeh.2010.09.008

Foley, J. E., & Weinraub, M. (2017). Sleep, affect, and social competence from preschool to preadolescence: Distinct pathways to emotional and social adjustment for boys and for girls. *Frontiers in Psychology, 8*, 711. https://doi.org/10.3389/fpsyg.2017.00711

Fullard, W., McDevitt, S. C., & Carey, W. B. (1978). *Toddler Temperament Scale* (unpublished work). Temple University.

Gagne, J. R., & Goldsmith, H. H. (2011). A longitudinal analysis of anger and inhibitory control in twins from 12 to 36 months of age. *Developmental Science, 14*(1), 112–124. https://doi.org/10.1111/j.1467-7687.2010.00969.x

Gartstein, M. A., Potapova, N. V., & Hsu, A. J. (2014). Infant temperament: Implications for later sleep and eating/feeding. *Journal of Reproductive and Infant Psychology, 32*(2), 185–198. https://doi.org/10.1080/02646838.2013.853172

Goldberg, W. A., Lucas-Thompson, R. G., Germo, G. R., Keller, M. A., Davis, E. P., & Sandman, C. A. (2013). Eye of the beholder? Maternal mental health and the quality of infant sleep. *Social Science & Medicine, 79*, 101–108. https://doi.org/10.1016/j.socscimed.2012.07.006

Goldsmith, H. H., Buss, A. H., Plomin, R., Rothbart, M. K., Thomas, A., Chess, S., … McCall, R. B. (1987). Roundtable: What is temperament? Four approaches. *Child Development, 58*(2), 505–529. https://doi.org/10.1111/j.1467-8624.1987.tb01398.x

Graziano, P. A., Calkins, S. D., & Keane, S. P. (2011). Sustained attention development during the toddlerhood to preschool period: Associations with toddlers' emotion regulation strategies and maternal behaviour. *Infant and Child Development, 20*(6), 389–408. https://doi.org/10.1002/icd.731

Gujar, N., Yoo, S.-S., Hu, P. T., & Walker, M. P. (2011). Sleep deprivation amplifies reactivity of brain reward networks, biasing the appraisal of positive emotional experiences. *Journal of Neuroscience, 31*(12), 4466–4474. https://doi.org/10.1523/JNEUROSCI.3220-10.2011

Hayes, M. J., McCoy, S. K., Fukumizu, M., Wellman, J. D., & DiPietro, J. A. (2011). Temperament and sleep—Wake behaviour from infancy to toddlerhood. *Infant and Child Development, 20*(5), 495–508. https://doi.org/10.1002/icd.720

Hemmi, M. H., Wolke, D., & Schneider, S. (2011). Associations between problems with crying, sleeping and/or feeding in infancy and long-term behavioural outcomes in childhood: A meta-analysis. *Archives of Disease in Childhood, 96*(7), 622–629. https://doi.org/10.1136/adc.2010.191312

Holmboe, K., Nemoda, Z., Fearon, R. M. P., Sasvari-Szekely, M., & Johnson, M. H. (2011). Dopamine D4 receptor and serotonin transporter gene effects on the longitudinal development of infant temperament. *Genes, Brain & Behavior, 10*(5), 513–522. https://doi.org/10.1111/j.1601-183X.2010.00669.x

Honomichl, R. D., & Donnellan, M. B. (2012). Dimensions of temperament in preschoolers predict risk taking and externalizing behaviors in adolescents. *Social Psychological and Personality Science, 3*(1), 14–22. https://doi.org/10.1177/1948550611407344

Howard, S. J., Powell, T., Vasseleu, E., Johnstone, S., & Melhuish, E. (2017). Enhancing preschoolers' executive functions through embedding cognitive activities in shared book reading. *Educational Psychology Review, 29*(1), 153–174. https://doi.org/10.1007/s10648-016-9364-4

Howard, S. J., & Williams, K. E. (2018). Early self-regulation, early self-regulatory change, and their longitudinal relations to adolescents' academic, health, and mental well-being outcomes. *Journal of Development and Behavioral Pediatrics, 39*, 489–496. https://doi.org/10.1097/DBP.0000000000000578

Jansen, P. W., Raat, H., Mackenbach, J. P., Jaddoe, V. W. V., Hofman, A., Verhulst, F. C., & Tiemeier, H. (2009). Socioeconomic inequalities in infant temperament The Generation R Study. *Social Psychiatry and Psychiatric Epidemiology, 44*(2), 87–95. https://doi.org/10.1007/s00127-008-0416-z

Jian, N., & Teti, D. M. (2016). Emotional availability at bedtime, infant temperament, and infant sleep development from one to six months. *Sleep Medicine, 23*, 49–58. https://doi.org/10.1016/j.sleep.2016.07.001

Judge, M. P., Chang, L., & Lammi-Keefe, C. J. (2015). Evidence of developmental continuity from birth to 1 year: Sleep, temperament, problem solving, and recognition memory. *Advances in Neonatal Care: Official Journal of the National Association of Neonatal Nurses, 15*(2), 125–133. https://doi.org/10.1097/ANC.0000000000000143

Keefe-Cooperman, K., & Brady-Amoon, P. (2014). Preschooler sleep patterns related to cognitive and adaptive functioning. *Early Education and Development, 25*, 859–874. https://doi.org/10.1080/10409289.2014.876701

Keller, P. S., El-Sheikh, M., & Buckhalt, J. A. (2008). Children's attachment to parents and their academic functioning: Sleep disruptions as moderators of effects. *Journal of Development and Behavioral Pediatrics, 29*, 441–449. https://doi.org/10.1097/DBP.0b013e318182a9b4

Kelly, R. J., Marks, B. T., & El-Sheikh, M. (2014). Longitudinal relations between parent–child conflict and children's adjustment: The role of children's sleep. *Journal of Abnormal Child Psychology, 42*(7), 1175–1185. https://doi.org/10.1007/s10802-014-9863-z

Kiff, C. J., Lengua, L. J., & Zalewski, M. (2011). Nature and nurturing: Parenting in the context of child temperament. *Clinical Child and Family Psychology Review, 14*(3), 251–301. https://doi.org/10.1007/s10567-011-0093-4

Kirov, R., & Brand, S. (2014). Sleep problems and their effect in ADHD. *Expert Review in Neurotherapeutics, 14*, 287–299.

Kochanska, G., Murray, K., Jacques, T. Y., Koenig, A. L., & Vandegeest, K. A. (1996). Inhibitory control in young children and its role in emerging internalization. *Child Development, 67*(2), 490–507. https://doi.org/10.1111/j.1467-8624.1996.tb01747.x

Kochanska, G., Philibert, R. A., & Barry, R. A. (2009). Interplay of genes and early mother-child relationship in the development of self-regulation from toddler to preschool age. *Journal of Child Psychology and Psychiatry, 50*(11), 1331–1338. https://doi.org/10.1111/j.1469-7610.2008.02050.x

Lipsey, M. W., Nesbitt, K. T., Farran, D. C., Dong, N., Fuhs, M. W., & Wilson, S. J. (2017). Learning-related cognitive self-regulation measures for prekindergarten children: A comparative evaluation of the educational relevance of selected measures. *Journal of Educational Psychology, 109*, 1084–1102. https://doi.org/10.1037/edu0000203

Madrid-Valero, J. J., Ordoñana, J. R., Klump, K. L., & Burt, S. A. (2019). Children sleep and antisocial behavior: Differential association of sleep with aggression and rule-breaking. *Journal of Abnormal Child Psychology, 47*(5), 791–799. https://doi.org/10.1007/s10802-018-0480-0

Martin, J., Hiscock, H., Hardy, P., Davey, B., & Wake, M. (2007). Adverse associations of infant and child sleep problems and parent health: An Australian population study. *Pediatrics, 119*(5), 947–955. https://doi.org/10.1542/peds.2006-2569

Martini, J., Petzoldt, J., Knappe, S., Garthus-Niegel, S., Asselmann, E., & Wittchen, H.-U. (2017). Infant, maternal, and familial predictors and correlates of regulatory problems in early infancy: The differential role of infant temperament and maternal anxiety and depression. *Early Human Development, 115*, 23–31. https://doi.org/10.1016/j.earlhumdev.2017.08.005

McClelland, M. M., & Cameron, C. E. (2012). Self-regulation in early childhood: Improving conceptual clarity and developing ecologically valid measures. *Child Development Perspectives, 6*(2), 136–142. https://doi.org/10.1111/j.1750-8606.2011.00191.x

McDaniel, B. T., & Teti, D. M. (2012). Coparenting quality during the first three months after birth: The role of infant sleep quality. *Journal of Family Psychology, 26*, 886–895. https://doi.org/10.1037/a0030707

Melegari, M. G., Sette, S., Vittori, E., Mallia, L., Devoto, A., Lucidi, F., … Bruni, O. (2018). Relations between sleep and temperament in preschool children with ADHD. *Journal of Attention Disorders*. https://doi.org/10.1177/1087054718757645

Meltzer, L. J., & Mindell, J. A. (2007). Relationship between child sleep disturbances and maternal sleep, mood, and parenting stress: A pilot study. *Journal of Family Psychology, 21*(1), 67–73. https://doi.org/10.1037/0893-3200.21.1.67

Micalizzi, L., Wang, M., & Saudino, K. J. (2017). Difficult temperament and negative parenting in early childhood: A genetically informed cross-lagged analysis. *Developmental Science, 20*(2), e12355. https://doi.org/10.1111/desc.12355

Mindell, J. A., Telofski, L. S., Wiegand, B., & Kurtz, E. S. (2009). A nightly bedtime routine: Impact on sleep in young children and maternal mood. *Sleep, 32*, 599–606. https://doi.org/10.1093/sleep/32.5.599

Molfese, V. J., Rudasill, K. M., & Molfese, D. L. (2013). Sleep in preschoolers: School readiness, academics, temperament, and behavior. In A. R. Wolfson & H. E. Montgomery-Downs (Hrsg.), *The Oxford handbook of infant, child, and adolescent sleep and behavior* (S. 397–413). Oxford University Press.

Molfese, V. J., Rudasill, K. M., Prokasky, A., Champagne, C., Holmes, M., Molfese, D. L., & Bates, J. E. (2015). Relations between toddler sleep characteristics, sleep problems, and temperament. *Developmental Neuropsychology, 40*(3), 138–154. https://doi.org/10.1080/87565641.2015.1028627

Montroy, J. J., Bowles, R. P., Skibbe, L. E., McClelland, M. M., & Morrison, F. J. (2016). The development of self-regulation across early childhood. *Developmental Psychology, 52*(11), 1744–1762. https://doi.org/10.1037/dev0000159

National Center for Infants, Toddlers, and Families. (1994). *Zero to three: Diagnostic classification 0–3*. National Center for Infants, Toddlers, and Families.

Nelson, J. A., O'Brien, M., Calkins, S. D., Leerkes, E. M., Marcovitch, S., & Blankson, A. N. (2012). Maternal expressive style and children's emotional development. *Infant and Child Development, 21*(3), 267–286. https://doi.org/10.1002/icd.748

Neppl, T. K., Donnellan, M. B., Scaramella, L. V., Widaman, K. F., Spilman, S. K., Ontai, L. L., & Conger, R. D. (2010). Differential stability of temperament and personality from toddlerhood to middle childhood. *Journal of Research in Personality, 44*(3), 386–396. https://doi.org/10.1016/j.jrp.2010.04.004

Netsi, E., van Ijzendoorn, M. H., Bakermans-Kranenburg, M. J., Wulff, K., Jansen, P. W., Jaddoe, V. W. V., … Ramchandani, P. G. (2015). Does infant reactivity moderate the association between antenatal maternal depression and infant sleep? *Journal of Developmental and Behavioral Pediatrics, 36*(6), 440–449. https://doi.org/10.1097/DBP.0000000000000181

Nicholson, J. M., Lucas, N., Berthelsen, D., & Wake, M. (2012). Socioeconomic inequality profiles in physical and developmental health from 0–7 years: Australian national study. *Journal of Epidemiology and Community Health, 66*(1), 81–87. https://doi.org/10.1136/jech.2009.103291

Olson, S. L., Lopez-Duran, N., Lunkenheimer, E. S., Chang, H., & Sameroff, A. J. (2011). Individual differences in the development of early peer aggression: Integrating contributions of self-regulation, theory of mind, and parenting. *Development and Psychopathology, 23*(1), 253–266. https://doi.org/10.1017/s0954579410000775

Pedlow, R., Sanson, A., Prior, M., & Oberklaid, F. (1993). Stability of maternally reported temperament from infancy to 8 years. *Developmental Psychology, 29*(6), 998–1007.

Peltz, J. S., Rogge, R. D., Sturge-Apple, M. L., O'Connor, T. G., & Pigeon, W. R. (2016). Reciprocal influences among family processes and toddlers' sleep problems. *Journal of Family Psychology, 30*(6), 720–731. https://doi.org/10.1037/fam0000202

Pesonen, A.-K., Räikkönen, K., Heinonen, K., Komsi, N., Järvenpää, A.-L., & Strandberg, T. (2008). A transactional model of temperamental development: Evidence of a relationship between child temperament and maternal stress over five years. *Social Development, 17*(2), 326–340. https://doi.org/10.1111/j.1467-9507.2007.00427.x

Philbrook, L. E., & Teti, D. M. (2016). Bidirectional associations between bedtime parenting and infant sleep: Parenting quality, parenting practices, and their interaction. *Journal of Family Psychology, 30*(4), 431–441. https://doi.org/10.1037/fam0000198

Pluess, M., & Belsky, J. (2013). Vantage sensitivity: Individual differences in response to positive experiences. *Psychological Bulletin, 139*(4), 901–916. https://doi.org/10.1037/a0030196

Porges, S. W. (2011). *The polyvagal theory: Neurophysiological foundations of emotions, attachment, communication, self-regulation*. W. W. Norton & Co.

Potapova, N. V., Gartstein, M. A., & Bridgett, D. J. (2014). Paternal influences on infant temperament: Effects of father internalizing problems, parenting-related stress, and temperament. *Infant Behavior & Development, 37*(1), 105–110. https://doi.org/10.1016/j.infbeh.2013.12.014

Price, A. M. H., Wake, M., Ukoumunne, O. C., & Hiscock, H. (2012). Five-year follow-up of harms and benefits of behavioral infant sleep intervention: Randomized trial. *Pediatrics, 130*(4), 643–651. https://doi.org/10.1542/peds.2011-3467

Putnam, S. P., Rothbart, M. K., & Gartstein, M. A. (2008). Homotypic and heterotypic continuity of fine-grained temperament during infancy, toddlerhood, and early childhood. *Infant and Child Development, 17*(4), 387–405. https://doi.org/10.1002/icd.582

Quach, J., Hiscock, H., Ukoumunne, O. C., & Wake, M. (2011). A brief sleep intervention improves outcomes in the school entry year: A randomized controlled trial. *Pediatrics, 128*(4), 692–701. https://doi.org/10.1542/peds.2011-0409

Quach, J., Nguyen, C. D., Williams, K. E., & Sciberras, E. (2018). Bidirectional associations between child sleep problems and internalizing and externalizing difficulties from preschool to early adolescence. *JAMA Pediatrics, 172*(2), e174363. https://doi.org/10.1001/jamapediatrics.2017.4363

Rothbart, M. K. (1981). Measurement of temperament in infancy. *Child Development, 52*(2), 569–578. https://doi.org/10.2307/1129176

Rothbart, M. K., Ahadi, S. A., Hershey, K. L., & Fisher, P. (2001). Investigations of temperament at three to seven years: The children's behavior questionnaire. *Child Development, 72*(5), 1394–1408. https://doi.org/10.1111/1467-8624.00355

Rothbart, M. K., Ellis, L. K., & Posner, M. I. (2011). Temperament and self-regulation. In K. D. Vohs & R. F. Baumeister (Hrsg.), *Handbook of self-regulation: Research, theory, and applications* (2. Aufl, S. 441–460). New York, NY: Guilford Press.

Rothbart, M. K., Sheese, B. E., Rueda, M. R., & Posner, M. I. (2011). Developing mechanisms of self-regulation in early life. *Emotion Review, 3*(2), 207–213. https://doi.org/10.1177/1754073910387943

Rudasill, K. M., Gallagher, K. C., & White, J. M. (2010). Temperamental attention and activity, classroom emotional support, and academic achievement in third grade. *Journal of School Psychology, 48*(2), 113–134. https://doi.org/10.1016/j.jsp.2009.11.002

Sameroff, A. J. (2009). The transactional model. In A. J. Sameroff (Hrsg.), *The transactional model of human development: How children and contexts shape each other* (S. 23–32). American Psychological Association.

Sandman, C. A., Davis, E. P., Buss, C., & Glynn, L. M. (2012). Exposure to prenatal psychobiological stress exerts programming influences on the mother and her fetus. *Neuroendocrinology, 95*(1), 1–14. https://doi.org/10.1159/000327017

Sanson, A., Letcher, P., Smart, D., Prior, M., Toumbourou, J. W., & Oberklaid, F. (2009). Associations between early childhood temperament clusters and later psychosocial adjustment. *Merrill-Palmer Quarterly: Journal of Developmental Psychology, 55*(1), 26–54.

Scaramella, L. V., Sohr-Preston, S. L., Mirabile, S. P., Robison, S. D., & Callahan, K. L. (2008). Parent and children's distress reactivity during toddlerhood: An examination of direction of effects. *Social Development, 17*, 578–595. https://doi.org/10.1111/j.1467-9507.2007.00439.x

Schmid, G., Schreier, A., Meyer, R., & Wolke, D. (2010). A prospective study on the persistence of infant crying, sleeping and feeding problems and preschool behaviour. *Acta Paediatrica, 99*(2), 286–290.

Schmitt, S. A., McClelland, M. M., Tominey, S. L., & Acock, A. C. (2015). Strengthening school readiness for Head Start children: Evaluation of a self-regulation intervention. *Early Childhood Research Quarterly, 30*(Part A), 20–31. https://doi.org/10.1016/j.ecresq.2014.08.001

Scott, B. G., Lemery-Chalfant, K., Clifford, S., Tein, J.-Y., Stoll, R., & Goldsmith, H. H. (2016). A twin factor mixture modeling approach to childhood temperament: Differential heritability. *Child Development, 87*(6), 1940–1955. https://doi.org/10.1111/cdev.12561

Simard, V., Bernier, A., Bélanger, M.-È., & Carrier, J. (2013). Infant attachment and toddlers' sleep assessed by maternal reports and actigraphy: Different measurement methods yield different relations. *Journal of Pediatric Psychology, 38*(5), 473–483. https://doi.org/10.1093/jpepsy/jst001

Simard, V., Nielsen, T. A., Tremblay, R. E., Boivin, M., & Montplaisir, J. Y. (2008). Longitudinal study of preschool sleep disturbance – The predictive role of maladaptive parental behaviors, early sleep problems, and child/mother psychological factors. *Archives of Pediatrics & Adolescent Medicine, 162*(4), 360–367. https://doi.org/10.1001/archpedi.162.4.360

Sinai, D., & Tikotzky, L. (2012). Infant sleep, parental sleep and parenting stress in families of mothers on maternity leave and in families of working mothers. *Infant Behavior and Development, 35*(2), 179–186. https://doi.org/10.1016/j.infbeh.2012.01.006

Slagt, M., Dubas, J. S., Deković, M., & van Aken, M. A. G. (2016). Differences in sensitivity to parenting depending on child temperament: A meta-analysis. *Psychological Bulletin, 142*(10), 1068–1110. https://doi.org/10.1037/bul0000061

Sorondo, B. M., & Reeb-Sutherland, B. C. (2015). Associations between infant temperament, maternal stress, and infants' sleep across the first year of life. *Infant Behavior & Development, 39*, 131–135. https://doi.org/10.1016/j.infbeh.2015.02.010

Spinrad, T. L., Eisenberg, N., Silva, K. M., Eggum, N. D., Reiser, M., Edwards, A., … Gaertner, B. M. (2012). Longitudinal relations among maternal behaviors, effortful control and young children's committed compliance. *Developmental Psychology, 48*(2), 552–566. https://doi.org/10.1037/a0025898

Spruyt, K., Aitken, R. J., So, K., Charlton, M., Adamson, T. M., & Horne, R. S. C. (2008). Relationship between sleep/wake patterns, temperament and overall development in term infants over the first year of life. *Early Human Development, 84*(5), 289–296. https://doi.org/10.1016/j.earlhumdev.2007.07.002

Staples, A. D., Bates, J. E., & Petersen, I. T. (2015). Chapter IX. Bedtime routines in early childhood: Prevalence, consistency, and associations with nighttime sleep. *Monographs of the Society for Research in Child Development, 80*(1), 141–159. https://doi.org/10.1111/mono.12149

Stoltz, S., Beijers, R., Smeekens, S., & Deković, M. (2017). Diathesis stress or differential susceptibility? Testing longitudinal associations between parenting, temperament, and children's problem behavior. *Social Development, 26*, 783–796. https://doi.org/10.1111/sode.12237

Thomas, A., & Chess, S. (1977). *Temperament and development.*Brunner/Mazel.

Tikotzky, L. (2017). Parenting and sleep in early childhood. *Current Opinion in Psychology, 15*, 118–124. https://doi.org/10.1016/j.copsyc.2017.02.016

Troxel, W. M., Trentacosta, C. J., Forbes, E. E., & Campbell, S. B. (2013). Negative emotionality moderates associations among attachment, toddler sleep, and later problem behaviors. *Journal of Family Psychology, 27*(1), 127–136. https://doi.org/10.1037/a0031149

Van den Bergh, B. R. H., & Mulder, E. J. H. (2012). Fetal sleep organization: A biological precursor of self-regulation in childhood and adolescence? *Biological Psychology, 89*(3), 584–590. https://doi.org/10.1016/j.biopsycho.2012.01.003

Wake, M., Morton-Allen, E., Poulakis, Z., Hiscock, H., Gallagher, S., & Oberklaid, F. (2006). Prevalence, stability, and outcomes of cry-fuss and sleep problems in the first 2 years of life: Prospective community-based study. *Pediatrics, 117*(3), 836–842. https://doi.org/10.1542/peds.2005-0775

Wang, B., Isensee, C., Becker, A., Wong, J., Eastwood, P. R., Huang, R.-C., … Rothenberger, A. (2016). Developmental trajectories of sleep problems from childhood to adolescence both predict and are predicted by emotional and behavioral problems. *Frontiers in Psychology, 7*, 1874–1874. https://doi.org/10.3389/fpsyg.2016.01874

Williams, K. E., Berthelsen, D., Walker, S., & Nicholson, J. M. (2017). A developmental cascade model of behavioral sleep problems and emotional and attentional self-regulation across early childhood. *Behavioral Sleep Medicine, 15*(1), 1–21. https://doi.org/10.1080/15402002.2015.1065410

Williams, K. E., Nicholson, J. M., Walker, S., & Berthelsen, D. (2016). Early childhood profiles of sleep problems and self-regulation predict later school adjustment. *The British Journal of Educational Psychology, 86*(2), 331–350. https://doi.org/10.1111/bjep.12109

Williams, K. E., & Sciberras, E. (2016). Sleep and self-regulation from birth to 7 years: A retrospective study of children with and without attention-deficit hyperactivity disorder at 8 to 9 years. *Journal of Developmental and Behavioral Pediatrics, 37*(5), 385–394. https://doi.org/10.1097/DBP.0000000000000281

Willoughby, M. T., Gottfredson, N. C., & Stifter, C. A. (2017). Observed temperament from ages 6 to 36 months predicts parent- and teacher-reported attention-deficit/hyperactivity disorder symptoms in first grade. *Development and Psychopathology, 29*(1), 107–120. https://doi.org/10.1017/S0954579415001236

Willoughby, M. T., Stifter, C. A., Gottfredson, N. C., & the Family Life Project Investigators. (2015). The epidemiology of observed temperament: Factor structure and demographic group differences. *Infant Behavior & Development, 39*, 21–34. https://doi.org/10.1016/j.infbeh.2015.02.001

Wilson, K. E., Lumeng, J. C., Kaciroti, N., Chen, S. Y.-P., LeBourgeois, M. K., Chervin, R. D., & Miller, A. L. (2015). Sleep hygiene practices and bedtime resistance in low-income preschoolers: Does temperament matter? *Behavioral Sleep Medicine, 13*(5), 412–423. https://doi.org/10.1080/15402002.2014.940104

Zentner, M., & Shiner, R. L. (Hrsg.). (2015). *Handbook of temperament.* Guilford.

Persönlichkeitsprozesse und Schlaf: Überblick und Leitmotiv für eine Forschungsagenda

Katherine A. Duggan und Zlatan Križan

Persönlichkeitsmerkmale und -prozesse sind relevant für das Verständnis von Schlaf und sozialem Verhalten

Die Sozialpsychologie und soziale Prozesse befassen sich traditionell damit, ob, wann, wie und warum Individuen durch ihre realen, wahrgenommenen und imaginären sozialen Umgebungen (d. h. durch die Anwesenheit anderer) geprägt werden. Ein Verständnis davon, wie Individuen mit ihren sozialen Welten interagieren, ist jedoch nicht vollständig, ohne zu erkennen, ob, wann, wie und warum Individuen konsistent oder ähnlich *über* Situationen und Zeit hinweg handeln und wie sie ihre sozialen Umgebungen auswählen, formen und verstärken. Ein Einblick in diese beständigen Muster von Gedanken, Gefühlen und Verhaltensweisen, die Menschen über Situationen hinweg einzigartig machen, erfordert eine Evaluation von Persönlichkeit und Persönlichkeitsprozessen.

Die Vorbereitung dieses Kapitels wurde teilweise durch Mittel für K. A. Duggan vom National Heart, Lung, and Blood Institute bei den National Institutes of Health (T32HL007560, L30HL143741) und Mittel für Z. Križan von der National Science Foundation (Award No. 1525390) unterstützt.

K. A. Duggan (✉)
Department of Psychiatry, University of Pittsburgh School of Medicine, Pittsburgh, PA, USA
E-Mail: dugganka@upmc.edu; katherineduggan@gmail.com

Z. Križan
Department of Psychiatry, Iowa State University, Ames, IA, USA
E-Mail: zkrizan@iastate.edu

Z. Križan, *Schlaf, Persönlichkeit und soziales Verhalten*,
https://doi.org/10.1007/978-3-031-49766-7_12

Persönlichkeitsmerkmale und -zustände

Diese relativ beständigen Muster von Gedanken, Gefühlen und Verhaltensweisen (oder Merkmalen) sind hierarchisch organisiert, wobei der Fokus typischerweise auf dem Fünf-Faktoren-Modell (John et al., 2008) liegt, das fünf Persönlichkeitsmerkmale umfasst: Gewissenhaftigkeit, Verträglichkeit, Neurotizismus, Offenheit und Extraversion (siehe jedoch das HEXACO-Modell als Alternative; Ashton & Lee, 2007). Jedes dieser Merkmale besteht wiederum aus hierarchisch organisierten Facetten (oder Komponenten jedes Merkmals). Zum Beispiel wird das Merkmal Gewissenhaftigkeit definiert durch Facetten oder Sammlungen von Elementen, die Beharrlichkeit, Planmäßigkeit, Organisation und Selbstkontrolle *im Allgemeinen* (d. h. über lange Zeiträume hinweg; Roberts et al., 2014) erfassen. Verträglichkeit erfasst Facetten von Altruismus, Vertrauen, Compliance und Geradlinigkeit; Neurotizismus erfasst Facetten von Angst, Feindseligkeit, Depression und emotionaler Labilität; Offenheit erfasst Facetten von Neugier, Vorstellungskraft und Vorliebe für neue Aktivitäten; und Extraversion erfasst Facetten von Geselligkeit, Dominanz, Aktivität und positiven Emotionen (John & Srivastava, 1999). Die gleichen Merkmale können auch auf höherer Ebene hierarchisch in Metamerkmale organisiert werden, wobei die Metamerkmale Stabilität (Gewissenhaftigkeit, Verträglichkeit und geringer Neurotizismus) und Plastizität (Offenheit, Extraversion) sowie eine replizierbare übergeordnete Struktur für Schlaf und Gesundheit relevant sind (Dermody et al., 2016; DeYoung et al., 2007; Wilmot et al., 2015).

Jede dieser Facetten innerhalb der Merkmale kann weiter differenziert werden durch spezifische Gedanken-, Gefühls- und Verhaltenssets, die tatsächlich je nach Situation und Zeit variieren, teilweise aufgrund von Veränderungen in den Situationsmerkmalen (Rauthmann et al., 2018), Veränderungen im Affekt (Wilson et al., 2017) und in der Zielverfolgung (McCabe & Fleeson, 2016). Diese interpersonale Variabilität in bestimmten Gedanken, Gefühlen und Verhaltensweisen entspricht *Persönlichkeitszuständen*, die um eine stabile mittlere Tendenz variieren, welche das übergeordnete Merkmal widerspiegelt (Fleeson, 2001). Die langfristige Betrachtung von Persönlichkeitsmerkmalen als Zusammenfassungen von Persönlichkeitszuständen ist nützlich für (1) die Darstellung der Variabilität im individuellen Verhalten über Zeit und Situationen hinweg (d. h. soziale Prozesse; Fleeson, 2004; Funder, 2006); (2) die Verknüpfung von Persönlichkeitsmerkmalen mit konsequenten Ergebnissen über Persönlichkeitsprozesse (Hampson, 2012); und (3) das Verständnis von Faktoren, welche die Persönlichkeitsstabilität und Veränderung über die Zeit hinweg modellieren (Wrzus & Roberts, 2017).

Persönlichkeitsprozesse

Im Allgemeinen beschreiben Persönlichkeitsprozesse, *wie* sich Eigenschaften in realen, beobachtbaren Verhaltensweisen manifestieren (Hampson, 2012; Wrzus & Mehl, 2015) und letztendlich wichtige Ergebnisse formen. Es wird angenommen, dass diese Prozesse einsetzen, sobald eine Situation eine bestimmte Erwartung (oder ein Ziel) auslöst, was zu einem zustandsähnlichen Ausdruck der Persönlichkeit führt, gefolgt von der Reaktion des Individuums auf sein eigenes Verhalten oder der Interpretation der Reaktionen anderer in ihren sozialen Umgebungen (Wrzus & Roberts, 2017). Wenn eine Frau beispielsweise das Ziel hat, eine Gehaltserhöhung oder Beförderung bei der Arbeit zu bekommen, könnte dies sich in spezifischen gewissenhaftigkeitsähnlichen Verhaltensweisen äußern: Sie verwendet Planer, um ihren Tag zu organisieren, kommt früh zur Arbeit, organisiert ihre Arbeitsunterlagen und Materialien systematisch, setzt Zeitpläne für die Fertigstellung von Projekten und hält an Aufgaben fest, auch nach Rückschlägen oder Misserfolgen (Jackson et al., 2010). Auf lange Sicht, wenn ihre Kollegen und Vorgesetzten ihre Bemühungen bemerken, könnten sie die Frau als organisierter, planvoller, pünktlicher und beharrlicher wahrnehmen, was zu der Gehaltserhöhung oder Beförderung führen könnte, die sie sich gewünscht hat. Auf diese Weise formten ihre Ziele ihr Verhalten (*Zustände*) auf eine Weise, die mit ihrer Persönlichkeit übereinstimmte (d. h. ihre *Eigenschaft* der Gewissenhaftigkeit), was zu einem bedeutenden Ergebnis (d. h. Gehaltserhöhung oder Beförderung) in ihrem Leben führte. Die zwischenmenschlichen und sozialen Belohnungen für dieses Verhalten könnten auch ihre hohe Gewissenhaftigkeit verstärken, was sie letztendlich wahrscheinlicher macht, in Zukunft in einer Weise zu denken, zu fühlen und sich zu verhalten, die mit hoher Gewissenhaftigkeit übereinstimmt (DeYoung, 2015).

Da diese Übertragungen im Laufe der Zeit wiederholt auftreten können, zeigen uns Persönlichkeitsprozesse sowohl die Stabilität als auch die Veränderung im Verhalten, was – angesichts der Zusammenfassung von Persönlichkeitszuständen zu Eigenschaften – beschreibt, wie diese Stabilität der Persönlichkeit aufrechterhalten wird. Hier zeichnen sich Mechanismen ab, die zu dauerhaften Persönlichkeitsveränderungen führen könnten. In dem Maße, in dem Individuen wiederholt Situationen auswählen, die mit ihrer Persönlichkeit übereinstimmen (oder für ihr Verhalten belohnt werden), sollte die Persönlichkeit stabiler werden (da ähnliche Ausprägungen dieser bestimmten Eigenschaft verstärkt werden). Andererseits ist es wahrscheinlicher, dass sich die Persönlichkeit verändert, wenn Menschen wiederholt neuen Situationen ausgesetzt sind oder nicht für ihr Verhalten belohnt werden.

Diese Prozesse sind wichtige Merkmale von Theorien, die sowohl aus der Persönlichkeits- als auch aus der Entwicklungspsychologie hervorgehen. Situationsauswahl (in der Entwicklungspsychologie gelegentlich auch kumulative Kontinuität genannt; Caspi et al., 1989; Hampson, 2012; Scarr & McCartney, 1983) ist ein Prozess der Nischenwahl (Roberts et al., 2007), durch den Menschen sich in Umgebungen einfügen oder sich in Umfelder einfügen. Sie können ihr soziales Umfeld auch durch Person-Situation-Transaktionen oder dem Heraufbeschwören einer Situation (in der Entwicklungspsychologie als interaktionale Kontinuität bezeichnet) verändern. Menschen achten auf und lernen aus den hervorgerufenen Reaktionen in diesen Umgebungen und deren Merkmalen (Buss, 1987; Funder, 2008) und ziehen sich manchmal aus bestimmten Umgebungen aufgrund von

Erschöpfung zurück. Umgebungen, in die man sich wiederholt einfügt, sind oft konsistent mit bestehenden Persönlichkeitseigenschaften und verstärken diese, während sie über längere Zeiträume hinweg gleichzeitig auch Assoziationen zwischen Merkmalen und Ergebnissen fördern (wie im obigen Arbeitsbeispiel; Roberts, Caspi, & Moffitt, 2003). Mit anderen Worten, Person-Situation-Transaktionen erzeugen Persönlichkeitsstabilität und Veränderung, und Verhaltensstabilität und -veränderung erzeugen langfristige konsistente Ergebnisse. Auf diese Weise beeinflussen Persönlichkeitsprozesse die Persönlichkeitsentwicklung (Stabilität und Veränderung) sowie konsequente Ergebnisse (Deary et al., 2010), einschließlich Gesundheitsverhalten und Langlebigkeit (Strickhouser et al., 2017). Daher sind Persönlichkeitseigenschaften und -prozesse relevant für das Verständnis, wie gesunder Schlaf gefördert und aufrechterhalten wird.

Persönlichkeit und Schlaf sind miteinander verbunden

Da sowohl Persönlichkeit als auch Schlaf mit folgenreichen Outcomes (z. B. beruflicher Erfolg, Beziehungszufriedenheit, psychisches Wohlbefinden und körperliche Gesundheit; Barrick & Mount, 1991; DeNeve & Cooper, 1998; Friedman & Kern, 2014; Litwiller et al., 2016; Luyster, Strollo, Zee, & Walsh, 2012; Malouff et al., 2009; Slavish et al., 2018; Troxel et al., 2007) assoziiert sind, ist es überraschend, dass die Forschung über Persönlichkeit und mehrere Dimensionen von subjektiv, verhaltensmäßig und objektiv bewertetem Schlaf noch relativ neu ist. Historisch gesehen gab es relativ wenige Überschneidungen oder Austausch zwischen den Forschenden, die sich für Persönlichkeit oder Schlaf interessierten, wahrscheinlich aufgrund von Unterschieden in den Publikationsmedien (Persönlichkeits-, Sozialpsychologie- und Entwicklungszeitschriften vs. medizinische, psychiatrische, neurowissenschaftliche und öffentliche Gesundheitszeitschriften). Einige Unterschiede könnten auch aufgrund der Ausbildung auftreten. Zum Beispiel sind Persönlichkeitspsychologen möglicherweise nicht über mehrdimensionale, zuverlässige und gültige Selbstberichte über Schlaf informiert (da diese oft in Fachzeitschriften für Somnologie veröffentlicht werden), oder sie verfügen möglicherweise nicht über die Ausbildung, die Finanzierung oder das Personal, das für die Erhebung, Interpretation und Analyse von verhaltensbezogenen (Aktigraphie) und physiologischen (Polysomnographie) Schlafdaten erforderlich ist (Hall, 2010). Ähnlich könnten Schlafforscher sich nicht über hierarchische Modelle der Persönlichkeit und individuelle Unterschiede im Klaren sein, die einige der Maßnahmen, die sie oft interessieren (z. B. positive und negative Affekte, Impulsivität, Motivation und Kreativität), subsumieren könnten, oder sie erheben möglicherweise keine großen Stichproben, die in der Persönlichkeitspsychologie üblicher und für präzise Analysen individueller Unterschiede notwendig sind. Trotzdem wird den Schlafforschern zunehmend klar, dass Interventionsstudien, die auf die Verbesserung folgenreicher Outcomes wie geistige und körperliche Gesundheit abzielen, dazu beitragen können, Personen, die ein Risiko für schlechten

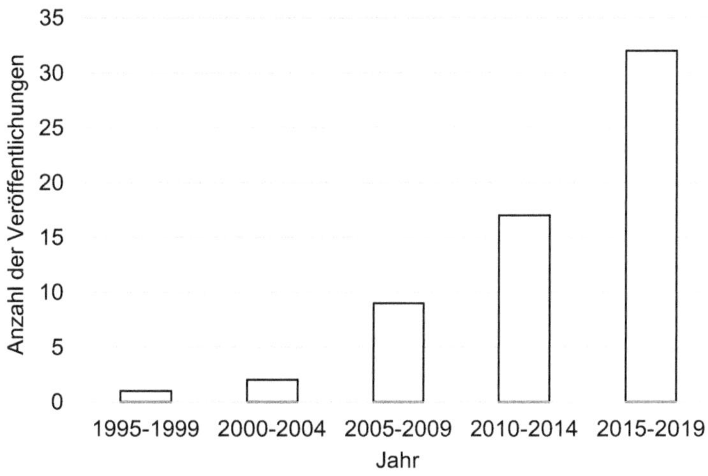

Abb. 1 Anzahl der Veröffentlichungen in SCOPUS mit „Big Five" und „Schlaf" oder „zirkadian" in Titel, Abstract oder Schlüsselwörtern. Wir glauben, dass es sich hier um eine Unterschätzung der gesamten veröffentlichten Literatur handelt

Schlaf haben, sowie Personen, die mehr oder weniger für Interventionen empfänglich sind, anhand von Persönlichkeitsmerkmalen zu identifizieren. Ebenso beginnen Persönlichkeitsforscher zu erkennen, dass Schlaf ein fehlender psychologischer, verhaltensbezogener und physiologischer Mechanismus sein könnte, der in Persönlichkeitsprozessen im Laufe des Lebens eine Rolle spielt. Daher nimmt die Forschung an der Schnittstelle von Schlaf und Persönlichkeit exponentiell zu (Abb. 1).

Zirkadiane Präferenz und Chronotyp

Persönlichkeit und Chronotyp sind das am besten etablierte und am häufigsten erforschte Gebiet „Persönlichkeit und Schlaf" (siehe Randler, Kap. 3 „Chronotyp und soziales Verhalten", in diesem Buch, zur Übersicht über die Chronotyp-Forschung). Da der Chronotyp als eine relativ stabile (eigenschaftsähnliche) individuelle Unterschiedsmessung von Schlafzeit und Präferenzen für Aktivitäten zu verschiedenen Tageszeiten konzeptualisiert wird (Randler et al., 2017), wird er meist von anderen individuellen Unterschiedsmerkmalen (wie Persönlichkeit) unterschieden. Forschende, die sich für den Chronotyp interessieren, veröffentlichen ihre Ergebnisse oft in Zeitschriften zur Persönlichkeit. Eine kürzliche Metaanalyse der Arbeit in diesem Bereich zeigt, dass Gewissenhaftigkeit stark mit dem Chronotyp korreliert, unabhängig davon, ob er durch separate Typen (Morgen- oder Abendtyp) oder kontinuierlich bewertet wird (Lipnevich et al., 2017).

Extraversion, Offenheit und niedriger Neurotizismus korrelieren ebenfalls mit dem Morgentyp, allerdings in geringerem Ausmaß als Gewissenhaftigkeit (Adan et al., 2012; DeYoung et al., 2007; Lipnevich et al., 2017; Randler, 2008). Ein Teil der Überschneidung zwischen Persönlichkeit und Chronotyp könnte auf gemeinsame genetische Grundlagen zurückzuführen sein (Duggan, Friedman, McDevitt, & Mednick, 2014), einschließlich CLOCK und PER3 (Jiménez et al., 2017; Terracciano et al., 2010).

Die Mehrheit der Forschung in diesem Bereich hat Selbstberichts-Messinstrumente der zirkadianen Präferenz verwendet und keine Verhaltens- oder physiologischen Indizes des zirkadianen Systems einbezogen, wie zirkadiane Phasenwinkel, Dim-Light-Melatonin-Onset oder das Timing und die Periodizität biologischer Rhythmen (z. B. Temperatur, Frank et al., 2013; Skene & Arendt, 2006, siehe aber Hasler et al., 2010 und Terracciano et al., 2014, für Ausnahmen). Assoziationen zwischen Persönlichkeit und Verhaltens- oder physiologischen Messungen von zirkadianen Rhythmen sind ein fruchtbares Gebiet für zukünftige Forschungen. Es wird auch wichtig sein, biologische (genetische) Beiträge zu Persönlichkeit und Chronotyp zu entschlüsseln, im Verhältnis zu täglichen Verhaltensweisen, die stabile individuelle Unterschiede (d. h. Persönlichkeitseigenschaften) mit Chronotyp und zirkadianer Präferenz über die Entwicklung hinweg verbinden (siehe auch Tutek et al., Kap. 2 „Tägliche Rhythmik in sozialer Aktivität“, in diesem Buch).

Schlafqualität, Schlafbeschwerden und Schlaflosigkeit

Nach dem Chronotyp sind Selbstberichte über schlechte Schlafqualität, Schlafbeschwerden, Tagesschläfrigkeit und Schlaflosigkeit am häufigsten untersucht. Schlafqualität (z. B. Buysse et al., 2017; Buysse et al., 1989; Hays et al., 2005; Yu et al., 2011) beinhaltet nicht nur selbstberichtete globale Bewertungen, sondern auch mehrdimensionale Indizes, die Probleme beim Einschlafen und Durchschlafen, die Erholungsfähigkeit und Länge des Schlafes und Tagesschläfrigkeit und Funktionsstörungen erfassen. Selbstberichtsmessungen von Schlaflosigkeit (z. B., Levine et al., 2003; Morin et al., 2011; Soldatos et al., 2000) erfassen auch mehrere dieser Dimensionen. Daher sind Messungen von schlechter Schlafqualität und Schlaflosigkeit stark korreliert, da sie ähnliche Beschwerden erfassen. Allerdings sind *klinische Diagnosen* von Schlaflosigkeit mehr als nur Berichte über schlechte Schlafqualität: Diagnosen von Schlaflosigkeit erfordern Beschwerden über die Schlafqualität *oder* -dauer, mit Schwierigkeiten beim Einschlafen oder Durchschlafen *trotz ausreichender Gelegenheit zum Schlafen* mindestens 3 Nächte pro Woche für über 3 Monate, was zu klinisch signifikanter Tagesschläfrigkeit oder Beeinträchtigung führt. Diese Beschwerden dürfen nicht besser durch andere Gesundheitsverhalten (Substanzgebrauch), Medikamente oder andere physische und psychische Gesundheitsprobleme erklärbar sein (Buysse et al., 2017; Morin et al., 2015). Obwohl die Persönlichkeitskorrelate von schlechter Schlafqualität und Schlaflosigkeit aufgrund ihrer hohen konzeptuellen Überschneidung ähnlich sind, ist es daher wichtig zu beachten, dass die Mechanismen, die Persönlichkeit und jede dieser Schlafdimensionen verbinden, variieren können.

Persönlichkeitsmerkmale korrelieren stark mit selbstberichteter schlechter Schlafqualität und Symptomen von Schlaflosigkeit. Die stärksten und konsistentesten Assoziationen bestehen für stark ausgeprägten Neurotizismus, gefolgt von geringer Gewissenhaftigkeit, niedriger Extraversion und Verträglichkeit. Offenheit ist nicht konsistent mit besserer Schlafqualität assoziiert (Bertelson & Monroe, 1979; Calkins et al., 2013; Duggan et al., 2014; Hintsanen et al., 2014; Križan & Hisler, 2019; Stephan et al., 2018; van de Laar et al., 2010). Obwohl es keinen „objektiven" physiologischen oder biologischen Test für Schlaflosigkeit gibt (dieser ist völlig abhängig von Selbstberichten), haben sich einige Studien auf Schlafzustands-Wahrnehmungsstörungen (Vela-Bueno et al., 2010) oder Unterschiede zwischen wahrgenommenem Schlaf und objektivem Schlaf auf polysomnographischen Indikatoren konzentriert (Dorsey & Bootzin, 1997). Diese Unterschiede könnten mit Neurotizismus assoziiert sein (Costa & McCrae, 1987; Watson & Pennebaker, 1989). Das heißt, zusätzlich zur Funktion als Prädiktor oder Korrelat der Schlafqualität können Persönlichkeitsmerkmale (insbesondere Neurotizismus und negative Affektivität) auch die Assoziationen zwischen subjektiven und verhaltensbezogenen oder objektiven Indizes des Schlafes moderieren (da subjektive Berichte durch negative Antwortstile beeinflusst werden; Watson & Pennebaker, 1989).

Obwohl dieses Forschungsgebiet kleiner ist als das von Persönlichkeit und Chronotyp, wurde mehr Arbeit geleistet, um die Verbindung zwischen Persönlichkeit und Schlafqualität aufzudecken. Neurotizismus könnte ein besonders wichtiges Korrelat von schlechter Schlafqualität sein, da er mit Stress (Williams & Moroz, 2009), schlechterer Emotionsregulation (Mauss et al., 2012; Vantieghem et al.,2016), problematischer Internetnutzung (Herlache et al., 2018) und Übererregung sowie Grübeln vor dem Schlafengehen (Cellini et al., 2017) assoziiert ist. Andererseits fördert Gewissenhaftigkeit wahrscheinlich indirekt eine bessere Schlafqualität durch bessere gesundheitsbezogene Verhaltensweisen im Zusammenhang mit Schlaf (Schlafhygiene) sowie durch die Aufrechterhaltung einer konsequenteren Schlafenszeit-Routine (Duggan et al., 2014; Križan & Hisler, 2019). Extraversion könnte eine Rolle spielen durch positive Affektivität und Geselligkeit (Stephan et al., 2018), und Verträglichkeit könnte den Schlaf fördern durch Gefühle von Vertrauen und Sicherheit sowie reduzierten zwischenmenschlichen Stress (Dahl & Lewin, 2002; Gunn et al., 2014). Dennoch sind auch bidirektionale Assoziationen möglich, und schlechte Schlafqualität kann langfristig auch zuverlässig Persönlichkeitsveränderungen vorhersagen. Eine Analyse sowohl japanischer als auch US-amerikanischer Teilnehmer fand, dass schlechte Schlafqualität prospektiv mit Abnahmen in Gewissenhaftigkeit, Verträglichkeit und Extraversion und Zunahmen in Neurotizismus verbunden ist (Stephan et al., 2018), vielleicht weil chronisch schlechte Schlafqualität die psychosozialen und physiologischen Ressourcen, die für die Aufrechterhaltung von Motivation, Selbstkontrolle, Vertrauen, positiver Affekt und Emotionsregulation benötigt werden, erschöpfen kann. Genetische Einflüsse könnten auch eine wichtige Rolle spielen, um

Persönlichkeitsmerkmale mit Schlafqualität zu verbinden. Sowohl Persönlichkeit als auch Schlafqualität zeigen eine hohe Erblichkeit (Bleidorn et al., 2014; Lind & Gehrman, 2016), daher ist es wichtig zu bewerten, ob gemeinsame genetische Einflüsse zu ihren phänotypischen Assoziationen beitragen. In diesem Zusammenhang schätzten Križan et al., (2019) genetische Korrelationen zwischen Schlafqualität und Persönlichkeitsmerkmalen in einer großen Stichprobe von Zwillingen und fanden eine starke genetische Überschneidung mit Neurotizismus, Extraversion und Aggression. Multivariate Analysen zeigten, dass einzigartige genetische Einflüsse die Überschneidung der Schlafqualität mit verschiedenen Merkmalen formen.

Schließlich haben sich neuere Studien auf die Schlafqualität als intervenierende Variable konzentriert, die Persönlichkeit und gesundheitliche Folgen verbindet. Eine Studie fand heraus, dass Schlafverzögerung, Störung und Qualität Assoziationen zwischen Neurotizismus und depressiven Symptomen vermittelten, während Schlafverzögerung und Tagesfunktionsstörungen einen Zusammenhang zwischen Gewissenhaftigkeit und depressiven Symptomen zeigten. Obwohl es sich hierbei um querschnittliche Daten handelt, wurden alternative Modelle, die Depression als Vermittler von Persönlichkeits-Schlaf-Assoziationen untersuchten, nicht unterstützt (Huang et al., 2016). In einer weiteren Querschnittstudie wurden Assoziationen zwischen Neurotizismus (dem einzigen gemessenen Merkmal) und depressiven Symptomen durch Tagesfunktionsstörungen und Wachsamkeit beim Aufwachen (Schlafträgheit; Wong et al., 2017) vermittelt. In der ersten Studie, die Schlaf als möglichen Grund dafür untersuchte, dass Persönlichkeitsmerkmale die Mortalität vorhersagen, fand eine aktuelle Arbeit mit einer großen Längsschnittstichprobe heraus, dass selbstberichtete Tagesfunktionsstörungen (anstatt Schlafprobleme) die Assoziation zwischen Persönlichkeit und Mortalität vermittelten, wobei höherer Neurotizismus, geringere Gewissenhaftigkeit und geringere Extraversion ein erhöhtes Sterberisiko durch Tagesfunktionsstörungen vorhersagten (Spears et al., 2019). Zusammen legen diese drei Studien nahe, dass die Tagesfolgen nach schlechtem nächtlichem Schlaf besonders wichtig sein könnten, um die Verbindungen zwischen Persönlichkeit und gesundheitlichen Outcomes zu verstehen.

Wie die Arbeit an Persönlichkeit und Chronotyp, könnte die Arbeit an Persönlichkeit und Schlafqualität gewinnbringend mehrere Methoden einbeziehen, einschließlich Partnerbewertungen von Persönlichkeit und Dimensionen der Schlafqualität, um Akteur-Partner-Effekte (Teilnehmer und Ehepartner) auf Schlaf und Persönlichkeitsdynamiken zu testen. Darüber hinaus wären Studien, die physiologische Messungen des Schlafs und laborbasierte Korrelate schlechter Schlafqualität und Tagesfunktionsstörungen (z. B. den Psychomotor Vigilance Test; Killgore et al., 2007) einbeziehen, nützlich für die Überprüfung von Schlafzustands-Wahrnehmungs-Hypothesen, die besonders relevant für Neurotizismus sein könnten. Weitere Arbeiten sollten sich vermehrt den Zusammenhängen auf der Facettenebene widmen, die genauere Einblicke in psychosoziale Mechanismen liefern könnten, welche Persönlichkeit und Schlafqualität verbinden, und somit Ansatzpunkte für Interventionen bieten.

Schlafdauer

Die Mehrzahl der Untersuchungen über den Zusammenhang zwischen Persönlichkeit und Schlafdauer findet keine Verbindungen (Calkins et al., 2013; Duggan et al., 2014; Gray & Watson, 2002; Randler, 2009; Soehner et al., 2007), obwohl es vereinzelte Hinweise auf schwache Korrelationen zwischen kurzer Schlafdauer und Neurotizismus (Gau, 2000; Vincent et al., 2009), Impulsivität (Grano et al., 2007), Anstrengungskontrolle (Diaz et al., 2017), Gewissenhaftigkeit (Randler, 2008), Extraversion (Randler et al., 2017), Offenheit (Križan & Hisler, 2019), und Verträglichkeit (Hintsanen et al., 2014; Randler, 2008) gibt. Darüber hinaus können Neurotizismus und geringe Extraversion prädisponierend für die negativen Folgen von akutem Schlafentzug sein (d. h. sie können als Moderatoren fungieren; Mastin et al., 2005).

Es ist möglich, dass die Verbindungen zwischen Persönlichkeit und Schlafdauer tatsächlich unbedeutend sind. Es gibt jedoch mehrere Einschränkungen in diesem Bereich, die es zu adressieren gilt. Erstens sind die meisten Studien querschnittlicher Natur und nutzen Selbstberichte sowohl zur Persönlichkeit als auch zum Schlaf, oft werden nur ein oder wenige Merkmale getestet. Darüber hinaus sind sekundäre Datenanalysen, die sich auf Einzelfragen zur Beurteilung der Schlafdauer stützen, üblich, mit fragwürdiger Zuverlässigkeit und Validität im Vergleich zu Fragen, die Schlafpläne, tägliche Tagebuchmaßnahmen oder Verhaltens- bzw. physiologische Maßnahmen der Schlafdauer betreffen (Hall, 2010; Matthews et al., 2018). Dies erschwert die Interpretation der feineren Zusammenhänge über die Merkmale hinweg. Zweitens könnte es angesichts der Bedeutung *sowohl* kurzer *als auch* langer Schlafdauern für die körperliche Gesundheit (Cappuccio et al., 2010; Gallicchio & Kalesan, 2009) sein, dass das Fehlen linearer Verbindungen nichtlineare Muster zwischen Persönlichkeit und Schlafdauer verbirgt. Eine Studie, die U-förmige Verbindungen zwischen Persönlichkeit und Schlafdauer untersuchte, fand unterstützend hierzu, dass Neurotizismus sowohl mit kurzen als auch mit langen Schlafdauern verbunden war (Allen et al., 2016), und neuere Arbeiten stellten in einer großen, longitudinalen Stichprobe eine Verbindung zwischen niedriger Gewissenhaftigkeit, hohem Neurotizismus und Mortalitätsrisiko fest, die durch kurze und lange Schlafdauern vermittelt wurden (Spears et al., 2019). Drittens können Verbindungen je nach Entwicklungsstadium variieren, die meisten Forschungen wurden jedoch an Erwachsenenproben durchgeführt. Die Schlafdauer könnte stärker mit dem Temperament – dem Entwicklungsprecursor der Persönlichkeit – bei Kindern verbunden sein (Moore et al., 2011; Sadeh, 2007; siehe Williams, Kap. 11 „Schlaf und Temperament in der frühen Kindheit“, in diesem Buch, for review). Viertens könnten Persönlichkeit und Schlafdauer auf der *Zustandsebene* komplexer miteinander verknüpft sein, wobei akute Schlafentzugsepisoden die für Emotionsregulation, Selbstkontrolle, soziale Kompetenz und Aktivität erforderlichen Ressourcen erschöpfen (siehe Engle-Friedmann, Kap. 5 „Die Rolle des Schlafes für anstrengende Leistung und Soziabilität“, in diesem Buch; Goldschmied, Kap. 6 „Einfluss von Schlaf auf die Emotionsregulation“, in diesem

Buch; Hisler & Križan, „Dynamik zwischen Schlaf und Selbstkontrolle“, in diesem Buch). Ebenso können Tage, die durch reduzierte Selbstkontrolle, Inaktivität, Schwierigkeiten bei der Emotionsregulation und Zunahme negativer Affekte gekennzeichnet sind, zu Nächten mit kürzerem Schlaf führen (Slavish et al., 2018). Zusätzliche multimethodische Forschung zur Persönlichkeit und Schlafdauer ist erforderlich, bevor endgültige Schlussfolgerungen gezogen werden können.

Regelmäßigkeit und Variabilität des Schlafes und Social Jetlag Eine letzte Möglichkeit für die Forschung zur Schlafdauer und Persönlichkeit könnte darin bestehen, sich auf *Schlafmangel* zu konzentrieren (der Unterschied zwischen typischer und bevorzugter Schlafdauer), der manchmal mit *Schlafvariabilität* oder Unterschieden in der Schlafdauer an Wochentagen und Wochenenden einhergeht. In einer umfangreichen Analyse von Australiern und Finnen waren Neurotizismus, Extraversion, geringe Verträglichkeit und geringe Gewissenhaftigkeit mit mehr Schlafmangel (dem Unterschied zwischen typischer und bevorzugter Schlafdauer) assoziiert. Daher könnten Persönlichkeitsmerkmale in Bezug auf die Schlafdauer stärker mit (zumindest wahrgenommenen) *Diskrepanzen* zwischen bevorzugtem und üblichem Schlaf (und den damit verbundenen Tagesfolgen) als mit der tatsächlichen Schlafdauer oder -länge korrelieren.

Wichtig ist es auch, die Verbindungen zwischen Persönlichkeit und Social Jetlag zu untersuchen, der die Fehlanpassung zwischen biologischem und sozialem Timing indiziert (Wittmann et al., 2006). In dem Maße, in dem Personen durchweg nicht in der Lage sind, ihren Schlafbedarf zu erfüllen (freiwillig oder aus sonstigen Gründen) und gelegentlich versuchen, an freien Tagen oder Wochenenden „aufzuholen“, könnte diese Diskrepanz sowohl durch Schlafvariabilität (geringe Stabilität) oder Social Jetlag (zu wenig Schlaf an Wochentagen und zu viel Schlaf an Wochenenden) indiziert werden. Darüber hinaus verschieben Personen ihre bevorzugten (biologischen) Schlafpläne aufgrund von Schul- und Arbeitszeiten sowie sozialen Verpflichtungen. Die Persönlichkeit könnte mit Social Jetlag oder Variabilität assoziiert sein, weil Persönlichkeitsprozesse Merkmale und die Wahl von Bildungs-, Berufs- und sozialen Umgebungen verbinden.

Drei Querschnittstudien sprechen für diese Möglichkeit. Eine fand heraus, dass Verträglichkeit und geringe Gewissenhaftigkeit mit zu viel Schlaf am Wochenende zusammenhängen, und Extraversion, geringe Verträglichkeit und geringe Gewissenhaftigkeit mit einer Fehlausrichtung und Social Jetlag (Randler, 2008). Eine zweite fand heraus, dass Patienten mit verzögerter Schlaf-Wach-Phasen-Störung (gekennzeichnet durch verzögertes Timing von zirkadianen Rhythmen) hohe Verträglichkeit, Gewissenhaftigkeit und Extraversion und geringe Neurotizismus im Vergleich zu Kontrollen aufwiesen, obwohl die Stichproben sehr klein waren (Micic et al., 2017). Schließlich fand eine kürzlich durchgeführte Arbeit in einer großen, longitudinalen Kohorte auch heraus, dass die Variabilität der Schlafdauer mit Neurotizismus assoziiert ist; die Variabilität in der Schlafkontinuität (Latenz, Fragmentierung und Wachsein nach dem Schlafbeginn, gemessen mit Aktigraphie) war mit geringer Gewissenhaftigkeit und hohem Neurotizismus verbunden; und die Variabilität in der Schlafqualität war mit Neurotizismus und geringer

Extraversion assoziiert (Križan & Hisler, 2019). Daher sollten zukünftige Studien weiterhin die Zusammenhänge zwischen Persönlichkeit und Social Jetlag sowie Schlafvariabilität untersuchen, unter Verwendung sowohl selbstberichteter als auch verhaltensbezogener Messinstrumente für Schlaf. Da Schlafvariabilität und Social Jetlag zunehmend als Prädiktoren für das kardiometabolische Risiko, insbesondere für Nüchternglukose und Insulinresistenz, von Interesse sind (Scheer et al., 2009; Wong et al., 2015), könnten Persönlichkeitseigenschaften ein einzigartiges Fenster zur Identifizierung von Individuen bieten, die gut für verhaltensbezogene Schlafinterventionen geeignet sein könnten, welche auf die Reduzierung von Social Jetlag, Schlafvariabilität oder zirkadianer Fehlausrichtung abzielen (siehe Tutek et al., Kap. 2 „Tägliche Rhythmik in sozialer Aktivität“, in diesem Buch).

Forschung zu Schlafhygiene, verhaltensbezogenem Schlaf und objektiv bewertetem Schlaf – Zeit für zukünftige Persönlichkeitsforschung

Obwohl Persönlichkeitsmerkmale schon umfassend mit *tageszeitlichen* Gesundheitsverhalten in Verbindung gebracht wurden (Turiano et al., 2015), ist es überraschend, dass nur wenige Studien die Verbindungen zwischen Persönlichkeit und Gesundheitsverhalten untersucht haben, die den Schlaf fördern. Schlechte Schlafhygiene beinhaltet lange Tagesnickerchen, unregelmäßige Weckzeiten, kognitiv oder emotional anregende Aktivitäten, Sport oder den Gebrauch von Tabak, Alkohol oder Koffein vor dem Schlafengehen, Schlafen in einem unbequemen Schlafzimmer und Denken, Planen oder Grübeln vor dem Schlafengehen (Mastin et al., 2006). Nach unserem Wissen hat nur eine Studie (Duggan et al., 2014) die Zusammenhänge zwischen Persönlichkeit und Schlafhygiene untersucht, wobei Gewissenhaftigkeit, Verträglichkeit und geringer Neurotizismus als Prädiktoren daraus hervorgingen. Eine andere Arbeit hat nicht speziell die Schlafhygiene untersucht, fand aber heraus, dass nichterholsame Tagesnickerchen mit geringer Gewissenhaftigkeit und hohem Neurotizismus zusammenhängen (Duggan et al., 2018), während eine dritte Studie herausfand, dass gewissenhaftere Personen weniger wahrscheinlich ihre Schlafenszeit aufschieben, was den Schlaf verbessern sollte (Kroese et al., 2014). Angesichts der Tatsache, dass ein Teil des Zusammenhangs zwischen Persönlichkeit und Mortalitätsrisiko durch tageszeitliche Gesundheitsverhalten nicht erklärt wird (Booth et al., 2014; Hagger-Johnson et al., 2012; Hampson et al., 2006), könnte die Schlafhygiene (sowie die anderen oben beschriebenen Merkmale des Schlafes) ein fehlendes Glied in Persönlichkeits- und Gesundheitsmodellen sein.

Es gibt auch sehr wenig Forschung über verhaltensbezogen bewerteten Schlaf mittels Aktigraphie. Eine bemerkenswerte Untersuchung bei Erwachsenen (Križan & Hisler, 2019) fand heraus, dass Gewissenhaftigkeit und niedriger Neurotizismus mit geringerer aktigraphisch bewerteter Schlafanfangslatenz, geringerem

Wachsein nach dem Schlafbeginn und geringeren Fragmentierungsindizes verbunden waren, sowie mit reduzierter Variabilität dieser Variablen. Bei Kindern fanden Diaz et al. (2017) heraus, dass eine länger bewertete Schlafdauer (aber nicht die Variabilität in der Schlafdauer, dem Schlafbeginn, der Schlafanfangslatenz oder der Schlafeffizienz) mit mehr Anstrengungskontrolle bei Kindern verbunden war. Andere Analysen bei Kindern haben eine geringere aktigraphisch bewertete Schlafdauer mit größerer Depression, Angst und externalisierenden Symptomen (Kelly & El-Sheikh, 2014) in Verbindung gebracht, und eine bessere Schlafeffizienz mit geringerer Verhaltensdysregulation und emotionaler Erregung (El-Sheikh et al., 2007), obwohl eine andere Analyse hier zu keinen Ergebnissen kam (El-Sheikh et al., 2010). Diese Resultate sind vielversprechend und deuten darauf hin, dass Persönlichkeit (und Temperament) möglicherweise mit verhaltensbezogen bewertetem Schlaf im Laufe des Lebens verbunden sind (siehe Williams, Kap. 11 „Schlaf und Temperament in der frühen Kindheit", in diesem Buch). Wir ermutigen die Forschenden, den Schlaf weiterhin mittels Aktigraphie zu untersuchen und dabei sowohl auf langfristige (eigenschaftsähnliche) als auch auf kurzfristige (tägliche, zustandsähnliche) Zusammenhänge zu achten.

Zum Zeitpunkt der Publikation dieses Kapitels gibt es (nach unserem Wissen) keine veröffentlichten Berichte über Persönlichkeit und objektiv bewerteten Schlaf mittels Polysomnographie (PSG). Während sowohl Aktigraphie als auch PSG Schätzungen der gesamten Schlafdauer und Schlafkontinuität vornehmen, kann nur die PSG Messwerte der Schlafarchitektur und -tiefe liefern. Darüber hinaus stützt sich die Aktigraphie bei ihrer Bewertung ausschließlich auf Bewegungen (und manchmal Licht), während die PSG eine umfassendere Aufzeichnung der physiologischen Veränderungen, die während des Schlafes auftreten, darstellt, einschließlich der elektrischen Aktivität im Gehirn (Elektroenzephalographie, EEG), Augenbewegungen (Elektrookulographie, EOG), Muskelbewegungen (Elektromyographie, EMG), Herzfrequenz (Elektrokardiographie, EKG), Atmung und Luftstrom. Die PSG ist daher der Goldstandard für die Bewertung des Schlafes (Hall, 2010). Während Studien mit PSG bestimmen könnten, ob die Persönlichkeit mit der objektiv bewerteten Schlafdauer, Kontinuität, Timing und Regelmäßigkeit zusammenhängt, könnten sie eine Verbindung von Persönlichkeit und physiologischer Hirnfunktion mittels Schlafarchitektur, -stadien und -tiefe mittels EEG aufzeigen. Studien dieser Art könnten den Vergleich von selbstberichtetem Schlaf gegenüber objektiven Maßnahmen ermöglichen, um die Rolle der Persönlichkeit bei der Fehlwahrnehmung des Schlafzustandes zu untersuchen. Obwohl Polysomnographie-Studien zeitaufwendig und kostenintensiv sind sowie spezielle Schulungen erfordern, hoffen wir, dass Forschende bald mit solchen Untersuchungsmethoden beginnen werden. Selbst kleine Pilotstudien wären aufschlussreich, um Fördermittel für die Untersuchung von Persönlichkeit und polysomnographisch bewertetem Schlaf mit den für die Persönlichkeitsforschung typischen Stichprobengrößen zu sichern. Darüber hinaus könnten Fortschritte bei der zu Hause durchgeführten EEG-Bewertung kostengünstigere, aber natürlichere Maßnahmen des Schlafverhaltens und der Schlafarchitektur im Vergleich zu laborbasierten PSG-Bewertungen liefern (z. B. Wang et al., 2015).

Konzentration zukünftiger Forschung über Persönlichkeit und Schlaf auf Wechselwirkungen zwischen Schlaf und Persönlichkeitsmerkmalen, -zuständen und -prozessen über einen längeren Zeitraum

Zusätzlich zu den oben genannten Vorschlägen für spezifische Dimensionen des Schlafes gibt es auch mehrere Forschungsbereiche, die mehrere Dimensionen des Schlafes effektiv integrieren oder übertragen könnten. Erstens sollten zukünftige Studien ermitteln, warum Gewissenhaftigkeit und Neurotizismus besonders wichtig für den Schlaf sind. Duggan et al. (2014) legen nahe, dass Gewissenhaftigkeit wahrscheinlich gesunden Schlaf durch gewohnheitsmäßige Schlafverhaltensweisen fördert, wie frühere Schlafzeiten und Aufwachroutinen, einen regelmäßigen Schlafplan und gesunde Schlafhygiene. Andererseits könnte geringer Neurotizismus gesunden Schlaf durch positive Emotionen und reduzierte Übererregung begünstigen (Cellini et al., 2017), die letztendlich bessere subjektive Schlaferlebnisse fördern, einschließlich der Wahrnehmung von besserer Schlafqualität und reduzierter Tagesmüdigkeit. Inwieweit diese Zusammenhänge direkt oder bidirektional sind (über eine mögliche Feedbackschleife oder einen *Persönlichkeitsprozess*, durch den Persönlichkeitsstabilität durch Schlafgewohnheiten erreicht wird), kann sich je nach Entwicklung und Art des Phänomens (z. B. auf der Ebene des Traits vs. des Zustands) unterscheiden. Längsschnittstudien mit mehreren Beurteilungen von Persönlichkeit und Schlaf sind erforderlich, um diese Zusammenhänge zu entschlüsseln. Darüber hinaus werden zusätzliche Untersuchungen mit Beobachterberichten über Persönlichkeit und verhaltensbezogene oder objektive Bewertungen des Schlafs notwendig sein, um zu bestimmen, inwieweit Persönlichkeit und Schlaf aufgrund von gemeinsamen Methodenverzerrungen korreliert sind und ob Persönlichkeit auch mit *verhaltensbezogenen* oder *physiologischen* Indikatoren des Schlafs assoziiert ist. Schließlich ist mehr Forschung zu gewohnheitsmäßigen Schlafverhaltensweisen (z. B. Schlafregelmäßigkeit und Schlafhygiene) sowie subjektiven Schlaferlebnissen (z. B. Schlafqualität, Schläfrigkeit und Tagesdysfunktion) erforderlich, um einen angemessenen Vergleich der Ausprägungen von Gewissenhaftigkeit und Neurotizismus mit jedem Schlafbereich zu ermöglichen, idealerweise über eine Metaanalyse oder Metaregression.

Eine zweite offene Frage betrifft die eigenschaftsähnlichen vs. zustandsähnlichen Beurteilungen der Persönlichkeit und des Schlafes. Ist die Persönlichkeit *kausal* mit gesundem Schlaf verbunden? Kann Schlaf zuverlässig die Persönlichkeit *verändern*? Antworten auf diese Fragen variieren wahrscheinlich je nach Alter. Eigenschaftsabhängige Schlafprozesse gehen davon aus, dass der Mensch eine gewisse *direkte, willentliche Kontrolle* über seine Schlafhygiene, sein Timing und die Schlafdauer hat, die relativ stabil und beständig ist (Abb. 2, hypothetisches Modell). Bei kleinen Kindern ist das Temperament plastischer und biologisch bedingt (Rothbart et al., 2000; Shiner & Caspi, 2003), der Schlaf ist etwas variabler und wird weitgehend durch den sozioökonomischen Status der Familie, die Persönlichkeit und das Verhalten der Eltern, familiäre Konflikte, die Schlafpläne der

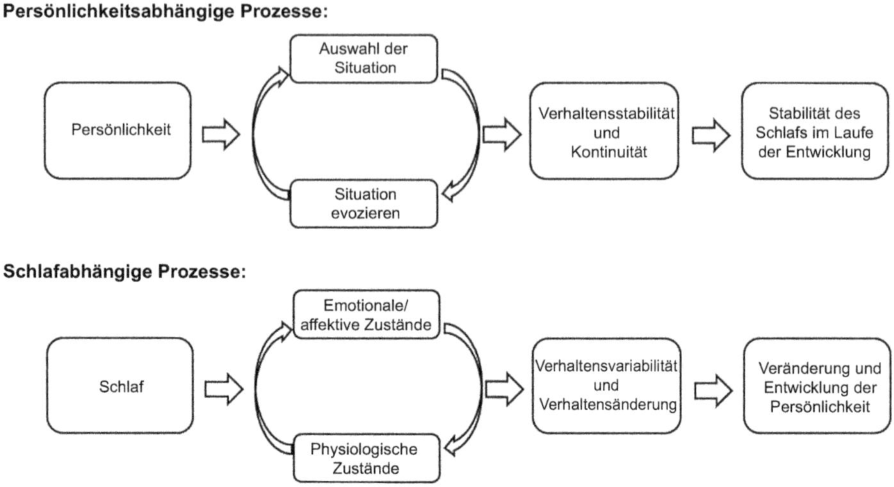

Abb. 2 Konzeptionelle Abbildung zur Veranschaulichung von Modellen, welche Persönlichkeit und Schlaf auf verschiedenen Messniveaus im Laufe des Lebens verbinden

Eltern (und Berufe), schulische Stundenpläne und Kultur bestimmt (Adam et al., 2007; El-Sheikh et al., 2006; Jenni & LeBourgeois, 2006; Jenni & O'Connor, 2005; Owens, 2004; Zhang et al., 2010; siehe Williams, Kap. 11 „Schlaf und Temperament in der frühen Kindheit", in diesem Buch, for review). Zum Beispiel können Kinder, deren Schlaf relativ kurz ist, der in seiner Dauer und Länge variiert und häufig unterbrochen wird (vielleicht aufgrund von familiärem oder nachbarschaftlichem Stress), sich wütend, frustriert, impulsiv oder traurig fühlen; in dem Maße, in dem dieser Prozess sich im Laufe der Entwicklung wiederholt, erleben diese Kinder möglicherweise eine Zunahme des Neurotizismus und eine Abnahme der Gewissenhaftigkeit, Extraversion und Verträglichkeit. Säuglingsalter, Kindheit und Jugendalter könnten daher eine sensible Phase sein, in welcher der Schlaf das Temperament und damit die spätere Persönlichkeit beeinflussen kann. Im Erwachsenenalter ist die Persönlichkeit jedoch relativ beständig und der Schlaf variabler (Knutson et al., 2006; Roberts et al., 2006), und die Menschen haben mehr persönliche Kontrolle über ihre Schlafpläne und -zeiten. Zum Beispiel berichten Erwachsene, die eine gesunde Schlafhygiene und gesunde Verhaltensweisen am Tag haben (d. h. sie treiben regelmäßig Sport, vermeiden Alkohol, Tabak und Drogen und haben regelmäßige tägliche Zubettgeh- und Aufstehzeiten) und die auch mehr Stabilität und Positivität in ihren Emotionen und zwischenmenschlichen Interaktionen erleben, eine bessere Schlafqualität, weniger Social Jetlag und eine bessere Schlafkontinuität. Daher könnte das Erwachsenenalter ein Zeitfenster sein, in dem die Persönlichkeit eher den Schlaf beeinflusst.

Eine dritte wesentliche offene Frage ist das Ausmaß, in dem die Ergebnisse je nach Zeitspanne oder Entwicklungszeitraum variieren. In experimentellen, täglichen Tagebuch- oder Aktigraphie-Studien können *Schlafzustände* Affekt und

Kognition beeinflussen, wodurch sich *Persönlichkeitszustände* (z. B. Impulsivität, Hisler & Križan, 2017) ändern, wobei man von wenigen zugrunde liegenden Veränderungen der Eigenschaften ausgeht. Im Gegensatz dazu könnten Studien, die eigenschaftsähnliche Messgrößen (oder Durchschnittswerte) verwenden, die prospektiv über Jahre oder Jahrzehnte hinweg erhoben wurden, feststellen, dass *Persönlichkeitsmerkmale* eher dazu neigen, *eigenschaftsähnliche* oder gemittelte Messgrößen des Schlafes (einschließlich der interpersonellen Variabilität) vorauszusagen, obwohl diese Frage offen bleibt (Duggan et al., 2014; Križan & Hisler, 2019). Wir sehen widersprüchliche Ergebnisse auf verschiedenen Analyseeinheiten ggf. als gegenseitig unterstützend und nicht als exklusiv an, da die Ergebnisse nicht vom Eigenschaftsniveau auf das Zustandsniveau und umgekehrt extrapoliert werden können (ökologischer Fehlschluss; Wilson et al., 2017). Mit anderen Worten, wenn die Analyseeinheiten geändert werden, können die Zusammenhänge fehlen oder sogar in die entgegengesetzte Richtung gehen, weil verschiedene Phänomene im Spiel sind. Arbeiten, die Schlaf und Persönlichkeit auf mehreren Messniveaus integrieren (z. B. Integration von Zustand und Eigenschaft über Tage und Jahre hinweg durch Burst-Designs; Sliwinski, 2008), unter Verwendung mehrerer Methoden zur Persönlichkeits- und Schlafmessung (z. B. Selbstberichte, Beobachterberichte, Aktigraphie und Polysomnographie), werden alle wichtig sein. Solche Studien werden aufschlussreich sein, um die Rolle der Persönlichkeitsprozesse im Schlaf zu verstehen sowie die *Variabilität* sowohl in der Persönlichkeit als auch im Schlafzustand zu berücksichtigen. Zusätzliche experimentelle Manipulationen von Persönlichkeit und Schlaf könnten kausale Beweise für Zusammenhänge liefern und auch die Entwicklung von Interventionen zur Verbesserung des Schlafes und der öffentlichen Gesundheit voranbringen.

Angesichts der Bedeutung des Schlafes für die öffentliche Gesundheit (Luyster et al., 2012) sind auch angewandte mediationsbezogene Untersuchungen zur Persönlichkeit und Gesundheit für Interventionen im Bereich der öffentlichen Gesundheit erforderlich. Beispielsweise könnte die Persönlichkeit dazu verwendet werden, (1) Personen in der Bevölkerung zu identifizieren, die möglicherweise den größten Bedarf an Schlafinterventionen haben, (2) persönlichkeitsfördernde Interventionen zu entwickeln, die darauf abzielen, synergistisch mit ihrem Persönlichkeitsprofil zu arbeiten, und (3) Schlafinterventionen zur Veränderung problematischer Persönlichkeitsausdrücke zu nutzen, was letztendlich zu einer besseren Gesundheit führt. Wesentlich ist, dass experimentelle Forschung in diesem Bereich Informationen für oder gegen hypothetische kausale Modelle liefern würde, die Persönlichkeitsmerkmale mit zukünftigem Schlaf und Schlaf mit sich ändernden Persönlichkeitsmerkmalen verbindet.

Die Tiefe und Breite der Beziehungen zwischen Persönlichkeit und Schlaf mit folgerichtigen Outcomes wie Gesundheit legen die Notwendigkeit für die Entwicklung und Verfeinerung der theoretisch plausiblen kausalen Modelle nahe, die in den vier wesentlichen offenen Fragen oben erwähnt wurden, beispielsweise: Führt die Persönlichkeit zu diesen einheitlichen Ergebnissen über den Schlaf? Fördert der Schlaf diese übereinstimmenden Ergebnisse über die Persönlichkeitsentwicklung und -veränderung? Inwieweit sind die Beziehungen bidirektional? Wie und warum variieren die Beziehungen über verschiedene Dimensionen von Persönlichkeit und Schlaf und über die Entwicklung? Diese Fragen sind noch offen, und es bleibt zu hoffen, dass Forschende weiterhin zunehmend ausgefeiltere Messwerkzeuge nutzen werden, um die Antworten darauf zu finden.

Literatur

Adam, E. K., Snell, E. K., & Pendry, P. (2007). Sleep timing and quantity in ecological and family context: A nationally representative time-diary study. *Journal of Family Psychology, 21*(1), 4–19. https://doi.org/10.1037/0893-3200.21.1.4

Adan, A., Archer, S. N., Hidalgo, M. P., Di Milia, L., Natale, V., & Randler, C. (2012). Circadian typology: A comprehensive review. *Chronobiology International, 29*(9), 1153–1175. https://doi.org/10.3109/07420528.2012.719971

Allen, M. S., Magee, C. A., & Vella, S. A. (2016). Personality, hedonic balance, and the quality and quantity of sleep in adulthood. *Psychology and Health, 31*(9), 1091–1107. https://doi.org/10.1080/08870446.2016.1178745

Ashton, M. C., & Lee, K. (2007). Empirical, theoretical, and practical advantages of the HEXACO model of personality structure. *Personality and Social Psychology Review, 11*(2), 150–166. https://doi.org/10.1177/1088868306294907

Barrick, M. R., & Mount, M. K. (1991). The big five personality dimensions and job performance: A meta analysis. *Personnel Psychology, 44*(1), 1–26. https://doi.org/10.1111/j.1744-6570.1991.tb00688.x

Bertelson, A. D., & Monroe, L. J. (1979). Personality patterns of adolescent poor and good sleepers. *Journal of Abnormal Child Psychology, 7*(2), 191–197.

Bleidorn, W., Kandler, C., & Caspi, A. (2014). The behavioural genetics of personality development in adulthood-classic, contemporary, and future trends. *European Journal of Personality, 28*, 244–255.

Booth, T., Mõttus, R., Corley, J., Gow, A. J., Henderson, R. D., Muñoz Maniega, S., … Deary, I. J. (2014). Personality, health, and brain integrity: The Lothian birth cohort study 1936. *Health Psychology, 33*(12), 1477–1486. https://doi.org/10.1037/hea0000012

Buss, D. M. (1987). Selection, evocation, and manipulation. *Journal of Personality and Social Psychology, 53*(6), 1214–1221.

Buysse, D. J., Reynolds, C. F., III, Monk, T. H., Berman, S. R., & Kupfer, D. J. (1989). The Pittsburgh sleep quality index: A new instrument for psychiatric practice and research. *Psychiatry Research, 28*, 193–213.

Buysse, D. J., Rush, A. J., & Reynolds, C. F. (2017). Clinical management of insomnia disorder. *Journal of the American Medical Association, 318*(20), 1973–1974. https://doi.org/10.1001/jama.2017.15683

Buysse, D. J., Yu, L., Moul, D. E., Germain, A., Stover, A., Dodds, N. E., … Pilkonis, P. A. (2017). Development and validation of patient-reported outcome measures for sleep disturbance and sleep-related impairments. *Sleep, 33*(6), 781–792. https://doi.org/10.1093/sleep/33.6.781

Calkins, A. W., Hearon, B. A., Capozzoli, M. C., & Otto, M. W. (2013). Psychosocial predictors of sleep dysfunction: The role of anxiety sensitivity, dysfunctional beliefs, and neuroticism. *Behavioral Sleep Medicine, 11*(2), 133–143. https://doi.org/10.1080/15402002.2011.643968

Cappuccio, F. P., D'Elia, L., Strazzullo, P., & Miller, M. A. (2010). Sleep duration and all-cause mortality: A systematic review and meta-analysis of prospective studies. *Sleep, 33*(5), 585–592.

Caspi, A., Bem, D. J., & Elder, G. H. (1989). Continuities and consequences of interactional styles across the life course. *Journal of Personality, 57*(2), 375–406.

Cellini, N., Duggan, K. A., & Sarlo, M. (2017). Perceived sleep quality: The interplay of neuroticism, affect, and hyperarousal. *Sleep Health, 3*(3), 184–189. https://doi.org/10.1016/j.sleh.2017.03.001

Costa, P., & McCrae, R. (1987). Neuroticism, somatic complaints, and disease: Is the bark worse than the bite? *Journal of Personality, 55*(2), 299–316.

Dahl, R. E., & Lewin, D. S. (2002). Pathways to adolescent health: Sleep regulation and behavior. *Journal of Adolescent Health, 31*, 175–184.

Deary, I. J., Weiss, A., & Batty, G. D. (2010). Intelligence and personality as predictors of illness and death: How researchers in differential psychology and chronic disease epidemiology are collaborating to understand and address health inequalities. *Psychological Science in the Public Interest, 11*(2), 53–79. https://doi.org/10.1177/1529100610387081

DeNeve, K. M., & Cooper, H. (1998). The happy personality: A meta-analysis of 137 personality traits and subjective Well-being. *Psychological Bulletin, 124*(2), 197–229. https://doi.org/10.1037/0033-2909.124.2.197

Dermody, S. S., Wright, A. G. C., Cheong, J., Miller, K. G., Muldoon, M. F., Flory, J. D., … Manuck, S. B. (2016). Personality correlates of midlife cardiometabolic risk: The explanatory role of higher-order factors of the five-factor model. *Journal of Personality, 84*(6), 765–776. https://doi.org/10.1111/jopy.12216

DeYoung, C. G. (2015). Cybernetic big five theory. *Journal of Research in Personality, 56*, 33–58. https://doi.org/10.1016/j.jrp.2014.07.004

DeYoung, C. G., Hasher, L., Djikic, M., Criger, B., & Peterson, J. B. (2007). Morning people are stable people: Circadian rhythm and the higher-order factors of the big five. *Personality and Individual Differences, 43*, 267–276. https://doi.org/10.1016/j.paid.2006.11.030

Diaz, A., Berger, R., Valiente, C., Eisenberg, N., VanSchyndel, S. K., Tao, C., … Southworth, J. (2017). Children's sleep and academic achievement: The moderating role of effortful control. *International Journal of Behavioral Development, 41*(2), 275–284. https://doi.org/10.1177/0165025416635284

Dorsey, C. M., & Bootzin, R. R. (1997). Subjective and psychophysiologic insomnia: An examination of sleep tendency and personality. *Biological Psychiatry, 41*, 209–216. https://doi.org/10.1016/0006-3223(95)00659-1

Duggan, K. A., Friedman, H. S., McDevitt, E. A., & Mednick, S. C. (2014). Personality and healthy sleep: The importance of conscientiousness and neuroticism. *PLoS One, 9*(3), e90628. https://doi.org/10.1371/journal.pone.0090628

Duggan, K. A., McDevitt, E. A., Whitehurst, L. N., & Mednick, S. C. (2018). To nap, perchance to DREAM: A factor analysis of college students' self-reported reasons for napping. *Behavioral Sleep Medicine, 16*(2), 135–153. https://doi.org/10.1080/15402002.2016.1178115

El-sheikh, A. M., Buckhalt, J. A., Mize, J., Acebo, C., & El-sheikh, M. (2006). Marital conflict and disruption of children's sleep. *Child Development, 77*(1), 31–43.

El-Sheikh, M., Buckhalt, J. A., Cummings, E. M., & Keller, P. (2007). Sleep disruptions and emotional insecurity are pathways of risk for children. *Journal of Child Psychology and Psychiatry and Allied Disciplines, 48*(1), 88–96. https://doi.org/10.1111/j.1469-7610.2006.01604.x

El-Sheikh, M., Kelly, R. J., Buckhalt, J. A., & Benjamin Hinnant, J. (2010). Children's sleep and adjustment over time: The role of socioeconomic context. *Child Development, 81*(3), 870–883. https://doi.org/10.1111/j.1467-8624.2010.01439.x

Fleeson, W. (2001). Toward a structure- and process-integrated view of personality: Traits as density distributions of states. *Journal of Personality and Social Psychology, 80*(6), 1011–1027. https://doi.org/10.1037//0022-3514.80.6.1011

Fleeson, W. (2004). Moving personality beyond the person-situation debate. *Current Directions in Psychological Science, 13*(2), 83–87. https://doi.org/10.1111/j.0963-7214.2004.00280.x

Frank, E., Sidor, M. M., Gamble, K. L., Cirelli, C., Sharkey, K. M., Hoyle, N., … Hasler, B. P. (2013). Circadian clocks, brain function, and development. *Annals of the New York Academy of Sciences, 1306*(1), 43–67. https://doi.org/10.1111/nyas.12335

Friedman, H. S., & Kern, M. L. (2014). Personality, Well-being, and health. *Annual Review of Psychology, 65*(18), 719–742. https://doi.org/10.1146/annurev-psych-010213-115123

Funder, D. C. (2006). Towards a resolution of the personality triad: Persons, situations, and behaviors. *Journal of Research in Personality, 40*(1), 21–34. https://doi.org/10.1016/j.jrp.2005.08.003

Funder, D. C. (2008). Persons, situations, and person-situation interactons. In P. Oliver, R. W. R. John, & L. A. Pervin (Eds.), *Handbook of personality: Theory and research* (3rd ed., pp. 568–580). New York: The Guilford Press.

Gallicchio, L., & Kalesan, B. (2009). Sleep duration and mortality: A systematic review and meta-analysis. *Journal of Sleep Research, 18*, 148–158. https://doi.org/10.1111/j.1365-2869.2008.00732.x

Gau, S.-F. (2000). Neuroticism and sleep-related problems in adolescence. *Sleep, 23*(4), 1–8. https://doi.org/10.1093/sleep/23.4.1c

Grano, N., Keltikangas-Järvinen, L., Kouvonen, A., Puttonen, S., Virtanen, M., Vahtera, J., … Kivimäki, M. (2007). Association of impulsivity with sleep duration and insomnia in an employee population. *Personality and Individual Differences, 43*, 307–318. https://doi.org/10.1016/j.paid.2006.11.022

Gray, E. K., & Watson, D. (2002). General and specific traits of personality and their relation to sleep and academic performance. *Journal of Personality, 70*(2), 177–206.

Gunn, H. E., Troxel, W. M., Hall, M. H., & Buysse, D. J. (2014). Interpersonal distress is associated with sleep and arousal in insomnia and good sleepers. *Journal of Psychosomatic Research, 76*(3), 242–248. https://doi.org/10.1016/j.jpsychores.2013.11.010

Hagger-Johnson, G., Sabia, S., Nabi, H., Brunner, E., Kivimaki, M., Shipley, M., & Singh, A. (2012). Low conscientiousness and risk of all-cause, cardiovascular and cancer mortality over 17 years: Whitehall II cohort study. *Journal of Psychosomatic Research, 73*(2), 98–103. https://doi.org/10.1016/j.jpsychores.2012.05.007

Hall, M. H. (2010). Behavioral medicine and sleep: Concepts, measures, and methods. In A. Steptoe (Hrsg.), *Handbook of behavioral medicine* (S. 749–765). Springer. https://doi.org/10.1007/978-0-387-09488-5

Hampson, S. (2012). Personality processes: Mechanisms by which personality traits „get outside the skin". *Annual Review of Psychology, 63*, 315–339. https://doi.org/10.1146/annurev-psych-120710-100419.Personality

Hampson, S. E., Goldberg, L. R., Vogt, T. M., & Dubanoski, J. P. (2006). Forty years on: Teachers' assessments of children's personality traits predict self-reported health behaviors and outcomes at midlife. *Health Psychology, 25*(1), 57–64.

Hasler, B. P., Buysse, D. J., Kupfer, D. J., & Germain, A. (2010). Phase relationships between core body temperature, melatonin, and sleep are associated with depression severity: Further evidence for circadian misalignment in non-seasonal depression. *Psychiatry Research, 178*(1), 205–207. https://doi.org/10.1016/j.psychres.2010.04.027

Hays, R. D., Martin, S. A., Sesti, A. M., & Spritzer, K. L. (2005). Psychometric properties of the medical outcomes study sleep measure. *Sleep Medicine, 6*(1), 41–44. https://doi.org/10.1016/j.sleep.2004.07.006

Herlache, A. D., Lang, K. M., & Krizan, Z. (2018). Withdrawn and wired: Problematic internet use accounts for the link of neurotic withdrawal to sleep disturbances. *Sleep Science, 11*(2), 69–73. https://doi.org/10.5935/1984-0063.20180015

Hintsanen, M., Puttonen, S., Smith, K., Törnroos, M., Jokela, M., Pulkki-råback, L., … Keltikangas-Järvinen, L. (2014). Five-factor personality traits and sleep: Evidence from two population-based cohort studies. *Health Psychology, 33*(10), 1214–1223.

Hisler, G., & Krizan, Z. (2017). Anger tendencies and sleep: Poor anger control is associated with objectively measured sleep disruption. *Journal of Research in Personality, 71*, 17–26. https://doi.org/10.1016/j.jrp.2017.08.009

Hisler, G. C., Krizan, Z., & DeHart, T. (2018). Does stress explain the effect of sleep on self-control difficulties? A month-long daily diary study. *Personality and Social Psychology Bulletin*. https://doi.org/10.1177/0146167218798823.

Huang, V., Peck, K., Mallya, S., Lupien, S. J., & Fiocco, A. J. (2016). Subjective sleep quality as a possible mediator in the relationship between personality traits and depressive symptoms in middle-aged adults. *PLoS One, 11*(6), e0157238. https://doi.org/10.1371/journal.pone.0157238

Jackson, J. J., Wood, D., Bogg, T., Walton, K. E., Harms, P. D., & Roberts, B. W. (2010). What do conscientious people do? Development and validation of the behavioral indicators of conscientiousness (BIC). *Journal of Research in Personality, 44*(4), 501–511. https://doi.org/10.1016/j.jrp.2010.06.005

Jenni, O. G., & LeBourgeois, M. K. (2006). Understanding sleep-wake behavior and sleep disorders in children: The value of a model. *Current Opinion in Psychiatry, 19*(3), 282–287. https://doi.org/10.1097/01.yco.0000218599.32969.03

Jenni, O. G., & O'Connor, B. B. (2005). Children's sleep: An interplay between culture and biology. *Pediatrics, 115*(1), 204–216. https://doi.org/10.1542/peds.2004-0815B

Jiménez, K. M., Pereira-Morales, A. J., & Forero, D. A. (2017). Higher scores in the extraversion personality trait are associated with a functional polymorphism in the PER3 gene in healthy subjects. *Chronobiology International, 34*(2), 1–7. https://doi.org/10.1080/07420528.2016.1268149

John, O. P., & Srivastava, S. (1999). The big five trait taxonomy: History, measurement, and theoretical perspectives. In L. A. Pervin & O. P. John (Eds.), *Handbook of personality, theory and research* (2nd ed., pp. 102–138). New York: Guilford Press.

John, O. P., Naumann, L. P., & Soto, C. J. (2008). Paradigm shift to the integrative big five trait taxonomy: History, measurement, and conceptual issues. In O. P. John, R. W. Robins, & L. A. Pervin (Eds.), *Handbook of personality: Theory and research* (3rd ed., pp. 114–158). New York: Guilford Press.

Kelly, R. J., & El-Sheikh, M. (2014). Reciprocal relations between children's sleep and their adjustment over time. *Developmental Psychology, 50*(4), 1137–1147. https://doi.org/10.1037/a0034501

Killgore, W. D. S., Richards, J. M., Killgore, D. B., Kamimori, G. H., & Balkin, T. J. (2007). The trait of introversion-extraversion predicts vulnerability to sleep deprivation. *Journal of Sleep Research, 16*(4), 354–363. https://doi.org/10.1111/j.1365-2869.2007.00611.x

Knutson, K. L., Rathouz, P. J., Yan, L. L., Liu, K., & Lauderdale, D. S. (2006). Stability of the Pittsburgh sleep quality index and the Epworth sleepiness questionnaires over 1 year in early middle-aged adults: The CARDIA study. *Sleep, 29*, 1503–1506.

Križan, Z., & Hisler, G. (2019). Personality and sleep: Neuroticism and conscientiousness predict Behaviourally recorded sleep years later. *European Journal of Personality*, in press. https://doi.org/10.1002/per.2191

Krizan, Z., Hisler, G., Kruger, R. F., & McGure, M. C. (2019). Why is personality tied to sleep quality? A biometric analysis of aging twins. Manuscript submitted for publication.

Kroese, F. M., De Ridder, D. T., Evers, C., & Adriaanse, M. A. (2014). Bedtime procrastination: Introducing a new area of procrastination. *Frontiers in Psychology, 5*, 611.

Levine, D. W., Kaplan, R. M., Kripke, D. F., Bowen, D. J., Naughton, M. J., & Shumaker, S. A. (2003). Factor structure and measurement invariance of the Women's health initiative insomnia rating scale. *Psychological Assessment, 15*(2), 123–136. https://doi.org/10.1037/1040-3590.15.2.123

Lind, M., & Gehrman, P. (2016). Genetic pathways to insomnia. *Brain Sciences, 6*, 64.

Lipnevich, A. A., Credè, M., Hahn, E., Spinath, F. M., Roberts, R. D., & Preckel, F. (2017). How distinctive are morningness and eveningness from the big five factors of personality? A meta-analytic investigation. *Journal of Personality and Social Psychology, 112*(3), 491–509. https://doi.org/10.1037/pspp0000099

Litwiller, B., Snyder, L. A., Taylor, W. D., & Steele, L. M. (2016). The relationship between sleep and work: A meta-analysis. *Journal of Applied Psychology, 102*(4), 682–699. https://doi.org/10.1037/apl0000169.supp

Luyster, F. S., Strollo, P. J., Zee, P. C., & Walsh, J. K. (2012). Sleep: A health imperative. *Sleep, 35*(6), 727–734. https://doi.org/10.5665/sleep.1846

Malouff, J. M., Thorsteinsson, E. B., Schutte, N. S., Bhullar, N., & Rooke, S. E. (2009). The five-factor model of personality and relationship satisfaction of intimate partners: A meta-analysis. *Journal of Research in Personality, 44*(1), 124–127. https://doi.org/10.1016/j.jrp.2009.09.004

Mastin, D. F., Peszka, J., Poling, T., Phillips, R., & Duke, J. (2005). Personality as a predictor of the objective and subjective impact of sleep deprivation. *Personality and Individual Differences, 39*, 1471–1482. https://doi.org/10.1016/j.paid.2005.08.007

Mastin, D. F., Bryson, J., & Corwyn, R. (2006). Assessment of sleep hygiene using the sleep hygiene index. *Journal of Behavioral Medicine, 29*(3), 223–227. https://doi.org/10.1007/s10865-006-9047-6

Matthews, K. A., Patel, S. R., Pantesco, E. J., Buysse, D. J., Kamarck, T. W., Lee, L., & Hall, M. H. (2018). Similarities and differences in estimates of sleep duration by polysomnography, actigraphy, diary, and self-reported habitual sleep in a community sample. *Sleep Health, 4*(1), 96–103. https://doi.org/10.1016/j.sleh.2017.10.011

Mauss, I. B., Troy, A. S., & LeBourgeois, M. K. (2012). Poorer sleep quality is associated with lower emotion-regulation ability in a laboratory paradigm. *Cognition & Emotion, 27*(3), 1–10. https://doi.org/10.1080/02699931.2012.727783

McCabe, K. O., & Fleeson, W. (2016). Are traits useful? Explaining trait manifestations as tools in the pursuit of goals. *Journal of Personality and Social Psychology, 110*(2), 287–301. https://doi.org/10.1037/a0039490

Micic, G., Lovato, N., Gradisar, M., & Lack, L. C. (2017). Personality differences in patients with delayed sleep–wake phase disorder and non-24-h sleep–wake rhythm disorder relative to healthy sleepers. *Sleep Medicine, 30*, 128–135. https://doi.org/10.1016/j.sleep.2016.04.002

Moore, M., Slane, J., Mindell, J. A., Burt, S. A., & Klump, K. L. (2011). Sleep problems and temperament in adolescents. *Child: Care, Health and Development, 37*(4), 559–562. https://doi.org/10.1111/j.1365-2214.2010.01157.x

Morin, C. M., Belleville, G., Bélanger, L., & Ivers, H. (2011). The insomnia severity index: Psychometric indicators to detect insomnia cases and evaluate treatment response. *Sleep, 34*(5), 601–608.

Morin, C. M., Drake, C. L., Harvey, A. G., Krystal, A. D., Manber, R., Riemann, D., & Spiegelhalder, K. (2015). Insomnia disorder. *Nature Reviews Disease Primers, 1*, 1–18. https://doi.org/10.1038/nrdp.2015.26

Owens, J. A. (2004). Sleep in children: Cross-cultural perspectives. *Sleep and Biological Rhythms, 2*, 165–173.

Randler, C. (2008). Morningness–eveningness, sleep–wake variables and big five personality factors. *Personality and Individual Differences, 45*(2), 191–196. https://doi.org/10.1016/j.paid.2008.03.007

Randler, C. (2009). Proactive people are morning people. *Journal of Applied Social Psychology, 39*(12), 2787–2797. https://doi.org/10.1111/j.1559-1816.2009.00549.x

Randler, C., Schredl, M., & Göritz, A. S. (2017). Chronotype, sleep behavior, and the big five personality factors. *SAGE Open, 7*(3), 215824401772832. https://doi.org/10.1177/2158244017728321

Rauthmann, J. F., Horstmann, K. T., & Sherman, R. A. (2018). Do self-reported traits and aggregated states capture the same thing? A nomological perspective on trait-state homomorphy. *Social Psychological and Personality Science*. https://doi.org/10.1177/1948550618774772

Roberts, B. W., Caspi, A., & Moffitt, T. E. (2003). Work experiences and personality development in young adulthood. *Journal of Personality and Social Psychology, 84*(3), 582–593. https://doi.org/10.1037/0022-3514.84.3.582

Roberts, B. W., Kuncel, N. R., Shiner, R., Caspi, A., & Goldberg, L. R. (2007). The power of personality. *Perspectives on Psychological Science, 2*(4), 313–345. https://doi.org/10.1111/j.1745-6916.2007.00047.x

Roberts, B. W., Lejuez, C., Krueger, R. F., Richards, J. M., & Hill, P. L. (2014). What is conscientiousness and how can it be assessed? *Developmental Psychology, 50*(5), 1315–1330. https://doi.org/10.1037/a0031109

Roberts, B. W., Walton, K. E., & Viechtbauer, W. (2006). Patterns of mean-level change in personality traits across the life course: A meta-analysis of longitudinal studies. *Psychological Bulletin, 132*(1), 1–25. https://doi.org/10.1037/0033-2909.132.1.1

Rothbart, M., Ahadi, S., & Evans, D. (2000). Temperament and personality: Origins and outcomes. *Journal of Personality and Social Psychology, 78*(1), 122–135.

Sadeh, A. (2007). Consequences of sleep loss or sleep disruption in children. *Sleep Medicine Clinics, 2*(3), 513–520. https://doi.org/10.1016/j.jsmc.2007.05.012

Scarr, S., & McCartney, K. (1983). How people make their own environments: A theory of genotype --> environment effects. *Child Development, 54*(2), 424–435.

Scheer, F. A. J. L., Hilton, M. F., Mantzoros, C. S., & Shea, S. A. (2009). Adverse metabolic and cardiovascular consequences of circadian misalignment. *Proceedings of the National Academy of Sciences, 106*(11), 4453–4458. https://doi.org/10.1073/pnas.0808180106

Shiner, R., & Caspi, A. (2003). Personality differences in childhood and adolescence: Measurement, development, and consequences. *Journal of Child Psychology and Psychiatry, 44*(1), 2–32.

Skene, D. J., & Arendt, J. (2006). Human circadian rhythms: Physiological and therapeutic relevance of light and melatonin. *Annals of Clinical Biochemistry, 43,* 344–353. Review Article Human circadian rhythms: physiological and therapeutic relevance of light and melatonin, (OCTOBER), 344–353. https://doi.org/10.1258/000456306778520142

Slavish, D. C., Sliwinski, M. J., Smyth, J. M., Almeida, D. M., Lipton, R. B., Katz, M. J., & Graham-Engeland, J. E. (2018). Neuroticism, rumination, negative affect, and sleep: Examining between- and within-person associations. *Personality and Individual Differences, 123*(May 2017), 217–222. https://doi.org/10.1016/j.paid.2017.11.023

Sliwinski, M. J. (2008). Measurement-burst designs for social health research. *Social and Personality Psychology Compass, 2*(1), 245–261. https://doi.org/10.1111/j.1751-9004.2007.00043.x

Soehner, A. M., Kennedy, K. S., & Monk, T. H. (2007). Personality correlates with sleep-wake variables. *Chronobiology International, 24*(5), 889–903. https://doi.org/10.1080/07420520701648317

Soldatos, C. R., Dikeos, D. G., & Paparrigopoulos, T. J. (2000). Athens insomnia scale: Validation of an instrument based on ICD-10 criteria. *Journal of Psychosomatic Research, 48*(6), 555–560. https://doi.org/10.1016/S0022-3999(00)00095-7

Spears, S. K., Montgomery-Downs, H. E., Steinman, S., Duggan, K., & Turiano, N. A. (2019). Sleep: A pathway linking personality to mortality risk. *Journal of Research in Personality, 81,* 11–24. https://doi.org/10.1016/j.jrp.2019.04.007

Stephan, Y., Sutin, A. R., Bayard, S., Križan, Z., & Terracciano, A. (2018). Personality and sleep quality: Evidence from four prospective studies. *Health Psychology, 37*(3), 271–281. https://doi.org/10.1037/hea0000577

Strickhouser, J. E., Zell, E., & Krizan, Z. (2017). Does personality predict health and Well-being? A meta-synthesis. *Health Psychology, 36*(8), 797–810. https://doi.org/10.1037/hea0000475.supp

Terracciano, A., Sanna, S., Uda, M., Deiana, B., Usala, G., Busonero, F., ... Costa, P. T., Jr. (2010). Genome-wide association scan for five major dimensions of personality. *Molecular Psychiatry, 15,* 646–656.

Terracciano, A., Strait, J., Scuteri, A., Meirelles, O., Sutin, A. R., Tarasov, K., ... Schlessinger, D. (2014). Personality traits and circadian blood pressure patterns: A 7-year prospective study. *Psychosomatic Medicine, 76*(3), 237–243. https://doi.org/10.1097/PSY.0000000000000035

Troxel, W. M., Robles, T. F., Hall, M., & Buysse, D. J. (2007). Marital quality and the marital bed: Examining the covariation between relationship quality and sleep. *Sleep Medicine Reviews, 11*(5), 389–404. https://doi.org/10.1016/j.smrv.2007.05.002

Turiano, N. A., Chapman, B. P., Gruenewald, T. L., & Mroczek, D. K. (2015). Personality and the leading behavioral contributors of mortality. *Health Psychology, 34*(1), 51–60. https://doi.org/10.1037/hea0000038

van de Laar, M., Verbeek, I., Pevernagie, D., Aldenkamp, A., & Overeem, S. (2010). The role of personality traits in insomnia. *Sleep Medicine Reviews, 14*(1), 61–68. https://doi.org/10.1016/j.smrv.2009.07.007

Vantieghem, I., Marcoen, N., Mairesse, O., & Vandekerckhove, M. (2016). Emotion regulation mediates the relationship between personality and sleep quality. *Psychology and Health, 31*(9), 1064–1079. https://doi.org/10.1080/08870446.2016.1171866

Vela-Bueno, A., Bixler, E. O., Calhoun, S. L., Fernandez-Mendoza, J., Vgontzas, A. N., Basta, M., … Jose Ramos-Platon, M. (2010). Sleep misperception and chronic insomnia in the general population: Role of objective sleep duration and psychological profiles. *Psychosomatic Medicine, 73*(1), 88–97. https://doi.org/10.1097/psy.0b013e3181fe365a

Vincent, N., Cox, B., & Clara, I. (2009). Are personality dimensions associated with sleep length in a large nationally representative sample? *Comprehensive Psychiatry, 50*(2), 158–163. https://doi.org/10.1016/j.comppsych.2008.07.007

Wang, Y., Loparo, K. A., Kelly, M. R., & Kaplan, R. F. (2015). Evaluation of an automated single-channel sleep staging algorithm. *Nature and Science of Sleep, 7*, 101–111. https://doi.org/10.2147/nss.s77888

Watson, D., & Pennebaker, J. W. (1989). Health complaints, stress, and distress: Exploring the central role of negative affectivity. *Psychological Review, 96*(2), 234–254.

Williams, P. G., & Moroz, T. L. (2009). Personality vulnerability to stress-related sleep disruption: Pathways to adverse mental and physical health outcomes. *Personality and Individual Differences, 46*, 598–603. https://doi.org/10.1016/j.paid.2008.12.017

Wilmot, M. P., DeYoung, C. G., Stillwell, D., & Kosinski, M. (2015). Self-monitoring and the metatraits. *Journal of Personality, 84*(3), 335–347. https://doi.org/10.1111/jopy.12162

Wilson, R. E., Thompson, R. J., & Vazire, S. (2017). Are fluctuations in personality states more than fluctuations in affect? *Journal of Research in Personality, 69*, 110–123. https://doi.org/10.1016/j.jrp.2016.06.006

Wittmann, M., Dinich, J., Merrow, M., & Roenneberg, T. (2006). Social jetlag: Misalignment of biological and social time. *Chronobiology International, 23*(1–2), 497–509. https://doi.org/10.1080/07420520500545979

Wong, M. L., Zhang, J., Wing, Y. K., & Lau, E. Y. Y. (2017). Sleep-related daytime consequences mediated the neuroticism–depression link. *Sleep and Biological Rhythms, 15*(1), 21–30. https://doi.org/10.1007/s41105-016-0074-6

Wong, P. M., Hasler, B. P., Kamarck, T. W., Muldoon, M. F., & Manuck, S. B. (2015). Social Jetlag, chronotype, and cardiometabolic risk. *Journal of Clinical Endocrinology and Metabolism, 100*(12), 4612–4620. https://doi.org/10.1210/jc.2015-2923

Wrzus, C., & Mehl, M. R. (2015). Lab and/or field? Measuring personality processes and their social consequences. *European Journal of Personality, 29*(2), 250–271. https://doi.org/10.1002/per.1986

Wrzus, C., & Roberts, B. W. (2017). Processes of personality development in adulthood: The TESSERA framework. *Personality and Social Psychology Review, 21*(3), 253–277. https://doi.org/10.1177/1088868316652279

Yu, L., Buysse, D. J., Germain, A., Moul, D. E., Stover, A., Dodds, N. E., … Pilkonis, P. A. (2011). Development of short forms from the PROMIS™ sleep disturbance and sleep-related impairment item banks. *Behavioral Sleep Medicine, 10*(1), 6–24. https://doi.org/10.1080/15402002.2012.636266

Zhang, J., Li, A. M., Fok, T. F., & Wing, Y. K. (2010). Roles of parental sleep/wake patterns, socioeconomic status, and daytime activities in the sleep/wake patterns of children. *Journal of Pediatrics, 156*(4), 606–612.e5. https://doi.org/10.1016/j.jpeds.2009.10.036

Persönlichkeitsstörungen, maladaptive Persönlichkeitsmerkmale und Schlafprobleme: Ergebnisse und Ausblick

Joshua R. Oltmanns

Persönlichkeitsstörungen werden im Diagnostic and Statistical Manual of Mental Disorders-5 (APA, 2013) der American Psychiatric Association (APA) definiert als „an enduring pattern of inner experience and behavior that deviates markedly from the expectations of the individuals' culture, is pervasive and inflexible, has an onset in adolescence or early adulthood, is stable over time, and leads to distress or impairment" (S. 645). Persönlichkeitsstörungen beinhalten maladaptive Muster des Denkens, Fühlens und Verhaltens, die Leid oder Beeinträchtigung hervorrufen. Es ist daher verständlich, dass Persönlichkeitsstörungen mit Schlafproblemen wie Insomnia in Verbindung gebracht werden. Insomnia wird als eine Störung definiert, die Probleme beim Einschlafen, Durchschlafen und/oder zu frühem Aufwachen beinhaltet, was in der Folge zu Beeinträchtigungen im Tagesverlauf führt (APA, 2013). Andauernde Muster maladaptiver Gedanken, Gefühle und Verhaltensweisen beeinflussen Schlafgewohnheiten (z. B. Harvey, 2002; Winsper et al., 2017). Die Literatur zu Persönlichkeitsstörungen und Schlaf ist jedoch überraschend spärlich, sie konzentriert sich hauptsächlich auf Schlaflosigkeit und weist inkonsistente Ergebnisse auf. Dies ist vielleicht auf die kleinen Stichprobengrößen in früheren Studien, inkonsistente Beurteilungen von Persönlichkeitsstörungen und hohe Koinzidenzen von Schlafproblemen mit verschiedenen Psychopathologien (Lichstein, 2000) zurückzuführen. Im vorliegenden Kapitel werden die bisherigen Ergebnisse überprüft und Wege erarbeitet, wie die Resultate in diesem Bereich kohärenter und systematischer gestaltet werden können. Darüber hinaus werden Möglichkeiten für zukünftige Forschung dargelegt.

Eine umfangreiche Literatur zeigt, dass die DSM-Symptome für Persönlichkeitsstörungen analog als maladaptive Persönlichkeitsmerkmale betrachtet werden können (Samuel & Widiger, 2008); beide werden in diesem Kapitel als zwei

J. R. Oltmanns (✉)
University of Kentucky Internship Consortium,
Lexington, KY, USA

Z. Križan, *Schlaf, Persönlichkeit und soziales Verhalten*,
https://doi.org/10.1007/978-3-031-49766-7_13

Seiten derselben Medaille diskutiert. Es gibt viele Gründe, warum maladaptive Persönlichkeitsmerkmale die Schlafqualität beeinflussen könnten. Das maladaptive Merkmal der affektiven Instabilität (d. h. emotionale instabil zu sein) – welches charakteristisch für die Borderline-Persönlichkeitsstörung (BPS) ist – könnte Schwierigkeiten dabei bereiten, nachts einzuschlafen, durchzuschlafen und nach zu frühem Aufzuwachen nicht wieder einschlafen zu können. Intensive Emotionen sind nicht förderlich für eine beruhigende Umgebung, in der man einschlafen und durchschlafen kann. Ebenso können Schlafprobleme entstehen, wenn man in großer maladaptiver Sorge ist, z. B. aufgrund sozialer Interaktionen (wie bei der vermeidenden Persönlichkeitsstörung), oder darüber, von anderen ausgenutzt zu werden (wie bei der paranoiden Persönlichkeitsstörung), oder über seltsame oder ungewöhnliche Erfahrungen (wie bei der schizotypen Persönlichkeitsstörung) (Harvey, 2002; Watson, Stasik, Ellickson-Larew, & Stanton, 2015). Die bisherige Forschung zeigt, dass diese maladaptiven Merkmale (oder Symptome einer Persönlichkeitsstörung) oft mit Schlafstörungen in Verbindung gebracht werden. Unterschiede in der Methodik haben jedoch zu inkonsistenten Ergebnissen geführt.

Obwohl es möglich ist, dass Persönlichkeitsstörungen mit allen Schlafstörungen in Verbindung stehen, haben sich die meisten Studien, die dieses Thema untersuchen, auf polysomnographische Aufzeichnungen oder selbstberichtete Symptome von Schlaflosigkeit konzentriert. In diesem Kapitel gibt es einige Verweise auf andere Schlafstörungen; Schwerpunkte der folgenden Diskussion sind jedoch die Unterschiede in polysomnographischen Aufzeichnungen zwischen Menschen mit Persönlichkeitsstörungen und gesunden Kontrollpersonen sowie Befunde, die auf Selbstberichten von Symptomen von Schlaflosigkeit basieren. Es ist zukünftig mehr Forschungsarbeit zu Persönlichkeitsstörungen und anderen Schlafstörungen wie Hypersomnie, Narkolepsie und Schlafapnoe erforderlich.

Polysomnographie von Schlafunterschieden bei Persönlichkeitsstörungen

Die Polysomnographie (PSG) wird verwendet, um wichtige Schlafparameter wie Dauer, Kontinuität und Schlafstadien einer Person objektiv zu erfassen – typischerweise während einer nächtlichen Schlaflaborstudie (obwohl es auch ambulante PSG-Technologien gibt). PSG-Studien umfassen nächtliche Untersuchungen von (oft durch Elektroenzephalographie, EEG) physiologisch gemessenen Schlafparametern wie Schlafanfangslatenz (die Zeit, die im Bett verbracht wird, um einzuschlafen), Wachzeit nach dem Schlafanfang (die Zeit, die nach dem Einschlafen wach verbracht wird), Schlafeffizienz (die Zeit im Bett, die schlafend vs. wach verbracht wird) und Gesamtschlafzeit (die gesamte Schlafmenge in der Nacht). PSG-Studien messen auch Prozentsätze des Schlafstadiums I, II, III und IV (Stadien III und IV werden als „Slow-Wave-Schlaf" zusammengefasst), sowie Delta- und Theta-Leistung des Schlafes (Messungen der Sinuswellen in den EEG-Aufzeichnungen), Rapid-Eye-Movement(REM)-Schlafparameter wie der Prozentsatz des Schlafes, der in REM-Stadien vs. Non-REM verbracht wird, REM-Latenz (Zeit, die in anderen Stadien bis zum REM verbracht wird), Dichte und Dauer des REM-Schlafes im ersten REM-Stadium und allgemeine REM-Dichte sowie Anzahl der REM-Perioden während der Nacht.

Unterschiede zwischen Patienten mit Persönlichkeitsstörungen und Kontrollpersonen wurden in jedem der oben genannten Schlafparameter festgestellt. Zu BPS gibt es die umfangreichste Literatur im Vergleich zu anderen Persönlichkeitsstörungen (Winsper et al., 2017). Frühe Studien fanden polysomnographische Unterschiede zwischen Borderline-Patienten und Kontrollpersonen wie weniger Gesamtschlafzeit, Schlafeffizienz und REM-Latenz (Akiskal, Yerevanian, Davis, King, & Lemmi, 1985; McNamara et al., 1984; Reynolds III et al., 1985). Allerdings gibt es bereits in diesen frühen Studien häufig widersprüchliche Ergebnisse (z. B. sowohl positive als auch Null-Befunde in REM-Dichte und Schlafanfangslatenz bei Patienten mit BPS im Vergleich zu Kontrollpersonen). In mehr als 10 weiteren Studien, die PSG-Aufzeichnungen zum Vergleich von Patienten mit BPS und Kontrollpersonen verwendeten, waren die Befunde inkonsistent. Kein einziger Befund hat sich in jeder Studie repliziert, und einige Schlafparameter haben zwischen den Studien gegensätzliche Befunde erbracht (Oltmanns & Oltmanns, 2015). Die einzige Konstanz in diesen Befunden ist, dass Patienten mit BPS anscheinend eine schlechtere Schlaffunktion als Kontrollpersonen haben, ohne darüber hinaus spezifisch zu sein. Methodische Einschränkungen dieser Studien, wie eine geringe statistische Aussagekraft, könnten zu den Inkonsistenzen geführt haben, die später in diesem Kapitel diskutiert werden.

Weniger PSG-Studien wurden zur Schlafqualität von Patienten mit anderen Persönlichkeitsstörungen durchgeführt. Patienten mit antisozialer Persönlichkeitsstörung (APS) zeigten eine geringere Schlafeffizienz, mehr Aufwachereignisse, weniger Stadium-2- und Slow-Wave-Schlaf und eine größere Delta-Leistung im Slow-Wave-Schlaf als Kontrollpersonen (Lindberg et al., 2003, 2006). Jugendliche mit Verhaltensstörungen zeigten jedoch keine Unterschiede in den PSG-Schlafparametern im Vergleich zu Kontrollpersonen, mit Ausnahme einer etwas längeren Schlafzeit (Lindberg et al., 2008). Die Autoren führten die fehlende Replikation bei Jugendlichen mit Verhaltensstörungen auf eine möglicherweise geringere Symptomstärke oder Altersunterschiede in der Schlafarchitektur zurück (Lindberg et al., 2008). In Bezug auf Symptome der zwanghaften Persönlichkeitsstörung (OCPD) haben OCPD-Patienten mit Schlaflosigkeit weniger Gesamtschlafzeit, eine geringere Schlafeffizienz und ein größeres Wachsein nach dem Schlafanfang gezeigt als Nicht-OCPD-Patienten ein Jahr nach Abschluss der Verhaltenstherapie für Schlaflosigkeit (Petrov, Emert, & Lichstein, 2018). Die Studie von Petrov et al. (2018) ist bedeutsam wegen des Längsschnittdesigns, das zusätzliche Informationen über die Wirksamkeit der Schlafbehandlung bei diesen Patienten im Laufe der Zeit gibt. Schizotype Persönlichkeitsstörung wurde mit einer geringeren Schlafspindeldichte bei Erwachsenen in Verbindung gebracht (Lustenberger et al., 2014) sowie kürzeren Schlafspindeln und verlängertem REM-Schlaf bei Jugendlichen (Kuula et al., 2017). Zusammenfassend gibt es nur wenige Studien über Schlaf und Persönlichkeitsstörungen außer BPS, die bestehenden liefern jedoch Hinweise darauf, dass auch Patienten mit anderen Persönlichkeitsstörungen Schlafanomalien aufweisen.

Limitationen

PSG-Studien zu Persönlichkeitsstörungen sind durch kleine Stichprobengrößen, inkonsistente Persönlichkeitsbewertungen, unterschiedliche Geschlechterverteilungen und Untersuchungsbedingungen sowie unterschiedliche klinische Merkmale der Stichproben limitiert. Von 13 PSG-Studien zu BPS, die von Oltmanns und Oltmanns (2015) überprüft wurden, betrug die mittlere Stichprobengröße $N = 12$, mit einer Spanne von $N = 6$ bis $N = 27$. In PSG-Studien wurden die Kriterien für Persönlichkeitsstörungen mit halbstrukturiertem Interview, Selbstberichtsfragebogen oder Informantenberichtsfragebogen bewertet, wobei Unterschiede zwischen den Methoden festgestellt wurden. Obwohl ein Mehrmethoden-Design eine Stärke darstellen würde, wenn die Methoden in Kombination verwendet werden, könnte es zu inkonsistenten Ergebnissen aufgrund der Verwendung unterschiedlicher Bewertungsmethoden in einzelnen Studien kommen. Die Stichproben von PSG-Studien bestanden aus stationären Patienten, ambulanten Patienten, Häftlingen und Erwachsenen. Einige Stichproben waren ausschließlich männlich, andere ausschließlich weiblich und einige gemischtgeschlechtlich. Ebenso haben einige Studien versucht, auf gleichzeitig auftretende Psychopathologien, wie z. B. schwere Depressionen, zu kontrollieren, während andere dies nicht getan haben. Manche haben auf eine Anamnese von Depressionen, aber nicht auf aktuelle Depressionen kontrolliert und umgekehrt. Einige Studien haben PSG-Aufzeichnungen über mehrere Nächte gemittelt, während andere sich auf nur eine Nacht gestützt haben. All diese Unterschiede könnten kollektiv für die unterschiedlichen Ergebnisse verantwortlich gemacht werden. Dennoch besteht die Hauptbeschränkung von PSG-Studien zu Persönlichkeitsstörungen und Schlaf in den kleinen Stichprobengrößen, die nicht ausreichend waren, um zuverlässige Unterschiede in den PSG-Schlafparametern zwischen Personen mit Persönlichkeitsstörungen und Kontrollpersonen zu erfassen (siehe Simmons, Nelson, & Simonsohn, 2011). Dieses Problem muss in zukünftigen Studien adressiert werden. Die kleinen Stichprobengrößen spiegeln wahrscheinlich die Kosten für die Durchführung von PSG-Studien wider, tragen aber zu einer reduzierten Zuverlässigkeit der Ergebnisse bei (Tackett et al., 2017). Die anderen Unterschiede zwischen den Studien (Bewertungsmethoden, Stichprobendesigns und Geschlechterverteilung) sind problematisch, da es schwierig ist, die Ergebnisse zu vergleichen. Größere Stichprobengrößen würden es den Untersuchern ermöglichen, die Generalisierbarkeit der Ergebnisse über relevante demografische Merkmale, die zur Messung von Persönlichkeitsmerkmalen eingesetzten Methoden und die Schwere der Persönlichkeitsstörung sowie den möglichen Einfluss von gleichzeitig auftretenden Formen anderer Gesundheitsprobleme zu bewerten.

Selbstberichtete Schlafprobleme bei Persönlichkeitsstörungen

Zwei Schlafbewertungsmethoden wurden in Studien über Persönlichkeitsstörungen und Schlafprobleme verwendet: Die meisten waren laborbasierte PSG-Studien, während andere auf Selbstberichtsfragebögen basierten. Aufgrund des geringeren Aufwands und der Kosten haben Studien, die Selbsteinschätzungsbögen zur Beurteilung von Schlafproblemen verwenden, von der Möglichkeit profitiert, größere Stichprobengrößen zu rekrutieren, und manchmal waren sie in der Lage, im Laufe der Zeit Zusammenhänge zwischen Persönlichkeit und Schlaf zu finden. In einer Übersicht über 7 Selbstberichtstudien zu BPS und Schlaf betrug die mittlere Stichprobengröße $N = 327$, mit einem maximalen $N = 5692$ (Oltmanns & Oltmanns, 2015).

Wie in den PSG-Studien konzentrieren sich die meisten Selbstberichtsstudien über Persönlichkeitsstörungen und Schlafprobleme auf BPS. Es wurde festgestellt, dass erwachsene Patienten mit BPS eher als Patienten mit anderen Persönlichkeitsstörungen sedativ-hypnotische Medikamente zur Schlafhilfe einnehmen (Plante et al., 2009); BPS-Symptome sind mit Schlafstörungen verbunden, auch wenn depressive Symptome kontrolliert werden (Harty et al., 2010; Oltmanns et al., 2014); BPD-Symptome interagieren mit Schlafproblemen, um sozioemotionale, kognitive und Selbstpflegebeeinträchtigungen vorherzusagen (Selby, 2013); BPD-Patienten haben größere dysfunktionale Überzeugungen und Einstellungen zum Schlaf (Plante et al., 2013b), reduzierte Tageswachsamkeit und Variabilität in Schlaf-Wach-Zyklen (Bromundt et al., 2013), schlechtere Schlafqualität und Tagesfunktionsstörungen (Plante et al., 2013a) sowie häufiger Albträume (Schredl et al., 2012; Semiz et al., 2008). BPS-Symptome können das Risiko für Suizid durch Schlaflosigkeitssymptome erhöhen (Deshong & Tucker, 2019). Lereya, Winsper, Tang und Wolke (2017) untersuchten Daten von 6050 Kindern und stellten fest, dass Albträume longitudinal prädiktiv für BPS-Symptome im frühen Jugendalter waren. Insgesamt weisen diese Studien darauf hin, dass BPS mit signifikanten selbstberichteten Wahrnehmungen von Problemen in vielen Bereichen des Schlafes verbunden ist.

In Bezug auf andere Persönlichkeitsstörungen und Schlaf fanden Ruiter et al. (2012) heraus, dass vermeidende, zwanghafte, abhängige, schizotype und schizoide Persönlichkeitsstörungssymptome, gemessen mit dem SCID-II-Persönlichkeitsfragebogen in einer Stichprobe von 84 Erwachsenen mit Schlaflosigkeit, signifikant mit den Gesamtwerten auf dem Insomnia Severity Index (ISI: Bastien et al., 2001), höherer Auswirkung von Schlaflosigkeit auf die Tagesfunktion und Tagesmüdigkeit (mit Ausnahme der schizotypen Persönlichkeitsstörung, die nicht signifikant mit Tagesmüdigkeit assoziiert war) korrelierten. Kamphuis et al. (2013) stellten fest, dass forensisch-psychiatrische Krankenhauspatienten mit APS-Symptomen unzufriedener mit ihrem Schlaf waren als andere Patienten. Zhang und Lu (2013) stellten fest, dass paranoide, schizoide, antisoziale, histrionische, impulsive, ängstliche, zwanghafte und abhängige Persönlichkeitsstörungen mit

Problemen beim Einschlafen, frühem Aufwachen und unruhigem Schlaf in einer Stichprobe von 615 Hochschulstudenten verbunden waren. Oltmanns et al. (2014) stellten fest, dass alle DSM-IV-Persönlichkeitsstörungen signifikant mit Schlaflosigkeitssymptomen in einer Stichprobe von 633 älteren Erwachsenen aus der Gemeinschaft korrelierten. Schizotype Persönlichkeitsstörung wurde mit Albträumen und Narkolepsie bei Erwachsenen in Verbindung gebracht (Hartmann et al., 1987; Levin & Raulin, 1991; Wilcox, 1985). Diese Selbstberichtstudien deuten auch darauf hin, dass Persönlichkeitsstörungen außer BPS mit Schlafproblemen – insbesondere Insomnia – verbunden sind; jedoch ist diese Literatur spärlich (van de Laar et al., 2010).

Limitationen

Obwohl Selbstberichtsstudien nützlich waren, um die Stichprobengröße zu verbessern und Fragen zur Entwicklung und bidirektionalen Beziehungen zu untersuchen, haben sie auch ihre eigenen Einschränkungen in Bezug auf die Messung von Schlafproblemen. Erstens können Selbstwahrnehmungen der Schlafkontinuität ungenau sein (z. B. aufgrund der Auswirkungen von Stress oder individuellen Unterschieden in der Berichterstattung). Selbstberichte über den Schlaf bei BPS-Patienten decken sich nicht mit den PSG-Schlafkontinuitätsparametern (Philipsen et al., 2005). Andererseits fanden Bastien et al. (2008), dass die Angaben von BPS-Patienten tatsächlich genauer in ihren Selbstberichten über die Schlafqualität waren als bei Insomnie-Patienten und Kontrollen. Interessanterweise gaben sie an, dass der Schlaf bei Patienten mit BPS tatsächlich verbessert werden kann, wenn sie über Nacht in das Schlaflabor gebracht werden, da sie hier das Gefühl haben, weniger einsam zu sein, während sie von den Untersuchern im Labor umgeben sind (Bastien et al., 2008). Dieser verbesserte Schlaf im Labor kann Diskrepanzen zwischen PSG-Aufzeichnungen und Selbstberichten über Schlafkontinuität zur Folge haben. Diese Theorie und der Befund müssen jedoch repliziert werden. Darüber hinaus stimmten die Selbstberichte bei anderen Persönlichkeitsstörungen im Allgemeinen mit den PSG-Aufzeichnungen überein (Ruiter et al., 2012).

Die zweite Limitation von Selbstberichtsstudien besteht darin, dass Selbstberichte über die Schlafqualität, die Schlafkontinuität und die Schlafarchitektur (Schlafstadien, REM-Schlaf) nichts aussagen können, die jedoch wichtige biologische Indizes des Schlafes darstellen. Schlafstadien und Latenzen hängen spezifisch mit der Psychopathologie zusammen, z. B. verkürzte REM-Latenz bei schweren depressiven Störungen (Benca et al., 1997) und reduzierte Schlafspindelaktivität bei Schizophrenie (Ferrarelli et al., 2007). Drittens wurden Selbstberichtsstudien, wie auch bei PSG-Studien, durch die Verwendung von unterschiedlichen Persönlichkeitsstörungsbeurteilungen eingeschränkt, die von einigen Screening-Elementen bis zu einem vollständigen halbstrukturierten Interview reichen können. Schließlich wurden PSG-Studien unter verschiedenen Untersuchungsbedingungen (d. h. klinisch, in Gemeinschaft, forensisch) durchgeführt, mit einer Vielzahl von

Geschlechterverteilungen, und sie beinhalten unterschiedliche Mischungen gleichzeitig auftretender Psychopathologien. Dennoch konnten Selbstberichtsstudien die Stichprobengrößen dieser Studien erhöhen, und dies stellte bisher die größte Limitation von PSG-Studien dar. Mit größeren Stichproben können einige dieser Einschränkungen adressiert werden. Beispielsweise können Geschlechterverteilungen leichter ausgeglichen und gleichzeitig auftretende Psychopathologien oder andere Risikofaktoren für Schlafprobleme statistisch kontrolliert werden.

Probleme mit der kategorialen Beurteilung von Persönlichkeitsstörungen

In den oben überprüften Studien wurde die Persönlichkeitsstörungen mit dem DSM-System zur Diagnose von Persönlichkeitsstörungen bewertet und konzeptualisiert. Obwohl die Entwicklung spezifischer Kriterienlisten für jede Persönlichkeitsstörung im DSM-III (APA, 1980) ein enormer Fortschritt in der Klassifizierung von psychischen Störungen war, ist die Persönlichkeitsstörung, wie sie durch das kategoriale DSM-Modell definiert ist, problematisch (Widiger & Trull, 2007). Die DSM-Kriterien für Persönlichkeitsstörungen wurden größtenteils von Experten auf einer anekdotischen, unwissenschaftlichen Grundlage verfasst. Das DSM-Modell geht außerdem davon aus, dass es in der Natur verschiedene Kategorien von Persönlichkeitsstörungen gibt, während empirische Belege darauf hindeuten, dass sie nicht als Kategorien, sondern als Konstellationen von maladaptiven Persönlichkeitsmerkmalen existieren (Clark, 2007; Widiger & Trull, 2007). Infolgedessen überschneiden sich die Kriterien für die verschiedenen Persönlichkeitsstörungen erheblich. Menschen mit der gleichen Persönlichkeitsstörung können völlig unterschiedliche Symptome haben, und die Schwelle zwischen Persönlichkeitsstörung und keiner Persönlichkeitsstörung ist durch eine willkürliche diagnostische Linie gekennzeichnet. Diese Probleme wirken sich in mehrfacher Hinsicht negativ auf die Praxis aus, wie z. B. übermäßige diagnostische Koexistenz von Persönlichkeitsstörungen und die über die Zeit geänderten Konstrukte, wobei einige Diagnosen wegfielen und andere hinzugefügt wurden. Die willkürliche diagnostische Schwelle für die einzelnen DSM-Persönlichkeitsstörungen zeigt, dass z. B. bei BPS eine Person, die fünf der Kriterien für BPS erfüllt, qualitativ anders zu bewerten ist als eine Person, die nur vier BPS-Kriterien erfüllt. Die Heterogenität innerhalb der diagnostischen Kriterien für Persönlichkeitsstörungen beeinflusst die Studienergebnisse, weil die Symptome oft nicht von den Patienten innerhalb der Studien geteilt werden (obwohl sie möglicherweise die gleiche Diagnose haben). Tatsächlich leistet das DSM-Verfahren zur Konzeptualisierung und Diagnose von Persönlichkeitsstörungen wahrscheinlich einen wichtigen Beitrag zu den heterogenen Ergebnissen von Studien, die Persönlichkeitsstörungen und Schlaf untersuchen.

Das 21. Jahrhundert erlebt einen Paradigmenwechsel in der Klassifizierung von Persönlichkeitsstörungen (Hopwood et al., 2018; Tyrer et al., 2019). Dieser Prozess ist das Ergebnis der Ausrichtung der Beurteilung von Persönlichkeitsstörungen auf die Evaluation der normalen Persönlichkeit, die im Laufe des letzten Jahrhunderts entwickelt wurde (John et al., 2008). Das Fünf-Faktoren-Modell (FFM) der Persönlichkeit wurde aus der wissenschaftlichen Untersuchung von Sprache auf der Grundlage der „lexikalischen Hypothese" entwickelt, oder der überzeugenden Prämisse, dass Persönlichkeitsmerkmale und Adjektive, die für Menschen wichtiger sind, häufiger in der Sprache vertreten sind (Goldberg, 1993). Wenn man Kenntnisse über die grundlegenden Domänen der Persönlichkeit erwerben will, kann man die Sprache studieren. Das FFM hat erhält große Unterstützung in der Forschung als normatives Modell der Persönlichkeit (John et al., 2008). Eine große Zahl an neuen empirischen Beweisen deutet darauf hin, dass die DSM-Persönlichkeitsstörungen als maladaptive Varianten der Facettenmerkmale des FFM konzeptualisiert werden können (z. B., Samuel & Widiger, 2008; Widiger et al., 2017). Die Konzeptualisierung von Persönlichkeitsstörungen als „Konstellationen" von maladaptiven Persönlichkeitsmerkmalen aus dem FFM kann viele der wichtigsten Probleme des DSM-Systems bezüglich der Klassifizierung von Persönlichkeitsstörungen lösen. Nach früheren Forderungen nach einem dimensionalen Modell der Persönlichkeitsstörung (z. B., Presley & Walton, 1973; Tyrer & Alexander, 1979) wurden innovative dimensionale Modelle auf der Grundlage von maladaptiven Persönlichkeitsmerkmalen validiert und weitgehend akzeptiert (APA, 2013; Krueger et al., 2012; Livesley, 1985; Widiger et al., 2012).

Die Entwicklung eines dimensionalen Merkmalsmodells der Persönlichkeitsstörung ist wichtig für das Verständnis der Beziehung zwischen Persönlichkeitsstörung und Schlaf, weil maladaptive Persönlichkeitsmerkmale spezifischer und homogener sind als die traditionellen Konstrukte der DSM-Persönlichkeitsstörung. Homogene Konstrukte bieten Klarheit in prädiktiven Beziehungen; das heißt, die Homogenität des Konstrukts von Interesse stellt sicher, dass genau dieses Konstrukt (und nicht ein anderes, das sich innerhalb der Messung verbirgt) die prädiktive Beziehung antreibt (Smith, McCarthy, & Zapolski, 2009). Innerhalb der Gesamtwerte von heterogenen DSM-Persönlichkeitsstörungen können mehrere verschiedene Symptome oder Merkmale konkurrierende Beziehungen zur Schlafqualität haben. Die Verwendung eines Gesamtwertes einer DSM-Persönlichkeitsstörung zur Vorhersage eines Ergebnisses wie Schlaf ist dann problematisch. Möglicherweise haben nicht alle Symptome in einer Bewertung der DSM-Persönlichkeitsstörung die gleiche Beziehung zum Schlaf und vice versa; triviale Beziehungen zwischen Symptomen innerhalb einer gegebenen Beurteilung einer DSM-Persönlichkeitsstörung und Schlaf können signifikante Beziehungen zwischen anderen Symptomen und Schlaf verschleiern. Als Ergebnis könnte ein Untersucher, wenn eine prädiktive Beziehung nicht signifikant ist, zu dem Schluss kommen, dass es keine Beziehung zwischen der betreffenden Persönlichkeitsstörung und Schlaf gebe, obwohl in Wirklichkeit ein Symptom der Persönlichkeitsstörung eine wichtige Beziehung zum Schlaf haben könnte, die durch die anderen Symptome, die keine Beziehungen zum Schlaf haben, verschleiert wird. Symptom-Werte-Analysen von Messwerten zu DSM-Persönlichkeitsstörungen könnten dieses Problem überwinden; jedoch wäre dieser untergeordnete Ansatz auch psychometrisch problematisch, weil Kriterien der DSM-Persönlichkeitsstörungen normalerweise nur durch einen einzigen Punkt bewertet werden. Ein-Punkt-Messungen liefern keine zuverlässigen Werte für das Symptom oder das Merkmal der Persönlichkeitsstörung. Darüber hinaus scheitern einige der individuellen diagnostischen Kriterien für Persönlichkeitsstörungen immer noch an ihrer Homogenität. Im Gegensatz dazu wird die Homogenität von mehrteiligen maladaptiven Persönlichkeitsmerkmalskalen aus dimensionalen Merkmalsmodellen der Persönlichkeitsstörung (d. h. solche, die mehrere Elemente enthalten, welche eine hohe mittlere Inter-Item-Korrelation aufweisen und die Zuverlässigkeit der Messung erhöhen) es den Forschenden ermöglichen, leichter herauszufinden, welche Merkmale mit dem Schlaf zusammenhängen. Hieraus könnte ein viel klareres Bild der Beziehungen zwischen Persönlichkeitsstörung und Schlaf entstehen, und es könnte eine direkte Brücke zu den Ergebnissen von Schlaf und normalen Persönlichkeitsmerkmalen geschlagen werden (siehe Duggan & Križan, Kap. 12 „Persönlichkeitsprozesse und Schlaf: Überblick und Leitmotiv für eine Forschungsagenda“ in diesem Buch, for review).

Schlafprobleme und dimensionale maladaptive Persönlichkeitsmerkmale

Es gibt eine wachsende Zahl an Publikationen zu maladaptiven Persönlichkeitsmerkmalen und Schlaf – unabhängig von DSM-Persönlichkeitsstörungen – die es weiterzuentwickeln gilt. Die hier überprüften Studien untersuchten spezifische homogene maladaptive Merkmale (oder „Facetten“ von maladaptiven Merkmalsdomänen) im Gegensatz zu Merkmalsdomänen oder zusammengesetzten dimensionalen Psychopathologiemaßnahmen, bei denen es sich um viel breitere und heterogene Maße handelt, die unter einem ähnlichen Heterogenitätsproblem leiden würden wie Bewertungen der DSM-Persönlichkeitsstörungen. Obwohl es nur wenige sind, gab es darunter wichtige Studien, die belastbare Methoden verwendet haben, welche eher replizierbar sind; z. B. durch die Verwendung von Längsschnittdesigns oder die Rekrutierung großer Stichproben. Studien zu maladaptiven Merkmalen und Schlaf haben Zusammenhänge zwischen Schlaf und Emotionsdysregulation, Alexithymie, Sorgen und Grübeln, Angst, Merkmalen von Schizotypie, Paranoia, Wut, Impulsivität und Depressivität gefunden. Es sollte jedoch beachtet werden, dass die Untersuchung dieser Merkmale für sich genommen spezifischer ist als Konstrukte von DSM-Persönlichkeitsstörungen. Es ist beachtlich, dass diese Merkmale weiter in noch spezifischere Facetten oder „Nuancen“ unterteilt werden können (z. B. Mõttus et al., 2017; Oltmanns & Widiger, im Druck). Die Erforschung der Beziehungen zwischen homogeneren Merkmalen auf dieser Ebene und ihren Beziehungen zum Schlaf ist jedoch wahrscheinlich ein erfolgversprechenderer Weg als die Konstrukte der DSM-Persönlichkeitsstörungen; es ist ein Schritt in die richtige Richtung, um ein spezifischeres Verständnis der Beziehung zwischen Persönlichkeitsstörungen und Schlafproblemen zu erlangen.

Es gibt eine zunehmende Anzahl von Studien über Emotionsdysregulation im Speziellen und Schlaf (siehe Goldschmied, Kap. „Wie Schlaf die Emotionsregulation formt“, in diesem Buch). Interessanterweise ist Emotionsdysregulation ein charakteristisches Merkmal von BPS, und es ist durchaus möglich, dass sie einen wichtigen Beitrag zu den signifikanten Assoziationen leistet, die zuvor zwischen BPS und Schlafproblemen gefunden wurden. Die folgenden Studien veranschaulichen diese Möglichkeit: Eine Längsschnittuntersuchung von 1132 College-Studenten in Kanada fand heraus, dass Emotionsdysregulation mit Insomniesymptomen (in beide Richtungen) über 5 Jahre hinweg assoziiert war, eine Beziehung, die durch depressive Symptome vermittelt wurde (Semplonius & Willoughby, 2018). Eine weitere Längsschnittstudie mit 2333 Erwachsenen aus der schwedischen Bevölkerung fand heraus, dass Emotionsdysregulation für sich genommen keine signifikanten Insomniesymptome vorhersagte, allerdings zeigten sich *Veränderungen* in der Emotionsdysregulation (speziell Zunahmen) über 18 Monate hinweg hierfür prädiktiv (Jansson-Fröjmark et al., 2016). Diese Längsschnittstudien liefern überzeugende Beweise für diesen Zusammenhang, und weitere Studien, die andere maladaptive Merkmale und Schlaf in dieser Weise longitudinell untersuchen, wären hilfreich. Es gibt noch andere Studien, die einen Zusammenhang zwischen Emotionsdysregulation und Schlafproblemen mit Querschnittskorrelationen zeigen (z. B. Brand et al., 2016; Palagini et al., 2018; Hisler & Križan, 2017).

Es werden mehr Längsschnittstudien benötigt, welche die zeitlichen Beziehungen zwischen maladaptiven Merkmalen und Schlafproblemen untersuchen. Allerdings hat eine relativ große Anzahl von Querschnittsstudien mit umfangreichen Stichproben signifikante Zusammenhänge zwischen maladaptiven Merkmalen und Schlaf identifiziert, einschließlich Machiavellismus und Psychopathie (aber nicht Narzissmus; Akram et al., 2018, $N = 475$; Sabouri et al., 2016, $N = 341$), Alexithymie (Kronholm et al., 2008; $N = 5388$), Perfektionismus in Bezug auf Sorgen über Fehler, Zweifel an Handlungen und elterliche Erwartungen und Kritik (Lombardo et al., 2013; $N = 819$), Paranoia (Rehman et al., 2018, $N = 401$ und 402; Scott et al., 2017, $N = 348$), Grübeln (Palmer et al., 2018, $N = 10{,}148$) und Wut (Hisler & Križan, 2017, $N = 436$; Ottoni et al., 2011, $N = 5129$; Shin et al., 2005, $N = 4695$). Merkmale, die mit Schizotypie in Verbindung stehen, wurden auch in mehreren Querschnittsstudien mit Schlafproblemen in Verbindung gebracht (z. B. Watson et al., 2015, $N = 438$), aber die meisten haben relativ kleinere Stichproben verwendet, einschließlich Studien, die magische Vorstellungen (Lustenberger et al., 2014, $N = 20$), Dissoziation, Amnesie, Absorption und Derealisation/Depersonalisation (Vannikov-Lugassi & Soffer-Dudek, 2017, $N = 93$ und $N = 218$) mit Schlaf in Verbindung bringen. Impulsive Wesenszüge wurden mit Schlafproblemen in Verbindung gebracht, aber in kleineren Querschnittsstichproben; hier sind weitere Untersuchungen erforderlich (z. B. Schmidt & Van der Linden, 2009, $N = 112$; Van Veen et al., 2017, $N = 101$). Diese Studien sind vorläufig, aber wichtig, und es werden weitere längsschnittliche Replikationen benötigt.

Es gibt natürlich auch Studien, die keine Assoziationen zwischen maladaptiven Merkmalen und Schlafproblemen finden, einschließlich Grübeln (Slavish et al., 2018), Repetition (Vannikov-Lugassi & Soffer-Dudek, 2017), Sensationssuche (Schmidt & Van der Linden, 2009), Perfektionismus in Bezug auf persönliche Standards oder Organisation (Lombardo et al., 2013) und erhöhte Reizbarkeit (Tavernier et al., 2016). Dies sind jedoch meist die Ausnahmen. Angesichts methodischer Einschränkungen über die Studien hinweg ist zu erwarten, dass nicht alle Studien übereinstimmen. Daher sollten Schlussfolgerungen über Beziehungen zwischen spezifischen maladaptiven Merkmalen und Schlafproblemen auf aussagekräftigen Ergebnissen basieren, die in vielen Studien konsistent sind. Einzelstudien mit Null-Ergebnissen sollten nicht verwendet werden, um Schlussfolgerungen über diese Zusammenhänge zu ziehen.

Zukünftige Forschungsrichtungen

Jüngste Fortschritte in der Konzeptualisierung und Klassifizierung von Persönlichkeitsstörungen sowie Forschungspraktiken in der Psychologie werden die zukünftige Forschung zu Persönlichkeitsstörungen und Schlaf verbessern. Die dimensionale Beurteilung von Persönlichkeitsstörungen verbessert Probleme des DSM-basierten kategorialen Ansatzes. Darüber hinaus werden jüngste Fortschritte in psychologischen Methoden durch die Glaubwürdigkeitsrevolution in der Psychologie das Vertrauen, das wir in Erkenntnisse über Persönlichkeitsstörungen und Schlaf haben können, verbessern (Nelson et al., 2018; Vazire, 2018).

Verbesserungen in der Messung von maladaptiver Persönlichkeit

Mehrere Probleme sind im kategorialen DSM-Modell der Persönlichkeitsstörung inhärent, einschließlich übermäßige diagnostische Koinzidenz, Heterogenität in den Kriterien über Persönlichkeitsstörungskonstrukte, unzureichende Abdeckung maladaptiver Persönlichkeitsmerkmale und unzureichende wissenschaftliche Basis für die kategorialen Typen (Widiger & Trull, 2007). In den letzten Jahren hat eine Entwicklung und Validierung von dimensionalen Modellen und Messinstrumenten von Persönlichkeitsstörungen stattgefunden (Krueger et al., 2012; Widiger et al., 2012). Kriterium B des alternativen Modells der Persönlichkeitsstörungen (AMPD) aus dem DSM-5 besteht aus fünf maladaptiven Persönlichkeitsmerkmalsdomänen, die auf der empirischen Unterstützung des Fünf-Faktoren-Modells (FFM) der Persönlichkeit basieren. Wie im DSM-5 AMPD angegeben, sind „diese fünf breiten Domänen maladaptive Varianten der fünf Domänen des umfangreich validierten und replizierten Persönlichkeitsmodells, das als ‚Big Five‘ oder Five

Factor Model of Personality (FFM) bekannt ist“ (APA, 2013, S. 773). Kriterium B des AMPD enthält 25 spezifischere maladaptive Facetten der Persönlichkeit, und es wurden noch mehr Skalen für eine breitere FFM-Konzeptualisierung der Persönlichkeitsstörung entwickelt (siehe Crego et al., 2018). Die Beziehungen der spezifischen maladaptiven Merkmale mit dem Schlaf werden unser Verständnis von Persönlichkeitsstörung und Schlaf verbessern; nicht in den Beziehungen zwischen DSM-Persönlichkeitsstörungsmessungen und Schlaf. Die Untersuchung der Zusammenhänge zwischen heterogenen DSM-basierten Punktwerten mit Schlaf ist nicht sinnvoll, da wir die zugrunde liegenden Mechanismen nicht kennen; die Verwendung von homogenen maladaptiven Merkmalspunktwerten bringt einen Nutzen, weil die genaue Art der Beziehung spezifischer bestimmt werden kann (Smith et al., 2009). Zukünftige Forschungsarbeiten können dimensionale maladaptive Merkmalsmodelle und -messungen wie die Skalen des FFM der Persönlichkeit (Widiger et al., 2012) oder die Merkmale des DSM-AMPD (APA, 2013) verwenden, um Beziehungen zwischen Persönlichkeitsstörungen und Schlaf aufzudecken, die spezifischer und replizierbarer sein werden. Zum Beispiel ist es für uns wichtiger zu wissen, dass eine Emotionsdysregulationsfacette der Borderline-Persönlichkeit zu Schlafproblemen führt, als dass das DSM-Konstrukt von BPS mit Schlafproblemen zusammenhängt.

Open Science und Verbesserungen im Forschungsdesign

Die letzten 10 Jahre haben den Aufstieg einer wissenschaftlichen Glaubwürdigkeitsrevolution in der Psychologie gesehen, als Reaktion auf die Erkenntnis, dass viele psychologische Forschungsergebnisse sich nicht replizieren lassen (Tackett et al., 2017; Vazire, 2018). Säulen dieser Revolution sind Transparenz und reproduzierbare Methoden, welche die psychologische Forschung durch Replizierbarkeit bedeutungsvoller machen. Darüber hinaus wird die Bereitstellung von Forschungsmaterialien für eine genauere Prüfung durch verschiedene Untersucher eine größere Kohärenz von Studien über Persönlichkeitsstörungen und Schlaf ermöglichen. Mit offen zugänglichen Daten und Materialien werden Wissenschaftler bei der Präsentation von Ergebnissen zurückhaltender sein und können sich gegenseitig zur Rechenschaft ziehen. Die Glaubwürdigkeitsrevolution betont die Verwendung größerer Stichproben aufgrund der statistischen Performance, die sie bietet. Größere Stichproben werden mehr Performance ermöglichen, um falsch-positive Ergebnisse zu vermeiden, belastbare aber kleinere Unterschiede zu erkennen und die Beziehungen zwischen Persönlichkeitsstörungen und Schlaf insgesamt genauer einzuschätzen. Die Verwendung von präregistrierten Hypothesen wird uns dabei helfen, unsere Erwartungen bezüglich der Ergebnisse zu klären, und schließlich mehr Vertrauen in die Ergebnisse haben. Die Verwendung von registrierten Berichten wird vielleicht besonders wichtig in dieser Forschungsrichtung sein, weil Null-Ergebnisse Studien nicht von der Veröffentlichung ausschließen und die Bereitschaft für *p*-Hacking reduzieren, das „schon lange die größte Bedrohung für die Integrität unserer Disziplin ist“ (Nelson et al., 2018, S. 517). Die Verwendung kleinerer *p*-Werte und insbesondere das stärkere Verlassen auf Effektgrößen anstatt auf statistische Signifikanz wird uns auch helfen sicherzustellen, dass wir reale und nichtzufällige Effekte erkennen. Und letztendlich können wir mit dem steigenden Interesse an und der Veröffentlichung von direkten Replikationen unsere Ergebnisse festigen. Für eine Überprüfung der Geschichte und wichtigen Säulen der Glaubwürdigkeitsrevolution in der Psychologie siehe Nelson et al. (2018) und Vazire (2018).

Es sollte abschließend angemerkt werden, dass kleine Stichproben verständlicherweise die Norm in PSG-Studien waren, weil große Stichproben teuer und schwierig durchzuführen sind. Leider können kleine Stichproben zu ungenauen und inkonsistenten Ergebnissen führen (Simmons et al., 2011). Unsere bisherige Abhängigkeit von Ergebnissen aus kleinen Stichproben ist wahrscheinlich ein Grund für die Uneinigkeit unter den Ergebnissen; es gibt nur wenig Spezifität in unserem Verständnis davon, wie genau sich Menschen mit Persönlichkeitsstörungen in ihrem Schlaf von Menschen ohne Persönlichkeitsstörungen unterscheiden. Aber PSG-Studien sind unerlässlich, weil sie biologische Schlafparameter mit Symptomen und Merkmalen verbinden. Es sollten mehr Bemühungen angestrengt werden, um größere Stichproben zu rekrutieren. Sollten große explorative Längsschnittstudien mit Selbstberichten Hinweise auf einen Effekt liefern, können diese Effekte dann in kleineren, bestätigenden PSG-Studien mit präregistrierten Hypothesen getestet werden, was uns mehr Vertrauen in die Ergebnisse gibt. Registrierte Berichte könnten in diesen Fällen besonders nützlich sein. Schließlich könnten zukünftige Forschungen mit neuen Technologien wie Aktigraphie und mobilen PSG-Methoden die Kosten senken und gleichzeitig Informationen über mittels PSG gemessene Schlafparameter sammeln.

Schlussfolgerung

Eine sich langsam entwickelnde Literatur über Persönlichkeitsstörungen und Schlafprobleme hat sich zu einem schnell wachsenden Feld entwickelt. Frühe Studien, die Konstrukte der DSM-Persönlichkeitsstörungen und kleine Stichproben verwendeten, werden nun durch große Stichproben ersetzt, die manchmal auch ambulante und longitudinale Methoden einschließen, welche höherwertige Antworten auf Forschungsfragen liefern. Die Entwicklungen auf diesem Forschungsgebiet, wie die Berücksichtigung spezifischerer maladaptiver Persönlichkeitsmerkmale im Gegensatz zu kategorialen Diagnosen von Persönlichkeitsstörungen, ambulante und longitudinale Schlafforschungsmethoden und transparente Forschungspraktiken, die darauf abzielen, die Reproduzierbarkeit der Ergebnisse zu erhöhen, scheinen unsere Kenntnisse über Schlaf und Persönlichkeitsstörungen zu verbessern. Es gibt viele spannende Fragen, die letztendlich das Potenzial haben, das Leben zu verbessern.

Literatur

Akiskal, H. S., Yerevanian, B. I., Davis, G. C., King, D., & Lemmi, H. (1985). The nosologic status of borderline personality: Clinical and polysomnographic study. *The American Journal of Psychiatry, 142*, 192–198.

Akram, U., Allen, S., McCarty, K., Gardani, M., Tan, A., Villarreal, D., … Mills, R. (2018). The relationship between insomnia symptoms and the dark triad personality traits. *Personality and Individual Differences, 131*, 212–215.

American Psychiatric Association. (1980). *Diagnostic and statistical manual of mental disorders* (3rd ed.). Washington, D.C.: Author.

American Psychiatric Association. (2013). *Diagnostic and statistical manual of mental disorders* (5th ed.). Washington, D.C.: Author.

Bastien, C. H., Guimond, S., St-Jean, G., & Lemelin, S. (2008). Signs of insomnia in borderline personality disorder individuals. *Journal of Clinical Sleep Medicine, 4*, 462–470.

Bastien, C. H., Vallières, A., & Morin, C. M. (2001). Validation of the Insomnia Severity Index as an outcome measure for insomnia research. *Sleep Medicine, 2*, 297–307.

Benca, R. M., Okawa, M., Uchiyama, M., Ozaki, S., Nakajima, T., Shibui, K., & Obermeyer, W. H. (1997). Sleep and mood disorders. *Sleep Medicine Reviews, 1*, 45–56.

Brand, S., Kirov, R., Kalak, N., Gerber, M., Schmidt, N. B., Lemola, S., … Holsboer-Trachsler, E. (2016). Poor sleep is related to lower emotional competence among adolescents. *Behavioral Sleep Medicine, 14*, 602–614.

Bromundt, V., Wirz-Justice, A., Kyburz, S., Opwis, K., Dammann, G., & Cajochen, C. (2013). Circadian sleep-wake cycles, well-being, and light therapy in borderline personality disorder. *Journal of Personality Disorders, 27*, 680–696.

Clark, L. A. (2007). Assessment and diagnosis of personality disorder: Perennial issues and an emerging reconceptualization. *Annual Review of Psychology, 58*, 227–257.

Crego, C., Oltmanns, J. R., & Widiger, T. A. (2018). FFMPD scales: Comparisons with the FFM, PID-5, and CAT-PD-SF. *Psychological Assessment, 30*, 62–73.

DeShong, H. L., & Tucker, R. P. (2019). Borderline personality disorder traits and suicide risk: The mediating role of insomnia and nightmares. *Journal of Affective Disorders, 244*, 85–91.

Ferrarelli, F., Huber, R., Peterson, M. J., Massimini, M., Murphy, M., Riedner, B. A., … Tononi, G. (2007). Reduced sleep spindle activity in schizophrenia patients. *American Journal of Psychiatry, 164*, 483–492.

Goldberg, L. R. (1993). The structure of phenotypic personality traits. *American Psychologist, 48*, 26–34.

Hartmann, E., Russ, D., Oldfield, M., Sivan, I., & Cooper, S. (1987). Who has nightmares? The personality of the lifelong nightmare sufferer. *Archives of General Psychiatry, 44*, 49–56.

Harty, L., Forkner, R. D., Thompson, A., Stuewig, J., & Tangney, J. P. (2010). Are inmates' subjective sleep problems associated with borderline personality, psychopathy, and antisocial personality independent of depression and substance dependence? *Journal of Forensic Psychiatry & Psychology, 21*, 23–38.

Harvey, A. G. (2002). A cognitive model of insomnia. *Behaviour Research and Therapy, 40*, 869–893.

Hisler, G., & Krizan, Z. (2017). Anger tendencies and sleep: Poor anger control is associated with objectively measured sleep disruption. *Journal of Research in Personality, 71*, 17–26.

Hopwood, C. J., Kotov, R., Krueger, R. F., Watson, D., Widiger, T. A., Althoff, R. R., … Bornovalova, M. A. (2018). The time has come for dimensional personality disorder diagnosis. *Personality and Mental Health, 12*, 82–86.

Jansson-Fröjmark, M., Norell-Clarke, A., & Linton, S. J. (2016). The role of emotion dysregulation in insomnia: Longitudinal findings from a large community sample. *British Journal of Health Psychology, 21*, 93–113.

John, O. P., Naumann, L. P., & Soto, C. J. (2008). Paradigm shift to the integrative Big Five trait taxonomy: History, measurement, and conceptual issues. In O. P. John, R. R. Robins, & L. A.

Pervin (Hrsg.), *Handbook of personality. Theory and research* (3. Aufl., S. 114–158). Guilford.

Kamphuis, J., Karsten, J., de Weerd, A., & Lancel, M. (2013). Sleep disturbances in a clinical forensic psychiatric population. *Sleep Medicine, 14*, 1164–1169.

Kronholm, E., Partonen, T., Salminen, J. K., Mattila, A. K., & Joukamaa, M. (2008). Alexithymia, depression and sleep disturbance symptoms. *Psychotherapy and Psychosomatics, 77*, 63–65.

Krueger, R. F., Derringer, J., Markon, K. E., Watson, D., & Skodol, A. E. (2012). Initial construction of a maladaptive personality trait model and inventory for DSM-5. *Psychological Medicine, 42*, 1879–1890.

Kuula, L., Merikanto, I., Makkonen, T., Halonen, R., Lahti, M., Lahti, J., … Pesonen, A. K. (2017). Schizotypal traits are associated with sleep spindles and REM in adolescence. *Sleep Medicine, 40*, e174–e175.

Lereya, S. T., Winsper, C., Tang, N. K., & Wolke, D. (2017). Sleep problems in childhood and borderline personality disorder symptoms in early adolescence. *Journal of Abnormal Child Psychology, 45*, 193–206.

Levin, R., & Raulin, M. L. (1991). Preliminary evidence for the proposed relationship between frequent nightmares and schizotypal symptomatology. *Journal of Personality Disorders, 5*, 8–14.

Lichstein, K. L. (2000). Secondary insomnia. In K. Lichstein & C. Morin (Hrsg.), *Treatment of late-life insomnia* (S. 297–319). Thousand Oaks, CA: Sage.

Lindberg, N., Tani, P., Appelberg, B., Stenberg, D., Naukkarinen, H., Rimón, R., … Virkkunen, M. (2003). Sleep among habitually violent offenders with antisocial personality disorder. *Neuropsychobiology, 47*, 198–205.

Lindberg, N., Tani, P., Sailas, E., Putkonen, H., Takala, P., Urrila, A. S., … Virkkunen, M. (2006). Sleep architecture in homicidal women with antisocial personality disorder—A preliminary study. *Psychiatry Research, 145*, 67–73.

Lindberg, N., Tani, P., Sailas, E., Virkkala, J., Urrila, A. S., & Virkkunen, M. (2008). Sleep in conduct-disordered adolescents—A polysomnographic and spectral power analysis study. *Psychiatry Research, 159*, 339–345.

Livesley, W. J. (1985). The classification of personality disorder: I. The choice of category concept. *Canadian Journal of Psychiatry, 30*, 353–358.

Lombardo, C., Mallia, L., Battagliese, G., Grano, C., & Violani, C. (2013). Perfectionism mediates the relationship between insomnia and depressive symptoms. *Sleep and Biological Rhythms, 11*, 90–98.

Lustenberger, C., O'gorman, R. L., Pugin, F., Tüshaus, L., Wehrle, F., Achermann, P., & Huber, R. (2014). Sleep spindles are related to schizotypal personality traits and thalamic glutamine/glutamate in healthy subjects. *Schizophrenia Bulletin, 41*, 522–531.

McNamara, E., Reynolds, C. F., III, Soloff, P. H., Mathias, R., Rossi, A., Spiker, D., … Kupfer, D. J. (1984). EEG sleep evaluation of depression in borderline patients. *The American Journal of Psychiatry, 141*, 182–186.

Mõttus, R., Kandler, C., Bleidorn, W., Riemann, R., & McCrae, R. R. (2017). Personality traits below facets: The consensual validity, longitudinal stability, heritability, and utility of personality nuances. *Journal of Personality and Social Psychology, 112*, 474–490.

Nelson, L. D., Simmons, J., & Simonsohn, U. (2018). Psychology's renaissance. *Annual Review of Psychology, 69*, 511–534.

Oltmanns, J. R., & Oltmanns, T. F. (2015). Borderline personality pathology, polysomnography, and self-reported sleep problems: A review. *Current Sleep Medicine Reports, 1*, 141–149.

Oltmanns, J. R., Weinstein, Y., & Oltmanns, T. F. (2014). Borderline personality pathology and insomnia symptoms in community-dwelling older adults. *Personality and Mental Health, 8*, 178–187.

Oltmanns, J. R., & Widiger, T. A. (in press). *The Five-Factor Personality Inventory for ICD-11: A facet-level assessment of the ICD-11: A facet-level assessment of the ICD-11 trait model.* Psychological Assessment. http://doi.org.10.1037/pas0000763

Ottoni, G. L., Lorenzi, T. M., & Lara, D. R. (2011). Association of temperament with subjective sleep patterns. *Journal of Affective Disorders, 128*, 120–127.

Palagini, L., Moretto, U., Novi, M., Masci, I., Caruso, D., Drake, C. L., & Riemann, D. (2018). Lack of resilience is related to stress-related sleep reactivity, hyperarousal, and emotion dysregulation in insomnia disorder. *Journal of Clinical Sleep Medicine, 14*, 759–766.

Palmer, C. A., Oosterhoff, B., Bower, J. L., Kaplow, J. B., & Alfano, C. A. (2018). Associations among adolescent sleep problems, emotion regulation, and affective disorders: Findings from a nationally representative sample. *Journal of Psychiatric Research, 96*, 1–8.

Petrov, M. E., Emert, S. E., & Lichstein, K. L. (2018). Obsessive-compulsive personality disorder features and response to behavioral therapy for insomnia among patients with hypnotic-dependent insomnia. *Behavioral Sleep Medicine*, 1–13. https://doi.org/10.1080/15402002.2018.1483369

Philipsen, A., Feige, B., Al-Shajlawi, A., Schmahl, C., Bohus, M., Richter, H., … Riemann, D. (2005). Increased delta power and discrepancies in objective and subjective sleep measurements in borderline personality disorder. *Journal of Psychiatric Research, 39*, 489–498.

Plante, D. T., Frankenburg, F. R., Fitzmaurice, G. M., & Zanarini, M. C. (2013a). Relationship between sleep disturbance and recovery in patients with borderline personality disorder. *Journal of Psychosomatic Research, 74*, 278–282.

Plante, D. T., Frankenburg, F. R., Fitzmaurice, G. M., & Zanarini, M. C. (2013b). Relationship between maladaptive cognitions about sleep and recovery in patients with borderline personality disorder. *Psychiatry Research, 210*, 975–979.

Plante, D. T., Zanarini, M. C., Frankenburg, F. R., & Fitzmaurice, G. M. (2009). Sedative-hypnotic use in patients with borderline personality disorder and axis II comparison subjects. *Journal of Personality Disorders, 23*, 563–571.

Presley, A. S., & Walton, H. J. (1973). Dimensions of abnormal personality. *The British Journal of Psychiatry, 122*, 269–276.

Rehman, A., Gumley, A., & Biello, S. (2018). Sleep quality and paranoia: The role of alexithymia, negative emotions and perceptual anomalies. *Psychiatry Research, 259*, 216–222.

Reynolds, C. F., III, Soloff, P. H., Kupfer, D. J., Taska, L. S., Restifo, K., Coble, P. A., & McNamara, M. E. (1985). Depression in borderline patients: A prospective EEG sleep study. *Psychiatry Research, 14*, 1–15.

Ruiter, M. E., Lichstein, K. L., Nau, S. D., & Geyer, J. D. (2012). Personality disorder features and insomnia status amongst hypnotic-dependent adults. *Sleep Medicine, 13*, 1122–1129.

Sabouri, S., Gerber, M., Lemola, S., Becker, S. P., Shamsi, M., Shakouri, Z., … Brand, S. (2016). Examining Dark Triad traits in relation to sleep disturbances, anxiety sensitivity and intolerance of uncertainty in young adults. *Comprehensive Psychiatry, 68*, 103–110.

Samuel, D. B., & Widiger, T. A. (2008). A meta-analytic review of the relationships between the five-factor model and DSM-IV-TR personality disorders: A facet level analysis. *Clinical Psychology Review, 28*, 1326–1342.

Schmidt, R. E., & Van der Linden, M. (2009). The aftermath of rash action: Sleep-interfering counterfactual thoughts and emotions. *Emotion, 9*, 549–553.

Schredl, M., Paul, F., Reinhard, I., Ebner-Priemer, U. W., Schmahl, C., & Bohus, M. (2012). Sleep and dreaming in patients with borderline personality disorder: A polysomnographic study. *Psychiatry Research, 200*, 430–436.

Scott, A. J., Rowse, G., & Webb, T. L. (2017). A structural equation model of the relationship between insomnia, negative affect, and paranoid thinking. *PLoS One, 12*(10), e0186233.

Selby, E. A. (2013). Chronic sleep disturbances and borderline personality disorder symptoms. *Journal of Consulting and Clinical Psychology, 81*, 941–947.

Semiz, U. B., Basoglu, C., Ebrinc, S., & Cetin, M. (2008). Nightmare disorder, dream anxiety, and subjective sleep quality in patients with borderline personality disorder. *Psychiatry and Clinical Neurosciences, 62*, 48–55.

Semplonius, T., & Willoughby, T. (2018). Psychosocial adjustment throughout university: A longitudinal investigation of the roles of sleep quality and emotion dysregulation. *Journal of Youth and Adolescence, 47*, 1267–1278.
Shin, C., Kim, J., Yi, H., Lee, H., Lee, J., & Shin, K. (2005). Relationship between trait-anger and sleep disturbances in middle-aged men and women. *Journal of Psychosomatic Research, 58*, 183–189.
Simmons, J. P., Nelson, L. D., & Simonsohn, U. (2011). False-positive psychology: Undisclosed flexibility in data collection and analysis allows presenting anything as significant. *Psychological Science, 22*, 1359–1366.
Slavish, D. C., Sliwinski, M. J., Smyth, J. M., Almeida, D. M., Lipton, R. B., Katz, M. J., & Graham-Engeland, J. E. (2018). Neuroticism, rumination, negative affect, and sleep: Examining between-and within-person associations. *Personality and Individual Differences, 123*, 217–222.
Smith, G. T., McCarthy, D. M., & Zapolski, T. C. (2009). On the value of homogeneous constructs for construct validation, theory testing, and the description of psychopathology. *Psychological Assessment, 21*, 272–284.
Tackett, J. L., Lilienfeld, S. O., Patrick, C. J., Johnson, S. L., Krueger, R. F., Miller, J. D., … Shrout, P. E. (2017). It's time to broaden the replicability conversation: Thoughts for and from clinical psychological science. *Perspectives on Psychological Science, 12*, 742–756.
Tavernier, R., Choo, S. B., Grant, K., & Adam, E. K. (2016). Daily affective experiences predict objective sleep outcomes among adolescents. *Journal of Sleep Research, 25*, 62–69.
Tyrer, P., & Alexander, J. (1979). Classification of personality disorder. *The British Journal of Psychiatry, 135*, 163–167.
Tyrer, P., Mulder, R., Kim, Y., & Crawford, M. J. (2019). The development of the ICD-11 classification of personality disorders: An amalgam of science, pragmatism and politics. *Annual Review of Clinical Psychology, 15*, 481–502.
van de Laar, M., Verbeek, I., Pevernagie, D., Aldenkamp, A., & Overeem, S. (2010). The role of personality traits in insomnia. *Sleep Medicine Reviews, 14*(1), 61–68.
Van Veen, M. M., Karsten, J., & Lancel, M. (2017). Poor sleep and its relation to impulsivity in patients with antisocial or borderline personality disorders. *Behavioral Medicine, 43*, 218–226.
Vannikov-Lugassi, M., & Soffer-Dudek, N. (2017). Rumination and dissociation: The mediating role of poor sleep quality and presleep cognitions. *Psychology of Consciousness: Theory, Research, and Practice, 5*, 185–211.
Vazire, S. (2018). Implications of the credibility revolution for productivity, creativity, and progress. *Perspectives on Psychological Science, 13*, 411–417.
Watson, D., Stasik, S. M., Ellickson-Larew, S., & Stanton, K. (2015). Explicating the psychopathological correlates of anomalous sleep experiences. *Psychology of consciousness: Theory, research, and practice, 2*, 57–78.
Widiger, T. A., Gore, W. L., Crego, C., Rojas, S. L., & Oltmanns, J. R. (2017). Five factor model and personality disorder. In T. A. Widiger (Ed.), *The Oxford handbook of the five factor model* (S. 449–478). New York: Oxford University Press.
Widiger, T. A., Lynam, D. R., Miller, J. D., & Oltmanns, T. F. (2012). Measures to assess maladaptive variants of the five factor model. *Journal of Personality Assessment, 94*, 450–455.
Widiger, T. A., & Trull, T. J. (2007). Plate tectonics in the classification of personality disorder: Shifting to a dimensional model. *American Psychologist, 62*, 71–83.
Wilcox, J. (1985). Psychopathology and narcolepsy. *Neuropsychobiology, 14*, 170–172.
Winsper, C., Tang, N. K., Marwaha, S., Lereya, S. T., Gibbs, M., Thompson, A., & Singh, S. P. (2017). The sleep phenotype of Borderline Personality Disorder: A systematic review and meta-analysis. *Neuroscience & Biobehavioral Reviews, 73*, 48–67.
Zhang, J., & Lu, N. (2013). The relationship between personality disorder and sleep quality in university students in China. *Sleep Medicine, 14S*, e315.

GPSR Compliance
The European Union's (EU) General Product Safety Regulation (GPSR) is a set of rules that requires consumer products to be safe and our obligations to ensure this.

If you have any concerns about our products, you can contact us on

ProductSafety@springernature.com

In case Publisher is established outside the EU, the EU authorized representative is:

Springer Nature Customer Service Center GmbH
Europaplatz 3
69115 Heidelberg, Germany

www.ingramcontent.com/pod-product-compliance
Ingram Content Group UK Ltd.
Pitfield, Milton Keynes, MK11 3LW, UK
UKHW022118051026
15623UKWH00003B/925
* 9 7 8 3 0 3 1 4 9 7 6 5 0 *